全国科学技术名词审定委员会

公　布

麻醉学名词

CHINESE TERMS IN ANESTHESIOLOGY

2023

医学名词审定委员会

麻醉学名词审定分委员会

国家自然科学基金资助项目

科 学 出 版 社

北 京

内 容 简 介

本书是全国科学技术名词审定委员会审定公布的麻醉学基本名词，内容包括麻醉学基础、麻醉药理学、麻醉与围手术期管理、专科麻醉、重症监护与治疗、急救复苏、疼痛诊疗、麻醉科质量管理共 8 部分，共计 2350 条，基本涵盖了麻醉学领域的各个方面。这些名词是科研、教学、生产、经营及新闻出版等部门应遵照使用的麻醉学规范名词。

图书在版编目（CIP）数据

麻醉学名词 / 医学名词审定委员会，麻醉学名词审定分委员会审定. —北京：科学出版社，2023.11

ISBN 978-7-03-076587-1

Ⅰ. ①麻… Ⅱ. ①医… ②麻… Ⅲ. ①麻醉学-名词术语 Ⅳ. ①R614-61

中国国家版本馆 CIP 数据核字（2023）第 190611 号

责任编辑：商　涛　马晓伟　林佳盈　许红霞　杨　威/责任校对：张小霞
责任印制：霍　兵/封面设计：马晓敏

科学出版社 出版
北京东黄城根北街 16 号
邮政编码：100717
http://www.sciencep.com

北京中科印刷有限公司 印刷
科学出版社发行　各地新华书店经销
*
2023 年 11 月第　一　版　开本：787×1092　1/16
2023 年 12 月第二次印刷　印张：20
字数：471 000
定价：168.00 元
（如有印装质量问题，我社负责调换）

全国科学技术名词审定委员会
第七届委员会委员名单

特邀顾问：路甬祥　许嘉璐　韩启德

主　　任：白春礼

副 主 任：梁言顺　黄　卫　田学军　蔡　昉　邓秀新　何　雷　何鸣鸿
　　　　　裴亚军

常　　委（以姓名笔画为序）：

田立新　曲爱国　刘会洲　孙苏川　沈家煊　宋　军　张　军
张伯礼　林　鹏　周文能　饶克勤　袁亚湘　高　松　康　乐
韩　毅　雷筱云

委　　员（以姓名笔画为序）：

卜宪群　王　军　王子豪　王同军　王建军　王建朗　王家臣
王清印　王德华　尹虎彬　邓初夏　石　楠　叶玉如　田　森
田胜立　白殿一　包为民　冯大斌　冯惠玲　毕健康　朱　星
朱士恩　朱立新　朱建平　任　海　任南琪　刘　青　刘正江
刘连安　刘国权　刘晓明　许毅达　那伊力江·吐尔干　孙宝国
孙瑞哲　李一军　李小娟　李志江　李伯良　李学军　李承森
李晓东　杨　鲁　杨　群　杨汉春　杨安钢　杨焕明　汪正平
汪雄海　宋　彤　宋晓霞　张人禾　张玉森　张守攻　张社卿
张建新　张绍祥　张洪华　张继贤　陆雅海　陈　杰　陈光金
陈众议　陈言放　陈映秋　陈星灿　陈超志　陈新滋　尚智丛
易　静　罗　玲　周　畅　周少来　周洪波　郑宝森　郑筱筠
封志明　赵永恒　胡秀莲　胡家勇　南志标　柳卫平　闻映红
姜志宏　洪定一　莫纪宏　贾承造　原遵东　徐立之　高　怀
高　福　高培勇　唐志敏　唐绪军　益西桑布　黄清华　黄璐琦
萨楚日勒图　龚旗煌　阎志坚　梁曦东　董　鸣　蒋　颖
韩振海　程晓陶　程恩富　傅伯杰　曾明荣　谢地坤　赫荣乔
蔡　怡　谭华荣

第四届医学名词审定委员会委员名单

主　任：陈　竺

副主任：饶克勤　刘德培　贺福初　郑树森　王　宇　罗　玲

委　员（以姓名笔画为序）：

于　欣　王　辰　王永明　王汝宽　李兆申　杨伟炎

沈　悌　张玉森　陈　杰　屈婉莹　胡仪吉　徐建国

曾正陪　照日格图　魏丽惠

秘书长：张玉森（兼）

麻醉学名词审定分委员会委员名单

主　任：黄宇光　　于布为

副主任：熊利泽　刘　进　姚尚龙　朱　波

委　员（以姓名笔画为序）：

马　虹　　马正良　　王国林　　王保国　　邓小明　　邓晓明

左明章　　石学银　　田　鸣　　田玉科　　米卫东　　许　幸

李文志　　杨建平　　闵　苏　　宋锴澄　　张　卫　　张　雪

张　砥　　郑　宏　　孟凡民　　类维富　　顾尔伟　　柴　伟

柴小青　　徐军美　　徐国海　　徐美英　　郭　政　　郭曲练

黄文起　　喻　田　　傅志俭　　熊利泽　　薛庆生　　薛张纲

薛荣亮　　薛富善

秘　书：朱　波（兼）　薛庆生（兼）

麻醉学名词编写委员会委员名单

主　编：于布为　　黄宇光

副主编：方向明　曹君利　董海龙　王天龙　薛庆生

委　员（以姓名笔画为序）：

于永浩　　于金贵　　王　强　　王秀丽　　王英伟　　仓　静

左云霞　　田首元　　冯　艺　　朱　波　　刘学胜　　许广艳

孙　琛　　严　敏　　苏　帆　　苏殿三　　吴安石　　宋兴荣

张　野　　张加强　　张良成　　陈向东　　拉巴次仁　欧阳文

罗爱林　　赵　晶　　赵国庆　　赵梦芸　　姜　虹　　袁红斌

夏中元　　顾小萍　　顾卫东　　郭向阳　　戚思华　　韩如泉

鲁开智　　裴　玲　　缪长虹

秘　书：薛庆生（兼）　朱　波（兼）

白春礼序

科技名词伴随科技发展而生，是概念的名称，承载着知识和信息。如果说语言是记录文明的符号，那么科技名词就是记录科技概念的符号，是科技知识得以传承的载体。我国古代科技成果的传承，即得益于此。《山海经》记录了山、川、陵、台及几十种矿物名；《尔雅》19篇中，有16篇解释名物词，可谓是我国最早的术语词典；《梦溪笔谈》第一次给"石油"命名并一直沿用至今；《农政全书》创造了大量农业、土壤及水利工程名词；《本草纲目》使用了数百种植物和矿物岩石名称。延传至今的古代科技术语，体现着圣哲们对科技概念定名的深入思考，在文化传承、科技交流的历史长河中做出了不可磨灭的贡献。

科技名词规范工作是一项基础性工作。我们知道，一个学科的概念体系是由若干个科技名词搭建起来的，所有学科概念体系整合起来，就构成了人类完整的科学知识架构。如果说概念体系构成了一个学科的"大厦"，那么科技名词就是其中的"砖瓦"。科技名词审定和公布，就是为了生产出标准、优质的"砖瓦"。

科技名词规范工作是一项需要重视的基础性工作。科技名词的审定就是依照一定的程序、原则、方法对科技名词进行规范化、标准化，在厘清概念的基础上恰当定名。其中，对概念的把握和厘清至关重要，因为如果概念不清晰、名称不规范，势必会影响科学研究工作的顺利开展，甚至会影响对事物的认知和决策。举个例子，我们在讨论科技成果转化问题时，经常会有"科技与经济'两张皮'""科技对经济发展贡献太少"等说法，尽管在通常的语境中，把科学和技术连在一起表述，但严格说起来，会导致在认知上没有厘清科学与技术之间的差异，而简单把技术研发和生产实际之间脱节的问题理解为科学研究与生产实际之间的脱节。一般认为，科学主要揭示自然的本质和内在规律，回答"是什么"和"为什么"的问题，技术以改造自然为目的，回答"做什么"和"怎么做"的问题。科学主要表现为知识形态，是创造知识的研究，技术则具有物化形态，是综合利用知识于需求的研究。科学、技术是不同类型的创新活动，有着不同的发展规律，体现不同的价值，需要形成对不同性质的研发活动进行分类支持、分类评价的科学管理体系。从这个角度来看，科技名词规范工作是一项必不可少的基础性工作。我非常同意老一辈专家叶笃正的观点，他认为："科技名词规范化工作的作用比我们想象的还要大，是一项事关我国科技事业发展的基础设施建设工作！"

科技名词规范工作是一项需要长期坚持的基础性工作。我国科技名词规范工作已经有 110 年的历史。1909 年清政府成立科学名词编订馆，1932 年南京国民政府成立国立编译馆，是为了学习、引进、吸收西方科学技术，对译名和学术名词进行规范统一。中华人民共和国成立后，随即成立了"学术名词统一工作委员会"。1985 年，为了更好地促进我国科学技术的发展，推动我国从科技弱国向科技大国迈进，国家成立了"全国自然科学名词审定委员会"，主要对自然科学领域的名词进行规范统一。1996 年，国家批准将"全国自然科学名词审定委员会"改为"全国科学技术名词审定委员会"，是为了响应科教兴国战略，促进我国由科技大国向科技强国迈进，而将工作范围由自然科学技术领域扩展到工程技术、人文社会科学等领域。科学技术发展到今天，信息技术和互联网技术在不断突进，前沿科技在不断取得突破，新的科学领域在不断产生，新概念、新名词在不断涌现，科技名词规范工作仍然任重道远。

110 年的科技名词规范工作，在推动我国科技发展的同时，也在促进我国科学文化的传承。科技名词承载着科学和文化，一个学科的名词，能够勾勒出学科的面貌、历史、现状和发展趋势。我们不断地对学科名词进行审定、公布、入库，形成规模并提供使用，从这个角度来看，这项工作又有几分盛世修典的意味，可谓"功在当代，利在千秋"。

在党和国家重视下，我们依靠数千位专家学者，已经审定公布了 65 个学科领域的近 50 万条科技名词，基本建成了科技名词体系，推动了科技名词规范化事业协调可持续发展。同时，在全国科学技术名词审定委员会的组织和推动下，海峡两岸科技名词的交流对照统一工作也取得了显著成果。两岸专家已在 30 多个学科领域开展了名词交流对照活动，出版了 20 多种两岸科学名词对照本和多部工具书，为两岸和平发展做出了贡献。

作为全国科学技术名词审定委员会现任主任委员，我要感谢历届委员会所付出的努力。同时，我也深感责任重大。

十九大的胜利召开具有划时代意义，标志着我们进入了新时代。新时代，创新成为引领发展的第一动力。习近平总书记在十九大报告中，从战略高度强调了创新，指出创新是建设现代化经济体系的战略支撑，创新处于国家发展全局的核心位置。在深入实施创新驱动发展战略中，科技名词规范工作是其基本组成部分，因为科技的交流与传播、知识的协同与管理、信息的传输与共享，都需要一个基于科学的、规范统一的科技名词体系和科技名词服务平台作为支撑。

我们要把握好新时代的战略定位，适应新时代新形势的要求，加强与科技的协同发展。一方面，要继续发扬科学民主、严谨求实的精神，保证审定公布成果的权威性和规范性。科技名词审定是一项既具规范性又有研究性，既具协调性又有长期性的综合性工作。在长期的科技名词审定工作实践中，全国科学技术名词审定委员会积累了丰富的经验，形成了一套完整的组织和审定流程。这一流程，有利于确立公布名词的权威性，有利于保证公布名词的规范性。但是，我们仍然要创新审定机制，高质高效地完成科技名词审定公布任务。另一方面，在做好科技名词审定公布工作的同时，我们要瞄准世界科技前沿，服务于前瞻性基础研究。习总书记在报告中特别提到"中国天眼"、"悟空号"暗物质粒子探测卫星、"墨子号"量子科学实验卫星、天宫二号和"蛟龙号"载人潜水器等重大科技成果，这些都是随着我国科技发展诞生的新概念、新名词，是科技名词规范工作需要关注的热点。围绕新时代中国特色社会主义发展的重大课题，服务于前瞻性基础研究、新的科学领域、新的科学理论体系，应该是新时代科技名词规范工作所关注的重点。

未来，我们要大力提升服务能力，为科技创新提供坚强有力的基础保障。全国科学技术名词审定委员会第七届委员会成立以来，在创新科学传播模式、推动成果转化应用等方面作了很多努力。例如，及时为 113 号、115 号、117 号、118 号元素确定中文名称，联合中国科学院、国家语言文字工作委员会召开四个新元素中文名称发布会，与媒体合作开展推广普及，引起社会关注。利用大数据统计、机器学习、自然语言处理等技术，开发面向全球华语圈的术语知识服务平台和基于用户实际需求的应用软件，受到使用者的好评。今后，全国科学技术名词审定委员会还要进一步加强战略前瞻，积极应对信息技术与经济社会交汇融合的趋势，探索知识服务、成果转化的新模式、新手段，从支撑创新发展战略的高度，提升服务能力，切实发挥科技名词规范工作的价值和作用。

使命呼唤担当，使命引领未来，新时代赋予我们新使命。全国科学技术名词审定委员会只有准确把握科技名词规范工作的战略定位，创新思路，扎实推进，才能在新时代有所作为。

是为序。

白春礼

2018 年春

路甬祥序

我国是一个人口众多、历史悠久的文明古国，自古以来就十分重视语言文字的统一，主张"书同文、车同轨"，把语言文字的统一作为民族团结、国家统一和强盛的重要基础和象征。我国古代科学技术十分发达，以四大发明为代表的古代文明，曾使我国居于世界之巅，成为世界科技发展史上的光辉篇章。而伴随科学技术产生、传播的科技名词，从古代起就已成为中华文化的重要组成部分，在促进国家科技进步、社会发展和维护国家统一方面发挥着重要作用。

我国的科技名词规范统一活动有着十分悠久的历史。古代科学著作记载的大量科技名词术语，标志着我国古代科技之发达及科技名词之活跃与丰富。然而，建立正式的名词审定组织机构则是在清朝末年。1909 年，我国成立了科学名词编订馆，专门从事科学名词的审定、规范工作。到了新中国成立之后，由于国家的高度重视，这项工作得以更加系统地、大规模地开展。1950 年政务院设立的学术名词统一工作委员会，以及 1985 年国务院批准成立的全国自然科学名词审定委员会（现更名为全国科学技术名词审定委员会，简称全国科技名词委），都是政府授权代表国家审定和公布规范科技名词的权威性机构和专业队伍。他们肩负着国家和民族赋予的光荣使命，秉承着振兴中华的神圣职责，为科技名词规范统一事业默默耕耘，为我国科学技术的发展做出了基础性的贡献。

规范和统一科技名词，不仅在消除社会上的名词混乱现象，保障民族语言的纯洁与健康发展等方面极为重要，而且在保障和促进科技进步，支撑学科发展方面也具有重要意义。一个学科的名词术语的准确定名及推广，对这个学科的建立与发展极为重要。任何一门科学（或学科），都必须有自己的一套系统完善的名词来支撑，否则这门学科就立不起来，就不能成为独立的学科。郭沫若先生曾将科技名词的规范与统一称为"乃是一个独立自主国家在学术工作上所必须具备的条件，也是实现学术中国化的最起码的条件"，精辟地指出了这项基础性、支撑性工作的本质。

在长期的社会实践中，人们认识到科技名词的规范和统一工作对于一个国家的科技发展和文化传承非常重要，是实现科技现代化的一项支撑性的系统工程。没有这样一个系统的规范化的支撑条件,不仅现代科技的协调发展将遇到极大困难,而且在科技日益渗透人们生活各方面、各环节的今天,还将给教育、传播、交流、经贸等多方面带来困难和损害。

全国科技名词委自成立以来,已走过近 20 年的历程,前两任主任钱三强院士和卢嘉锡院士为我国的科技名词统一事业倾注了大量的心血和精力,在他们的正确领导和广大专家的共同努力下,取得了卓著的成就。2002 年,我接任此工作,时逢国家科技、经济飞速发展之际,因而倍感责任的重大;及至今日,全国科技名词委已组建了 60 个学科名词审定分委员会,公布了 50 多个学科的 63 种科技名词,在自然科学、工程技术与社会科学方面均取得了协调发展,科技名词蔚成体系。而且,海峡两岸科技名词对照统一工作也取得了可喜的成绩。对此,我实感欣慰。这些成就无不凝聚着专家学者们的心血与汗水,无不闪烁着专家学者们的集体智慧。历史将会永远铭刻着广大专家学者孜孜以求、精益求精的艰辛劳作和为祖国科技发展做出的奠基性贡献。宋健院士曾在 1990 年全国科技名词委的大会上说过:“历史将表明,这个委员会的工作将对中华民族的进步起到奠基性的推动作用。”这个预见性的评价是毫不为过的。

科技名词的规范和统一工作不仅仅是科技发展的基础,也是现代社会信息交流、教育和科学普及的基础,因此,它是一项具有广泛社会意义的建设工作。当今,我国的科学技术已取得突飞猛进的发展,许多学科领域已接近或达到国际前沿水平。与此同时,自然科学、工程技术与社会科学之间交叉融合的趋势越来越显著,科学技术迅速普及到了社会各个层面,科学技术同社会进步、经济发展已紧密地融为一体,并带动着各项事业的发展。所以,不仅科学技术发展本身产生的许多新概念、新名词需要规范和统一,而且由于科学技术的社会化,社会各领域也需要科技名词有一个更好的规范。另外,随着香港、澳门的回归,海峡两岸科技、文化、经贸交流不断扩大,祖国实现完全统一更加迫近,两岸科技名词对照统一任务也十分迫切。因而,我们的名词工作不仅对科技发展具有重要的价值和意义,而且在经济发展、社会进步、政治稳定、民族团结、国家统一和繁荣等方面都具有不可替代的特殊价值和意义。

最近,中央提出树立和落实科学发展观,这对科技名词工作提出了更高的要求。我们要按照科学发展观的要求,求真务实,开拓创新。科学发展观的本质与核心是以人为本,我们要建设一支优秀的名词工作队伍,既要保持和发扬老一辈科技名词工作者的优良传统，坚持真理、实事求是、甘于寂寞、淡泊名利，又要根据新形势的要求，面向未来、协调发展、与时俱进、锐意创新。此外，我们要充分利用网络等现代科技手段，使规范科技名词得到更好的传播和应用，为迅速提高全民文化素质做出更大贡献。科学发展观的基本要求是坚持以人为本，全面、协调、可持续发展，因此，科技名词工作既要紧密围绕当前国民经济建设形势，着重开展好科技领域的学科名词审定工作，同时又要在强调经济社会以及人与自然协调发展的思想指导下，开展好社会科学、文化教育和资源、生态、环境领域的科学名词审定工作，促进各个学科领域的相互融合和共同繁荣。科学发展观非常注重可持续发展的理念，因此，我们在不断丰富和发展已建立的科技名词体系的同时，还要进一步研究具有中国特色的术语学理论，以创建中国的术语学派。研究和建立中国特色的术语学理论，也是一种知识创新，是实现科技名词工作可持续发展的必由之路，我们应当为此付出更大的努力。

当前国际社会已处于以知识经济为走向的全球经济时代，科学技术发展的步伐将会越来越快。我国已加入世贸组织，我国的经济也正在迅速融入世界经济主流，因而国内外科技、文化、经贸的交流将越来越广泛和深入。可以预言，21世纪中国的经济和中国的语言文字都将对国际社会产生空前的影响。因此，在今后10到20年之间，科技名词工作就变得更具现实意义，也更加迫切。"路漫漫其修远兮，吾将上下而求索"，我们应当在今后的工作中，进一步解放思想，务实创新、不断前进。不仅要及时地总结这些年来取得的工作经验，更要从本质上认识这项工作的内在规律，不断地开创科技名词统一工作新局面，做出我们这代人应当做出的历史性贡献。

2004 年深秋

卢 嘉 锡 序

科技名词伴随科学技术而生，犹如人之诞生其名也随之产生一样。科技名词反映着科学研究的成果，带有时代的信息，铭刻着文化观念，是人类科学知识在语言中的结晶。作为科技交流和知识传播的载体，科技名词在科技发展和社会进步中起着重要作用。

在长期的社会实践中，人们认识到科技名词的统一和规范化是一个国家和民族发展科学技术的重要的基础性工作，是实现科技现代化的一项支撑性的系统工程。没有这样一个系统的规范化的支撑条件，科学技术的协调发展将遇到极大的困难。试想，假如在天文学领域没有关于各类天体的统一命名，那么，人们在浩瀚的宇宙当中，看到的只能是无序的混乱，很难找到科学的规律。如是，天文学就很难发展。其他学科也是这样。

古往今来，名词工作一直受到人们的重视。严济慈先生60多年前说过，"凡百工作，首重定名；每举其名，即知其事"。这句话反映了我国学术界长期以来对名词统一工作的认识和做法。古代的孔子曾说"名不正则言不顺"，指出了名实相副的必要性。荀子也曾说"名有固善，径易而不拂，谓之善名"，意为名有完善之名，平易好懂而不被人误解之名，可以说是好名。他的"正名篇"即是专门论述名词术语命名问题的。近代的严复则有"一名之立，旬月踟蹰"之说。可见在这些有学问的人眼里，"定名"不是一件随便的事情。任何一门科学都包含很多事实、思想和专业名词，科学思想是由科学事实和专业名词构成的。如果表达科学思想的专业名词不正确，那么科学事实也就难以令人相信了。

科技名词的统一和规范化标志着一个国家科技发展的水平。我国历来重视名词的统一与规范工作。从清朝末年的科学名词编订馆，到1932年成立的国立编译馆，以及新中国成立之初的学术名词统一工作委员会，直至1985年成立的全国自然科学名词审定委员会(现已改名为全国科学技术名词审定委员会，简称全国名词委)，其使命和职责都是相同的，都是审定和公布规范名词的权威性机构。现在，参与全国名词委领导工作的单位有中国科学院、科学技术部、教育部、中国科学技术协会、国家自然科学基金委员会、新闻出版署、国家质量技术监督局、国家广播电影电视总局、国家知识产权局和国家语言文字工作委员会，这些部委各自选派了有关领导干部担任全国名词委的领导，有力地推动科技名词的统一和推广应用工作。

全国名词委成立以后，我国的科技名词统一工作进入了一个新的阶段。在第一任主任委员钱三强同志的组织带领下，经过广大专家的艰苦努力，名词规范和统一工作取得了显著的成绩。1992 年三强同志不幸谢世。我接任后，继续推动和开展这项工作。在国家和有关部门的支持及广大专家学者的努力下，全国名词委 15 年来按学科共组建了 50 多个学科的名词审定分委员会，有 1800 多位专家、学者参加名词审定工作，还有更多的专家、学者参加书面审查和座谈讨论等，形成的科技名词工作队伍规模之大、水平层次之高前所未有。15 年间共审定公布了包括理、工、农、医及交叉学科等各学科领域的名词共计 50 多种。而且，对名词加注定义的工作经试点后业已逐渐展开。另外，遵照术语学理论，根据汉语汉字特点，结合科技名词审定工作实践，全国名词委制定并逐步完善了一套名词审定工作的原则与方法。可以说，在 20 世纪的最后 15 年中，我国基本上建立起了比较完整的科技名词体系，为我国科技名词的规范和统一奠定了良好的基础，对我国科研、教学和学术交流起到了很好的作用。

在科技名词审定工作中，全国名词委密切结合科技发展和国民经济建设的需要，及时调整工作方针和任务，拓展新的学科领域开展名词审定工作，以更好地为社会服务、为国民经济建设服务。近些年来，又对科技新词的定名和海峡两岸科技名词对照统一工作给予了特别的重视。科技新词的审定和发布试用工作已取得了初步成效，显示了名词统一工作的活力，跟上了科技发展的步伐，起到了引导社会的作用。两岸科技名词对照统一工作是一项有利于祖国统一大业的基础性工作。全国名词委作为我国专门从事科技名词统一的机构，始终把此项工作视为自己责无旁贷的历史性任务。通过这些年的积极努力，我们已经取得了可喜的成绩。做好这项工作，必将对弘扬民族文化，促进两岸科教、文化、经贸的交流与发展做出历史性的贡献。

科技名词浩如烟海，门类繁多，规范和统一科技名词是一项相当繁重而复杂的长期工作。在科技名词审定工作中既要注意同国际上的名词命名原则与方法相衔接，又要依据和发挥博大精深的汉语文化，按照科技的概念和内涵，创造和规范出符合科技规律和汉语文字结构特点的科技名词。因而，这又是一项艰苦细致的工作。广大专家学者字斟句酌，精益求精，以高度的社会责任感和敬业精神投身于这项事业。可以说，全国名词委公布的名词是广大专家学者心血的结晶。这里，我代表全国名词委，向所有参与这项工作的专家学者们致以崇高的敬意和衷心的感谢！

审定和统一科技名词是为了推广应用。要使全国名词委众多专家多年的劳动成果——规范名词，成为社会各界及每位公民自觉遵守的规范，需要全社会的理解和支持。国务院和 4 个有关部委［国家科委(今科学技术部)、中国科学院、国家教委(今教育部)和新闻出版署］已分别于 1987 年和 1990 年行文全国，要求全国各科研、教学、生产、经营以及新闻出版等单位遵照使用全国名词委审定公布的名词。希望社会各界自觉认真地执行，共同做好这项对于科技发展、社会进步和国家统一极为重要的基础工作，为振兴中华而努力。

值此全国名词委成立 15 周年、科技名词书改装之际，写了以上这些话。是为序。

卢嘉锡

2000 年夏

钱 三 强 序

科技名词术语是科学概念的语言符号。人类在推动科学技术向前发展的历史长河中，同时产生和发展了各种科技名词术语，作为思想和认识交流的工具，进而推动科学技术的发展。

我国是一个历史悠久的文明古国，在科技史上谱写过光辉篇章。中国科技名词术语，以汉语为主导，经过了几千年的演化和发展，在语言形式和结构上体现了我国语言文字的特点和规律，简明扼要，蓄意深切。我国古代的科学著作，如已被译为英、德、法、俄、日等文字的《本草纲目》《天工开物》等，包含大量科技名词术语。从元、明以后，开始翻译西方科技著作，创译了大批科技名词术语，为传播科学知识，发展我国的科学技术起到了积极作用。

统一科技名词术语是一个国家发展科学技术所必须具备的基础条件之一。世界经济发达国家都十分关心和重视科技名词术语的统一。我国早在 1909 年就成立了科学名词编订馆，后又于 1919 年中国科学社成立了科学名词审定委员会，1928 年大学院成立了译名统一委员会。1932 年成立了国立编译馆，在当时教育部主持下先后拟订和审查了各学科的名词草案。

新中国成立后，国家决定在政务院文化教育委员会下，设立学术名词统一工作委员会，郭沫若任主任委员。委员会分设自然科学、社会科学、医药卫生、艺术科学和时事名词五大组，聘任了各专业著名科学家、专家，审定和出版了一批科学名词，为新中国成立后的科学技术的交流和发展起到了重要作用。后来，由于历史的原因，这一重要工作陷于停顿。

当今，世界科学技术迅速发展，新学科、新概念、新理论、新方法不断涌现，相应地出现了大批新的科技名词术语。统一科技名词术语，对科学知识的传播，新学科的开拓，新理论的建立，国内外科技交流，学科和行业之间的沟通，科技成果的推广、应用和生产技术的发展，科技图书文献的编纂、出版和检索，科技情报的传递等方面，都是不可缺少的。特别是计算机技术的推广使用，对统一科技名词术语提出了更紧迫的要求。

为适应这种新形势的需要，经国务院批准，1985 年 4 月正式成立了全国自然科学名词审定委员会。委员会的任务是确定工作方针，拟定科技名词术语审定工作计划、实施方案和步骤,组织审定自然科学各学科名词术语,并予以公布。根据国务院授权,委员会审定公布的名词术语,科研、教学、生产、经营以及新闻出版等各部门,均应遵照使用。

全国自然科学名词审定委员会由中国科学院、国家科学技术委员会、国家教育委员会、中国科学技术协会、国家技术监督局、国家新闻出版署、国家自然科学基金委员会分别委派了正、副主任担任领导工作。在中国科协各专业学会密切配合下,逐步建立各专业审定分委员会,并已建立起一支由各学科著名专家、学者组成的近千人的审定队伍,负责审定本学科的名词术语。我国的名词审定工作进入了一个新的阶段。

这次名词术语审定工作是对科学概念进行汉语订名,同时附以相应的英文名称,既有我国语言特色,又方便国内外科技交流。通过实践,初步摸索了具有我国特色的科技名词术语审定的原则与方法,以及名词术语的学科分类、相关概念等问题,并开始探讨当代术语学的理论和方法,以期逐步建立起符合我国语言规律的自然科学名词术语体系。

统一我国的科技名词术语,是一项繁重的任务,它既是一项专业性很强的学术性工作,又涉及亿万人使用习惯的问题。审定工作中我们要认真处理好科学性、系统性和通俗性之间的关系;主科与副科间的关系;学科间交叉名词术语的协调一致;专家集中审定与广泛听取意见等问题。

汉语是世界五分之一人口使用的语言,也是联合国的工作语言之一。除我国外,世界上还有一些国家和地区使用汉语,或使用与汉语关系密切的语言。做好我国的科技名词术语统一工作,为今后对外科技交流创造了更好的条件,使我华夏儿女,在世界科技进步中发挥更大的作用,做出重要的贡献。

统一我国科技名词术语需要较长的时间和过程,随着科学技术的不断发展,科技名词术语的审定工作,需要不断地发展、补充和完善。我们将本着实事求是的原则,严谨的科学态度做好审定工作,成熟一批公布一批,提供各界使用。我们特别希望得到科技界、教育界、经济界、文化界、新闻出版界等各方面同志的关心、支持和帮助,共同为早日实现我国科技名词术语的统一和规范化而努力。

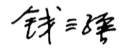

1992 年 2 月

前　　言

科技名词术语的标准化既是国家科学技术发展必备的基础条件之一，也是科学发展水平的重要体现。麻醉学名词与概念是其专科知识体系的基础与重要内涵。随着现代麻醉学服务领域的拓展和医疗服务能力的提升，临床上新的诊疗理念和技术不断涌现，麻醉学名词与概念随之日益更新，统一规范麻醉学名词术语也就势在必行。

全国科学技术名词审定委员会（简称"全国科技名词委"）和中华医学会共同组建了医学名词审定委员会，审定公布的医学术语将作为我国医疗、教学、科研、新闻出版、法律、专利用词的依据、规范和标准。中华医学会麻醉学分会受全国科技名词委和医学名词审定办公室的委托，组织国内多位麻醉学知名专家对《麻醉学名词》进行编撰、审定。第一次编写会议按照科学技术名词审定原则及方法，拟定了编写大纲并成立专业组，收集名词条目，反复多次汇总专家修改意见，形成初稿，并提交全国科技名词委进行查重处理。2020年8月召开第一次审定工作会议，本着严谨务实的精神又进行多次函审并召开了数次线上和线下专家审定会议，征求全国各地专家的修改意见，数易其稿，于2022年7月完成定稿并上报全国科技名词委进行审核批准后，在全国科技名词委网站及有关媒体上公示，征求社会意见，预公布期限为3个月。在此期间，邀请社会各界专业人士为学科名词建言献策，综合反馈意见修改完善后，由全国科技名词委正式对外公布，供全国各科研、教学、生产、经营及新闻出版等相关部门遵照使用。

《麻醉学名词》的编写采用词条的形式，全书共分8部分，包括麻醉学基础、麻醉药理学、麻醉与围手术期管理、专科麻醉、重症监护与治疗、急救复苏、疼痛诊疗和麻醉科质量管理，共收录名词2350条。书末附有英汉、汉英索引。基本涵盖了麻醉学领域的各个方面，以规范麻醉学临床及科研用词，便于全国麻醉学从业医护人员参考使用。

名词审定是一项科学、严谨的工作，《麻醉学名词》编写委员会和审定委员会专家们结合临床实践和国内外本专业的最新进展，查阅了大量参考书籍与文献，历经数年付出了极大的努力。在此，衷心感谢全体编审人员的辛勤劳动！此外，全国科技名词委、中华医学会、科学出版社的专家在长期工作中给予了悉心指导和专业支持，在此一并表示感谢！尽管各位专家做了大量细致的工作，但书中疏漏和不妥之处仍在所难免，敬请学界同仁提出宝贵意见，以期再版时修订和完善。

医学名词审定委员会

麻醉学名词审定分委员会

2023年4月

编 排 说 明

一、本书公布的是麻醉学基本名词,共 2350 条,每条名词均给出了定义或注释。

二、全书分 8 部分:麻醉学基础,麻醉药理学,麻醉与围手术期管理,专科麻醉,重症监护与治疗,急救复苏,疼痛诊疗,麻醉科质量管理。

三、正文按汉文名所属学科的相关概念体系排列。汉文名后给出了与该词概念相对应的英文名。

四、每个汉文名都附有相应的定义或注释。定义一般只给出其基本内涵,注释则扼要说明其特点。当一个汉文名有不同的概念时,则用(1)(2)等表示。

五、一个汉文名对应几个英文同义词时,英文词之间用","分开。

六、凡英文词的首字母大、小写均可时,一律小写;英文除必须用复数者,一般用单数形式。

七、"〔 〕"中的字为可省略的部分。

八、主要异名和释文中的条目用楷体表示。"全称""简称"是与正名等效使用的名词;"又称"为非推荐名,只在一定范围内使用;"俗称"为非学术用语;"曾称"为被淘汰的旧名。

九、正文后所附的英汉索引按英文字母顺序排列;汉英索引按汉语拼音顺序排列。所示号码为该词在正文中的序码。索引中带"*"者为规范名的异名或在释文中出现的条目。

目　录

正文

01. 麻醉学基础

01.01 呼吸系统

01.001 呼吸系统 respiratory system
人体与外界进行气体交换的器官总称。由呼吸器官及其调节系统组成,包括呼吸道(鼻腔、咽、喉、气管、支气管等)和肺。主要功能是输送气体和进行气体交换,此外还有湿化、加温、净化气体,以及嗅觉、发音、免疫、代谢等功能。

01.01.01 呼吸系统解剖

01.002 呼吸道 respiratory tract
又称"气道(airway)"。气体进出肺泡的通道。以环状软骨下缘为界,通常将呼吸道分为"上呼吸道(upper respiratory tract)"和"下呼吸道(lower respiratory tract)"。上呼吸道由鼻、鼻旁窦、咽、喉组成,是气体进入肺内的门户,主要功能除传导气流外,还有加温、湿化、净化、吞咽、嗅觉及发音等;下呼吸道主要由气管、支气管、支气管树及肺泡等组成。根据功能不同,又分为传导气道(气管、主支气管、叶支气管、段支气管、小支气管、细支气管、终末细支气管)和呼吸气道(呼吸细支气管、肺泡管、肺泡囊和肺泡)。

01.003 口腔 oral cavity
唇、腭、面颊和口腔底之间的空间及周围组织结构。前壁为上、下唇,侧壁为颊,上壁为腭,下壁为口腔底;向前经口裂通向外界,向上与鼻腔相通,向后经咽峡与两个颌弓后的咽腔相通。口腔的内壁由黏膜层组成。唇与牙(对于没有牙的人指其牙床)之间的口腔部分有腮腺的出口。牙后的口腔内有唾液腺的出口。口腔中重要的器官有舌、牙和唾液腺。

01.004 口腔前庭 oral vestibule
位于上、下列牙弓和牙龈与唇、颊之间的呈蹄铁形的腔隙。向前经口裂与外界相通。

01.005 硬腭 hard palate
腭的前2/3,由上颌骨腭突和腭骨水平板构成。表面覆盖黏膜。

01.006 软腭 soft palate
腭的后1/3,由硬腭向后延伸形成的双褶皱状部分。斜挂或垂直挂在舌根上方,由咽腭肌和其他肌肉延伸组成,将鼻咽部和口咽部进一步分隔。

01.007 悬雍垂 palatine uvula
又称"腭垂"。腭帆后缘游离,其中部垂向下方的突起。悬于软腭正中间的末端。在饮食时上升堵住食物进入鼻腔的通道,从而使食物进入咽部。有些语言需要利用悬雍垂振动发音。

01.008 咽峡 isthmus of the fauces
由悬雍垂、腭帆游离缘、两侧腭舌弓、腭咽弓及舌根共同围成的口腔与咽之间的狭窄部。为口腔通咽的孔口,也是口腔和咽的分界处。

01.009　面动脉　facial artery
于颈动脉三角内发自颈外动脉，穿经下颌下三角，在咬肌止点前缘处入面部的动脉。随后斜向前上行，经口角和鼻翼外侧至内眦，改称"内眦动脉（angular artery）"。

01.010　鼻　nose
由外鼻、鼻腔和鼻旁窦组成的呼吸道起始部。具有嗅觉、呼吸和辅助发声等功能。

01.011　鼻甲　nasal concha
鼻腔外侧壁的骨性解剖结构。为固有鼻腔外侧壁上的3个隆起，分别称为"上鼻甲（superior nasal concha）"、"中鼻甲（middle nasal concha）"和"下鼻甲（inferior nasal concha）"。

01.012　鼻道　nasal meatus
上、中、下鼻甲外侧面与鼻腔外侧壁之间的空隙。相应称为"上鼻道（superior nasal meatus）"、"中鼻道（middle nasal meatus）"和"下鼻道（inferior nasal meatus）"。

01.013　鼻泪管　nasolacrimal duct
连通鼻腔和泪囊窝的膜性管道。上部包埋在眶壁骨质中，下部在鼻腔外侧壁黏膜深面，开口于下鼻道外侧壁的前部。

01.014　额窦　frontal sinus
位于眉弓后方额骨内的含气空腔。左右各一，形似三棱锥体，底向下，尖向上。额窦多有中隔，常偏向一侧。额窦口在窦底部通筛漏斗，后者开口于中鼻道。

01.015　蝶窦　sphenoid sinus
位于蝶骨体内、鼻腔上后方的窦腔。邻近后筛窦。多被蝶窦中隔分为左、右二腔，开口于同侧鼻腔的蝶筛隐窝。与后组筛窦一起构成后组鼻窦。

01.016　上颌窦　maxillary sinus
上颌体内的锥形空腔。其尖部向颧突，底部向鼻腔，有上、下、前、后及内侧壁，窦壁由骨本身构成。

01.017　筛窦　ethmoidal sinus
位于鼻腔外上方筛骨迷路内，由气化程度不同的含气小房构成的蜂窝状骨泡。呈锥形，尖在前端，底在蝶窦前面。依窦口的部位分为前、中、后3群。前、中群开口于中鼻道，后群开口于上鼻道。

01.018　上颌动脉　maxillary artery
颈外动脉的两终支之一。于下颌颈高度发自颈外动脉，弯曲前行进入翼腭窝，被翼外肌分为3段。

01.019　利特尔区　Little area
鼻中隔软骨部血管丛区。位于鼻中隔前下方，位置表浅、血管丰富，外伤或干燥刺激均易引起出血，约90%的鼻出血发生于此区。

01.020　咽　pharynx
呼吸和吞咽的共同通道。位于鼻腔、口腔和喉的后方，是前后略扁呈漏斗形的肌性管道。上起颅底，下方约在第六颈椎下缘或环状软骨的高度与食管相续，包括鼻咽、口咽和喉咽3个部分，分别与鼻腔、口腔和喉相通。

01.021　鼻咽　nasopharynx
咽的上部，腭帆平面以上的部分。向前经鼻后孔通鼻腔。在其侧壁正对下鼻甲后方有一咽鼓管咽口，通中耳鼓室。上达颅底，下至腭帆游离缘平面续口咽部，鼻咽腔变窄时可影响呼吸，熟睡时表现为张口呼吸。

01.022　口咽　oropharynx

位于腭帆游离缘与会厌上缘平面之间的咽部。上续鼻咽，下通喉咽，向前经咽峡通口腔。

01.023　喉咽　laryngopharynx
上起自会厌上缘平面，下至第六颈椎下缘平面与食管相续的咽部。喉咽部前壁上部的喉口两侧为梨状隐窝（piriform recess），是食物经咽进入食管的通道，常为异物滞留之处。

01.024　咽后间隙　retropharyngeal space
咽周间隙的一部分。位于颊咽筋膜咽部与椎前筋膜之间。

01.025　椎前筋膜　prevertebral fascia
颈部4层筋膜的最深层部分。包裹在椎前肌及斜角肌外层，上起自颅底，下续前纵韧带及胸内筋膜，向后覆盖颈后肌并附着于项韧带。

01.026　茎突咽肌　stylopharyngeus
起自茎突根部的后内侧，向内下方斜行，经咽中和咽上缩肌之间，分散止于咽中缩肌上缘和咽后壁的肌肉。具有上提咽并缩短咽腔的作用。

01.027　咽鼓管咽肌　salpingopharyngeus
腭咽肌止于咽鼓管软骨的肌束。

01.028　腭咽肌　palatopharyngeus
位于腭咽弓内，起自喉咽后壁的咽纤维膜及甲状软骨板后缘内侧，向内上方止于腭腱膜的背、腹两面和咽鼓管软骨的肌肉。收缩时使腭咽弓紧张，向中线靠拢，缩小咽峡，使腭帆后缘与咽后壁接触，借此分隔鼻咽腔和口咽腔。

01.029　下颌骨　mandible
位于面部的前下方，由1个居水平位呈蹄铁形的体和2个垂直的支构成的骨。体的上缘为牙槽，带有16个容纳牙齿的腔；外侧面上有颏孔，是颏血管和颏神经通过之处。下颌支是四边形，内面有一下颌孔，供下牙槽血管和神经通过。是面颅骨中最大的骨，与左、右颞骨构成颞下颌关节。

01.030　翼突下颌韧带　pterygomandibular ligament
颊咽筋膜在翼突钩与下颌骨颊肌嵴之间增厚的结缔组织束。

01.031　翼突外侧板　lateral lamina of pterygoid process
蝶骨大翼与体的连接处垂向下内、外两片骨板，构成颞下窝的内侧壁。

01.032　舌骨　hyoid bone
位于下颌骨的下后方，呈蹄铁形凸向前方的骨。以韧带与颞骨的茎突相连，可分为体、大角及小角。中间部位称为舌骨体，向后外延伸的长突称为大角，向上的短突称为小角。

01.033　甲状软骨　thyroid cartilage
位于环状软骨与会厌软骨之间，构成喉前壁和侧壁大部的软骨。分为左、右两板，形似盾牌，为最大的喉软骨。

01.034　环甲肌　cricothyroid muscle
唯一的一对外群喉肌。起于环状软骨弓前外侧面，斜向后方止于甲状软骨下角和下缘。收缩时将增加甲状软骨前角与杓状软骨间距，紧张并拉长声带。

01.035　第一气管软骨环　first tracheal ring
环状软骨下的第一个C形软骨环。缺口位于背侧。

01.036　会厌　epiglottis

舌根后方帽舌状的结构。由会厌软骨作基础，被以黏膜而成，分为前方的舌面和后方的喉面。吞咽时会厌关闭，阻止食物进入气管或支气管。

01.037　食管　esophagus
连接口咽和胃的扁平的肌性消化管。上端于第六颈椎体下缘平面与咽相接，下端约平第十一胸椎高度与胃贲门相续，全长约25cm。

01.038　咽丛　pharyngeal plexus
由迷走神经和舌咽神经的咽支、颈上神经节的分支及喉上神经外支的细支在咽侧壁上共同组成的神经纤维丛。

01.039　喉　larynx
位于颈前部，由喉软骨、韧带、喉肌及喉黏膜构成的器官。成人喉上界多与第三颈椎体高度一致，下界平第六颈椎体下1/3处。为空气进出的管道，也是发音器官，同时有部分味觉功能。

01.040　喉软骨　laryngeal cartilage
构成喉的支架软骨。包括单个甲状软骨、环状软骨与会厌软骨，以及成对杓状软骨、小角软骨与楔状软骨，还有数目不定的籽状软骨与麦粒软骨。

01.041　杓状软骨　arytenoid cartilage
位于环状软骨板上缘两侧的成对软骨。构成喉后壁的上部。形似三棱锥体，底朝下与环状软骨板上缘的关节面构成环杓关节。由底向前伸出的突起，有声韧带附着，称为声带突。由底向外侧伸出的突起，有喉肌附着，称为肌突。

01.042　喉结　laryngeal prominence
甲状软骨前角上端向前突出形成的解剖结构。成年男性喉结突出。

01.043　声带　vocal cord
声韧带、声带肌和喉黏膜组成的发音器官。位于喉腔中部气管入口处，左右对称；气流通过时产生震动，是最主要的发音结构。

01.044　喉室　laryngeal ventricle
喉腔中的前庭襞和声襞之间向两侧突出的隐窝。内衬有喉黏膜，外有甲杓肌覆盖，前部有口通喉小囊。

01.045　前庭襞　vestibular fold
连于甲状软骨前角后面与杓状软骨声带突上方前内侧缘，呈矢状位的粉红色黏膜皱襞。

01.046　声襞　vocal fold
位于前庭襞下方、与其平行的一对白色黏膜皱襞。缺乏黏膜下层，血供少，张于甲状软骨前角后面与杓状软骨声带突之间，较前庭襞更突向喉腔，与发音有关。

01.047　喉连接　larynx joint
包括喉软骨彼此间的关节、膜和韧带，以及喉软骨与舌骨和气管软骨间的膜及韧带的统称。

01.048　口轴线　oral axis，OA
自上切牙缘至悬雍垂及咽后壁的连线。

01.049　咽轴线　pharynx axis，PA
自咽腔中心至喉腔中心的连线。

01.050　喉轴线　larynx axis，LA
自喉腔中心至声门的连线。

01.051　气管　trachea
由气管软骨、平滑肌和结缔组织构成的通气管道。位于喉与气管杈之间，按行程分为颈部和胸部。有一定活动度。

01.052　主支气管　main bronchus

由气管权至上叶支气管起始处之间的气道。包括左、右主支气管。

01.053　左主支气管　left main bronchus
气管向左下的分支。成人左主支气管较细，长4～5cm，与气管纵轴夹角为40°～50°。

01.054　右主支气管　right main bronchus
气管向右下的分支。成人右主支气管较左主支气管短、粗而陡直，长2.5～3cm，与气管纵轴夹角为20°～30°。插管过深或吸入异物时易入右主支气管。3岁内的儿童左、右主支气管与气管纵轴夹角基本相等，约为55°。

01.055　气管隆嵴　carina of trachea
又称"气管隆突"。气管权的内面，呈矢状位、向上凸的半月形纵嵴。略偏向左侧，是左、右主支气管的分界部位，也是支气管镜检查时判断气管分权的重要标志。

01.056　肺　lung
呼吸系统中最重要的器官。位于胸腔内，纵隔两侧，分为左肺和右肺。上端称肺尖，下端称肺底，内侧称纵隔面，外侧称肋面。右肺三叶，左肺二叶，外被胸膜，以叶间裂相隔，每叶肺又依支气管和血管的分支再分为肺段。

01.057　细支气管　bronchiole
支气管在肺内逐级分支至直径在1mm以下、管腔面上许多纵行皱襞、黏膜上皮为单层纤毛柱状上皮、壁上的软骨和腺体消失、平滑肌相对增多的细小分支。

01.058　肺泡管　alveolar duct
肺泡囊到呼吸性细支气管的通道。由肺泡围成，有小团状的平滑肌断面和单层扁平上皮。

01.059　肺泡囊　alveolar saccule
由相邻几个肺泡围成的空腔。1个肺泡管分支形成2～3个肺泡囊。是多个肺泡的共同开口，切面上常呈梅花形，其结构与肺泡管相似，但肺泡开口间无结节状膨大，不含平滑肌，单层扁平上皮下只有少量结缔组织。

01.060　肺泡　pulmonary alveolus
由单层上皮细胞构成的多面型薄壁囊泡。肺中的支气管经多次反复分支成无数细支气管，其末端膨大成囊。囊的四周有很多突出的小囊泡。是气体交换的场所，总表面积可达70m²。

01.061　肺尖　apex of lung
肺的上端。圆钝，突出于胸廓上口平面以上达颈根部，与胸膜顶紧密相贴。

01.062　肺底　base of lung
肺的下端。位于膈肌顶部上方，由于膈的压迫，肺底呈半月形的凹陷。

01.063　肺门　hilum of lung
又称"第一肺门（first hilum of lung）"。位于肺的前纵隔部，心切迹的后上方，是支气管和肺血管等出入肺的门户。临床上将肺叶支气管、动脉、静脉、淋巴管及神经出入肺门处称为第二肺门（second hilum of lung）。

01.064　[肺]斜裂　oblique fissure of lung
将右肺下叶与中叶和上叶分开，将左肺分为上、下两叶的裂隙。左、右肺斜裂的经过及位置关系基本一致，但右肺斜裂较左肺者稍近于水平位。

01.065　右肺水平裂　horizontal fissure of right lung
分隔右肺上叶和中叶的裂隙。较短，在肋面近腋中线处起自斜裂，约与第四肋的行程一致，水平向前在第四肋软骨胸骨端水平与肺前缘相交，然后转向纵隔面止于肺门前方。

01.066　肺动脉　pulmonary artery
发自右心室，至肺门处与支气管伴行入肺的动脉。是肺的功能血管。

01.067　支气管动脉　bronchial artery
起源于胸主动脉，进入肺门后与支气管伴行的动脉。是肺的营养血管，管径较细，为肌性动脉。

01.068　肺静脉　pulmonary vein
起自肺内毛细血管，在肺内逐级汇合形成各级血管，最后在每侧肺分别形成的两条静脉。从肺运回含氧量高的动脉血分别单独注入左心房。

01.069　胸膜　pleura
胸腔内的一薄层浆膜。可分为脏胸膜与壁胸膜两部分。脏胸膜被覆于肺的表面，与肺紧密结合而不能分离，并伸入肺叶间裂内。壁胸膜贴附于胸壁内面、膈上面和纵隔表面。脏胸膜与壁胸膜在肺根处相互移行，脏胸膜与壁胸膜之间是封闭的胸膜腔。

01.070　脏胸膜　visceral pleura
覆盖于肺表面，深入至叶间裂内的一层胸膜。

01.071　壁胸膜　parietal pleura
被覆于胸壁内面、纵隔两侧和膈上面，并突至颈根部胸廓上口平面以上的一层胸膜。

01.072　纵隔　mediastinum
左右纵隔胸膜之间的器官、结构和结缔组织的总称。纵隔呈矢状位，位于胸腔正中偏左，上窄下宽，前短后长。纵隔的前界为胸骨，后界为脊柱，两侧为纵隔胸膜，上界为胸廓上口，下界为膈。

01.073　上纵隔　superior mediastinum
位于胸廓上口和胸骨角平面之间，前界为胸骨柄，后界为第一至第四胸椎及椎间盘，两侧为纵隔胸膜。其内包括胸腺、头臂静脉和上腔静脉，主动脉弓及其分支，气管、食管、胸导管及迷走神经、胸神经、膈神经和左喉返神经等。

01.074　下纵隔　inferior mediastinum
上界为上纵隔的下界，下界为膈，两侧为纵隔胸膜。下纵隔从前到后可分为前纵隔、中纵隔、后纵隔。

01.075　前纵隔　anterior mediastinum
位于心包和胸骨体之间的纵隔部分。内含胸腺、纵隔淋巴结、胸廓内动脉纵隔支及少量疏松结缔组织。

01.076　中纵隔　middle mediastinum
纵隔的中间部分。以心包前、后壁为界的区域，平第五至第八胸椎。包含心、心包、升主动脉、上腔静脉根部、肺动脉及其分支、肺静脉、奇静脉末端、膈神经、心包膈动脉等。

01.077　后纵隔　posterior mediastinum
纵隔的后部分。位于心包后壁与下位8个胸椎之间，内含左右主支气管、食管、迷走神经前后干、胸主动脉、奇静脉、半奇静脉、胸导管、胸交感干和淋巴结。

01.078　膈[肌]　diaphragm
又称"横膈"。位于胸、腹腔之间呈穹隆形的扁薄阔肌。构成胸腔的底和腹腔的顶，包括三部分：膈肌肋间部，附着于肋骨边缘并终止于中心腱；膈肌中心腱膜；膈肌脚部，分为左、右两个膈脚，起始于第二、三腰椎上部。膈上有3个裂孔供主动脉、腔静脉和食管下行进入腹腔。

01.079 中心腱 central tendon
膈各部肌纤维向中央移行的止点。由腱膜构成。

01.080 肋膈角 crus of diaphragm
膈上方两侧，靠近胸廓边缘处，与肋骨内缘围成的锐角形的区域。

01.081 [膈肌]主动脉裂孔 aortic hiatus
位于第十二胸椎平面，由膈的左、右脚和第十二胸椎体围成的裂孔。其内有降主动脉和胸导管通过。

01.082 [膈肌]食管裂孔 esophageal hiatus
位于主动脉裂孔的左前方，约在第十胸椎平面的裂孔。其内有食管和迷走神经前、后干通过。

01.083 [膈肌]腔静脉孔 vena caval foramen of diaphragm
位于食管裂孔右前上方的中心腱内，约在第八胸椎水平的裂孔。有下腔静脉通过。

01.084 胸肋三角 sternocostal triangle
位于膈的胸骨部与肋部起点之间的三角区域。有腹壁上血管和来自腹壁与肝上面的淋巴管通过。

01.085 腰肋三角 lumbocostal triangle
位于膈的腰部与肋部起点之间，尖向上的三角形区域。底为第十二肋。

01.086 胸廓入口 thoracic inlet
由锁骨、第一肋骨和第一胸椎所围成的区域。该区域包括食管、气管、颈部肌群、肺尖及由颈部至腋部的诸多上肢和胸部的血管与神经等。

01.087 肋间隙 intercostal space
相邻两肋之间的间隙。有肋间肌、肋间血管和肋间神经通过。

01.088 肋间外肌 intercostale externi
位于相邻两肋骨之间，起于上位肋骨下缘，肌纤维斜向前下方，止于下位肋骨上缘的骨骼肌。共11对。是主要的吸气肌之一，收缩时肋骨向前、向外移动，胸廓的横径增大，该肌在肋软骨间的部分移行为腱膜，称为肋间外膜。

01.089 肋间内肌 intercostale interni
位于肋间隙的深面，起自下位肋骨的上缘，斜向前上方的骨骼肌。与肋间外肌的纤维方向呈交叉状，止于上位肋骨的下缘。自胸骨侧缘向后达肋角，于肋角内侧移行为肋间内膜，收缩时肋骨下降，辅助呼气。

01.090 胸导管 thoracic duct
全身最大的淋巴管。通常起于第一腰椎前方的乳糜池，向上穿膈的主动脉裂孔进入胸腔，在食管后方沿脊柱的右前方上行后在第五胸椎水平转至脊椎左侧，出胸廓口后向左斜下方行走，至颈根部呈弓状弯向左侧注入左静脉角。长30～40cm，直径约3mm，管腔内瓣膜较少，收纳约占全身3/4部位的淋巴液。

01.091 颈动脉鞘 carotid sheath
颈筋膜向两侧扩展包绕颈总动脉和颈内动脉、颈内静脉、迷走神经形成的筋膜鞘。

01.01.02 呼吸系统生理学

01.092 呼吸功能 respiratory function
机体通气和换气的能力。通气功能指通过呼吸使空气进入肺泡，然后再排出体外；换气功能指通过肺泡壁的毛细血管二氧化碳弥散进入肺泡，然后随呼气排出，同时将氧气吸收进入血管，与血红蛋白结合，运输到组织进行代谢。

01.093 通气功能 ventilatory function

衡量空气进入肺泡及呼出气从肺泡排出过程的指标。常用的分析指标有静息每分钟通气量、肺泡通气量、最大自主通气量、时间肺活量及一些流速指标等。

01.094 呼吸运动 breathing exercise

呼吸肌收缩和舒张引起的胸廓节律性扩大与缩小。

01.095 肺通气 pulmonary ventilation

肺与外界环境之间进行气体交换的过程。包括呼气和吸气过程，是维持机体正常新陈代谢和其他功能活动所必需的基本生理过程之一。

01.096 胸膜腔内压 negative intrapleural pressure

肺内压减去肺泡回缩力的负压力差。肺泡扩张后回缩与胸壁间产生的胸膜腔内负压。在吸气末或呼气末，肺内压等于大气压，胸膜腔内压等于肺泡回缩力；平静呼吸时，胸膜腔内压始终低于大气压，呈负压。

01.097 跨壁压 transmural pressure

气道壁内外的压强差。等于气道内压强减去气道外压强。

01.098 等压点 isobaric point

气道内外压力相等的部位。是气道闭合的临界点，正常位于大气道，用力呼气时上移至小气道，但由于肺弹力纤维的牵拉作用，并不出现小气道的陷闭。在气流阻塞性疾病中，等压点上移至小气道，加之气道或肺组织的破坏，容易发生气道陷闭。

01.099 顺应性 compliance，C

外力作用下弹性组织的可扩张性。容易扩张者，顺应性大，弹性阻力小；不容易扩张者，顺应性小，弹性阻力大。是弹性阻力的倒数，用单位压力变化（ΔP）所引起的容积变化（ΔV）表示。常用单位是 L/kPa 或 L/cmH_2O。

01.100 比顺应性 specific compliance

单位肺容量的肺顺应性，即排除肺总容量影响的肺顺应性。比顺应性 = 顺应性 / 肺容量。较单纯肺的顺应性能更客观地反映肺的可扩张程度，可用于不同个体之间顺应性大小的比较。

01.101 肺表面活性物质 pulmonary surfactant

由肺泡 II 型上皮细胞合成并释放的复杂的脂蛋白混合物。主要成分是二棕榈酰卵磷脂及一些蛋白质，存在于覆盖肺泡内面极薄的液体膜中，具有降低表面张力的作用。

01.102 潮气量 tidal volume

每次呼吸时吸入或者呼出的气量。平静呼吸时为400～600ml，运动时潮气量增大。与年龄、性别、体表面积、情绪等因素有关。

01.103 补吸气量 inspiratory reserve volume，IRV

平静吸气末再尽力吸气所能吸入的气量。正常成人为1500～2000ml。

01.104 补呼气量 expiratory reserve volume，ERV

平静呼气末再尽力呼气所能呼出的气量。正常成人为900～1200ml。

01.105 残气量 residual volume

一次用力呼气后，肺内所残存的气量。

01.106 静息每分钟通气量 minute ventilation at rest，VE

基础代谢状态或静息状态下每分钟所呼出的气体容积。是呼气潮气容积和呼吸频率的乘积。

01.107 肺泡通气量 alveolar ventilation volume

又称"有效通气量"。进入肺泡内能与血液进行气体交换的气体量。肺泡通气量=（潮气量－无效腔气量）×呼吸频率。

01.108 肺活量 vital capacity，VC

尽力吸气后，从肺内所能呼出的最大气量。为潮气量、补吸气量和补呼气量之和，或为深吸气量与补呼气量之和。正常成人肺活量男性约为3500ml，女性约为2500ml。

01.109 用力肺活量 forced vital capacity，FVC

深吸气至肺总量，做最大力量、最快速度的呼气所呼出的最大气体容积。在阻塞性通气功能障碍时，常小于肺活量。

01.110 时间肺活量 timed vital capacity

在最大吸气之后，以最快速度进行最大呼气时记录的在一定时间内所呼出的气量。正常成人最大呼气时，第一秒末、第二秒末、第三秒末呼出的气量分别占肺活量的83%、96%、99%。其中第一秒末的最有意义，是一个较好的评价肺通气功能的动态指标，不仅反映肺活量的大小，还能反映肺的弹性是否降低、气道是否狭窄、呼吸阻力是否增加等情况。

01.111 用力呼气量 forced expiratory volume，FEV

最大吸气后在一定的时间用力呼气所能呼出的气体量。通常以其所占用肺活量的百分比表示。正常时，第一秒用力呼气量约为肺活量的83%，第二秒为96%，第三秒为99%。

01.112 功能残气量 functional residual capacity，FRC

平静呼吸时，每次呼气末肺内残留的气量。正常情况下约占肺总量的40%，是肺弹性回缩力与胸廓弹性扩张力的平衡位置。适当功能残气量是保持动脉血氧分压、动脉血二氧化碳分压和呼吸力学稳定的主要因素，其过大或过小都将产生不良影响。也是反映阻塞性通气功能障碍的常用参数。

01.113 最大自主通气量 maximal voluntary ventilation，MVV

简称"最大通气量"。人体在1min内所能呼吸的最大气体容积。正常值：男性为70～120L，女性为50～80L。一般以其实测值占预计值的百分比作为判断指标。正常值＞75%，其正常界限为60%。主要反映人体通气的储备功能。一般以最大自主通气量40L或最大自主通气量占预计值的50%～60%作为手术安全指标，低于50%应考虑肺功能降低。

01.114 最大呼气中期流速 maximal midexpiratory flow rate，MMFR

深吸气后，在用力呼气曲线的中间25%～75%，取相应呼出气体量和时间算出的呼气流速。以L/s表示，正常值约为3.5L/s。

01.115 最大呼气流量-容积曲线 maximal expiratory flow-volume curve，MEFVC

受试者立位吸气至肺总容量后，用最快最大力量呼气至余气量，记录流速和肺容量所绘制的曲线。是衡量肺通气功能、诊断阻塞性肺疾病的指标，诊断敏感度较高。

01.116 最大吸气流量-容积曲线 maximal

inspiratory flow-volume curve, MIFVC
在残气量位置，用最大力量、最快速度吸气时的流量位容积曲线。主要用于判断是否有大气道阻塞。

01.117　闭合容量　closing capacity, CC
肺内小气道开始闭合时所测得的肺容积。闭合容量=闭合气量+残气量。

01.118　闭合气量　closing volume, CV
肺底部小支气管开始关闭后所呼出的气体容积。

01.119　通气功能障碍　ventilatory disorder
各种情况的呼吸系统及相关组织病变导致的肺通气功能减退的现象。分为限制性通气功能障碍、阻塞性通气功能障碍和混合性通气功能障碍。

01.120　限制性通气功能障碍　restrictive ventilatory disorder
肺的扩张和回缩受限引起的通气功能障碍。主要见于肺组织、胸腔、胸廓、心脏和纵隔疾病，也见于膈肌麻痹和大量腹水、巨大腹腔肿瘤和肥胖等疾病。基本特点是肺活量和肺总量降低，第一秒用力呼气容积/用力肺活量正常或增高，肺一氧化碳弥散量下降。

01.121　阻塞性通气功能障碍　obstructive ventilatory disorder
气道开放不足或提前关闭引起的通气功能障碍。主要见于支气管及其各级分支阻塞、肺弹性功能减退，也见于上呼吸道阻塞。肺功能特点是第一秒用力呼气容积/用力肺活量降低，早期肺活量多正常，常合并残气容积、功能残气量和残气容积/肺总量的升高。

01.122　混合性通气功能障碍　mixed ventila-

tory disorder
同时存在阻塞性通气功能障碍和限制性通气功能障碍的病理生理改变。

01.123　机械通气相关性肺损伤　mechanical ventilation-associated lung injury
又称"呼吸机相关性肺损伤（ventilator-associated lung injury）"。机械通气对正常肺组织的损伤或使病变肺组织的损伤进一步加重的现象。是机械通气引起的跨肺压、剪应力增大，以及继发性生物学变化、氧中毒等共同作用的结果。包括肺泡外气体、弥漫性肺损伤和弥漫性肺纤维化、系统性气栓塞四种基本类型。

01.124　阻塞型睡眠呼吸暂停低通气综合征　obstructive sleep apnea hypopnea syndrome, OSAHS
睡眠过程中发生的完全性（呼吸暂停）或部分性（低通气）上气道阻塞，伴有打鼾、睡眠结构紊乱、动脉血氧饱和度下降、白天嗜睡等表现的临床综合征。呼吸暂停和低通气事件持续至少10s。诊断标准为每夜7h睡眠过程中呼吸暂停及低通气反复发作在30次以上，或睡眠呼吸暂停低通气指数≥5次/小时。

01.125　换气功能　gas exchange function
肺泡内气体与流经肺脏的血液进行气体交换的能力。主要是指氧气和二氧化碳的交换能力。

01.126　肺毛细血管旁感受器　juxtapulmonary capillary receptor
又称"肺J感受器（pulmonary J receptor）"。肺泡壁毛细血管旁的感受器。在肺毛细血管充血、肺泡壁间质积液时兴奋，冲动经迷走神经的C纤维传入延髓，引起反射性呼吸暂停，继而出现浅快呼吸，血压降低，心率减慢。

01.127 解剖无效腔 anatomical dead space
从口、鼻至细支气管的呼吸道。该部分既无肺泡上皮，又无肺循环血液供应，不参与肺泡与血液之间的气体交换。

01.128 肺泡无效腔 alveolar dead space
呼吸动作中进入肺泡内的气体因血流在肺内分布不均使部分气体不能与血液进行交换所占据的肺泡容积。

01.129 生理无效腔 physiological dead space
解剖无效腔和肺泡无效腔之和。是判断肺功能损害程度的常用指标。

01.130 换气功能障碍 gas exchange disorder
任何原因引起的肺通气血流比例失调、弥散障碍或静动脉血分流的病理生理改变。

01.131 急性肺栓塞 acute pulmonary embolism
由静脉血栓栓子经循环系统急性阻塞肺动脉及其分支所导致的循环障碍。可引起梗阻性休克。通常发生在围手术期内，发病凶险，威胁患者的生命安全。

01.132 氧输送 oxygen delivery
单位时间内心脏通过血液向外周组织提供的氧输送量。反映心输出量和动脉血氧含量。等于$1.34×$动脉血氧饱和度$×$血红蛋白$×$心输出量$×10$（ml/min）。符号为DO_2。

01.133 动脉血氧饱和度 arterial oxygen saturation
动脉血中血红蛋白与氧结合的程度。用氧合血红蛋白占总血红蛋白的百分比或血红蛋白氧含量与血红蛋白氧容量之比表示，是呼吸循环的重要生理参数。符号为SaO_2。

01.134 动脉血氧含量 arterial oxygen content
每100ml动脉血中含氧的毫升数或毫摩尔数。是红细胞和血浆中含氧量的总和，包括血红蛋白结合氧和物理溶解氧两部分。反映动脉血结合氧的能力。动脉血氧含量（ml）$=0.003×$动脉血氧分压（mmHg）$+1.39×$动脉血氧饱和度$×$血红蛋白（g）。0.003是氧的溶解系数，即每100ml血液中每1mmHg氧分压有0.003ml物理溶解状态的氧。符号为CaO_2。

01.135 氧解离曲线 oxygen dissociation curve
又称"氧合血红蛋白解离曲线（oxyhemoglobin dissociation curve）"。反映氧分压和血红蛋白氧饱和度之间关系的曲线。以血液氧分压值为横坐标，相应的血氧饱和度为纵坐标。反映血红蛋白在不同氧分压下的携氧能力。

01.136 氧输送障碍 oxygen delivery disorder
由于血液循环或者红细胞携带氧障碍，氧不能通过循环系统有效分布到全身的现象。

01.02 循 环 系 统

01.137 循环系统 circulation system
心脏和血管（动脉、毛细血管和静脉）组成的完全封闭的血液循环管道。以心脏为动力中心，通过血管将血液运抵全身各器官和组织。

01.02.01 心血管系统解剖

01.138 心脏 heart
中空的纤维肌性器官。既是循环系统的动力

装置，又具有重要的内分泌功能。位于胸腔内，膈的上方，两肺之间，约2/3在中线左侧。借房间隔和室间隔分为互不相通的左、右两半，每半又分为心房和心室，因此共有左心房、左心室、右心房和右心室四个腔。心房与心室之间有瓣膜，使血液只能由心房流入心室而不能反流。

01.139　右心房　right atrium

位于心脏右上前方的心腔部分。前部称为固有心房即心耳；后部为腔静脉窦。静脉窦内壁光滑，上、下分别有上腔静脉口和下腔静脉口。右心房的前下方有右房室口，经过三尖瓣通入右心室。在右心房内还有冠状静脉窦开口。

01.140　右心室　right ventricle

位于心脏右下前方的心腔部分。整体略呈三棱锥体形，底即右房室口，尖朝向左前下方。分为流入道（接三尖瓣）、心室腔和流出道（通过肺动脉瓣接肺动脉）。

01.141　左心房　left atrium

位于心脏左后上方的心腔部分。构成心底的大部，是4个心腔最靠后的部分。其前方有升主动脉和肺动脉，后方隔着心包与食管相毗邻。在左心房后方有4个肺静脉回收来自肺的血液，通过二尖瓣进入左心室。

01.142　左心室　left ventricle

位于心脏左下后方的心腔部分。室腔近似圆锥形，构成心尖和心的左缘，室腔以二尖瓣前尖为界分为左心室流入道（即窦部）和流出道（即主动脉前庭）两部分。左心室通过主动脉瓣与主动脉连通。

01.143　窦房结　sinoatrial node

心脏的正常起搏点。可以自动地、有节律地自发去极化产生电兴奋，电流按传导组织的顺序传送到心脏的各个部位，从而引起心肌

细胞的收缩和舒张。位于上腔静脉与右心房交界处，在界沟上1/3的心外膜下，呈长梭形或半月形，其长轴与界沟大致平行，结的中央有窦房结动脉穿过。是心传导系统的重要组成部分。

01.144　房室结　atrioventricular node

位于房间隔下部右侧心内膜的深面，冠状静脉窦口的前上方的扁椭圆形结构。由此发出房室束入室间隔。心房的兴奋传到这里，然后再进一步通过房室束传到浦肯野纤维。

01.145　房室束　atrioventricular bundle

又称"希氏束（His bundle）"。一种由哺乳动物心脏的特殊心肌细胞构成，连接房室结和浦肯野纤维的肌束。从房室结发出，在心室中隔分支，伸延到左、右心室，与浦肯野纤维连接。是刺激传导系统的一部分，可将房室结的兴奋传递给浦肯野纤维。

01.146　心包　pericardium

包裹心和出入心的大血管根部的圆锥形纤维浆膜囊。分为内、外两层，外层为纤维心包，内层为浆膜心包。浆膜心包分为脏层和壁层，包裹于心脏外表面，两层间隙内有浆液，起润滑心肌、防止心脏与胸腔摩擦而受伤的作用。

01.147　大血管　great vessel

大动脉（large aorta）和大静脉（large vein）的合称。主动脉、肺动脉主干及其发出的最大分支为大动脉。包括主动脉弓、胸主动脉、腹主动脉、髂总动脉、锁骨下动脉、腋动脉、肱动脉、颈外动脉、肺动脉等。相对应的静脉则为大静脉。

01.148　主动脉　aorta

体循环的动脉主干。从左心室出发，先向上后弯曲呈弓形向左后，沿脊柱下降，穿膈的

主动脉裂孔入腹腔，在第四腰椎体下缘处分为左、右髂总动脉。根据其行程可分为三部分：升主动脉、主动脉弓和降主动脉。

01.149 右冠状动脉 right coronary artery, RCA
起自于主动脉右窦的一条冠状动脉。主要分布于右心室、右心房、左心下壁和部分后壁。窦房结由右冠状动脉供血，大部分情况下房室结也由其提供血液。

01.150 左冠状动脉 left coronary artery, LCA
发自左主动脉窦的一条冠状动脉。较右冠状动脉短粗。经肺动脉起始部和左心耳之间，沿冠状沟向左前方行5～10mm后，分为回旋支（circumflex branch）和前降支（anterior descending branch）。分支之前被称为左主干（left main coronary artery）。左冠状动脉主要提供左心室前壁、侧壁和室间隔等部位的心肌供血。

01.151 头臂干 brachiocephalic trunk
主动脉弓的凸侧向右侧发出的第一个分支。在横贯颈根部向右走行后分出右侧锁骨下动脉和右侧颈总动脉。

01.152 锁骨下动脉 subclavian artery
供应上肢、胸及头颈部分结构的动脉干。右侧发自头臂干，左侧直接发自主动脉弓，至第一肋外侧缘移行为腋动脉。

01.153 颈总动脉 common carotid artery
头颈部的动脉干。右侧发自头臂干，左侧直接起于主动脉弓。两侧颈总动脉均经过胸锁关节后方，沿气管和喉外侧上升，至甲状软骨上缘分为颈内动脉和颈外动脉。

01.154 颈内动脉 internal carotid artery

颈总动脉的两大分支之一。经颈总动脉发出后垂直上升至颅底，经过颈动脉管颈内动脉入颅腔。颈内动脉依其行程分为颈段、岩段、海绵窦段和前床突上段。

01.155 椎动脉 vertebral artery
锁骨下动脉第一段的分支。向上穿第六至第一颈椎横突孔，经枕骨大孔入颅，于脑桥、延髓交界处合成基底动脉，为脑组织提供血运。

01.156 胸廓内动脉 internal thoracic artery
锁骨下动脉的分支。在胸膜顶前方，正对椎动脉起始处，发自锁骨下动脉的下壁，在锁骨下静脉后方和胸膜顶前方降入胸腔。沿胸前壁后面下行并分布，末端分为膈肌动脉和腹壁上动脉两个终支。

01.157 甲状颈干 thyrocervical trunk
锁骨下动脉第一段的分支。短而粗，在前斜角肌内缘处由锁骨下动脉前壁发出，立即分为甲状腺下动脉、肩胛上动脉、颈升动脉、颈浅动脉和颈横动脉。

01.158 腹腔干 celiac trunk
腹主动脉供应不成对脏器的动脉主干之一。在膈肌主动脉裂孔的稍下方发出，随即分为胃左动脉、肝总动脉和脾动脉三大分支。分别分布至胃、肝与胆囊、脾等脏器。

01.159 肠系膜上动脉 superior mesenteric artery
腹主动脉的分支之一。约平第一腰椎高度发自腹主动脉前壁，在脾静脉和胰头的后方下行，跨过胰腺钩突的前方，在胰腺下缘和十二指肠水平部之间进入小肠系膜根，斜行向右下，呈向左侧稍凸的弓状。从弓的凸侧依次发出胰十二指肠动脉和10余支空、回肠动脉，从弓的凹侧依次发出中结肠动脉、右结肠动脉和回结肠动脉。其末端至右髂窝处与回结肠动脉的回肠支相吻合。

01.160　肠系膜下动脉　inferior mesenteric artery
腹主动脉的分支之一。约平第三腰椎高度发自腹主动脉前壁，在腹后壁腹膜深面行向左下方，在左髂窝从髂总动、静脉前方越过，沿途发出左结肠动脉和乙状结肠动脉。经左输尿管内侧入乙状结肠系膜，末端下降移行为直肠上动脉。

01.161　髂总动脉　common iliac artery
腹主动脉下端的两大分支。在第四腰椎体处分为左、右髂总动脉，沿腰大肌内侧下行，在骶髂关节处分为髂内动脉和髂外动脉。

01.162　髂内动脉　internal iliac artery
髂总动脉供应盆壁及盆腔脏器的动脉主干。在骶髂关节处发自髂总动脉。沿盆壁入盆腔，分布至盆壁及盆内脏器。

01.163　髂外动脉　external iliac artery
髂总动脉发出的两大分支之一。沿腰大肌内侧缘下行至腹股沟韧带中点深面，经血管腔隙至股前部，移行为股动脉。

01.164　肾动脉　renal artery
腹主动脉供应肾脏的成对分支。左右各一，由腹主动脉垂直分出，在肠系膜上动脉下方1～2cm、第一至第二腰椎平面发出，沿腹后壁行向两侧，在肾门处分为前、后两支，经肾门入肾。

01.165　肾上腺动脉　suprarenal artery
供应肾上腺的三支动脉。包括肾上腺上动脉，为膈下动脉分支；肾上腺中动脉，为腹主动脉的直接分支；肾上腺下动脉，为肾动脉的分支。每支动脉又分成很多分支，像梳齿样进入肾上腺包膜，在包膜下又形成动脉网。

01.166　骶正中动脉　median sacral artery
由左、右髂总动脉分叉处下方发出的细小动脉，实为退化的腹主动脉。沿骶骨前面正中下行，营养骨盆后壁。

01.167　股动脉　femoral artery
在腹股沟韧带中点深部续接髂外动脉的一段血管。股三角内的中心结构，有四大分支。向前发出三条动脉，即腹壁浅动脉、旋髂浅动脉和阴部外动脉。向后发出股深动脉。在股三角内下行进入收肌管，穿收肌腱裂孔至腘窝，移行为腘动脉。

01.168　腘动脉　popliteal artery
股动脉穿收肌腱裂孔向下延伸至腘窝处的动脉。多在腘肌下缘上方约1.4cm处分为胫前动脉和胫后动脉两终支。

01.169　胫前动脉　anterior tibial artery
自腘动脉发出的动脉。穿小腿骨间膜上端的裂孔至小腿前面，在小腿前群肌之间下降至踝关节前方移行为足背动脉。

01.170　胫后动脉　posterior tibial artery
在腘肌的下缘续于腘动脉的动脉。在小腿后面浅、深层肌之间下降，经内踝后方转至足底，分为足底内侧动脉（arteriae plantaris medialis）和足底外侧动脉（arteriae plantaris lateralis）。

01.171　颈外静脉　external jugular vein
在耳下方由下颌后静脉后支和耳后静脉、枕静脉汇合而成的静脉。是颈部最大的浅静脉，于胸锁乳突浅面斜向下后行，在锁骨上方穿深筋膜注入锁骨下静脉或静脉角。

01.172　颈内静脉　internal jugular vein

颈部最大的静脉干。自颈静脉孔处续于乙状窦的静脉。在颈动脉鞘内沿颈内动脉和颈总动脉的外侧下行，至胸锁关节的后方与锁骨下静脉汇合成头臂静脉。收集脑部、面部及颈部大部分区域的静脉血。

01.173　锁骨下静脉　subclavian vein
腋静脉的直接延续。向内行于胸锁关节后方，与颈内静脉汇合成头臂静脉。

01.174　头静脉　cephalic vein
发自手背静脉网桡侧，沿前臂前外侧上升，经肘窝外侧至臂前区，沿肱二头肌外侧沟上升，经三角肌穿锁胸筋膜注入腋静脉或锁骨下静脉的血管。

01.175　贵要静脉　basilic vein
发自手背静脉网的尺侧，沿手背和前臂背侧的尺侧上行，至前臂中份转向前臂前面内侧上升，在肘窝内上方接受肘正中静脉，沿肱二头肌内侧沟下半上行，穿深筋膜，注入肱静脉或续于腋静脉的血管。

01.176　前臂正中静脉　median antebrachial vein
发自手掌静脉丛，沿前臂前面中部上行，注入肘正中静脉或贵要静脉的血管。

01.177　腋静脉　axillary vein
在大圆肌下缘由肱静脉内侧支延续而成的静脉。至第一肋外缘移行于锁骨下静脉。

01.178　头臂静脉　brachiocephalic vein
上肢和头颈部血液回流入上腔静脉的静脉，分为左头臂静脉和右头臂静脉。左头臂静脉是由左颈内静脉和左锁骨下静脉在左胸锁关节后方汇合而成的静脉，左头臂静脉较右头臂静脉长。右头臂静脉是由右颈内静脉和右锁骨下静脉在右胸锁关节后方汇合而成的静脉。

01.179　髂外静脉　external iliac vein
股静脉延续而成的大静脉。右髂外静脉初居动脉的内侧，向上逐渐转至动脉的背侧；左髂外静脉均在动脉的内侧，至骶髂关节的前方与髂内静脉汇合成髂总静脉。

01.180　髂总静脉　common iliac vein
由髂外静脉和髂内静脉在骶髂关节的前方汇合组成的大血管。斜向内上至第四至五腰椎右前方，与对侧髂总静脉汇合成下腔静脉。

01.181　大隐静脉　great saphenous vein
全身最长的浅静脉。起于足背静脉弓内侧，经内踝前方，沿小腿内侧上行，经过膝关节内后方，沿大腿内侧转至大腿前面上行，于耻骨结节下外方3～4cm处穿过阔筋膜的隐静脉裂孔注入股静脉。

01.182　小隐静脉　small saphenous vein
始于足背静脉弓外侧缘，经外踝后方在小腿后面浅筋膜中上行至腘窝，注入腘静脉的浅静脉。

01.183　胫后静脉　posterior tibial vein
胫后动脉的伴行静脉。由足底内、外侧静脉汇合而成，至小腿与同名动脉伴行，向上与胫前静脉合成腘静脉。

01.184　股静脉　femoral vein
股动脉的伴行静脉。由腘静脉在收肌管裂孔处移行而成。经腹股沟韧带后方、股动脉内侧移行为髂外静脉。

01.185　心脏泵功能　pumping function of heart
心脏通过舒张和收缩推动血液在全身流动的机械运动功能。向器官、组织提供充足的血流量。

01.186 前负荷 preload
心肌收缩前所负载的阻力。即在舒张末期，心室所承受的容量负荷或压力，它决定心肌收缩前的长度。实际上是心室舒张末期容量或心室舒张末期室壁张力的反映，与静脉回心血量有关。

01.187 心输出量 cardiac output
又称"心排血量"。每分钟左心室或右心室射入主动脉或肺动脉的血量。等于心率与每搏输出量的乘积。习惯上指左心室输出量。正常生理状态下，两侧心室的输出量相等。健康成年男性静息状态下约为5L/min（4.5～6L/min）。女性比同体重男性约低10%。

01.188 心力储备 cardiac reserve
心脏在神经和体液因素调节下，心输出量随机体代谢的需要而增加的能力。可用最大心输出量与安静时心输出量的差值表示。

01.189 等长自身调节 homometric autoregulation
不改变心肌细胞本身的初长度，是通过心肌收缩力的变化而对心脏每搏输出量产生影响。

01.190 异长自身调节 heterometric autoregulation
通过改变心肌细胞收缩前的初始长度而引起心肌收缩强度的变化。主要作用是对每搏输出量进行精细的调节，使心室射血量与静脉回心血量相平衡。

01.191 射血分数 ejection fraction，EF
每搏输出量占心室舒张末期容积的百分比。计算公式：射血分数=（心室舒张末期容积－心室收缩末期容积）×100%/心室舒张末期容积。正常人体安静时的射血分数为55%～65%。

01.192 后负荷 afterload
心肌开始收缩时所负载的阻力。主要由小动脉血管阻力产生，临床上用收缩压来衡量后负荷的大小。后负荷不影响心肌的初长度。

01.193 心室功能曲线 ventricular function curve
又称"斯塔林曲线（Starling curve）"。维持动脉压于一个稳定水平，逐渐改变左心室舒张末期的充盈压，同时测算左心室射血的搏出功，以前者为横坐标，后者为纵坐标，绘成的曲线。

01.194 心室舒张功能 ventricular diastolic function
心动周期中的舒张期，心室舒张从心房吸纳血液的能力。其中包括心室主动舒张、被动充盈和心房收缩过程。取决于心室肌肉功能、心室顺应性和心房收缩的能力。

01.195 心动周期 cardiac cycle
心房或心室每收缩和舒张1次的周期。长短与心率有关。如以成人平均心率75次/分计算，则1个心动周期为0.8s。

01.196 心脏传导系统 cardiac conduction system
由心肌内能够产生和传导冲动的特殊心肌细胞构成的神经电信号传导系统。包括窦房结、结间束、房室结、房室束、右束支、左束支和浦肯野纤维等。

01.197 兴奋性 excitability
细胞受到刺激时产生动作电位的能力。兴奋性的高低通常以能引起细胞兴奋的最小刺激强度即阈强度的大小来衡量。

01.198 有效不应期 effective refractory period，ERP
心肌细胞从去极化开始至恢复达−60mV的时期。此时期给予任何刺激均不能产生新的动作电位。

01.199 易损期 vulnerable period
心动周期中，在相对不应期（relative refractory period）开始之初，应用较强刺激（阈上刺激）容易引发心房或心室纤维颤动的特定时期。

01.200 电异步状态 electrical asynchrony
在兴奋性恢复之初，心肌细胞群之间兴奋性恢复的程度不一，差异较大，使兴奋性、不应期和传导性处于很不均匀一致的状态。

01.201 自[动节]律性 autorhythmicity
组织和细胞能够在没有外来刺激的条件下，自动地发生节律性兴奋的特征。如心肌的自动节律性。

01.202 血流动力学 hemodynamics
研究血液在心血管系统内流动的力学。主要研究血容量、心输出量、血压、血流阻力、血流量与血流速度，以及它们之间的相互关系。

01.203 体循环 systemic circulation
由左心室射出的动脉血入主动脉，又经动脉各级分支，流向全身各器官的毛细血管，然后血液经过毛细血管壁，借助组织液与组织细胞进行物质和气体交换，经过交换后，使动脉血变成静脉血，再经过小静脉、中静脉，最后经过上、下腔静脉流回右心房的循环路径。

01.204 肺循环 pulmonary circulation
从右心室射出的静脉血入肺动脉，经过肺动脉在肺内的各级分支，流至肺泡周围的毛细血管网，在此进行气体交换，使静脉血变成含氧丰富的动脉血，经肺内各级肺静脉属支，再经肺静脉注入左心房的循环路径。

01.205 外周循环阻力 peripheral resistance
小动脉和微动脉对血流的阻力。是构成心脏后负荷的主要因素。

01.206 血压 blood pressure
血管内的血液对血管壁的侧压强。一般指动脉血压。通常用收缩压、舒张压和平均动脉压表示。

01.207 动脉血压 arterial blood pressure
动脉内的血液对血管壁的侧压强。一般指主动脉压。

01.208 脉压 pulse pressure
又称"脉搏压"。收缩压与舒张压之间的差值。正常值约为5.33kPa（40mmHg）。一般大于8kPa（60mmHg）称为脉压增大，见于主动脉瓣关闭不全；小于2.67kPa（20mmHg）称为脉压减小，见于心包大量积液、缩窄性心包炎、严重主动脉瓣狭窄等。

01.209 临界闭合压 critical closing pressure
当动脉血压降到某一临界压力值时，即使小动脉和小静脉间压差仍然存在，毛细血管网也将完全关闭，血流停止。

01.210 收缩压 systolic pressure
心脏收缩时，血液从心室流入动脉时对动脉壁形成的压力。

01.211 舒张压 diastolic pressure
心室舒张时，动脉血管弹性回缩时血液对血管壁形成的压力。

01.212　平均动脉压　mean arterial pressure
在一个心动周期中动脉血压的加权平均值。数值上等于1/3收缩压与2/3舒张压的和。

01.213　中心静脉压　central venous pressure，CVP
上、下腔静脉进入右心房处的压强与大气压之差。受心包和右心泵血功能、循环血容量、胸腔负压及神经-体液调节等因素的综合影响。通过上、下腔静脉或右心房内置管测得，反映右房压，是临床观察血流动力学的重要指标之一。正常值为5～12cmH$_2$O。

01.214　肺动脉压　pulmonary artery pressure
血液流经肺循环对肺动脉血管产生的侧压力。与体循环类似，表示为收缩压、舒张压和平均动脉压。

01.215　血液流变学　hemorheology
研究血液及其成分的流变性质及变化规律的科学。

01.216　层流　laminar flow
液体流动时各质点的流动方向一致的流动模式。流动中的质点成层，但各层的流速不一，以轴心处血流最快。由轴心向管壁，各层流体的流速依次递减。

01.217　湍流　turbulence
当血液流速加快到一定程度后，血液中各质点的流动方向不一致，并出现毫无规则的流动和旋涡。

01.218　黏度　viscosity
又称"黏度系数（coefficient of viscosity）"。液体受内部阻力作用表现出黏滞性的一种度量。在稳态液体中，黏度为剪[切]应力与剪切率的比值。

01.219　剪[切]应力　shear force
在外因（如力、温度、湿度等）作用下，介质产生的平行于某一截面单位面积上的切向力。大小与加速度呈线性关系。对于牛顿流体，它等于流体黏度与剪切率的乘积。平静呼吸运动时，正常肺泡的剪[切]应力非常小，可以忽略不计，肺泡陷闭或呼吸显著增快时，剪[切]应力显著增大，是导致肺损伤加重的重要因素。

01.220　剪切率　shear rate
又称"切变率"。液体受剪切而变形的速率。反映了血液的流动性，剪切率越高，流动性越好。

01.221　牛顿流体　Newtonian fluid
黏滞性不随剪切率的变化而改变的流体。

01.222　非牛顿流体　non-Newtonian fluid
黏滞性随着剪切率的减低而增大的流体。

01.223　法-林效应　Fåhraeus-Lindquist effect
血液的表观黏度随着管径变小而降低的现象。一般出现于管径为30～500μm、血液流速较快时。

01.02.02　循环系统病理生理学

01.224　休克　shock
机体在受到各种严重致病因素侵袭后所发生的以有效循环血量急剧减少、组织血液灌注量严重不足为特征，导致细胞缺氧以致各重要脏器功能代谢紊乱和结构损害的全身性病理生理变化及临床病程。

01.225　心力衰竭　heart failure

简称"心衰"。多种病因引起的心脏舒缩功能障碍，形成具有血流动力学异常和多种神经体液因子参与的、以心脏泵出的血液不能满足组织需求为特征的临床综合征。

01.226　肺动脉高压　pulmonary hypertension，PH
多种心、肺或肺血管疾病引起的肺动脉压力升高。因肺循环阻力增加，右心负荷增大，最终导致右心衰竭，从而引起一系列临床表现。常呈进行性发展。诊断标准：海平面、静息状态下，右心导管测量所得平均肺动脉压（mPAP）＞3.33kPa（25mmHg），或者运动状态下mPAP＞4kPa（30mmHg）。

01.227　肺栓塞　pulmonary embolism，PE
以各种栓子阻塞肺动脉或其分支为发病原因的一组疾病或临床综合征的统称。包括肺血栓栓塞症、脂肪栓塞、羊水栓塞、空气栓塞和肿瘤细胞栓塞等。

01.228　心脏压塞　cardiac tamponade
又称"心包填塞"。由心包腔内液体过多引起心包腔内压上升、心脏受压、顺应性降低，导致心室舒张期充盈受损、心搏量下降的状态。

01.03　神经系统

01.229　神经系统　nervous system
由神经外胚层发育形成，并由神经元和神经胶质细胞等构成的组织和器官。包括中枢神经系统和周围神经系统两部分。

01.03.01　中枢神经系统解剖

01.230　前脑　forebrain
神经系统在胚胎三脑泡时期最前部的脑结构，即前脑泡发育而成的结构。其进一步发育成端脑和间脑两部分。

01.231　端脑　telencephalon
中枢神经系统的最高级部位。由胚胎时期的前脑泡演化而来。包括大脑半球、半球间连合及内腔，以及第三脑室前壁终板和视前区。

01.232　间脑　diencephalon
位于端脑和中脑之间的脑组织。其大部分被端脑掩盖并被夹在两侧大脑半球之间，仅其腹侧部的结构露于端脑底面。可分为上丘脑、背侧丘脑、下丘脑、后丘脑和底丘脑五部分，内含第三脑室。

01.233　中脑　midbrain
介于间脑与脑桥之间的脑组织。其上界为视束，下界为脑桥基底部腹侧上缘，由中脑导水管周围灰质、顶盖和大脑脚三部分组成，具有传导信息和参与完成视、听反射等功能。

01.234　后脑　metencephalon
由菱脑的头端发育而成。进一步形成脑桥和小脑。

01.235　枕叶　occipital lobe
顶枕线以后的大脑皮质部分。主要与视觉功能有关。

01.236　顶叶　parietal lobe
前界为中央沟，后界为顶枕线，下界为外侧沟及其延长线的大脑叶。主要与感觉和文字理解功能有关。

01.237 丘脑 thalamus
间脑的最大组成部分。呈前后径长的椭圆形，位于第三脑室的两侧，借丘脑间黏合相连，为全身感觉信息（除视觉、听觉外）向大脑皮质传递的最后中继站。

01.238 胼胝体 corpus callosum
由连合两半球的新皮质纤维构成的脑结构。分为嘴部、膝部、干部和压部。

01.239 松果体 pineal gland
外观呈红褐色，形似松果，位于中脑上丘之间的凹陷内，并借细柄与第三脑室顶相连。是神经内分泌转换器。其内分泌物质为褪黑素。

01.240 额叶 frontal lobe
大脑外侧沟上方、中央沟以前的部分。主要与运动功能、精神活动及嗅觉等有关。

01.241 第三脑室 third ventricle
间脑内位于中线的矢状裂隙。第三脑室向前借两个室间孔与两侧脑室相通，向后下借中脑导水管与第四脑室相通。

01.242 第四脑室 fourth ventricle
小脑与脑桥、延髓之间的空隙。形似尖端向上的帐篷，内含脑脊液，上通中脑水管、下连脊髓中央管，室内脑脊液经第四脑室正中孔、外侧孔流入蛛网膜下隙。

01.243 乳头体 mamillary body
一对突出于下丘脑腹侧面的灰白色圆形隆起。位于脚间窝的前方，漏斗的后方。内含乳头体内侧核、中间核和外侧核。主要接受穹窿纤维，发出乳头丘脑束和乳头被盖束，分别止于丘脑前核和中脑被盖。属边缘系统的一部分。

01.244 颞叶 temporal lobe
大脑外侧沟以下的部分。其后部以顶枕线为界，主要与听觉、语言理解和记忆等功能有关。

01.245 脑桥 pons
又称"桥脑"。位于脑干的中段，小脑、延髓和中脑之间的脑组织。因其腹侧面（基底部）显著凸出，由横行纤维构成的连接小脑左右半球的桥样结构而得名。具有传导信息、调节呼吸节律和协调骨骼肌运动等功能。

01.246 延髓 medulla oblongata
位于脑桥以下的脑干结构。向下移行于脊髓，其内有舌下神经核、副神经核、迷走神经背核、疑核、孤束核等及其发出的纤维，锥体束在延髓内形成锥体交叉。主要功能为控制基本生命活动，如控制呼吸、心跳、消化等。

01.247 小脑 cerebellum
位于颅后窝，延髓和脑桥的后上方，大脑枕叶的下方，借大脑横裂及小脑幕与大脑分隔。主要功能是维持机体平衡、控制姿势、协调骨骼肌随意运动。

01.248 楔束 fasciculus cuneatus
位于后索外侧部的一个传导束。源于胸髓第四节以上脊神经节细胞的中枢突，传导来自同侧上半身的肌、腱、关节和皮肤的位置觉、运动觉、振动觉和精细触压觉信息。

01.249 薄束 fasciculus gracilis
源于脊神经节细胞中枢突的神经束。在胸髓第五节以下占据后索的全部，在胸髓第四节以上只占据后索的内侧部。传导来自同侧下半身的肌、腱、关节和皮肤的位置觉、运动觉、振动觉和精细触压觉信息。

01.250 脊髓小脑前束 anterior spinocerebellar tract
位于脊髓侧索周边部的腹侧份，发自双侧腰骶膨大节段板层Ⅴ～Ⅶ层外侧部至小脑的传导束。传导躯干和下肢的非意识性本体感觉和触压觉信息至小脑，与整个肢体的运动和姿势协调有关。

01.251 脊髓小脑后束 posterior spinocerebellar tract
位于侧索周边部的背侧份，发自同侧板层Ⅵ～Ⅶ的背核至小脑的传导束。传递躯干和下肢的非意识性本体感觉和触压觉信息至小脑，与肢体个别肌的精细运动和姿势的协调有关。

01.252 脊髓丘脑束 spinothalamic tract
从脊髓上行到丘脑，传导躯干和四肢的痛觉、温觉、触觉及压觉的神经纤维束。在白质前连合处可分为两部分，一部分传导痛觉、温觉，发生交叉，形成脊髓丘脑侧束；另一部分传导触觉、压觉，部分交叉，形成脊髓丘脑前束。

01.253 脊髓丘脑前束 anterior spinothalamic tract
位于前索，发自脊髓灰质板层Ⅰ和Ⅳ～Ⅷ层至丘脑的传导束。主要传递由后根粗纤维传入的粗触觉、压觉信息。

01.254 灰质 grey matter
大脑和脊髓中神经元细胞体聚集的解剖结构。因其富含血管，在新鲜标本上呈暗灰色，故名。大脑灰质分布在表层，称为大脑皮质。脊髓灰质位于中央，称为中央灰质。

01.255 白质 white matter
在中枢神经系统，有髓神经纤维聚集的部位。因髓鞘内含髓磷脂，在新鲜标本中呈白色，故名。在中枢神经系统形成上行和下行传导束。

01.256 [脊髓]中央管 central canal of spinal cord
位于灰质连合中央的细长管道。纵贯脊髓全长。新生儿中央管充满脑脊液，成人中央管管腔不连续，且常闭塞。

01.257 顶盖脊髓束 tectospinal tract
在前索内下行，发自对侧中脑上丘，终止于颈髓上段板层Ⅵ、Ⅷ的传导束。参与完成视、听反射。

01.258 皮质脊髓束 corticospinal tract
人脊髓中最大的下行神经纤维束。其神经元在大脑皮质的中央前回运动区及皮质的其他区域，其纤维在同侧内囊后脚汇集成束，下行至延髓形成锥体。在锥体下端大部分交叉至对侧，形成皮质脊髓侧束，在脊髓外侧索下行，直接或间接止于前角运动神经元；小部分在锥体未交叉的纤维形成皮质脊髓前束，在脊髓前索下行，同样直接或间接终止于前角细胞。支配骨骼肌的随意运动。

01.259 黑质 substantia nigra
位于中脑脚底和被盖之间的脑组织。属锥体外系，贯穿中脑全长，并伸至底丘脑。因其多数细胞含黑色素，在新鲜标本中呈黑色而得名。是中脑内最大的核，传入、传出纤维联系广泛，其中黑质纹状体之间的联系将黑质产生的多巴胺输送到纹状体，参与运动调节。

01.260 投射纤维 projection fiber
大脑皮质与皮质下结构和脊髓的联络纤维。包括传导冲动到皮质的上行纤维束和从皮质传导冲动到皮质下中枢的下行纤维束。

01.261 内囊 internal capsule
位于背侧丘脑、尾状核和豆状核之间的脑组织。是几乎所有投射纤维集中通过之处，分为前肢、膝和后肢三部分。

01.262 边缘系统 limbic system
中枢神经系统中由原皮质、旧皮质演化的大脑组织，以及和这些组织有密切联系的神经结构和核团的总称。包括边缘皮质和皮质下边缘结构。参与感觉、内脏活动的调节，并与情绪、行为、学习和记忆等心理活动密切相关。

01.263 脑脊液 cerebrospinal fluid
由脉络丛产生的无色透明液体。充满于脑室和蛛网膜下隙，经蛛网膜粒回流入血。比重为1.005，总量为130～150ml。含蛋白质很少，有较高浓度的Na^+、K^+、Cl^-及少许脱落细胞和淋巴细胞。

01.264 锥体系 pyramidal system
运动传导通路的重要组成部分。由运动（下行）通路的上运动神经元及其突起组成，包括皮质脊髓束和皮质核束，直接或间接终止于脊髓前角细胞或脑神经躯体运动核。

01.265 锥体外系 extrapyramidal system
广义上指锥体系以外一切与躯体运动有关的传导通路。狭义上指仅局限在纹状体及与其密切相关的结构，如红核、黑质、底丘脑核等。对脊髓、脑干、小脑和大脑皮质运动反馈环路的调节有影响。

01.266 脊髓前动脉 anterior spinal artery
椎动脉颅内部的分支。左、右两脊髓前动脉常合并成一条，沿脊髓前正中裂下行营养脊髓。

01.267 脊髓后动脉 posterior spinal artery
椎动脉供应脊髓的分支。沿脊髓后外侧沟下行营养脊髓。

01.268 脊髓根动脉 spinal radicular artery
从胸主动脉发出向脊髓供血的多条动脉。每条又分为前根动脉（anterior radicular artery）和后根动脉（posterior radicular artery），分别供应脊神经前根和脊神经后根。

01.03.02 脊膜和间隙

01.269 硬脑膜 cerebral dura mater
附着于颅骨内面的坚韧的结缔组织膜。由胶质纤维和弹性纤维组成，在枕骨大孔与硬脊膜相延续。硬脑膜分为两层：外层是颅骨内面富含血管和神经的骨膜；内层伸入大脑和小脑之间形成分隔与静脉窦。

01.270 蛛网膜 arachnoid mater
脑脊髓表面3层被膜的中层膜。是薄而半透明的结缔组织膜，无血管，有小梁与软膜相连。

01.271 软脑膜 cerebral pia mater
紧贴于脑实质表面并陷入沟内的一层薄膜。进入脑内的血管在此层走行并分支。

01.272 硬膜外隙 epidural space
硬脊膜与椎管骨膜之间的腔隙。含有疏松结缔组织、静脉丛、淋巴管，并有脊神经根通过，为硬膜外麻醉注入药物的部位。

01.273 硬膜下隙 subdural space
硬脊膜与蛛网膜间的潜在腔隙。正常生理情

况下仅含有少量组织液，在出血等病理情况下可被扩张开。

01.274　蛛网膜下隙　subarachnoid space

蛛网膜与软膜之间的腔隙。内有脑脊液和行于脑表面的较大血管，脑与脊髓的蛛网膜下隙相通。

01.03.03　大脑血供和生理

01.275　基底动脉环　cerebral arterial circle，Willis' artery circle

又称"大脑动脉环"。位于大脑底部使两侧颈内动脉系与椎基底动脉系相交通的环状动脉结构。由前交通动脉、两侧大脑前动脉始段、两侧颈内动脉末段、两侧后交通动脉和两侧大脑后动脉始段汇合而成。位于蝶鞍上方，环绕视交叉、灰结节、乳头体周围。

01.276　硬脑膜窦　sinus of dura mater

硬脑膜两层之间形成的引流脑和颅骨静脉血液的通道。

01.277　血脑屏障　blood-brain barrier

由软脑膜、脉络丛的脑毛细血管壁的无孔或少孔内皮细胞、连续的基底膜和有疏松连接的星形胶质细胞血管周足等构成的脑内固有保护屏障。能限制物质在血液和脑组织之间的自由交换，对于维持脑组织周围化学环境的稳定和防止有害物质侵入脑内具有重要意义。

01.278　颅内压　intracranial pressure，ICP

颅腔内容物（脑组织、脑脊液和血液）对颅腔壁产生的压力。通常以侧卧位时腰段脊髓蛛网膜下隙穿刺所测得的脑脊液压力为代表。成人正常值为0.78～1.76kPa（80～180mmH$_2$O），儿童为0.4～1.0kPa（40～100mmH$_2$O）。

01.03.04　意识和认知功能

01.279　特异性上行投射系统　specific ascending projecting system

由丘脑感觉接替核和联络核发出纤维投向大脑皮质的特定区域，具有点对点的投射关系。其主要功能是诱发皮质细胞兴奋，引起特定的感觉，激发传出冲动。

01.280　非特异性上行投射系统　nonspecific ascending projecting system

由丘脑的第三类细胞群（主要包括中央中核、束旁核、中央外侧核等）发出纤维弥散地投射到大脑皮质的广泛区域。不具有点对点的投射关系，主要功能是调节皮质的兴奋状态，是感觉形成的基础。

01.281　网状系统　reticular system

又称"网状结构（reticulate structure）"。脑干腹侧中心部分神经细胞和神经纤维相混杂的结构。此结构从脊髓上端伸延至间脑，是许多神经核和上行及下行纤维组成的复杂混合体。

01.282　上行网状激活系统　ascending reticular activating system，ARAS

脑干网状结构内存在的，通过丘脑非特异性投射系统而发挥唤醒作用的功能系统。在维持大脑皮质的觉醒状态中起重要作用。

01.283　上行网状抑制系统　ascending reticular inhibiting system，ARIS

位于脑干尾端的延髓网结构。是脑干睡眠诱导区，与慢波睡眠有关。

01.284　优势半球　dominant cerebral hemi-sphere
在人类两侧大脑半球的功能中，语言活动功能占优势的大脑半球。对于右利手的成年人，优势半球在左侧大脑。

01.285　觉醒　wakefulness
区别于睡眠的生理状态，是大脑意识内容活动的基础。当脑干网状结构上行激动系统传入冲动激活大脑皮质时，其维持一定的兴奋状态，机体表现为觉醒。

01.286　意识　consciousness
机体对外部世界和自身心理、生理活动等客观事物的觉知或体验。意识具有从感觉体验（视、听、体感觉等）到非感觉体验（意志、情绪、记忆和思维等）的多种要素。

01.287　无意识　unconsciousness
没有意识的状态。麻醉过程中，不出现外界可观察到的机体对外部世界和自身心理、生理活动等客观事物的知觉或体验。

01.288　意识消失　loss of consciousness
从有意识到无意识的过程。常用于描述麻醉诱导期间的意识变化。

01.289　意识恢复　recovery of consciousness
从无意识到有意识的过程。常用于描述麻醉恢复期的意识变化。

01.290　意识降低　reduced consciousness
意识水平由高向低的变化过程。是机体对外部世界和自身心理、生理活动等客观事物的觉知或体验程度的减弱。

01.291　谵妄　delirium
一种突发的严重的脑功能改变。患者不能与外界正常接触，常出现幻觉和过度兴奋，注意力涣散，思维及言语混乱，可伴有意识清晰度的下降，错觉，睡眠紊乱，时间、地点、人物定向力障碍及记忆障碍。可见于感染、脑肿瘤、中毒、药物毒性反应、撤药反应、癫痫、脑外伤、缺氧、电解质紊乱等情况。围手术期发生的谵妄通常发生在术后早期阶段。

01.292　意识障碍　disturbance of conscious-ness，consciousness disorder
对周围环境及自身处境的觉察能力出现紊乱，乃至完全丧失觉察能力的精神病理状态。按意识障碍由轻到重的程度可分为嗜睡（能唤醒）、意识混浊、昏睡（不能唤醒）和昏迷等。

01.293　围手术期神经功能紊乱　perioperative neurocognitive disorder，PND
在围手术期发生的神经认知功能的减退。主要表现为学习、记忆等认知能力的下降，包括术前认知功能障碍、术后谵妄、术后认知功能障碍和神经功能延迟恢复。

01.294　围手术期认知功能障碍　perioperative cognitive dysfunction
在围手术期发生的认知功能损伤或降低，严重者可能出现认知功能障碍。可以在术前就存在，但是在术后才表现出来，也可以术前就出现一定程度的认知功能降低，并且术后加重。包括术后谵妄和术后认知功能障碍。

01.295　术后谵妄　postoperative delirium，POD
一种急性器质性脑综合征。通常发生在手术后最初3～5天，典型特征是昼轻夜重。表现为意识内容清晰度降低和定向力障碍，伴有觉醒-睡眠周期紊乱和精神运动行为障碍，患者与周围环境接触障碍，认识自己的能力减退，思维、记忆、理解与判断力均减退，言语不连贯并错乱，定向力减退，胡言乱语，兴奋烦躁。此外，还有明显的幻觉、错觉和妄想。

01.296　术后认知功能障碍　postoperative cognitive dysfunction，POCD
手术后常见的一种中枢神经系统的并发症。多发生于65岁以上老年患者，可在术后数月出现。主要表现为手术后出现记忆力、抽象思维、精神集中能力、定向力、语言理解力的受损及社会适应能力的下降等认知功能损伤，严重影响患者的生活质量。

01.297　自主神经系统　autonomic nervous system
又称"植物神经系统（vegetative nervous system）"。包括中枢部和周围部，中枢部位于脑和脊髓，周围部包括传入部和传出部，传出部由交感神经和副交感神经组成。当机体处于应激或紧张活动状态时，交感神经活动起着主要作用。

01.298　交感神经　sympathetic nerve
内脏运动神经的交感部。由节前神经元、节前纤维、节后神经元和节后纤维组成。与副交感神经的作用既是对立的，又是相辅相成的。

01.299　交感干　sympathetic trunk
又称"交感链（sympathetic chain）"。由椎旁交感神经节和节间支串联构成的神经链。

01.300　颈交感干　cervical sympathetic trunk
又称"颈交感链（cervical sympathetic chain）"。交感神经系统的神经节在颈椎旁形成的神经干。左右各一，由颈上、中、下交感神经节及节间支组成，上起颅底，下达第七颈椎横突，纵行排列于颈椎横突的前方和椎前筋膜深面。

01.301　胸交感干　thoracic sympathetic trunk
又称"胸交感链（thoracic sympathetic chain）"。交感神经系统的神经节在胸椎旁形成的神经干。位于胸椎两侧稍前方，沿脊柱走行，紧靠胸膜。一般有10～12对胸交感神经节，上胸段交感神经节与相应的肋间神经及肋间血管靠近；下胸段交感神经节与肋间神经及肋间血管相互分离。

01.302　腰交感干　lumber sympathetic trunk
又称"腰交感链（lumber sympathetic chain）"。交感神经系统的神经节在腰椎旁形成的神经干。左、右腰交感干被大小及数目不等的腰淋巴结及脂肪结缔组织覆盖。右腰交感干位于下腔静脉外侧缘后方、腰大肌内侧与腰椎之间；左腰交感干位于腹主动脉外侧。

01.303　骶交感干　sacral sympathetic trunk
又称"骶交感链（sacral sympathetic chain）"。交感神经系统的神经节在骶椎旁形成的神经干。每侧有4个神经节，位于骶前孔内侧。发出灰交通支连接相应的骶神经和节上分支，加入骨盆神经丛，两侧有横支连结。

01.304　交感神经节　sympathetic ganglion
由交感神经的节后神经元胞体组成的神经节。包括椎旁神经节和椎前神经节。

01.305　交感神经丛　sympathetic plexuses
交感神经节后纤维攀附动脉走行，在动脉外膜形成相应的神经丛（如颈内、外动脉丛，腹腔丛，肠系膜上丛等）。并随动脉分布于所支配的器官。

01.306　副交感神经　parasympathetic nerve
内脏运动神经的副交感部。由节前神经元、节前纤维、节后神经元和节后纤维组成。

01.03.05　周围神经系统解剖

01.307　脑神经　cerebral nerve
又称"颅神经（cranial nerve）"。从脑发出左右成对的神经。属于周围神经系统。人的脑神经共12对：嗅神经、视神经、动眼神经、滑车神经、三叉神经、展神经、面神经、位听神经、舌咽神经、迷走神经、副神经、舌下神经。

01.308　嗅神经　olfactory nerve
第一对脑神经。为感觉性脑神经，由上鼻甲和鼻中隔上部黏膜内的嗅细胞中枢突（嗅丝）组成，传导嗅觉。

01.309　视神经　optic nerve
第二对脑神经。为感觉性脑神经，由视网膜节细胞的轴突在视神经盘处汇聚后穿经巩膜而成，传导视觉冲动。

01.310　动眼神经　oculomotor nerve
第三对脑神经。为运动性脑神经，含两种纤维成分：躯体运动纤维支配除外直肌和上斜肌以外的所有眼球外肌；副交感纤维支配眼球内的瞳孔括约肌和睫状肌。

01.311　滑车神经　trochlear nerve
第四对脑神经。为运动性脑神经，发自下丘平面的滑车神经核，从脑干背部出脑，支配上斜肌。

01.312　三叉神经　trigeminal nerve
第五对脑神经。为最粗大的一对混合性脑神经，大部分为感觉纤维，小部分为运动纤维，因有三大支而得名。

01.313　眼神经　ophthalmic nerve
三叉神经的第一个分支。内含感觉纤维，经眶上裂入眶。

01.314　上颌神经　maxillary nerve
三叉神经的第二个分支。由感觉纤维组成。

01.315　下颌神经　mandibular nerve
三叉神经的第三个分支，也是最大的分支。由粗大的感觉根和细小的运动根组成。

01.316　展神经　abducent nerve
又称"外展神经"。第六对脑神经。为运动性脑神经，运动纤维起始于展神经核，经眶上裂入眶，支配外直肌。

01.317　面神经　facial nerve
第七对脑神经。为混合性脑神经，由特殊内脏运动纤维、特殊内脏感觉纤维和副交感纤维组成。

01.318　位听神经　acoustic nerve
又称"前庭蜗神经"。第八对脑神经。为感觉性脑神经，由蜗神经（蜗部）和前庭神经（前庭部）两部分组成。前者与听觉有关，后者与位置觉和平衡功能有关。

01.319　舌咽神经　glossopharyngeal nerve
第九对脑神经。为混合性脑神经，含5种纤维成分。自延髓上部发出后，经颈静脉孔出颅，在舌骨舌肌深面达舌根，分布于舌和咽部。

01.320　迷走神经　vagus nerve
第十对脑神经。为行程最长、分布最广的混合性脑神经，由5种纤维成分组成。

01.321　副神经　accessory nerve
第十一对脑神经。为运动性脑神经，含特殊内脏运动纤维，支配胸锁乳突肌和斜方肌。

01.322　舌下神经　hypoglossal nerve

第十二对脑神经。为运动性脑神经，由一般躯体运动纤维组成，支配全部舌内肌和大部分舌外肌。

01.323　脊神经　spinal nerve
由脊髓发出的成对神经。人体共有31对，均为混合性神经。其中颈神经8对，胸神经12对，腰神经5对，骶神经5对，尾神经1对。每一对脊神经由前根和后根在椎间孔处合成。

01.324　脊神经背侧支　dorsal branch of spinal nerve
又称"脊神经后支（posterior branch of spinal nerve）"。从脊髓背侧发出的神经。为混合神经。主管后背、关节突关节囊、后纵韧带内侧2/3的感觉，后支也支配脊柱深部肌肉组织。大部分后支均有肌支和皮支分布于项、背及腰骶部深层的肌和枕、项、背、腰、臀部的皮肤，其分布有明显的节段性。

01.325　脊神经外侧分支　lateral branch of spinal nerve
脊神经背侧支的分支。第一至三腰神经后支的外侧支较粗大，分布于臀上区的皮肤，称为臀上皮神经（superior clunial cutaneous nerve）。

01.326　脊神经内侧分支　medial branch of spinal nerve
脊神经背侧支的分支。内侧支细小，经横突下方向后，分布于腰椎棘突附近的短肌与长肌。

01.327　脊神经腹侧支　ventral branch of spinal nerve
又称"脊神经前支（anterior branch of spinal nerve）"。为混合神经。主管躯干前、外侧部和四肢的肌肉及皮肤。除12对胸神经外，

其余脊神经前支共组成4个神经丛（颈丛、臂丛、腰丛和骶丛）。

01.328　脊神经前根　anterior root of spinal nerve
由连于脊髓前外侧沟的脊神经根丝合成的神经根。一般由运动纤维构成。

01.329　脊神经交通支　communicating branch of spinal nerve
连于脊神经和交感干之间的细支。分为白交通支（由发自脊神经进入交感干的有髓神经纤维构成，为内脏运动纤维，源自脊髓灰质侧角的多极神经元）和灰交通支（发自交感干的无髓神经纤维，由起于交感干的节后神经纤维构成）。

01.330　肋间神经　intercostal nerve
分布于肋间隙肌肉、胸壁皮肤和相应区胸膜壁层，下5对还分布于腹壁肌、腹壁皮肤和相应区腹膜壁层的神经。共11对。

01.331　肋间神经外侧皮支　lateral cutaneous branch of intercostal nerve
肋间神经在肋角前分出的皮支。复分前、后支分布于胸侧壁和肩胛区皮肤。

01.332　肋间神经前皮支　anterior cutaneous branch of intercostal nerve
肋间神经在胸骨侧缘附近穿出的皮支。分布于胸前壁皮肤及附近胸膜壁层。

01.333　肋下神经　subcostal nerve
第十二对胸神经的前支。沿第十二肋下向前下行，分布于腹壁肌、腹壁皮肤及相应区腹膜壁层。

01.334　头皮神经　scalp nerve
分布于头皮的脑神经皮支。包括眶上神经、

滑车上神经、耳颞神经、颧颞神经、枕大神经、枕小神经。

01.335 眶上神经 supraorbital nerve
额神经的最大分支。有内侧支和外侧支，分布于额顶部及上睑皮肤。

01.336 滑车上神经 supratrochlear nerve
额神经的分支。分布于额部中线附近皮肤及上睑内侧1/3的皮肤和结膜。

01.337 耳颞神经 auriculotemporal nerve
发自下颌神经后干，向后以两根包绕脑膜中动脉的神经。在其后方合为一支，穿过腮腺，分布于耳颞部皮肤。

01.338 颧颞神经 zygomaticotemporal nerve
上颌神经在眶内发出的分布于颞部的细小穿支神经。这些穿支神经穿过颧骨额突后方的颞筋膜，分布于颞区前部的皮肤。

01.339 枕大神经 greater occipital nerve
第二颈神经后支的皮支。分布于枕项部皮肤。

01.340 枕小神经 lesser occipital nerve
颈丛皮支之一。发自第二颈神经根（C2）的前支，沿胸锁乳突肌后缘上升，分布于枕部及耳廓背面上部皮肤的神经。

01.341 颈丛 cervical plexus
由第一至第四颈神经前支交织而成的神经丛。位于胸锁乳突肌上部深面，发出的分支分布于膈及头部、颈部、胸部的皮肤。

01.342 膈神经 phrenic nerve
自第三至第五颈神经，穿出颈深筋膜后走行于前斜角肌浅层，进入胸腔后沿纵隔两侧向下分布于膈肌的成对神经。膈神经是混合性神经，其运动纤维支配膈肌；感觉纤维分布于胸膜、心包及膈下面的部分腹膜，右侧膈神经还分布于肝、胆囊和肝外胆道的浆膜。

01.343 颈浅支 superficial branch of cervical plexus
颈神经穿出颈筋膜后分布于颈肩部皮肤的多根皮神经。包括枕小神经、耳大神经、颈横神经和锁骨上神经。各支均在胸锁乳突肌后缘中点附近（神经点）穿出，散开行向各方。

01.344 耳大神经 great auricular nerve
颈神经丛的粗大皮支。沿胸锁乳突肌表面向耳垂方向上行，分布于耳廓及附近皮肤。

01.345 锁骨上神经 supraclavicular nerve
颈神经丛的皮支。自胸锁乳突肌后缘穿出后，分3支分布于颈侧区、胸壁上部和肩部皮肤。

01.346 颈横神经 transverse cervical nerve
颈神经丛的皮支。发出后横过胸锁乳突肌表面，在颈阔肌深面分成上、下两支，与面神经分支间有交通，分布于颈部皮肤。

01.347 颈深支 deep branch of cervical plexus
又称"颈深丛（deep cervical plexus）"。颈神经分布于颈部深层肌肉的神经丛，主要为肌支及其他神经之间的交通支，这些分支可分为向后外走行的外侧组和向前内侧走行的内侧组。

01.348 臂丛 brachial plexus
由第五至第八颈神经前支和第一胸神经前支的大部纤维反复交织而成，斜行于颈根部和腋窝大血管周围的神经。发出的分支分布于上肢带及上肢。

01.349 臂丛上干 superior trunk of brachial plexus

由第五至第六颈神经前支出椎间孔后相互交织组合形成的神经干。其分为前股和后股，参与形成外侧束及后束。位于中斜角肌外缘。

01.350　臂丛中干　middle trunk of brachial plexus
由第七颈神经前支出椎间孔后形成的神经干。分为前股和后股，参与形成臂丛外侧束及后束。

01.351　臂丛下干　inferior trunk of brachial plexus
由第八颈神经前支与第一胸神经前支大部分纤维出椎间孔后相互交织组合在斜角肌后方形成的臂丛神经干。分为前股和后股，参与形成内侧束及后束。

01.352　臂丛外侧束　lateral cord of brachial plexus
由臂丛上、中两干的前股纤维合成的神经束。于腋窝中部行于腋动脉外侧。

01.353　臂丛内侧束　medial cord of brachial plexus
由臂丛下干前股的纤维独自构成的神经束。在腋窝中部行于腋动脉内侧。

01.354　臂丛后束　posterior cord of brachial plexus
由臂丛上、中、下3干后股合成的神经束。在腋窝中部，向外行于腋动脉后方。

01.355　臂丛锁骨上分支　supraclavicular branch of brachial plexus
臂丛在颈根部锁骨以上发出的分支。多为短肌支。

01.356　胸长神经　long thoracic nerve
发自第五至第七颈神经根并分布于前侧胸壁的神经。自颈髓发出后向后下入腋窝，伴胸外侧动脉沿胸侧壁下行，分布于前锯肌和乳房。损伤此神经可引起前锯肌瘫痪，出现"翼状肩"。

01.357　肩胛背神经　dorsal scapular nerve
主要发自第五颈神经前支，向后行，支配菱形肌和肩胛提肌的神经。

01.358　臂丛锁骨下分支　infraclavicular branch of brachial plexus
臂丛在锁骨以下腋窝部发出的分支。多为长支，分别发自臂丛3个束。

01.359　肩胛下神经　subscapular nerve
发自臂丛后束，分布于肩胛下肌及大圆肌的神经。

01.360　胸内侧神经　medial pectoral nerve
发自臂丛内侧束，常与胸外侧神经分支联合，分布于胸小肌和部分胸大肌的神经。

01.361　胸外侧神经　lateral pectoral nerve
发自臂丛外侧束，分布于胸大肌及部分胸小肌的神经。

01.362　胸背神经　thoracodorsal nerve
发自臂丛后束，伴肩胛下血管分布于背阔肌的神经。

01.363　腋神经　axillary nerve
臂丛后束的分支。分布于三角肌、小圆肌及肩部、臂外侧区上部的皮肤。

01.364　肌皮神经　musculocutaneous nerve
臂丛外侧束的分支。分布于臂前群肌及前臂外侧皮肤。

01.365　正中神经　median nerve

内、外侧两条神经根伴随腋动脉下行并汇合而成的神经。经臂和前臂达手掌。

01.366　尺神经　ulnar nerve
发自臂丛内侧束，经臂、前臂尺侧达手部的混合性神经。

01.367　桡神经　radial nerve
臂丛后束的粗大分支。经臂后、前臂后达手背。

01.368　臂内侧皮神经　medial brachial cutaneous nerve
发自臂丛内侧束，分布于臂前内侧面皮肤的神经。

01.369　前臂内侧皮神经　medial antebrachial cutaneous nerve
发自臂丛内侧束，在腋动、静脉之间下行，继而沿肱二头肌内侧沟下行，居于肱动脉的内侧，在臂中部的贵要静脉穿深筋膜处浅出，随即分为前、后两支，分布于前臂内侧面的神经。

01.370　臂丛神经根　brachial plexus root
参与构成臂丛的第五至八颈神经前支和第一胸神经前支的纤维。

01.371　腰丛　lumbar plexus
由第十二胸神经前支一部分、第一至第三腰神经前支和部分第四腰神经前支纤维在腰大肌深面交织而成的神经丛。

01.372　髂腹下神经　iliohypogastric nerve
自腰神经丛分出，分布于腹前外侧壁下部肌的神经。分为外侧皮支和前皮支。

01.373　髂腹股沟神经　ilioinguinal nerve
腰神经丛的小分支。在髂腹下神经下方并与之平行，分布于腹壁下部肌，并随精索经腹股沟管浅环穿出，分布于腹股沟区和阴囊（阴唇）皮肤。

01.374　股神经　femoral nerve
腰丛最大的分支。于腹股沟处位于股动脉外侧，分为肌支、前皮支和隐神经。

01.375　闭孔神经　obturator nerve
自腰神经丛发出，穿闭膜管至股部后分成前、后两支的神经。

01.376　生殖股神经　genitofemoral nerve
发自腰神经丛，自腰大肌前面穿出后分成生殖支和股支的神经。

01.377　股外侧皮神经　lateral femoral cutaneous nerve
腰神经丛的皮支。在髂前上棘下方5～6cm处浅出，分布于股前外侧区皮肤。

01.378　骶丛　sacral plexus
由腰骶干和第一至第四骶神经前支共同构成的神经丛。

01.379　臀上神经　superior gluteal nerve
骶神经丛的分支。经梨状肌上孔出骨盆，分布于臀中肌、臀小肌和阔筋膜张肌。

01.380　臀下神经　inferior gluteal nerve
骶神经丛的分支。经梨状肌下孔出骨盆，分布于臀大肌及髋关节。

01.381　股后皮神经　posterior femoral cutaneous nerve
骶神经丛的分支。经梨状肌下孔出骨盆，分布于臀下部、股后区及腘窝处的皮肤。

01.382　穿皮神经　perforating cutaneous nerve

由骶神经丛发出的皮神经。穿骶结节韧带下部，于臀大肌下缘浅出，分布于臀下内侧区皮肤，可缺如或被股后皮神经或阴部神经的分支代替。

01.383　阴部神经　pudendal nerve
由骶神经丛发出的分支。出梨状肌下孔，绕坐骨棘，经坐骨小孔入坐骨直肠窝，分布到会阴部和外生殖器的肌肉与皮肤。

01.384　坐骨神经　sciatic nerve
骶神经丛最大的分支。经梨状肌下孔出骨盆，于坐骨结节和大转子间下行，分布于大腿后群肌后，近腘窝上角处分为胫神经和腓总神经，分布于小腿和足部的肌与皮肤。

01.385　下肢神经　nerves of lower limb
分布于下肢的一些主要周围神经支的统称。包括隐神经、胫神经、腓总神经和腓肠神经。

01.386　隐神经　saphenous nerve
股神经发出的最长皮支。穿收肌管，伴大隐静脉，分布于膝下、小腿前内侧及足内侧缘皮肤。

01.387　胫神经　tibial nerve
坐骨神经两个终支之一。于小腿后群浅、深肌之间下行，经内踝后方进入足底。

01.388　腓总神经　common peroneal nerve
由坐骨神经分出，向外下行的神经。绕过腓骨颈行向小腿前外侧区，分成腓浅神经和腓深神经。

01.389　腓肠神经　sural nerve
小腿后面的皮神经。由胫神经分出的腓肠内侧皮神经和腓总神经分出的腓肠外侧皮神经的交通支相联合构成，分布于小腿下外侧及足外侧缘皮肤。

01.390　神经传导　nerve conduction
神经冲动能从一个部位传播到整个神经的特性。在神经纤维上顺序发生的电化学变化。

01.391　静息电位　resting potential
可兴奋细胞未受刺激时，存在于细胞膜内外两侧的电位差。如对于神经细胞，膜内相对膜外为$-70\sim-60$mV。这种电位差产生的原因在于膜两侧存在浓度分布不均且相对膜通透性不同的钠离子、钾离子、氯离子等。贡献最大的一般是钾离子，该电位较为接近钾离子的平衡电位。

01.392　动作电位　action potential
可兴奋细胞受到刺激时，在静息电位的基础上产生的可扩散的电位变化。是膜电位规律性快速去极化和复极化的过程。具有"全或无"的特性。

01.393　运动单位　motor unit
完成肌肉收缩的最小功能单位。包括前角细胞、轴突、神经肌肉接头及该轴突支配的所有肌纤维。

01.394　神经调节　neuroregulation
机体通过神经系统对各种功能活动进行调节的方式。基本形式是反射。

01.395　肌牵张反射　muscle stretch reflex
受神经支配的骨骼肌在受到外力牵拉而伸长发生的一种使受牵拉肌肉收缩的反射活动。包括肌紧张和腱反射两种形式。

01.396　肌张力　muscle tone
维持人体特定姿势时骨骼肌的收缩力。表现为持续、微小、交替的肌肉收缩，是维持正常人体活动的基础。正常肌张力取决于完整的外周和中枢神经系统机制及肌肉收缩能力、弹性、延展性等因素。

01.397 肌力 muscle strength
骨骼肌收缩产生的最大力量。是人体随意运动能力的基础。麻醉中常用于评价肌肉松弛药物消退的程度。

01.398 肌梭 muscle spindle
肌牵张反射的感受器。是感受肌肉长度变化

或感受牵拉刺激的特殊梭形装置，与梭外肌纤维平行排列，属本体感受器。

01.399 突触可塑性 synaptic plasticity
神经细胞间的突触连接强度（包括突触形态、传递功能和传递效率）可调节的特性。神经突触的可塑性主要表现为突触前修饰、突触后修饰、突触前或突触后结构的可塑性等，其可塑性变化可影响神经系统的生长发育、损伤修复及学习记忆等多种功能。

01.04 肝脏与肾脏

01.400 药物代谢 drug metabolism
药物在生物体内的吸收、分布、生物转化和排泄等过程。即药物分子被机体吸收后，在机体作用下发生的化学结构转化。

01.401 Ⅰ相反应 phase Ⅰ reaction
肝脏生物转化功能的一种反应。即通过细胞色素P450酶系或混合功能氧化酶以氧化、还原、脱氨、硫氧化、脱烷基或甲基化等方式改变外源性物质。

01.402 Ⅱ相反应 phase Ⅱ reaction
肝脏生物转化功能的一种反应。不同于Ⅰ相反应，可在Ⅰ相反应之后或不随Ⅰ相反应进行。使外源性物质与葡萄糖醛酸、硫酸盐、牛磺酸盐或甘氨酸结合，结合后的化合物易于经尿或胆汁排出。

01.403 肾小球滤过率 glomerular filtration rate，GFR

单位时间内（每分钟）两肾生成的超滤液的量。滤过量的大小取决于肾小球有效滤过压的高低和肾小球滤过膜的通透性，是衡量肾功能的重要指标之一。

01.404 肾血浆流量 renal plasma flow，RPF
单位时间内流经肾脏的血浆量。通过计算血浆中某种被肾小球和肾小管完全清除而不被重吸收的物质的血浆清除率获得。

01.405 肾血流量 renal blood flow，RBF
单位时间（每分钟）内进入肾脏的血流量。通常是肾皮质血流量。安静时约1200ml/min，相当于心输出量的1/5～1/4。

01.406 肾毒性 nephrotoxicity
药物（抗菌药、抗肿瘤药、解热镇痛抗炎药等）引起的肾脏毒性反应。早期症状可为蛋白尿和管型尿，继而可发生氮质血症、肾功能减退，严重时可出现急性肾衰竭和尿毒症等。

01.05 内分泌系统

01.407 内分泌系统 endocrine system
由内分泌腺和分散于某些器官组织中的内分泌细胞组成的激素分泌系统。对机体的基

本生命活动如新陈代谢、生长发育等活动发挥调节作用。

01.408 垂体 pituitary gland
位于蝶鞍垂体窝内的椭圆形内分泌器官。借漏斗连于下丘脑，外覆坚韧的硬脑膜。可分为腺垂体和神经垂体两部分。

01.409 交感-肾上腺髓质系统 sympathetico-adrenomedullary system
用于调节/增强交感神经及肾上腺素和去甲肾上腺素的系统。作用机制为交感神经与肾上腺髓质直接刺激髓质嗜铬细胞释放肾上腺素和去甲肾上腺素，通过血液循环分布于全身许多组织、器官，引起类似交感神经兴奋的作用。

01.410 自身调节 autoregulation
组织、细胞不依赖于主观意识、外加神经或体液调节的情况下，自身对刺激发生的适应性反应过程。

01.411 正反馈 positive feedback
机体对激素的产生和分泌进行调节的基本方式之一。反馈信息的作用与控制信息的作用方向一致，以加强控制的部分活动，使机体的某些生理活动如分娩、凝血过程、排便等在短时间内加强到所需要水平。

01.412 负反馈 negative feedback
机体对激素的产生和分泌进行调节的基本方式之一。反馈信息的作用与控制信息的作用方向相反，以减弱控制部分的活动，从而维持激素浓度相对稳定，使机体生理功能保持稳态。

01.413 血糖 blood glucose
血液中葡萄糖的浓度。空腹血糖的正常范围是3.9～6.1mmol/L，餐后2h小于7.8mmol/L。

01.414 体液调节 humoral regulation
机体通过生成并分泌某些特殊的化学物质

（如激素、代谢产物等），经体液（血液、组织液等）运输，到达相应靶细胞，对其功能活动进行调节的方式。

01.415 激素 hormone
由内分泌腺或内分泌细胞分泌的高效生物活性物质。在体内作为信使传递信息，对机体生理过程起调节作用。

01.416 胰岛素抵抗 insulin resistance，IR
胰岛素作用的靶器官对胰岛素的敏感性下降，即正常剂量的胰岛素产生低于正常生物学效应的一种状态。

01.417 脂肪动员 fat mobilization
在病理或饥饿条件下，储存在脂肪细胞中的脂肪被脂肪酶逐步水解成甘油和脂肪酸，并释放入血供其他组织氧化利用的过程。

01.418 脂解激素 lipolytic hormone
能促进脂肪动员的激素。如胰高血糖素、去甲肾上腺素、肾上腺皮质激素、甲状腺素等。

01.419 基础代谢 basal metabolism
基础状态下的能量代谢。需满足以下条件：清晨、清醒、静卧、无精神紧张、禁食12h以上、室温保持在20～25℃。其产热量70%来源于机体的内脏器官和脑组织，消耗的能量用于维持血液循环、呼吸和基本意识活动等基本的生命活动。

01.420 基础代谢率 basal metabolism rate，BMR
人体在清醒而又平静的状态下，不受肌肉活动、环境温度、食物及精神紧张等因素影响的能量代谢率。是在基础代谢状态下单位时间内的能量代谢。

01.421 应激反应 stress response

又称"全身适应综合征（general adaptation syndrome）"。当机体遭受伤害性刺激时，如创伤、失血、手术、饥饿、疼痛、缺氧、寒冷、过度精神刺激等，通过下丘脑引起血中促肾上腺皮质激素浓度迅速升高，糖皮质激素大量分泌，机体发生一系列心理行为和生理变化的总称。

01.422 体温 body temperature
人体的温度。口测法正常值为36.3～37.2℃，肛测法正常值为36.5～37.7℃，腋测法正常值为36.0～37.0℃。

01.423 体表温度 shell temperature
皮肤、皮下组织和肌肉等部位的温度。其温度不稳定，各部位之间差异也大。

01.424 体核温度 core temperature
机体深部（包括心脏、肺、腹腔器官和脑）的温度。比体表温度高且较稳定，各部位之间差异较小。

01.425 自主性体温调节 autonomic thermoregulation
在下丘脑体温调节中枢控制下，通过增减皮肤血流量、发汗、寒战等生理反应，维持产热和散热过程的动态平衡，使体温保持相对稳定的现象。

01.426 行为性体温调节 behavioral thermoregulation
机体通过一定的行为运动来保持体温相对稳定的体温调节过程。

01.427 非寒战产热 non-shivering thermogenesis
一种通过提高组织代谢率来增加产热的形式。以褐色脂肪组织的产热量为最大，约占非寒战产热总量的70%。

01.428 人工低温 deliberate hypothermia
为降低患者全身或局部体温以提高器官组织耐受缺血、缺氧能力而采取的措施。

01.06 内环境与凝血系统

01.429 内环境 internal environment
机体细胞维持正常新陈代谢所需要的适宜的理化环境。包括体液量及分布、pH、渗透压、离子浓度等。

01.430 细胞外液 extracellular fluid
人体细胞外的体液。主要包括组织液、血浆和淋巴、脑脊液等。细胞外液量比较恒定，约占体重的20%，其中血浆约占5%，组织间液约占15%。

01.431 细胞内液 intracellular fluid
存在于细胞内的体液。约占体液总量的2/3。

01.432 稳态 homeostasis
内环境理化性质及各组织器官系统功能在神经体液因素的调节下，保持相对恒定的状态。

01.433 第三间隙 third space
存在于体内各腔隙的一小部分非功能性细胞外液所占据空间的总和。理论计算估计第三间隙内体液约占体重的2%，可能包括胸腔液、心包液、腹腔液、关节液、滑膜液和前房水等。

01.434 低血容量 hypovolemia
人体血容量低于正常容量的状态。通常见于大量失血、长期禁食、疾病导致的液体转移和丧失等情况。

01.435 高血容量 hypervolemia
人体的血容量高于正常容量的状态。通常见于大量输液、输血，疾病导致的血管收缩所产生的相对高血容量状态。

01.436 等血容量 euvolemia
人体的血容量与生理所需的正常血容量相当的状态。多见于液体治疗时补充一定的液体达到正常的血容量状态。

01.437 有效循环血容量 effective circulatory volume
在心脏、大血管和血管床内参与循环及支持器官功能的血容量。

01.438 生理性贫血 physiological anemia
在生理状态中产生的贫血。如妊娠期和儿童发育期等。一般不需要治疗。

01.439 稀释性贫血 dilutional anemia
体内输入过量液体使得血液稀释而导致血红蛋白浓度低于正常值的现象。

01.440 生理止血 hemostasis
小血管破损引起的出血在几分钟后自行停止的现象。包括血管收缩、血小板止血栓形成和血液凝固3个过程。

01.441 凝血因子 blood coagulation factor
一组参与凝血过程的血浆因子。人体有13种，用罗马数字 I ～ XIII 编号（其中FVI已被废除）。这些因子形成酶促级联反应，最终导致凝血。

01.442 纤维蛋白溶解 fibrinolysis
组织损伤后所形成的血栓在完成止血后，在纤维蛋白溶解系统的作用下逐步分解液化的过程。此机制可促进血管内血流畅通，也有利于受损组织的再生和修复。

01.443 血栓栓塞 thromboembolism
由脱落的血栓引起的远端血管栓塞，使血液无法通过。是栓塞中最常见的一种，约占所有栓塞的99%。

01.07 骨骼与肌肉

01.444 脊柱 vertebral column
由24块椎骨、1块骶骨和1块尾骨，以及连结它们的韧带、关节、椎间盘构成的结构。作用是保护脊髓及神经根，支持身体，传递重力，参与胸腔、腹腔及盆腔的构成，同时也是一些骨骼肌的附着部。

01.445 椎体 vertebral body
位于椎骨前方，椎骨负重的主要部分。呈短圆柱状，内部充满松质，表面密质较薄，上、下面皆粗糙，借椎间盘与相邻椎骨相接。

01.446 椎孔 vertebral foramen
椎体后方，由椎体和椎弓共同围成的孔。椎孔连成一管，容纳并保护脊髓及其被膜。

01.447 椎管 vertebral canal
所有椎孔连贯构成的管状结构。容纳脊髓、脊髓被膜、脊神经根、血管及少量结缔组织等。

01.448 椎弓 vertebral arch
由椎体后方两侧发出的弓形骨板。与椎体围成椎孔。

01.449 椎弓根 pedicle of vertebral arch
椎弓紧连椎体的缩窄部分。细而短、水平位。

01.450 椎间孔 intervertebral foramen

由2个相邻椎骨的上、下切迹围绕构成的孔。内有脊神经和血管通过。

01.451　椎弓板　lamina of vertebral arch
由两侧椎弓根向后内扩展变宽而成的板状部分。上缘及前下面粗糙为黄韧带附着处。

01.452　棘突　spinous process
椎弓背面正中向后方伸出的一个矢状位的突起。为肌和韧带的附着部。

01.453　横突　transverse process
椎弓根和椎弓板的结合处发出的呈额状位突向外侧的骨突起。为肌和韧带附着部。

01.454　关节突　articular process
从椎弓上发出的7个突起中向上和向下的2对突起。向上的称为上关节突，向下的称为下关节突。

01.455　横突孔　transverse foramen
颈椎横突根部的一处圆孔。有椎血管通过。

01.456　寰椎　atlas
第一颈椎。位于脊柱最上端，与枕髁相关节。呈不规则环形，无椎体、棘突和关节突，由前弓、后弓及侧块组成。

01.457　齿突凹　dental fovea of atlas
位于寰椎前弓后面正中的、圆形或卵圆形的关节面。与枢椎齿突相关节。

01.458　枢椎　axis
第二颈椎。最肥厚的颈椎。特点是椎体向上伸出齿突，与寰椎齿突凹相关节。

01.459　齿突　dens, odontoid process of axis
自第二颈椎椎体发出的指状突起。高约1.5cm，与寰椎齿突凹相关节。是发育初始的寰椎的体，发育过程中脱离寰椎。

01.460　颈椎　cervical vertebra
构成脊柱颈部的7块椎骨。椎体较小，横断面呈椭圆形，椎孔较大，呈三角形，第一、二、七颈椎为形状特殊的颈椎，其余为普通颈椎。

01.461　胸椎　thoracic vertebra
构成脊柱胸段的椎骨。共有12个，从上向下，椎体逐渐增大，与负重有关。参与支持肋骨和构成胸廓。

01.462　腰椎　lumbar vertebra
构成脊柱腰段的椎骨。共有5个，椎体粗壮，前高后低，呈肾形。椎孔大，呈三角形。关节突呈矢状位，棘突为四方形的骨板，水平地凸向后。横突短而薄，伸向后外方。

01.463　骶骨　sacrum
由5块骶椎合成的近似三角形的扁骨。位于盆腔的后上部，上承腰椎，下接尾椎。

01.464　骶骨岬　promontory of sacrum
骶骨上缘中份向前的隆突。为女性骨盆内测量的一个重要标志。

01.465　骶管裂孔　sacral hiatus
骶管下端的裂孔。是第四至第五骶椎的椎弓板缺如而形成的裂孔。

01.466　骶角　sacral horn
骶管裂孔两侧由第五骶椎下关节突构成的结构。位于骶中间嵴下方。临床行骶管麻醉时，常以骶角作为确定骶管裂孔位置的标志。

01.467　钩椎关节　uncovertebral joint
又称"卢施卡关节（Luschka joint）"。由

第三至第七颈椎体上面侧缘的椎体钩与上位椎体的前后唇缘相接而形成的关节。

01.468　寰枕关节　atlantooccipital joint
由枕髁与寰椎的上关节凹构成的关节。关节囊松弛，是联合关节（有2个互相垂直的运动轴）。绕冠状轴可进行头的屈（俯）和伸（仰）运动，绕矢状轴头可进行侧屈（外展、内收）运动。

01.469　寰枢关节　atlantoaxial joint
由2个寰枕侧块的下关节面和枢椎的上关节面，以及1个由枢椎齿突的前关节面和寰椎前弓后面的齿凹共同构成的关节。关节囊薄而松弛。是只有1个运动轴的车轴关节，寰椎与颅一同绕垂直轴做左右回旋运动。

01.470　尾骨　coccyx
由4～5节退化的尾椎融合而成的三角形小骨块。上宽下窄朝向前下方。

01.471　马尾神经　cauda equina
腰骶神经根丝在出椎间孔前，在椎管内下行于终丝周围，整体形似马尾。

01.472　终丝　filum terminale
软脊膜自脊髓末端至第一尾椎的背面形成的丝状结构。对脊髓起固定作用。

01.473　脑脊膜　meninges
包被在脑和脊髓外面3层膜的总称。包括硬膜、蛛网膜和软膜。

01.474　骶神经　sacral nerve
连于脊髓骶段的脊神经。共5对，均为混合性神经。

01.475　脊柱韧带　vertebral ligament
主要由椎间的短韧带和脊柱的长韧带组成。三条长的韧带，包括前纵韧带、后纵韧带和棘上韧带。两条短的韧带为棘间韧带和黄韧带。

01.476　椎间盘　intervertebral disc
连结相邻两个椎体间的纤维软骨盘。由纤维环和髓核构成。成人有23个椎间盘。

01.477　前纵韧带　anterior longitudinal ligament
上方起自枕骨大孔前缘，向下经寰椎前结节及各椎体前面，止于第一或第二骶椎宽而坚韧的韧带。可限制脊柱的过度后伸。

01.478　后纵韧带　posterior longitudinal ligament
位于椎管的前壁，细长而坚韧的韧带。起于第二颈椎体，向上续于覆膜，向下沿各椎体后面下行至骶管。

01.479　黄韧带　ligamenta flava
连结相邻椎弓板的韧带。起于上位椎弓板下缘前面，止于下位椎弓板上缘后面，参与围成椎管。

01.480　棘间韧带　interspinous ligament
使相邻2个椎骨的棘突互连的薄膜韧带。向前续黄韧带，向后移行于棘上韧带，有限制脊柱前屈的作用。含有少量弹力纤维，在颈椎部通常发育不好，不甚明显，在胸椎部窄而长，在腰椎部宽而厚，呈四方形。

01.481　棘上韧带　supraspinous ligament
连结胸、腰、骶椎各棘突尖之间的纵行细长韧带。前方与棘间韧带融合。

01.482　项韧带　ligamentum nuchae
连结颈椎棘突尖的三角形板状韧带。由弹力纤维构成，向上附着于枕外隆凸，其后缘游离，前缘附着于寰椎后结节和下行棘突。主要为肌肉附着处。

01.483　椎旁间隙　paravertebral space
在脊椎旁脊神经根出椎间孔时周围的潜在三角形间隙。边界由脏胸膜、壁胸膜、肋横突上韧带等结缔组织构成，可进行椎旁间隙神经阻滞。

01.484　椎前间隙　prevertebral space
位于脊柱颈部和椎前筋膜之间的间隙。

01.485　颅底　base of skull
颅腔底部，与颅顶相对。续接颈椎和颈部其他组织，有多个脑神经出口和颈部大血管出口，其颅内侧有颅中窝和颅后窝两个凹陷。

01.486　颅前窝　anterior cranial fossa
位于颅底前部的凹陷。自额窦和额骨垂直部后壁开始，到蝶骨小翼的后缘为止，居于鼻腔和眶顶之上。

01.487　颅中窝　middle cranial fossa
颅前、后窝之间的颅底内面凹陷。前界以蝶骨小翼后缘和部分蝶骨体与颅前窝相邻，后界以颞骨岩部上缘及鞍背与颅后窝为界，两侧为颞骨鳞部及蝶骨大翼。

01.488　颅后窝　posterior cranial fossa
位于颅底后部的凹陷。在颅中窝的后下方，自鞍背和岩骨嵴开始，到枕骨粗隆为止。主要由枕骨和颞骨岩部后上面组成，容纳小脑、脑桥和延髓。

01.489　腹壁　abdominal wall
围成腹腔的壁。包括腹上壁、下壁、后壁、两侧壁及前壁。由浅入深可分为皮肤、浅筋膜、深筋膜、肌肉血管神经层、腹横筋膜、腹膜外筋膜（腹膜外脂肪）和腹膜壁

层等7层。

01.490　腹直肌　rectus abdominis
位于腹前壁正中线两侧的肌肉。居腹直肌鞘中。上宽下窄，起自耻骨联合和耻骨嵴，肌束向上止于胸骨剑突和第五至第七肋软骨前面。主要作用为前屈脊柱，增加腹压。

01.491　腹外斜肌　obliquus externus abdominis
位于腹前外侧部浅层的宽阔扁肌。以8个肌齿起自下8位肋骨的外面，肌纤维斜向前下，后部肌束向下止于髂嵴前部，其余肌束向内移行于腱膜至腹直肌前面终于白线。主要作用为增加腹压，使脊柱前屈、侧屈、旋转。

01.492　腹内斜肌　obliquus internus abdominis
被腹外斜肌覆盖的扁薄宽阔的肌肉。起始于胸腰筋膜、髂嵴和腹股沟韧带外侧1/2，后部肌束向上止于下位3个肋骨，大部分肌束向前上方延为腱膜，止于白线。主要作用为增加腹压，使脊柱前屈、侧屈、旋转。

01.493　腹横肌　transversus abdominis
位于腹内斜肌深面的、腹壁最深层的扁肌。起自下6对肋软骨的内面、胸腰筋膜、髂嵴和腹股沟韧带的外侧1/3，肌束横行向前内，在半月线附近移行为腱膜止于白线。主要作用为增加腹压，使脊柱前屈、侧屈、旋转。

01.494　腹横肌平面　transversus abdominis plane
腹外斜肌、腹内斜肌、腹横肌及与之相关的筋膜间隙所构成的神经阻滞平面。包括中腹部腹直肌及其筋膜层，支配这些肌肉的神经（主要是髂腹下神经和髂腹股沟神经）都经过腹横肌神经筋膜层及腹内斜肌和腹横肌之间。

01.495　腹壁下动脉　inferior epigastric artery
在腹股沟韧带稍上方或深面从髂外动脉末

端前壁发出的动脉。经腹股沟管腹环内侧上升入腹直肌鞘，分支分布于腹直肌及腹前壁皮肤。

01.496　腹膜　peritoneum
存在于腹腔中的一层浆膜。主要由单层扁平间皮细胞构成，借由结缔组织的支持形成一层膜状组织，薄而光滑，呈半透明状，是全身面积最大、配布最复杂的浆膜。衬于腹、盆腔壁内表面的腹膜称为壁腹膜或腹膜壁层；覆盖腹、盆腔脏器表面的部分称为脏腹膜或腹膜脏层。

01.497　腹直肌鞘后层　posterior layer of sheath of rectus abdominis
由腹内斜肌腱膜的后层与腹横肌腱膜构成的结构。

01.498　腹直肌鞘前层　anterior layer of sheath of rectus abdominis
由腹外斜肌腱膜与腹内斜肌腱膜的前层构成的结构。

01.499　腹股沟区　inguinal region
下腹部两侧的三角形区域。其内侧界为经两侧腹股沟韧带中点所作的两个矢状面，上界为两侧髂结节所作的结节间平面，下界为腹股沟韧带。

01.500　腹股沟韧带　inguinal ligament
腹外斜肌腱膜下缘卷折增厚形成的韧带。连于髂前上棘与耻骨结节之间。

01.501　髂前上棘　anterior superior iliac spine
髂嵴向前下方突出的前端。为腹股沟韧带及缝匠肌的附着部。

01.502　腹外斜肌腱膜　external oblique aponeurosis
腹外斜肌在腹部下缘部分移行为腱膜的部分。该腱膜的下缘形成一条外侧附着于髂前上棘、内侧附着于耻骨结节的向后上方卷曲增厚的边缘，形成腹股沟韧带。在耻骨结节的外上方，该腱膜形成一个三角形裂孔称为腹股沟管浅环。

01.503　腹股沟管浅环　superficial inguinal ring
又称"腹股沟管皮下环"。腹外斜肌腱膜在耻骨结节外上方形成的三角形裂孔。

01.504　腹股沟管深环　deep inguinal ring
又称"腹股沟管腹环"。腹股沟管的内口，位于腹股沟韧带中点上方约1.5cm处，为腹横筋膜向外突而形成的卵圆形孔。

01.505　精索　spermatic cord
从腹股沟管内环至睾丸上端的条索状结构。其内有睾丸血管、输精管、输精管血管、神经、淋巴管和韧带等。上述结构周围包有三层被膜，由浅至深依次为精索外筋膜、提睾肌和精索内筋膜。

01.506　腹股沟镰　inguinal falx
又称"联合腱（conjoined tendon）"。由腹内斜肌腱膜与腹横肌腱膜会合而成的致密结缔组织。止于耻骨梳内侧端及耻骨结节附近。

01.507　耻骨结节　pubic tubercle
耻骨梳向前凸起的小结节，是耻骨梳的前末端。上有腹股沟韧带附着，是腹股沟韧带的内侧起始部。

01.508　前锯肌平面　serratus anterior plane
前锯肌浅层前侧的潜在筋膜间隙所构成的神经阻滞平面。起于第一至第八肋骨，附着于肩胛骨的内侧面和背阔肌的后侧面。其间有肋间神经的分支经过，在该间隙注射局部麻醉药后可以阻滞该侧胸廓的表皮感觉，多用于乳腺癌手术的镇痛。

01.509 竖脊肌平面 erector spinae plane
位于竖脊肌深面的潜在筋膜间隙所构成的神经阻滞平面。沿竖脊肌分布。脊神经的背侧支穿过肋横突孔后，向后穿越竖脊肌平面进入竖脊肌。在该间隙注射局部麻醉药后可有效阻滞背部的感觉，部分感觉组织甚至可以扩展到相应的前部胸壁，多用于背部和胸

部手术的镇痛。

01.510 胸横肌平面 transversus thoracic muscle plane
位于胸部肋间内肌和胸横肌之间的潜在筋膜间隙所构成的神经阻滞平面。其间有肋间神经前皮支穿过。在第四、五肋间胸骨旁的该间隙内注射局部麻醉药，可以阻断第二至第六胸椎的肋间神经前皮支，常用于正中开胸手术的镇痛。

02. 麻醉药理学

02.01 临床药理学

02.001 临床药理学 clinical pharmacology
研究药物对人体作用规律及人体与药物间相互作用过程的学科。

02.002 药物代谢动力学 pharmacokinetics
简称"药动学"。定量研究药物在生物体内吸收、分布、代谢和排泄的规律，并运用数学原理和方法阐述血药浓度随时间变化规律的一门学科。

02.003 被动转运 passive transport
离子或小分子在浓度差或电位差的驱动下顺电化学梯度的穿膜运动。

02.004 表观分布容积 apparent volume of distribution
当血浆和组织内药物分布达到动态平衡后，体内药物按此时的血浆药物浓度在体内分布时所需的体液容积。符号为V_d。

02.005 肠肝循环 enterohepatic circulation
经胆汁或部分经胆汁排入肠道的药物，在

肠道中又重新被吸收，经门静脉返回肝脏的现象。

02.006 达峰时间 peak time
单次服药以后，血药浓度达到峰值的时间。符号为T_{max}。

02.007 单胺氧化酶 monoamine oxidase, MAO
线粒体中的一种黄素蛋白酶。催化单胺（如肾上腺素或去甲肾上腺素）的氧化脱氨作用生成相应的醛类。

02.008 电压门控离子通道 voltage-gated ion channel
又称"电压依赖性离子通道（voltage-dependent ion channel）"。对膜电位变化敏感并在细胞膜或内质网膜上形成贯穿脂双层膜的亲水性孔道的穿膜蛋白。广泛分布于各类可兴奋细胞的细胞膜上，是神经元等细胞传导电信号的基础。按照最容易通过的离子而被命名为钠通道、钾通道等。

02.009 房室模型 compartment model
按药物转运动力学特征划分的、有输入输出相互作用的若干功能单元（如一室、二室、三室模型等）的系统分析模型。若将机体视为一个系统，系统内部可按动力学特点分为若干房室，房室被视为一个假设空间，它的划分与解剖学部位或生理学功能无关，只要体内某些部位的转运速率相同，均视为同一室。

02.010 一室模型 one-compartment model
药物分布平衡速度均一，血浆药物浓度变化能成比例地定量反映组织内浓度的药代动力学模型。

02.011 二室模型 two-compartment model
药物在血浆中和组织中的分布平衡速度不均一，分为中央室和周边室，药物首先进入中央室并在该室均匀分布，而后才缓慢地分布到周边室的药代动力学模型。

02.012 非线性速率过程 nonlinear rate process
药物的半衰期与剂量有关，但血药浓度–时间曲线下面积与剂量不成正比时的药物代谢速率过程。

02.013 峰浓度 peak concentration
给药后所能达到的最高血浆浓度。是药物浓度–时间曲线的最高点，且通常与药物剂量成正比。符号为C_{max}。

02.014 负荷剂量 loading dose
在治疗开始时为了尽快达到目标药物浓度而给予的剂量。通常大于维持剂量。

02.015 给药速度 administration rate
给药量和给药间隔时间之比，即单位间隔时间的给药量。

02.016 霍夫曼消除 Hofmann elimination
又称"霍夫曼降解（Hofmann degradation）"。季铵化合物在碱性介质中除去β位氢原子和使α位C—N键自动断裂而降解的方式。温度和pH升高可加快消除。

02.017 简单扩散 simple diffusion
又称"自由扩散（free diffusion）"。小分子由高浓度区向低浓度区的自行穿膜运输。属于最简单的一种物质运输方式，不需要消耗细胞的代谢能量，也不需要专一的载体。

02.018 药物吸收 drug absorption
药物从给药部位进入血液循环的过程。

02.019 持续期 persistent period
药物维持有效浓度的时间。其长短与药物的吸收及消除速率有关。

02.020 离子障 ion trapping
离子状态药物极性高，不易通过细胞膜脂质层的现象。分子状态（非解离型）药物疏水而亲脂，易通过细胞膜。

02.021 胎盘屏障 placental barrier
胎盘绒毛与子宫血窦之间的屏障。对胎儿是一种保护性屏障。

02.022 浓度–时间曲线 concentration-time curve
又称"药–时曲线"。给药后药物浓度随时间迁移发生变化，以药物浓度（或对数浓度）为纵坐标，以时间为横坐标绘出的曲线图。

02.023 [浓度–时间]曲线下面积 area under curve，AUC
由坐标轴和浓度–时间曲线围成的面积。表示一段时间内吸收到血液中药物的相对累积量。

02.024 生理药物代谢动力学模型 physio-logically based pharmacokinetic model
根据生理学与解剖学等知识，以血液连接各组织器官模拟机体系统，每一组织器官中药物按血流速率、组织/血液分配系数并遵循物质平衡原理进行转运，以此为基础处理药动学实验数据的方法。

02.025 生物等效性 bioequivalence
一种药物的不同制剂在相同实验条件下，给予相同剂量，反映其吸收速度和程度的主要药动学参数没有统计学差异的现象。

02.026 生物利用度 bioavailability
经任何给药途径给予一定剂量的药物后，到达全身血液循环内的药物百分率。

02.027 绝对生物利用度 absolute bioavaila-bility
某药物静脉注射的利用度按100%计算时，该药物非静脉剂型在相同剂量下吸收的百分率。

02.028 相对生物利用度 relative bioavaila-bility
某药物指定剂型的利用度按100%计算时，该药物其他剂型在相同剂量下吸收的百分率。

02.029 生物转化 biotransformation
外源物质（包括药物、毒物等）进入体内后，通过肝脏等作用进行多种化学变化，使其易于排出体外的过程。

02.030 时量相关半衰期 context sensitive half time
持续静脉输注某种药物一定时间后停药，药物血浆浓度下降50%所需要的时间。

02.031 时效关系 time-response relationship

药物进入机体后在不同时间内产生的药效。是时间与效应的关系。

02.032 首过消除 first pass elimination
又称"首过效应（first pass effect）"。口服药物吸收后经门静脉首次进入肝脏被肝药酶代谢，使进入体循环的药量减少的过程。

02.033 稳态血药浓度 steady state concentration
在一级动力学药物中，按固定间隔时间给予固定剂量，在每次给药时体内总有前次给药存留量，多次给药形成不断蓄积，随着给药次数的增加，体内总药量的蓄积量逐渐增加，直至在剂量间隔内消除的药量等于给药剂量，从而达到平衡时的浓度。符号为C_{ss}。

02.034 细胞色素 P450 cytochrome P450, CYP450
一类参与内源性物质和包括药物、环境化合物在内的外源性物质代谢的可自身氧化的亚铁血红素-硫醇盐蛋白超家族。属于单氧酶的一类，因其在450nm有特异吸收峰而得名。

02.035 肝药酶 liver drug enzyme
肝细胞微粒体混合功能氧化酶系统（P450）。

02.036 药物再分布 drug redistribution
脂溶性高的药物，首先分布到血流量大的脑组织发挥作用，随后又向血流量少的脂肪组织转移的现象。

02.037 主动转运 active transport
一种需要能量与载体蛋白的逆浓度梯度或电位梯度的分子穿膜运动。

02.038 载体转运 carrier-mediated transport
跨膜蛋白在细胞膜的一侧与药物或内源性物质结合后，发生构型改变，在细胞膜的另一侧将结合的药物或内源性物质释出的跨膜转运。

02.039 药物消除 drug elimination
又称"药物清除（drug clearance）"。体内药物原型的减少过程。包括药物以原型或代谢产物排出体外的过程（排泄）及药物生物转化的过程（代谢）。

02.040 消除半衰期 elimination half-life
药物在体内的量或血药浓度下降一半所需要的时间。符号为$t_{1/2}$。

02.041 药物清除率 drug clearance rate
机体在单位时间内清除药物的血浆容积。

02.042 零级速率过程 zero order process
药物在体内以恒定的速率消除，即不论血浆药物浓度高低，单位时间内消除的药物量不变的过程。

02.043 一级速率过程 first order process
又称"一级动力学过程（first-order kinetic process）"。单位时间内消除的药物量与血浆药物浓度成正比，血浆药物浓度高时，单位时间内消除的药物多，血浆药物浓度降低时，单位时间内消除的药物也相应降低的过程。

02.044 药物排泄 drug excretion
药物的原型或其代谢产物通过排泄器官或分泌器官排出体外的过程。

02.045 药物效应动力学 pharmacodynamics
简称"药效学"。研究药物对机体的作用、作用规律及作用机制的学科。

02.046 安全范围 margin of safety
药物的最小有效量与最小中毒量之间的范围。

02.047 半抗原 hapten
又称"不完全抗原（incomplete antigen）"。能与抗体或致敏淋巴细胞特异性结合，但不能单独诱发免疫应答，只有抗原性而无免疫原性的物质。

02.048 半数有效量 median effective dose
药物引起半数实验动物发生阳性反应的剂量。符号为ED_{50}。

02.049 半数致死量 median lethal dose
药物引起半数实验动物死亡的剂量。符号为LD_{50}。

02.050 半数效应浓度 median effective concentration
能引起50%最大效应的药物浓度。符号为EC_{50}。

02.051 变态反应 allergic reaction
又称"超敏反应（hypersensitive reaction）"。机体对某些抗原初次应答致敏后，再次接受相同抗原刺激时所出现的异常过度免疫应答。可表现为组织损伤和（或）功能障碍。常有Ⅰ、Ⅱ、Ⅲ、Ⅳ四型。

02.052 变应原 allergen
又称"过敏原（anaphylactogen）"。能诱导Ⅰ型变态反应的抗原。包括完全抗原（如微生物、寄生虫、花粉、异种动物血清等）和半抗原（如药物和一些化学制剂）。也可分为天然的和人工合成的两类。

02.053 类过敏反应 anaphylactoid reaction
又称"过敏样反应"。不需预先接触抗原的、无致敏化过程也无抗体参与的、可能与药物直接促使组胺释放有关的反应。

02.054 不良反应 adverse reaction

在正常用法和用量条件下产生的与用药目的无关的并给患者带来不适或痛苦的反应，或对机体有害和损伤的作用。包括副作用、毒性反应、依赖性、特异性反应、过敏反应，以及致畸、致癌和致突变反应等。

02.055　超拮抗剂　super antagonist

对活化状态受体的亲和力大于失活状态，与受体结合后引起与激动剂相反生物学效应的药物。

02.056　催促戒断试验　precipitation with-drawal test

对动物连续给予阿片类药物一定时间后，突然给予阿片受体拮抗剂，动物在短时间内出现与自然戒断试验相似，但程度较为强烈的戒断反应。

02.057　毒性反应　toxic reaction

药物剂量过大、用药时间过长或剂量虽在规定范围内但机体对药物的敏感性增高时，药物对机体靶组织（器官）发生的危害性反应。

02.058　急性毒性　acute toxicity

应用药物后短时间内（14天内）发生的毒性作用。

02.059　慢性毒性　chronic toxicity

又称"长期毒性（long term toxicity）"。因长期用药而逐渐发生的毒性作用。

02.060　对因治疗　etiological treatment

用药目的在于消除原发致病因子，彻底治愈疾病的疗法。

02.061　对症治疗　symptomatic treatment

用药物缓解或消除疾病症状的疗法。

02.062　二态模型　two state model

假设受体的构象仅分为活化状态（R^*）和失活状态（R）两种状态的模型。其中R^*与R处于动态平衡，可相互转变。

02.063　药物效应二重性　dualism of drug effects

药物作用同时具有治疗作用和不良反应的特性。

02.064　反跳现象　rebound

长时间使用某种药物治疗疾病，突然停药后，原来症状复发并加剧的现象。

02.065　反向激动剂　inverse agonist

又称"负性激动剂（negative agonist）"。与受体结合后引起受体的构型向非激活状态转变，产生与激动剂相反生理效应的化学物质。

02.066　副作用　side reaction

又称"副反应"。药理效应选择性低，涉及多个效应器官时，除用作治疗目的效应以外的其他效应。

02.067　后遗效应　residual effect

停药后血药浓度虽已降至最低有效浓度以下，但仍残存的生物效应。

02.068　配体门控[离子]通道　ligand-gated ion channel

又称"化学门控[离子]通道（chemically-gated ion channel）"。开放和关闭受细胞内外相应配体控制的一种离子通道。配体主要包括神经递质、激素等各种激动剂和阻滞剂在内的多种化学因素。

02.069　激动剂　agonist

与受体有亲和力又有内在活性的药物。能与

受体结合并激动受体而产生效应。

02.070 交叉耐受性 cross tolerance
有时机体对某药物产生耐受性后，对另一药物的敏感性也降低的现象。

02.071 极量 maximal dose
人体所能耐受的最大治疗量。有一次极量和一日极量，应予以区别。

02.072 继发反应 secondary reaction
药物治疗作用之后出现的不良反应。是治疗剂量下治疗作用本身带来的后果。

02.073 拮抗剂 antagonist
能与受体结合，具有较强的亲和力而无内在活性的药物。

02.074 拮抗参数 antagonism parameter
当有一定浓度的拮抗剂存在时，激动剂浓度增加2倍才能达到原来效应，此时拮抗剂摩尔浓度的负对数。符号为pA2。

02.075 拮抗作用 antagonism
两种或两种以上的药物合用时引起的药效降低的现象。

02.076 结合可逆性 binding reversibility
从配体–受体复合物中解离或置换出来的配体和受体结构不发生变化的现象。

02.077 可靠安全系数 certain safety factor, CSF
1%致死量与99%有效量之间的比值（LD_1/ED_{99}）。

02.078 快速耐受性 tachyphylaxis
药物在短时间内反复使用后，耐受性在数分钟内快速形成的现象。

02.079 量效关系 dose-effect relationship
药理效应与剂量在一定范围内成比例的关系。

02.080 量反应型量效关系 quantitative response dose-effect relationship
药理效应随药物剂量（浓度）的增减呈连续性变化的关系。可用具体数量或最大反应的百分率表示。

02.081 质反应型量效关系 qualitative response dose-effect relationship
绝大多数药物剂量的对数值与质反应的阳性率呈对称性S型曲线的关系。可进行药效强度对比分析、量效关系回归线斜率的对比分析、药物的蓄积性效应分析及药物安全性分析等。

02.082 时反应型量效关系 time response dose-effect relationship
以药物效应的呈效时间或持续时间为指标的量效关系。时反应数据常不符合正态分布，有剂量限度渐近线和时间限度渐近线。可用于分析药物的最迟显效时间、最早显效时间、时间中位数及半效量时间等。

02.083 量效曲线 dose-effect curve
以效应强度为纵坐标，以药物剂量或药物浓度为横坐标作图所形成的曲线。

02.084 构效关系 structure-activity relation-ship，SAR
药物的化学结构与其生理活性（药理活性或毒性）之间的关系。

02.085 膜稳定药 membrane stabilizer
可降低细胞膜对离子通透性的药物。

02.086 膜易变药 membrane labilizer
可增加细胞膜对离子通透性的药物。

02.087　耐受性　tolerance
连续用药后药效递减，要增大剂量才可以产生疗效的现象。

02.088　耐药性　resistance
病原体或肿瘤细胞对药物的敏感性或反应性降低甚至消失的现象。

02.089　内在活性　intrinsic activity
药物与受体结合后产生药理效应的能力。

02.090　受体　receptor
对生物活性物质具有识别和结合能力，并具有介导细胞信号转导功能的蛋白质。

02.091　配体　ligand
能与受体蛋白质分子专一部位特异性结合，引起细胞反应的分子。

02.092　药物潜伏期　drug latency
给药后到开始出现疗效的一段时间。主要反映药物的吸收、分布和达到作用浓度的过程。

02.093　代谢型受体　metabotropic receptor
一类本身不是离子通道，但可以通过第二信使间接影响离子通道活性的受体。常特指代谢型神经递质受体，特别是代谢型谷氨酸受体。与G蛋白偶联，在被激活后通过各种不同的G蛋白调节酶和离子通道等效应分子而产生多种比较缓慢而持续的生理反应。

02.094　离子通道型受体　ion channel receptor
又称"促离子型受体（ionotropic receptor）"。贯穿细胞膜或内质网膜的具有离子通道功能的亲水性蛋白质。在与相应的配体结合后可介导速度很快的信号转导过程，使离子通过。

02.095　储备受体　spare receptor
又称"剩余受体（residual receptor）"。高活性药物激活部分受体发挥最大效应之后，剩余的未被激活的受体。

02.096　沉默受体　silent receptor
激动剂在阈值以下时所占领的受体。

02.097　孤儿受体　orphan receptor
在结构上与受体非常类似，但没有或未发现其特异性配体的受体样分子。常见于核受体家族，可能作为组成性转录因子而参与激素的生物学作用。

02.098　亲和力　affinity
药物与靶部位（受体或酶）的结合能力。药物与受体结合产生效应不仅要有亲和力，还要有内在活性。两药亲和力相等时其效应强度取决于内在活性强弱，当内在活性相等时则取决于亲和力的大小。

02.099　亲和力指数　avidity index
引起最大效应的一半时所需的药物摩尔浓度的负对数。

02.100　全身作用　general action
又称"系统作用（systemic action）"。药物通过吸收经血液循环（或直接进入血管）而分布到机体有关部位发挥的作用。

02.101　局部作用　local action
无须药物吸收而在用药部位发挥的直接作用。

02.102　受体脱敏　receptor desensitization
长期使用一种激动剂后，组织或细胞对激动剂的敏感性和反应性下降的现象。

02.103　受体增敏　receptor hypersensitization
可因受体激动剂水平降低或长期应用拮抗

药造成组织或细胞对激动剂的敏感性和反应性提高的现象。是与受体脱敏相反的一种现象。

02.104　专一性　specificity
生物活性分子之间相互作用时所表现出的选择性。即具有某种作用，并只影响特定组织或器官，或只与特定物质作用的性质。如一种酶只能作用于某一类或某一种特定的物质。

02.105　特异质反应　idiosyncratic reaction
服用某些药物后出现的一些与药物本身药理作用无关，也和一般人群不同的反应。这些反应的出现往往与先天性、遗传性因素有关。

02.106　替代试验　substitution test
又称"交叉身体依赖性试验（cross physical dependence test）""单次剂量抑制试验（single dose suppression test）"。给予动物一定量的标准药物并维持一段时间，待其产生身体依赖性后，停用标准药物，替换为受试药物，观察动物是否出现戒断症状的试验。

02.107　条件性位置偏爱　conditioned place preference，CPP
通过条件反射性学习，动物偏向于待在与奖赏物呈现有连接线索的环境或位置的行为。该行为模型常用于药物成瘾的研究。

02.108　停药反应　withdrawal reaction
长期使用某些药物，突然停药使原有疾病症状迅速重现或加重的现象。

02.109　效价强度　potency
引起等效反应（一般采用50%效应量）的药物相对浓度或剂量。

02.110　协同激动剂　co-agonist

受体分子上有两个或以上配体结合位点同时与受体结合，并使作用增强的多个配体。

02.111　协同作用　synergism
两种药物合用时引起的效应大于两种药物单用效应总和的现象。

02.112　药物作用选择性　selectivity of drug effect
由于药物理化性质及组织器官细胞的生化特点不同，某些药物对一些组织器官有作用，而对另外一些器官组织无明显作用的现象。

02.113　药动学药效学结合模型　pharmaco-kinetic-pharmacodynamic combined model，PK-PD model
通过不同时间测定血药浓度和药物效应，将时间、浓度、效应三者进行模型拟合，定量分析三者关系的方法。

02.114　药物辨别法　drug discrimination，DD
利用药物的辨别刺激特性，训练动物区别药物与盐水、不同药物或药物的不同剂量，依据辨别行为的改变来分析比较药物的辨别刺激特性的实验方法。

02.115　药物相互作用　drug interaction，DI
两种或两种以上药物同时使用或先后序贯使用，药物之间存在着相互影响和干扰，可以改变药物的体内过程（吸收、分布、代谢和排泄）及机体对药物的反应性，从而使药物的药理效应或毒性发生变化的作用。

02.116　药物作用　drug action
药物对机体细胞所产生的初始作用。是动因，是分子反应机制，有其特异性。

02.117　药物效应　drug effect

药物对机体产生初始作用后，后续引起的机体机能和（或）形态改变。

02.118 药源性疾病 drug-induced disease
药物或药物相互作用所引起的与治疗目的无关的不良反应，致使机体某一个或几个器官或局部组织产生功能性或器质性损害，并出现相应临床症状的疾病。

02.119 治疗窗 therapeutic window
最低有效浓度与最低中毒浓度之间的血药浓度范围。

02.120 治疗剂量 therapeutic dose
介于最小有效量和极量之间的药物剂量。

02.121 治疗效果 therapeutic effect
在药物的理想使用条件下，特定人群中患有特定疾病的个体接受药物治疗后可能获得的效益。

02.122 治疗指数 therapeutic index，TI
半数致死量和半数有效量的比值（LD_{50}/ED_{50}）。治疗指数大表示疗效好、用药比较安全。

02.123 治疗作用 therapeutic action
药物引起符合用药目的的作用。是有利于防病、治病的作用。

02.124 药物质反应 qualitative response of drug
机体对药物的反应只存在质的差别，用全或无、有效或无效、阳性或阴性表示，而没有强度差别，不能以具体数值表示的药理学效应。

02.125 药物致癌 carcinogenesis of drug
药物造成DNA或染色体损伤，使抑癌基因失

活或原癌基因激活，导致正常细胞转化为肿瘤细胞的作用。

02.126 药物致畸 teratogenesis of drug
药物通过妊娠母体进入胚胎，干扰正常胚胎发育，导致胎儿发生永久性形态结构异常的现象。

02.127 药物致突变 mutagenesis of drug
药物损伤DNA、干扰DNA复制等引起的基因或基因组突变或染色体畸变。这些遗传物质发生的改变可随细胞分裂过程而传递。

02.128 自然戒断试验 spontaneous or natural withdrawal test
对实验对象连续一段时间给药，开始逐渐增加剂量，增至一定剂量后停止递增，剂量稳定一段时间后，突然中断给药，定量观察并记录所出现的戒断症状的试验方法。

02.129 自身诱导 autoinduction
在反复给药后，药物诱导自身代谢酶的活性增高，使得其自身代谢也加快的效应。

02.130 最大效应 maximal effect，Emax
药理效应的极限。随着剂量或浓度的增加，药物效应也增加，当效应增加到一定程度后，继续增加药物浓度或剂量，其效应不再继续增加。

02.131 最低肺泡有效浓度 minimum alveolar concentration，MAC
在一个大气压下，使50%的患者或动物对伤害性刺激不产生体动反应（逃避反射）的呼气末（相当于肺泡气）内吸入麻醉药的浓度。

02.132 最小有效量 minimum effective dose
又称"阈剂量（threshold dose）"。能引起药理效应的最小药物剂量。

02.133 最小中毒量 minimum toxic dose
药物爬坡实验中，能引起该实验组动物个体毒性反应的最小剂量。

02.134 最小致死量 minimum lethal dose
以死亡为阳性指标时，能引起实验组动物个体死亡的最小剂量。

02.02 吸入麻醉药

02.135 吸入麻醉药 inhalation anesthetic
一类挥发性液体或气体，经呼吸道吸入后由肺泡毛细血管膜弥散入血而到达脑组织，阻滞其突触传递功能，引起全身麻醉作用的药物。

02.136 乙醚 diethyl ether
一种挥发性吸入麻醉药。为无色液体，有刺激性臭味，比重大，易燃易爆，易分解，效能高，血/气分配系数为12，最低肺泡有效浓度为1.92%，诱导、苏醒慢，诱导期有中枢和心血管兴奋现象，镇痛、肌松作用最强。由于手术室内电器的应用、空气污染等问题，乙醚的使用日趋减少或已被淘汰。

02.137 氟烷 fluothane
一种挥发性吸入麻醉药。为无色透明液体，略带水果香味，无刺激性，不燃不爆，遇光缓慢分解，碱石灰可使其产生毒性代谢物质，易溶于橡胶和多种塑料，最低肺泡有效浓度为0.77%，血/气分配系数为2.5。摄取快，排出缓慢，代谢率高，低氧情况下易出现肝毒性代谢产物，短期内反复应用者易出现氟烷相关肝炎。

02.138 恩氟烷 enflurane
又称"安氟醚（ethrane）"。一种临床常用的挥发性吸入麻醉药。无色无味，无刺激性，性质稳定，临床使用浓度不燃不爆，不分解，血/气分配系数为1.8，最低肺泡有效浓度为1.68%。80%以上的原型经肺排出，代谢率为2%～5%。对糖尿病、嗜铬细胞瘤、重症

肌无力患者及眼科手术效果佳。一般不用于癫痫、颅内压增高者。

02.139 异氟烷 isoflurane
一种临床常用的挥发性吸入麻醉药。为恩氟烷的同分异构体，理化性质比恩氟烷稳定，但有刺激性气味，限制吸入。血/气分配系数为1.4，因此诱导并不快，苏醒较快，最低肺泡有效浓度为1.15%。代谢率约为2%，不发生还原代谢，不产生自由基，对循环影响小，毒性低，适用于癫痫、颅内压增高者。

02.140 七氟烷 sevoflurane
一种临床常用的挥发性吸入麻醉药。无色无味，临床浓度不燃不爆，对金属无腐蚀作用，化学性质不稳定，可被碱石灰吸收、分解，高温时尤为显著。血/气分配系数为0.69，最低肺泡有效浓度为1.71%，肺摄取快，代谢率为3%，诱导、苏醒迅速、平稳，效能高，强度中等。

02.141 地氟烷 desflurane
一种临床常用的挥发性吸入麻醉药。沸点低，为23.5℃，有刺激性气味，性质稳定，麻醉强度小（最低肺泡有效浓度为7.25%）。诱导、苏醒快（血/气分配系数为0.42，最低），在氟化麻醉药中肌松作用最强，对心血管功能影响小是其突出的优点之一。合成难、价格高、用量大，需特殊的电加热加压蒸发器，难以推广。

02.142 氧化亚氮 nitrous oxide

俗称"笑气（laughing gas）"。一种临床常用的气体吸入麻醉药。为无色、甜味、无刺激性气体，无燃烧性，有助燃性，化学性质稳定，最低肺泡有效浓度为105%，血/气分配系数为0.47。在体内几乎不分解，绝大部分以原型迅速由肺呼出。诱导、苏醒平稳、迅速，但单独使用无法达到较深麻醉。必须与氧气联合使用以避免缺氧。是复合麻醉的常用药物，镇痛作用强，肌松作用差。

02.143　氙气　xenon
一种气体吸入麻醉药。为惰性气体，无色无味，血/气分配系数为0.115，诱导、苏醒迅速，最低肺泡有效浓度为71%，镇痛略强于氧化亚氮，对心血管影响轻微，适用于心血管手术。大气中含量极低，目前不能人工合成，只能通过空气液化提取，价格高昂，只有少数国家用于临床。

02.144　分配系数　distribution coefficient
在一定温度下，麻醉药分压在两相中达到平衡时的麻醉药浓度比。是决定吸入麻醉药摄取、分布和排除的重要因素。

02.145　蒸发热　heat of evaporation
在一定温度下，单位质量的物质从液相转化为气相所吸收的热量。在一个较小的温度范围内（如室温的变化），蒸发热可以被看作恒定。如果温度变化大，则蒸发热的变化也相当大。

02.146　化合物A　compound A
二氧化碳吸收剂钠石灰和钡石灰含有强碱性物质，强碱从七氟烷异丙基夺取一个质子后，形成卤代醚氟甲基-2, 2-二氟醚-1-（三氟甲基）丙烯醚，即化合物A。在大鼠试验中可导致肾脏毒性。

02.03　静脉麻醉药

02.147　静脉麻醉药　intravenous anesthetic
经静脉注射进入体内，通过血液循环作用于中枢神经系统而产生全身麻醉作用的药物。优点为诱导快，对呼吸道无刺激，无环境污染。

02.148　氯胺酮　ketamine
一种具有镇痛作用的静脉麻醉药。为N-甲基-D-天冬氨酸（NMDA）受体非特异性阻断剂。可抑制丘脑内侧核，阻滞脊髓网状结构束的上行传导，兴奋边缘系统。此外，对中枢神经系统中的阿片受体也有一定的亲和力。可以产生分离麻醉状态，特征是表情淡漠、意识消失、眼睛睁开、深度镇痛和肌张力增强，并能进入梦境，出现幻觉。

02.149　右旋氯胺酮　esketamine

氯胺酮的旋光异构体。与NMDA受体和阿片μ受体的亲和力更高，具有更强的镇痛效力。使用剂量仅为氯胺酮的1/2，且具有更高的体内清除率和理论上更低的副作用发生率。

02.150　依托咪酯　etomidate
一种非巴比妥类静脉麻醉药。是咪唑类衍生物。是常用的全身麻醉诱导药，安全性高，对循环、呼吸的抑制作用较轻，多用于老年和危重患者的麻醉诱导。

02.151　丙泊酚　propofol
临床普遍用于麻醉诱导、麻醉维持、重症医学病房危重患者镇静的一种快速、短效静脉麻醉药。化学名为2, 6-双异丙基酚。具有麻醉诱导起效快、苏醒迅速、恢复较为舒适、以及术后恶心、呕吐发生率低等优点。

02.152 环泊酚 ciprofol
中国自主创新的静脉麻醉药。是经典麻醉镇静药丙泊酚的全新构效升级，具有起效迅速、苏醒快、副作用少、使用便捷等优点。为新型γ-氨基丁酸A型受体激动剂，可用于静脉镇静及全身麻醉诱导与维持，也可用于重症医学病房的镇静治疗。

02.153 巴比妥类 barbiturates
具有镇静催眠作用的巴比妥酸衍生物的统称。根据单次应用后起效时间和作用持续时间，可分为四类：①超短效类，硫喷妥钠、甲己炔巴比妥钠、硫戊巴比妥钠；②短效类，戊巴比妥钠、司可巴比妥钠、环己巴比妥钠；③中效类，异戊巴比妥钠、烯丙异丙巴比妥钠、仲丁巴比妥钠；④长效类，巴比妥钠、苯巴比妥钠、甲苯比妥钠。

02.154 硫喷妥钠 thiopental sodium
一种高度亲脂性的静脉麻醉药。为超短效巴比妥类药物。静脉注射后迅速通过血脑屏障作用于中枢神经系统，发生全身麻醉效应。临床麻醉时用硫喷妥钠进行基础麻醉、全身麻醉诱导，也可用于难治性惊厥状态和癫痫持续状态的治疗。其消除半衰期长达5～10h，反复使用容易产生蓄积。常见不良反应是药物误入皮下的组织损伤，以及注射时可引起喉痉挛和支气管收缩。

02.155 苯巴比妥 phenobarbital
又称"鲁米那"。一种长效巴比妥类催眠药。久用可产生耐受性与依赖性及戒断症状，过去曾作为术前用药，现已不作镇静催眠药常规使用。

02.156 苯二氮䓬类 benzodiazepine
一类具有抗焦虑、抗惊厥、中枢性肌肉松弛、催眠、遗忘、增强其他麻醉药物作用和一定抗心律失常等作用的药物。具有毒性低、安全范围大、副作用小等特点。

02.157 地西泮 diazepam
一种苯二氮䓬类代表药物。具有抗焦虑、催眠、肌松、遗忘和抗惊厥作用，口服后吸收完全而迅速，30～60min血药浓度达峰值，效果可维持120min。对呼吸、心血管系统影响轻微，反复用药后易引起蓄积作用，长期用药可产生耐药性，但很少产生依赖性。

02.158 咪达唑仑 midazolam
又称"咪唑安定"。一种苯二氮䓬类代表药物。具有抗焦虑、催眠、肌松、抗惊厥和顺行性遗忘作用。效价为地西泮的1.5～2倍。药理作用特点为作用快、代谢灭活快、持续时间短。临床可用于麻醉前用药、全身麻醉诱导、麻醉维持、各类麻醉镇静和重症医学病房患者镇静。可剂量相关性抑制呼吸中枢。

02.159 氟马西尼 flumazenil
一种苯二氮䓬类衍生物。是用于临床的第一种特异性苯二氮䓬类拮抗剂，对呼吸循环无影响，主要用于苯二氮䓬类中毒的治疗及麻醉后拮抗苯二氮䓬类的残余作用。

02.160 瑞马唑仑 remimazolam
一种起效和失效迅速的静脉注射苯二氮䓬类镇静剂。是短效GABA受体激动剂，可用于时长不超过30min的有创医疗操作。

02.161 吩噻嗪类 phenothiazine
吩噻嗪衍生物的统称。是抗精神病药物。

02.162 氯丙嗪 chlorpromazine
俗称"冬眠灵"。一种吩噻嗪类药物。有显著镇静、催眠及镇吐作用，曾首先用于治疗精神分裂症，是冬眠合剂的组成成分，不良反应有直立性低血压、锥体外系反应等。临床已逐渐少用。

02.163 异丙嗪 promethazine

又称"非那根"。最早合成的吩噻嗪类药物。作用类似氯丙嗪，但没有抗精神病作用，有突出的抗组胺作用，临床上主要用于治疗过敏性疾病，也用于麻醉和手术前后的辅助治疗。包括镇静、催眠、镇痛、止吐等。可在手术和分娩时与哌替啶合用，缓解患者紧张情绪，或用于晚间催眠药。也可与氯丙嗪等配制成冬眠注射液用于人工冬眠。

02.164 丁酰苯类 butyrophenone

一类较强的多巴胺（D_2）受体拮抗剂。通过阻滞边缘系统、下丘脑和黑质–纹状体系统等部位的多巴胺受体而发挥抗精神病作用。

02.165 氟哌利多 droperidol

丁酰苯类镇静药物。药理作用与氟哌啶醇相似，特点为体内代谢快，维持时间短，用于治疗精神分裂症的急性精神运动性兴奋躁狂状态。可与镇痛药芬太尼一起静脉注射用于神经安定镇痛术。具有较好的抗精神紧张、镇吐、抗休克等作用。

02.166 氟哌啶醇 haloperidol

又称"氟哌丁苯"。丁酰苯类镇静药物。镇静作用远弱于氯丙嗪。主要用于治疗精神分裂症，也用于治疗顽固性呕吐和持续性呃逆，锥体外系反应发生率高，后被氟哌利多取代。长期应用可发生神经安定药恶性综合征。

02.167 水合氯醛 chloral hydrate

一种催眠药和抗惊厥药。可口服或直肠给药，主要用于治疗失眠、术前镇静、抗焦虑及抗惊厥。

02.168 右美托咪定 dexmedetomidine

高选择性α_2-肾上腺素能受体激动剂。具有中枢性抗交感作用，能产生近似睡眠的镇静作用。同时具有一定的镇痛、利尿、抗焦虑作用，对呼吸无抑制，还具有对心、肾、脑等器官功能的保护作用。广泛用于术中不同程度镇静和全身麻醉合并用药，以及机械通气重症监护患者的镇静治疗。

02.04 肌肉松弛药及拮抗剂

02.04.01 肌肉松弛药的作用机制

02.169 肌肉松弛药 muscle relaxant

选择性作用于神经肌肉接头的乙酰胆碱受体，暂时阻断神经肌肉间兴奋传递而使骨骼肌松弛的一类药物。包括去极化类肌肉松弛药和非去极化类肌肉松弛药。

02.170 运动终板 motor end-plate

运动神经元的轴突末梢与骨骼肌纤维共同形成的效应器。

02.171 终板电位 end-plate potential，EPP

在运动神经末梢的终板区，肌肉纤维的突触后膜附近产生的、被动作电位起始部掩盖的一种局部电位变化。由乙酰胆碱引起，具有局部电位的性质。乙酰胆碱受体是化学门控通道，通道打开后Na^+、K^+和少量Ca^{2+}可通过。Na^+内流，少量K^+外流，使终板膜去极化而产生的电位。

02.172 突触间隙 synaptic cleft

突触前、后膜之间的窄隙。宽约20nm。

02.173 Ⅰ相阻滞 phase Ⅰ block

去极化类肌肉松弛药与乙酰胆碱受体结合，

结合后受体构型改变，引起膜上离子通道开放，可使终板膜产生去极化效应，骨骼肌先成束状收缩，而后呈现肌肉松弛，使该终板膜持续性去极化的现象。

02.174 Ⅱ相阻滞 phaseⅡ block
当大剂量（7～10mg/kg或总量达1g）或长时间应用琥珀胆碱时，乙酰胆碱受体转化为脱敏感受体，即尽管能与乙酰胆碱或琥珀胆碱等受体激动剂结合，却不能开放钠通道，神经肌肉阻滞的性质会从去极化转为非去极化的现象。

02.175 跨膈压 transdiaphragmatic pressure
静息吸气末膈两侧的压力差。是腹内压和胸腔内压之差，是判断膈肌功能和膈肌收缩力的指标。正常情况下腹内压与胃内压相同，胸腔内压与食管内压相同，因此只需测定胃内压与食管内压的差值。

02.176 显效时间 effective time
静脉注射肌肉松弛药，从注药后到四个成串刺激中肌颤搐幅度第一次发生明显下降（降幅为5%）的时间。代表从肌肉松弛药进入体内到神经肌肉接头开始发生阻滞的时间。

02.177 起效时间 onset time
静脉注射肌肉松弛药后，单次刺激肌颤搐达到最大抑制程度的时间。代表从肌肉松弛药进入体内到神经肌肉接头达到最大阻滞程度的时间。

02.178 临床作用时间 clinical duration
静脉注射肌肉松弛药，从注药后到四个成串刺激中肌颤搐幅度恢复到基础值25%的时间。代表肌肉松弛药临床有效作用时间。

02.179 最大阻滞程度 maximum degree of block

静脉注射肌肉松弛药后，四个成串刺激中肌颤搐幅度受到最大抑制的程度。代表肌肉松弛药对终板的阻滞深度。

02.180 恢复指数 recovery index，RI
肌松作用消退过程中，单次刺激肌颤搐的高度由25%恢复到对照值75%的时间。

02.181 去极化类肌肉松弛药 depolarizing muscle relaxant
能够与神经肌肉接头后膜的N型胆碱受体结合，产生与乙酰胆碱相似但较持久的去极化作用，使神经肌肉接头后膜的N型胆碱受体不能对乙酰胆碱产生反应，从而使骨骼肌松弛的药物。代表药物是琥珀胆碱。

02.182 琥珀胆碱 succinylcholine
一种去极化类肌肉松弛药。起效快、作用迅速、完善、时效短。用于快速诱导气管插管。肌松作用出现前有肌纤维成束收缩，可能发生恶性高热、过敏反应及严重高钾血症等并发症。

02.183 非去极化类肌肉松弛药 nondepolarizing muscle relaxant
竞争性结合突触后膜的乙酰胆碱受体，阻止受体与乙酰胆碱的结合，使肌细胞膜不能发生去极化，神经肌肉的传导功能被抑制，从而产生肌松作用的肌肉松弛药。本身并不产生去极化作用。

02.184 罗库溴铵 rocuronium
一种甾体类、中效、非去极化类肌肉松弛药。基本不释放组胺，在体内不代谢，以原型主要从肝脏清除，其次是肾脏。

02.185 维库溴铵 vecuronium
一种单季铵甾体类、中效、非去极化类肌肉松弛药。对循环功能影响轻微，无组胺释放作用，对神经节阻滞作用极弱，是对心血管系统影响最小的肌肉松弛药。

02.186 泮库溴铵 pancuronium

一种人工合成的双季铵氨基甾体类、长效、非去极化类肌肉松弛药。强度为氯筒箭毒碱的5倍，时效稍短或近似。临床剂量范围无神经节阻滞作用，无组胺释放作用，因此不引起低血压，但有轻度抗迷走神经作用和交感神经兴奋作用，可致心率增快、血压升高和心输出量增加，尤其是大剂量使用时更明显。

02.187 阿曲库铵 atracurium

一种人工合成的双季铵酯型苄异喹啉类、中效、非去极化类肌肉松弛药。主要通过竞争胆碱能受体，阻断乙酰胆碱的传递而起作用，在正常pH和体温下经霍夫曼消除而自然降解，可用于肝肾功能不全的患者。

02.188 顺式阿曲库铵 cisatracurium

一种中效、非去极化类肌肉松弛药。药动学和药效学与阿曲库铵相似，主要通过霍夫曼消除而降解，作用强度是阿曲库铵的4～5倍。不同之处在于其不释放组胺，对血流动力学无影响。

02.189 筒箭毒碱 tubocurarine

一种双苄基四氢异喹啉胺类、非去极化类肌肉松弛药。在体内很少代谢，几乎全部以原型由肾和与葡萄糖醛酸的结合物随胆汁排出。起效慢，时效长。有组胺释放作用，可引起低血压。现已少用。

02.190 哌库溴铵 pipecuronium

一种双季铵氨基甾体类、长效非去极化类肌肉松弛药。通过与乙酰胆碱竞争性结合横纹肌运动终板区的烟碱样受体，阻断运动神经和横纹肌间的信号传递过程。对血流动力学的影响很小，临床应用剂量对心血管无不良反应，也不释放组胺。

02.191 杜什氯铵 doxacurium

一种长效、非去极化类肌肉松弛药。属双季铵苄异喹啉类化合物，是非去极化类肌肉松弛药中作用最强的一种。在体内主要经肾脏排泄，极小量被血浆胆碱酯酶水解，极小量随胆汁排出，因此肾衰竭明显延长其时效，肝衰竭并不影响其药动学。无心血管不良反应，无组胺释放作用。

02.192 米库氯铵 mivacurium

一种双季铵双酯型苄异喹啉类、短效非去极化类肌肉松弛药。含3个异构体。消除半衰期约2min，在体内消除不直接依赖肝肾功能，迅速被血浆胆碱酯酶分解。

02.193 瑞库溴铵 rapacuronium

一种起效快、时效短的单季铵氨基甾体类、非去极化类肌肉松弛药。在体内分解迅速，约22%经肾脏排泄，其余主要经肝脏代谢。本身肌松强度弱，而代谢产物有较强的肌松效应。虽然无明显的心血管反应，但因其有解迷走神经作用，可以引起轻度心动过速和短暂血压下降。

02.194 丹曲林 dantrolene

一种直接作用于骨骼肌的肌肉松弛药。是恶性高热的特效治疗药。主要作用于骨骼肌肌浆网，抑制肌浆网钙离子释放而减弱肌肉收缩。

02.04.02 神经肌肉阻滞的逆转和拮抗剂

02.195 肌肉松弛药拮抗剂 muscle relaxant antagonist

能够拮抗肌肉松弛药的作用，使神经肌肉传导功能恢复正常的药物。临床常用胆碱酯酶抑制剂拮抗非去极化类肌肉松弛药。

02.196　舒更葡糖钠　sugammadex
一种经过化学修饰的γ-环糊精。为选择性肌肉松弛药结合剂，可以螯合甾体类非去极化类肌肉松弛药罗库溴铵和维库溴铵，因此可以特异性迅速清除血浆中游离的肌肉松弛药，恢复神经肌肉接头的正常功能。

02.197　依酚氯铵　edrophonium chloride
一种抗胆碱酯酶药物。起效快而时效短，用于拮抗非去极化类肌肉松弛药，诊断重症肌无力，鉴别肌无力危象及胆碱能危象。

02.198　新斯的明　neostigmine
一种拟胆碱能药物。通过抑制胆碱酯酶活性而发挥拟胆碱能作用，此外能直接激动骨骼肌运动终板上烟碱样受体（N2受体）。临床

用于拮抗非去极化类肌肉松弛药，也用于治疗重症肌无力及术后肠麻痹等。

02.199　溴吡斯的明　pyridostigmine bromide
一种抗胆碱酯酶药物。作用较新斯的明稍弱，但维持时间长。主要用于治疗重症肌无力，因肌力改善作用维持较久，故适于晚上用药。也可用于治疗手术后腹胀和尿潴留。

02.200　格隆溴铵　glycopyrronium bromide
一种季铵类抗胆碱药。能选择性作用于消化道，有抑制胃液分泌及调节胃肠蠕动作用，服用后能迅速解痉、抑酸、镇痛，并有比阿托品更强的抑制腺体分泌作用，但无中枢性抗胆碱活性，常用于替代阿托品，与抗胆碱酯酶药物联合使用，用于消除抗胆碱酯酶药物拮抗非去极化类肌肉松弛药物时产生的副作用。

02.05　局部麻醉药

02.201　局部麻醉药　local anesthetic
简称"局麻药"。能阻滞局部神经传导，抑制触觉、压觉、痛觉而减轻或避免疼痛，导致运动麻痹的药物。包括酯类和酰胺类局部麻醉药。

02.202　普鲁卡因　procaine
又称"奴佛卡因（novocaine）"。一种短效酯类局部麻醉药。亲脂性低，对黏膜的穿透力弱，毒性小。

02.203　氯普鲁卡因　chloroprocaine
一种将普鲁卡因分子中对氨基苯甲酸的二位用氯原子取代而形成的局部麻醉药。起效快，麻醉强度是普鲁卡因的2倍，代谢速度为普鲁卡因的5倍，副作用程度是普鲁卡因的0.5倍。广泛用于浸润麻醉和神经阻滞、硬膜外阻滞等。

02.204　利多卡因　lidocaine
又称"赛罗卡因（xylocaine）"。一种中等效能和时效的酰胺类局部麻醉药。是目前应用最多的局部麻醉药。主要用于局部浸润麻醉或椎管内麻醉，具有起效快、作用强而持久、弥散广、穿透性强、无明显扩血管作用、安全范围较大等特点。

02.205　丁卡因　tetracaine
又称"地卡因（dicaine）"。一种强效、长效酯类局部麻醉药。脂溶性比普鲁卡因高、渗透力强，麻醉效能较普鲁卡因高5～10倍，作用时效为普鲁卡因的8倍，但其毒性则要高10～12倍。用于眼科、耳鼻喉科黏膜麻醉。也可用于硬膜外麻醉及蛛网膜下隙阻滞、神经传导阻滞麻醉。禁止用于局部浸润麻醉、静脉注射和静脉滴注，以防中毒。

02.206　布比卡因　bupivacaine
又称"丁哌卡因（marcaine）"。一种强效和长效的酰胺类局部麻醉药。作用时间较利多卡因长2～3倍，适用于神经阻滞、硬膜外阻滞和蛛网膜下隙阻滞。有一定的心脏毒性。

02.207　罗哌卡因　ropivacaine
一种强效和长效酰胺类局部麻醉药。较低浓度时阻断痛觉作用较强而运动阻滞作用较弱，即运动与感觉阻滞分离。皮肤镇痛时间较布比卡因长，可能与其能引起血管收缩有关，局部浸润麻醉作用时间较同浓度布比卡因长2～3倍，使用时无须加入肾上腺素。心肌毒性小于布比卡因。

02.208　左旋布比卡因　levobupivacaine
一种长效酰胺类局部麻醉药。理化性质和麻醉效能与布比卡因相似，但是心血管系统和中枢神经系统毒性比布比卡因低。

**02.209　布比卡因脂质体　liposomes bupiva-
　　　　caine**
一种把布比卡因封存在载体分子中以延长其在作用部位的停留时间的布比卡因剂型。可用于术后镇痛。

02.210　甲哌卡因　mepivacaine
又称"卡波卡因（carbocaine）"。一种酰胺类局部麻醉药。麻醉效能和毒性与利多卡因相似，以肝内代谢为主。用于硬膜外阻滞时起效稍慢于利多卡因，麻醉时效比利多卡因长20%。

02.211　依替卡因　etidocaine
一种利多卡因的衍生物。蛋白结合力增加50%，脂溶性增加50%。优点是起效快，时效持久，麻醉效能为利多卡因的2～3倍，缺点是毒性较利多卡因高。

02.212　丙胺卡因　prilocaine
一种酰胺类局部麻醉药。结构与利多卡因相似，易于分解，毒性较少见。适用于局部浸润麻醉、神经阻滞和硬膜外阻滞。

02.213　地布卡因　dibucaine
一种长效酰胺类局部麻醉药。其麻醉效能和毒性均相当于普鲁卡因的12～15倍，临床已少用。

02.214　阿替卡因　articaine
一种酰胺类口腔专用局部麻醉药。可以阻断注射部位神经纤维的神经传导，起局部麻醉作用。具有麻醉起效快、麻醉效力强、持续时间长、过敏反应少、不良反应小的特点。由于组织浸润性强，采用黏膜下浸润麻醉就可以完成上、下颌后牙的拔牙、牙髓治疗及活髓烤瓷等一般的口腔治疗过程。与肾上腺素合并使用可减缓本药吸收，延长作用维持时间，增加作用强度。

**02.215　利多卡因丙胺卡因乳膏　lidocaine
　　　　and prilocaine cream**
利多卡因和丙胺卡因1∶1混合而成的复方制剂。1g乳膏含利多卡因25mg，丙胺卡因25mg。用于浅表外科手术、置入导管或采血时皮肤黏膜局部麻醉。

02.06　麻醉性镇痛药

**02.216　麻醉性镇痛药　narcotic analgesic，
　　　　narcotic**
一类对中枢神经系统既能产生可逆性抑制麻醉作用，又能起镇痛作用的药物。通常指阿片类药物及其人工合成药物，如吗啡、可待因及其衍生物，也包括对阿片受体具有激动、部分激动或激动-拮抗混合作用的合成药物。阿片衍生物如二氢埃托啡、氢可酮。合成药物中，激动剂如芬太尼；激动-拮抗剂如丁丙诺啡、喷他唑辛等。主要用于强效镇痛，易引起依赖性，必须谨慎使用。

02.06.01　阿片类药物及拮抗剂

02.217　阿片类药物　opioid
一类天然的或合成的对机体产生类似吗啡效应的药物。包括阿片、吗啡、海洛因，以及具有吗啡样作用的化合物（如哌替啶、二氢埃托啡、丁丙诺啡和美沙酮等）。

02.218　阿片受体　opioid receptor
存在于细胞膜上、能与阿片产生特异性结合并发挥相应生理效应的受体。在神经系统的分布广泛且不均匀。在脑内、丘脑内侧、脑室及导水管周围灰质与痛觉整合及感受有关的结构部位，其密度较高。

02.219　内源性阿片样肽　endogenous opioid peptide
一组体内产生的内源性肽。具有吗啡药理作用，主要包括脑啡肽、强啡肽、新内啡肽，以及几种强啡肽前体衍生肽、内啡肽，几种存在于体液（如牛奶）中的抗链霉蛋白酶的肽。

02.220　β-内啡肽　β-endorphin
一种人体中的内源性吗啡样物质。由31个氨基酸组成的多肽，具有很强的镇痛效应，与脑啡肽、强啡肽共同组成阿片肽家族。

02.221　脑啡肽　enkephalin
一种五肽（YGGFX）的内啡肽。有两种天然脑啡肽存在于脑、脊髓和肠。

02.222　强啡肽　dynorphin
一种具有很强的阿片样活性的内源性神经肽。包括强啡肽A、B和C三类。其活性比脑啡肽和内啡肽强。主要分布于纹状体和杏仁核。对情绪性运动行为等有调节作用。

02.223　成瘾性　addiction
一种慢性、复发性、患者不顾后果持续服药的强迫行为。属于药物不良反应的一种类型。

02.224　戒断症状　withdrawal symptom
药物成瘾者在停止用药或减少用药剂量时所表现出的各种症状。

02.225　戒断综合征　withdrawal syndrome
机体连续接受外界给予致依赖性药物达到一定程度而突然停药后出现的一系列症状。临床表现为精神症状、躯体症状或社会功能受损。

02.226　阿片类受体激动剂　opioid agonist
一类主要作用于μ受体的阿片受体激动剂。如吗啡、哌替啶、芬太尼及其衍生物等。

02.227　吗啡　morphine
一种阿片μ受体激动剂。为阿片中的主要生物碱。主要作用是镇痛，作用于脊髓、延髓、中脑和丘脑等痛觉传导区阿片受体而提高痛阈，对伤害性刺激不再感到疼痛。有明显的呼吸抑制作用，由于释放组胺和对平滑肌的直接作用而引起支气管挛缩。对心血管系统无明显影响，可促进迷走神经兴奋，增加胆道平滑肌张力，产生组胺释放作用。过量使用可造成急性中毒。

02.228　哌替啶　pethidine
一种苯基哌啶衍生物阿片受体激动剂。主要激动μ受体。镇痛、麻醉作用仅相当于吗啡的1/10，作用持续时间为吗啡的1/2～3/4。主要作用于中枢神经系统，对心血管、平滑肌亦有一定影响。有明显的呼吸抑制作用，程度与剂量相关。引起的呕吐、抑制胃肠蠕动、增加胆道内压力等副作用与吗啡相似，但较弱。可产生轻度欣快感，反复使用易产生依赖性。

02.229　可待因　codeine
一种从罂粟属植物中分离出来的天然阿片类生物碱。具有镇咳、镇痛和镇静的作用。

02.230　二乙酰吗啡　diacetylmorphine
俗称"海洛因（heroin）"。一种半合成的阿片类毒品。为与吗啡类似的阿片类药物，但更易通过血脑屏障作用于中枢神经系统。

02.231　双氢可待因　dihydrocodeine
可待因的氢化物，属阿片类生物碱。作用机制与可待因相似，具有较强的镇咳及镇痛作用。镇痛强度介于吗啡和可待因之间，镇咳作用较可待因强1倍，毒性则相对较低。

02.232　苯哌利啶　phenoperidine
一种阿片μ受体激动剂。为苯基哌啶衍生物，作用与吗啡相似。镇痛强度为哌替啶的50～100倍，镇静作用较吗啡稍弱，可产生轻度欣快感，反复使用易产生依赖性。

02.233　芬太尼　fentanyl
一种人工合成的苯基哌啶类阿片μ受体激动剂。是临床常用的强效麻醉性镇痛药，镇痛作用产生快，持续时间较短。镇痛强度为吗啡的75～125倍，作用时间约为30min。用于围手术期镇静与镇痛。对呼吸有抑制作用，对心血管系统影响较轻，可引起恶心、呕吐，但无组胺释放作用。脂溶性强，易于透过血-脑脊液屏障。可产生依赖性，但较吗啡和哌替啶轻。

02.234　吗啡喃类　morphinans
一类非依赖性中枢性镇咳药。代表药物有右美沙芬和二甲啡烷，是临床应用最广泛的镇咳药物。

02.235　左啡诺　levorphanol
一种非依赖性中枢性镇咳药。主要用于各种干咳，对急慢性支气管炎、肺结核、肺癌等引起的咳嗽也有较好的镇咳效果。

02.236　阿片全碱　papaveretum
阿片的全部水溶性生物碱的混合物。约含50%无水吗啡。20mg阿片全碱所含的吗啡量大致与13.3mg硫酸吗啡相当，镇静作用较吗啡强。

02.237　阿芬太尼　alfentanil
一种芬太尼的衍生物。主要作用于阿片μ受体，为短效强镇痛药，起效快。作用与芬太尼相似，镇痛强度为芬太尼的1/4，作用持续时间为芬太尼的1/3。

02.238　舒芬太尼　sufentanil
一种芬太尼的衍生物。作用于阿片μ受体。亲脂性约为芬太尼的2倍，更易通过血脑屏障，与血浆蛋白结合率较芬太尼高，而分布容积则较芬太尼小，与阿片受体的亲和力较芬太尼强，因而不仅镇痛强度更大，而且作用持续时间也更长。

02.239　瑞芬太尼　remifentanil
一种阿片μ受体激动剂。具有起效快、作用时间短、消除快、无蓄积、不依赖肝肾功能、苏醒迅速、可控性强等特点。主要通过血浆和组织中非特异性酯酶水解代谢。

02.240　二氢埃托啡　dihydroetorphine
一种阿片受体纯激动剂。与μ、δ、κ受体的亲和力都远远大于吗啡，对μ受体的亲和力强于δ和κ受体上千倍。镇痛作用的量效关系与吗啡一样呈直线型。与吗啡相比，其等效镇痛作用强，药效维持时间短，对呼吸抑制作用轻。具有镇静和解痉作用，可用于平滑肌痉挛引起的绞痛。

02.241　氢吗啡酮　hydromorphone
又称"二氢吗啡酮"。一种阿片μ受体特异性激动剂。用于术后急性疼痛的治疗。

02.242　美沙酮　methadone
一种人工合成的阿片μ受体激动剂。能缓解阿片类药物的戒断症状。作用与吗啡相似，其镇痛效力与吗啡相等或略强。对呼吸中枢有明显的抑制作用，并有明显的缩瞳作用及平滑肌兴奋作用。用于创伤、手术后、晚期肿瘤等引起的各种疼痛，以及各种原因引起的剧痛。

02.243　阿片受体激动-拮抗剂　opioid ago-nist-antagonist
一类对不同阿片受体兼有激动和拮抗作用的药物。很少引起欣快感，且多无觅药行为和生理性依赖。

02.244　烯丙吗啡　nalorphine
一种阿片受体激动-拮抗剂。拮抗μ受体和δ受体，激动κ受体。小剂量可拮抗阿片受体激动剂的作用，包括镇痛、欣快感、呼吸抑制、瞳孔变化等；大剂量时有一定的镇痛作用，但可出现烦躁和焦虑等精神反应，故临床不作为镇痛药使用。主要用于阿片受体激动剂急性中毒的解救。

02.245　地佐辛　dezocine
一种阿片受体激动-拮抗剂。能缓解术后疼痛，其镇痛强度、起效时间和作用时间与吗啡相当。

02.246　喷他佐辛　pentazocine
一种苯吗啡烷类阿片受体激动-拮抗剂。镇痛作用主要与刺激κ受体有关。效能是吗啡的1/4～1/2，在30～70mg出现镇痛作用和呼吸抑制作用的双重封顶效应。

02.247　布托啡诺　butorphanol
一种吗啡喃的衍生物。κ受体激动剂，作用与喷他佐辛相似，其激动强度约为喷他佐辛的20倍，而拮抗强度为其10～30倍，由于对σ受体的亲和力低，很少产生烦躁不安等不适感。

02.248　纳布啡　nalbuphine
又称"纳丁啡"。一种阿片受体激动-拮抗剂。化学结构与羟吗啡酮相似。其镇痛强度与吗啡相似，约为喷他佐辛的3倍，拮抗作用的强度介于烯丙吗啡与喷他佐辛之间。呼吸抑制作用与等效剂量的吗啡相似，但有封顶效应。

02.249　丁丙诺啡　buprenorphine
一种阿片受体激动-拮抗剂。为二甲基吗啡的衍生物，其结构与吗啡相似，但效能约为吗啡的33倍，可产生封顶效应。

02.250　阿片受体拮抗剂　opioid antagonist
一类可竞争性拮抗阿片类药物与阿片类受体结合，从而产生拮抗效应的药物。对μ受体有很强的亲和力，对κ受体和δ受体也有一定的亲和力。

02.251　纳洛酮　naloxone
又称"*N*-烯丙去甲羟基吗啡酮（*N*-allyl-noroxymorphone）"。一种阿片受体拮抗剂。可用于治疗急性酒精中毒。

02.252　急性酒精中毒　acute alcoholic intoxication
摄入过量酒精或酒精饮料后所引起的中枢

神经系统兴奋及随后的抑制状态。

瘾者的治疗。

02.253　纳曲酮　naltrexone
一种阿片受体拮抗剂。化学结构与纳洛酮相似，对μ受体、δ受体和κ受体均可拮抗，拮抗强度在人体中约为纳洛酮的2倍。作用持续时间可长达24h，主要用于阿片类药物成

02.254　纳美芬　nalmefene
一种纳曲酮的衍生物。纯粹的阿片受体拮抗剂，与阿片受体激动剂竞争中枢神经系统中μ、δ、κ受体的作用位点，本身无激动作用。临床上主要用于拮抗阿片类药物。

02.06.02　非阿片类中枢性镇痛药

02.255　非阿片类中枢性镇痛药　non-opioid central analgesic
一类合成的中枢性镇痛药。作用机制与阿片类药物不完全相同或完全不同。代表性药物为曲马多和布桂嗪，其作用机制尚未被完全阐明。

02.256　氟吡汀　flupirtine
一种非阿片类中枢性镇痛药。为选择性神经元钾通道开放剂，具有镇痛、肌肉松弛和神经保护作用。镇痛强度大致与喷他佐辛相

当，约为吗啡的50%，主要用于处理术后疼痛和癌症疼痛。无呼吸抑制作用，也不产生便秘、尿潴留等不良反应。长期应用后不产生耐受性和依赖性。

02.257　曲马多　tramadol
一种非阿片类中枢性镇痛药。虽然也可与阿片受体结合，但亲和力弱，镇痛强度仅为吗啡的1/10，用于各种中、重度急性或慢性疼痛。

02.07　非甾体抗炎药

02.258　非甾体抗炎药　nonsteroidal anti-inflammatory drug，NSAID
与甾体类激素相比，其化学结构中不含甾环的一类抗炎药物。通过抑制炎症介质的释放而发挥解热、镇痛和抗炎作用。对炎症性疼痛有较好的效果。种类很多，常用的有阿司匹林、吲哚美辛、布洛芬、酮咯酸、双氯芬酸等。

02.259　环氧合酶　cyclooxygenase，COX
一种双功能酶。具有环氧合酶和过氧合氢酶活性，可催化前列腺素（PG）生物合成的二级反应，催化花生四烯酸产生前列腺素类和血栓素的反应。

02.260　环氧合酶Ⅰ型　cyclooxygenaseⅠ，COX-Ⅰ
环氧合酶的原生型酶。正常状态下存在于胃肠道、肾脏等部位，促进生理性前列腺素的合成，调节正常组织细胞的生理活动，如对消化道黏膜起保护作用、改变血管张力等。

02.261　环氧合酶Ⅱ型　cyclooxygenaseⅡ，COX-Ⅱ
环氧合酶的同工酶。是诱生型酶。在正常组织细胞内活性极低，当细胞受到炎症等刺激时，其在炎症细胞中的表达水平可升高至正常水平的10～80倍，引起炎症部位前列腺素类含量增加，导致炎症反应和组织损伤。

02.262　阿司匹林　aspirin
化学名为乙酰水杨酸（acetylsalicylic acid）

或2-乙酰氧基苯甲酸（2-ethanoylhydroxyben-zoic acid）。属非选择性非甾体抗炎药。具有解热镇痛、抗风湿、抗血栓形成作用，可改善微循环，抑制血小板释放和聚集。临床常用于预防心脑血管疾病。

02.263　对乙酰氨基酚　paracetamol
一种乙酰苯胺类解热镇痛药。具有良好的解热镇痛作用。适用于缓解轻、中度疼痛，如头痛、偏头痛、牙痛、神经痛、肌肉痛、关节痛及痛经等，也用于退热。

02.264　布洛芬　ibuprofen
一种非甾体抗炎镇痛药。具有抗炎、镇痛、解热作用。用于缓解风湿性、类风湿性、骨性、痛风性疼痛及炎症。也用于缓解手术、创伤、劳损后疼痛及痛经、牙痛、头痛等。直肠给药用于治疗感冒、急性上呼吸道感染引起的发热。

02.265　氟比洛芬　flurbiprofen
一种非选择性非甾体抗炎药。用于治疗风湿性关节炎，能明显减轻症状。还可用于牙科领域小手术后的镇痛消炎及急性痛风治疗，效果优于阿司匹林。

02.266　氟比洛芬酯　flurbiprofen axetil
一种非甾体靶向镇痛药。是氟比洛芬的前体药物，用于术后疼痛及各种癌痛的治疗。通过在脊髓和外周抑制环氧化酶，减少前列腺素的合成，从而减轻手术创伤引起的疼痛。脂微球制剂药效更强，起效更迅速，持续时间更长，且不易引起胃黏膜损伤等不良反应。

02.267　萘普生　naproxen
一种非甾体抗炎药。具有抗炎、解热、镇痛作用，是前列腺素合成酶抑制剂。对风湿性关节炎及骨关节炎的疗效类似于阿司匹林。

用于治疗各种类型的关节炎，缓解手术后疼痛、牙痛、神经痛、头痛、痛经等。栓剂在各种宫腔手术前用药，有镇痛作用。

02.268　吲哚美辛　indomethacin
一种强效的前列腺素合成酶抑制药。有显著抗炎及解热作用，对炎性疼痛有明显镇痛效果。可用于急、慢性风湿性关节炎，痛风性关节炎及癌性疼痛；也可用于滑囊炎、腱鞘炎及关节囊炎等。

02.269　舒林酸　sulindac
一种结构与吲哚美辛相似的非甾体抗炎药。是活性极小的前体药物，进入人体后代谢为有活性的硫化物，能够抑制环氧化酶，减少前列腺素的合成，从而具有镇痛、抗炎和解热作用。对肾脏血流量和肾功能影响较小。

02.270　双氯芬酸　diclofenac
一种邻氨基苯甲酸类非甾体抗炎药。具有抗炎、镇痛、解热作用。用于缓解风湿性、类风湿性、痛风性等多种关节性及非关节性软组织疼痛；还可治疗急性轻、中度疼痛，如手术后、创伤后疼痛及痛经等。

02.271　酮咯酸　ketorolac
一种非选择性环氧化酶抑制剂。属于吡咯酸衍生物的非甾体抗炎药。抑制前列腺素合成，具有镇痛、抗炎、解热和抑制血小板聚集作用。有口服和静脉制剂，可用于围手术期镇痛。

02.272　帕瑞昔布　parecoxib
一种Ⅱ型环氧化酶特异性抑制剂。为伐地昔布的前体药物，属注射剂。可用于手术后中度或重度急性疼痛的治疗。

02.273　塞来昔布　celecoxib
一种Ⅱ型环氧化酶特异性抑制剂。临床上用

其口服制剂缓解骨关节炎、成人类风湿关节炎的症状和体征，治疗成人急性疼痛。

02.274　非选择性环氧合酶抑制药　non-selective cyclooxygenase inhibitor
对于环氧合酶Ⅰ型和Ⅱ型均具有抑制作用的非甾体抗炎药物。

02.275　选择性环氧合酶Ⅱ型抑制药　selective cyclooxygenase Ⅱ inhibitor
高选择性的仅抑制环氧化酶Ⅱ型的非甾体抗炎药物。

02.276　水杨酸反应　salicylic acid reaction
水杨酸类药物剂量过大或敏感者用药后出现的头晕目眩、恶心、呕吐、耳鸣、视力及听力减退等反应。严重者出现高热、精神错乱，甚至昏迷、惊厥。

02.277　瑞氏综合征　Reye syndrome
又称"脑病合并肝脂肪变性综合征（syndrome of encephalopathy and fatty degeneration of liver）"。多为小儿在感染后服用非甾体抗炎药诱发，是一种以急性脑水肿和弥漫性肝脂肪浸润为病理特征的综合征。主要见于儿童。表现为发热后出现意识障碍、癫痫发作、颅内压增高等，常伴黄疸，可合并消化道出血、肾和心功能不全。预后不佳。

02.278　非甾体抗炎药相关消化性溃疡　NSAID-associated peptic ulcer
与非甾体抗炎药使用相关的消化性溃疡。由于使用了大剂量的非甾体抗炎药物，或患者本身存在胃肠道的炎性疾病，系非甾体抗炎药物的不良反应。

02.279　阿司匹林哮喘　aspirin-induced asthma，AIA
患者服用阿司匹林或其他非甾体抗炎药数分钟至数小时后诱发的哮喘发作。其中约半数合并鼻息肉和鼻窦炎。

03. 麻醉与围手术期管理

03.01　术前评估

03.01.01　麻醉风险

03.001　麻醉风险　anesthesia-related risk
由实施麻醉导致的和可能与麻醉相关的围手术期风险，以及麻醉医师的职业风险。

03.002　麻醉死亡率　anesthesia mortality
麻醉作为主要原因导致患者围手术期死亡的发生率。

03.003　爱德华兹分级　Edwards score
一种描述麻醉与术中发病率和死亡率关系的分级标准。共分为4级。1级：明确的由麻醉医师实施的用药、管理及其他手段所引起的并发症和死亡。2级：不确定的麻醉实践对结果负全责的并发症和死亡。3级：由麻醉实践和外科技术共同导致的并发症和死亡。4级：完全由外科技术导致的并发症和死亡。

03.004　麻醉相关死亡率　mortality related to anesthesia

麻醉作为相关原因导致患者围手术期死亡的发生率。

03.005　气管插管并发症　tracheal intubation complication
气管内插管可能导致的并发症。可发生在插管即刻、导管留存期间、拔管后的任何时刻。插管即刻并发症包括插管后呛咳、插管损伤、插管应激反应、牙齿损伤、颈椎损伤、误入食管、胃内容物反流误吸等。导管留存期间并发症包括导管脱出、导管位置过深等。拔管后并发症包括声门及声门下水肿、声带麻痹、咽喉痛、声音嘶哑等。

03.006　术中知晓　anesthesia awareness
实施全身麻醉的患者在手术过程中出现有意识的状态，并且在术后可以回忆起术中发生的与手术相关联的事件，这些事件通常由患者自己主动回想和报告，或经医生用规定的调查用语提示后引出。全身麻醉下的术中知晓通常只限定为外显记忆，而不包括内隐记忆，也不包括全身麻醉诱导入睡前、术中做梦和全身麻醉苏醒之后所发生的事件。

03.007　内隐记忆　implicit memory
与一定的操作和实践有关的记忆。即与直觉和意识无关的记忆。需要反复从事某种技能的操作，经过反复的经验积累才能缓慢地被保存下来的记忆。一旦建立，可保存较长时间，不再需要意识的参与。

03.008　外显记忆　explicit memory
与特定时间、地点或任务有关的事实或事件的记忆，或是对以前学得知识的记忆。即与直觉和意识有关的记忆。包括情景记忆和语义记忆。

03.009　全身麻醉后苏醒延迟　delayed emergence after general anesthesia
全身麻醉后超过2h意识仍不恢复，呼唤不能睁眼，不能握手，对痛觉刺激无明显反应的状态。

03.010　局部麻醉药全身毒性反应　local anesthetic systemic toxicity
血液中局部麻醉药的浓度超过一定水平，从而引起中枢神经系统和心血管系统的异常反应。在中枢神经系统表现为先兴奋后抑制，早期出现舌头麻木、头晕、耳鸣、精神错乱、肌颤、癫痫样抽搐，严重时发生意识丧失、昏迷、呼吸抑制。心血管系统常表现为抑制，出现低血压、心率减慢、心律失常等。

03.011　术后失明　postoperative visual loss, POLV
由于围手术期缺血性视神经病变及手术期间患者的体位和（或）麻醉期间的药物因素，患者术后发生的短暂或长期失明的罕见严重并发症。常发生于心脏、脊柱和头颈部手术后。

03.01.02　术　前　访　视

03.012　美国麻醉医师协会健康状况分级　American Society of Anesthesiologists physical status classification
美国麻醉医师协会（ASA）特定的于麻醉前根据患者健康状况对手术危险性进行分级的标准。1级：体格健康，发育营养良好，各器官功能正常；2级：除外科疾病外，有轻度并存病，功能代偿健全；3级：并存病严重，体力活动受限，但尚能应付日常活动；4级：并存病严重，丧失日常活动能力，经常面临生命威胁；5级：无论手术与否，生命难以维持24h的濒死患者；6级：确证为脑死亡，其器官拟用于器官移植手术。

03.013　美国纽约心脏病协会心功能分级　New York Heart Association functional classification

美国纽约心脏病协会（NYHA）对心功能的分级。分级标准：1级，患有心脏病但活动量不受限制，平时一般活动不引起疲乏、心悸、呼吸困难或心绞痛；2级，心脏病患者体力活动轻度受限，休息时无自觉症状，平时一般活动下可出现疲乏、心悸、呼吸困难或心绞痛；3级，心脏病患者体力活动明显受限，小于平时一般活动即引起上述症状；4级，心脏病患者不能从事任何体力活动，休息状态下也出现心力衰竭症状，体力活动后加重。

03.014　戈德曼心脏危险指数　Goldman cardiac risk index

戈德曼（Goldman）根据心脏病危险因素及其他因素所制订的用于评价围手术期并发症和死亡率的评分方法。总分53分，计分方法：年龄大于70岁，计10分；6个月以内心肌梗死，计5分；S3奔马律和颈静脉怒张，计11分；重度主动脉瓣狭窄，计3分；心电图示非窦性心律或房性期前收缩，计7分；室性期前收缩大于5次/分，计7分；全身情况差，计3分，包括PaO$_2$<8kPa（60mmHg），PaCO$_2$>6.67kPa（50mmHg），K$^+$<3mmol/L，HCO$_3^-$<29mmol/L，血尿素氮>50mg/dl，血清谷草转氨酶升高或慢性肝病，非心源性长期卧床；腹腔、胸腔或主动脉手术，计3分；急症手术，计4分。总分0～5分为1级；6～12分为2级；13～25分为3级；26分及以上为4级。随分级升高，围手术期死亡率和并发症发生率逐渐增高。

03.015　气道评估　airway assessment

麻醉前对患者气道情况进行观察评估，从而选择合适插管技术，降低困难气道风险的评估措施。

03.016　呼吸困难评分　dyspnea score

一种评价呼吸功能的分级方法。分级标准：0级，无呼吸困难症状；1级，能长距离平面走动；2级，活动受一定限制，走一个或两个街区后需要休息；3级，轻度用力即有呼吸困难；4级，休息时即有呼吸困难。未诊断的2级及以上呼吸困难提示需要进一步检查。

03.017　困难气道　difficult airway

经过规范培训的从业医生遇到的面罩通气困难或气管插管困难，或两者兼有的情况。

03.018　面罩通气困难　difficult mask ventilation，DMV

经过规范培训的麻醉医师在无他人帮助的情况下实施面罩通气时，经过多次或超过1min的努力，仍无法维持充足氧合或无法逆转通气不足征象的情况。

03.019　马兰帕蒂分级　Mallampati classification

临床简单的气道评估方法之一。由患者坐在麻醉医师面前，用力张口伸舌至最大限度（不发音），根据所能见到的咽部结构分级。1级：可见软腭、咽腭弓、悬雍垂；2级：可见软腭、咽腭弓、部分悬雍垂；3级：仅见软腭；4级：不见软腭。3级及以上提示困难气道。

03.020　甲颏距离　thyromental distance

头位于伸展位时，自甲状软骨切迹至下颏尖端的距离。正常值大于6.5cm。小于6cm提示困难气道。

03.021　直接喉镜显露下声门分级　Cormack-Lehane score

又称"科马克分级（Cormack score）"。在

直接喉镜显露下，根据所能见到的声门结构进行的分级。1级：可见全部声门；2级：可见后半部分声门；3级：可见会厌（不见声门）；4级：声门及会厌均不可见。3级及以上提示直接喉镜插管困难。

03.022　张口度　mouth opening
患者最大张口程度时上下门齿之间的距离。小于3.5cm提示困难气道。小于1.5cm提示置入直接喉镜困难。

03.023　颈部后仰度　neck upward degree
患者取坐位，头颈处于中立位，最大限度后仰颈部，测量头颈从中立位到最大限度后仰所形成的角度。正常值≥30°，小于30°提示插管操作困难。

03.024　阿普费尔评分表　Apfel score
阿普费尔（Apfel）等创立的术后恶心、呕吐简化风险评分系统。包含以下4种高度预测性危险因素：女性，不吸烟，晕动病史或既往术后恶心、呕吐病史，预期术后给予阿片类药物。存在0、1、2、3和4种危险因素时，相应的术后恶心、呕吐风险分别是10%、20%、40%、60%和80%。

03.025　代谢当量　metabolic equivalent, MET
在安静、坐位时人体的能量消耗水平。是表达各种活动时相对能量代谢的常用指标。一个代谢当量相当于耗氧量3.5ml/（kg·min）。常用代谢当量来评估围手术期心功能和运动强度。代谢当量<4MET是老年患者围手术期心血管事件的重要危险因素。

03.026　修订心脏风险指数　revised cardiac risk index，RCRI
一种非心脏手术中预测围手术期心脏事件风险的优化评分系统。危险因素包括缺血性心脏病病史（1分）、心力衰竭（1分）、糖尿病（1分）、脑血管病（1分）、肾功能不全（肌酐＞2.0mg/dl），以及高危手术（开腹、开胸和腹股沟水平以上的血管手术，1分）。根据患者存在预测因子的数量对其进行危险分层，仅存在0个或1个预测因子的患者，其围手术期主要心脏事件风险较低，而存在≥2个预测因子的患者，其风险会显著升高。

03.027　心肌梗死或心搏骤停风险计算器　myocardial infarction or cardiac arrest risk calculator
由古普塔等根据美国外科医师协会国家外科质量改进项目（American College of Surgeons National Surgical Quality Improvement Program，ACS-NSQIP）数据库建立并验证的手术患者围手术期心肌梗死或心搏骤停风险模型计算器。该指标由5种因素构成，即手术类型、年龄、依赖性功能状态、美国麻醉医师协会（ASA）分级和肌酐异常（＞1.5mg/dl）。以交互式表格的形式在网上呈现，临床医师输入患者的临床数据后可获得基于该数据库计算的围手术期主要心脏不良事件概率，使用方便，敏感度和特异度相对较高。

03.028　术后呼吸衰竭预测评分　multifactorial risk index for predicting postoperative respiratory failure，Arozullah score
阿罗祖拉（Arozullah）等提出的基于多种因素（包括手术类型、实验室结果、患者功能状态、慢性阻塞性肺疾病病史和患者年龄）预测术后呼吸衰竭（机械通气≥48h）发生率的评分系统。分数被分层为5个等级，呼吸衰竭的风险为0.5%～26.6%。

03.029　蔡尔德-皮尤分级　Child-Pugh score
一种临床上常用的对肝硬化患者肝脏储备功能进行量化评估的分级标准。该标准最早由蔡尔德（Child）于1964年提出，将患者5项指标（包括一般状况、腹水、血清胆红素、血清白蛋白浓度及凝血酶原时间）的不同状态分为3个层次，分别计1分、2分和3分，将5项指标计分相加，根据计分总和将肝脏储备功能分为A、B、C三级，分数越高，肝脏储备功能越差。

03.030 简易精神状态检查[量表] mini-mental state examination，MMSE

临床使用最广泛的痴呆及认知功能检测量表。检测包括定向、回忆、注意力、计算、语言运用和结构性运用能力等方面的认知功能。最高分为30分。得分少于24分提示痴呆或谵妄。

03.031 简易智力状态评估[量表] Mini-Cog

一种用于鉴别老年人是否存在认知损害的神经心理评估量表。量表内容涉及即刻记忆、短延迟回忆、理解力、结构观念、视空间能力、执行功能、抽象思维和注意力等，敏感性和特异性均较高，需时短，不受教育、文化、语言的影响，相对于其他复杂的认知评估方法，对患者造成的压力小，在异质性人群中的准确性可以提高认知障碍的检出率，尤其适合于语言、文化及教育程度多元化的人群。

03.032 韦尔评分 Well score

深静脉血栓形成风险因素评分系统。评分组成包括瘫痪、轻瘫或近期下肢石膏固定（1分）；近期卧床超过3天，或过去4周内行大手术（1分）；深静脉系统局部压痛（1分）；整个下肢肿胀（1分）；在胫骨粗隆下方10cm处测量发现一侧小腿肿胀，周径比另一侧大3cm（1分）；在有症状的腿部，凹陷性水肿更明显（1分）；非曲张性浅静脉侧支形成（1分）；活动期癌症或在6个月内接受了癌症治疗（1分）；比深静脉血栓可能性更高的其他诊断（减2分）。总分<2分，发生深静脉血栓可能性低；总分≥2分，很有可能发生深静脉血栓。

03.033 卡普里尼评分 Caprini score

针对住院患者进行的不接受血栓预防时静脉血栓栓塞症风险评分。此量表包含了大约40个不同的危险因素，基本涵盖了住院患者可能发生静脉血栓栓塞症的所有危险因素，最后根据得到的累积分数将患者的深静脉血栓预估基线风险分为极低危、低危、中危和高危四级。

03.034 加速术后康复 enhanced recovery after surgery，ERAS

为实现医疗服务标准化、改善结局并降低医疗保健费用，采用循证技术，尽量减少手术创伤和减轻疼痛，减少并发症，改善结局和缩短住院时间，同时加快择期手术患者术后康复的围手术期管理方法。

03.035 深静脉血栓 deep venous thrombosis，DVT

血液在深静脉腔内异常凝结形成的血栓。阻塞静脉腔导致的静脉回流受阻，主要表现为患肢肿胀、疼痛。好发于下肢，多发生于各种手术后、慢性病长期卧床及由多种原因造成肢体活动受限的人群。

03.036 STOP-BANG 问卷 STOP-BANG questionnaire

一种用于诊断睡眠呼吸暂停低通气综合征的调查问卷。含8项内容，每个字母代表其中1项，综合了有关打鼾、疲劳、被观察到的呼吸暂停、血压、体重指数、年龄、颈围和性别的信息。

03.01.03　术前并存疾病

03.01.03.01　呼吸系统疾病

03.037　呼吸急促　tachypnea
一种呼吸频率超过24次/分的浅而快的呼吸现象。是临床常见的呼吸系统症状，往往是呼吸系统疾病或者因控制及影响呼吸的器官或组织病变出现呼吸功能不全的早期症状，病情进一步加重可出现呼吸窘迫或呼吸困难，甚至呼吸衰竭而危及生命。

03.038　反常呼吸　paradoxical respiration
肺叶或其一部分在吸气时呈萎缩塌陷，而呼气时则呈充满膨胀的异常呼吸现象。这种现象恰与正常呼吸运动相反，通常由多根多处肋骨骨折、呼吸肌疲劳、呼吸系统疾病等引起。

03.039　发绀　cyanosis
又称"紫绀"。血液中去氧血红蛋白增多使皮肤和黏膜呈青紫色改变的一种表现。这种改变常发生在皮肤较薄、色素较少和毛细血管较丰富的部位，如唇、指（趾）、甲床等。

03.040　奇脉　paradoxical pulse
又称"吸停脉"。当有心脏压塞或心包缩窄时，吸气时由于右心舒张受限，回心血量减少，继而影响右心输出量，致使肺静脉回流入左心房血量减少，因而左心室排血也减少，形成脉搏减弱甚至不能扪及的现象。

03.041　气道高反应性　airway hyperreactivity，AHR
气管和支气管受微量物理、化学、药物及变应原等刺激后引起的气道阻力明显增大的现象。是基于气道变态反应性炎症的一种病理状态，常见于支气管哮喘。

03.042　限制性肺病　restrictive pulmonary disease
以肺总容积减小和肺功能测定发现的肺顺应性降低，但呼气流量不被明显影响的一组异质性疾病。病因分为内源性及外源性。

03.043　慢性阻塞性肺疾病　chronic obstructive pulmonary disease
具有气流阻塞特征的慢性支气管炎和肺气肿等肺部疾病。可伴有气道高反应性。气道阻塞和气流受限是最重要的病理生理改变，引起阻塞性通气功能障碍。

03.044　慢性支气管炎　chronic bronchitis
气管、支气管黏膜及周围组织的慢性非特异性炎症。临床以咳嗽、咳痰为主要症状，每年发病持续3个月，连续2年或2年以上。

03.045　肺气肿　emphysema
呼吸细支气管以远的末梢肺组织因残气量增多而呈持久性扩张，并伴随肺泡间隔破坏，以致肺组织弹性减弱、容积增大的一种病理状态。

03.046　支气管哮喘　bronchial asthma
由多种细胞（如嗜酸性粒细胞、肥大细胞、T淋巴细胞、中性粒细胞、气道上皮细胞等）和细胞组分参与的以气道慢性炎症为特征的异质性疾病。这种慢性炎症与气道高反应性相关，通常出现广泛而多变的可逆性呼气气流受限，反复发作的喘息、气促、胸闷和（或）咳嗽等症状，强度随时间变化。多在夜间和（或）清晨发作、加剧，多数患者可自行缓解或经治疗缓解。如诊治不及时，随病程的延长可产生气道不可逆性缩窄和气道重塑。

03.047　囊性纤维化　cystic fibrosis
一种由囊性纤维化跨膜转导调节因子（cystic fibrosis transmembrane conductance regulator，CFTR）基因突变导致的多系统疾病。常见的症状和体征包括持续性肺部感染、胰腺功能不全和汗液氯化物水平升高。其典型的呼吸系统表现为持续的排痰性咳嗽，胸部X线片显示肺野过度充气，以及肺功能测定结果符合阻塞性气道疾病。

03.048　多因素分级系统　body mass index，obstruction，dyspnea，exercise；BODE
又称"BODE指数（BODE index）"。分别将体重指数、第一秒用力呼气容积、呼吸困难、6min步行距离作为反映营养状况、气流阻塞、症状、运动耐力的指标，将这四方面因素进行综合考虑而建立的分级系统。分为1～4级，主要用于综合预测和判断慢性阻塞性肺疾病患者的病情。评分越高，患者情况越差。

03.049　分侧肺功能测定　lateral pulmonary function test
通过双腔支气管插管连接肺功能仪进行的左、右两侧肺功能的单独测定。常用于评估和模拟肺切除术后患者的肺功能状况。

03.01.03.02　循环系统疾病

03.050　高血压　hypertension
以体循环动脉血压[收缩压和（或）舒张压]增高为主要特征[收缩压≥18.7kPa（140mmHg），舒张压≥12kPa（90mmHg）]，可伴有心、脑、肾等器官的功能或器质性损害的临床综合征。

03.051　先天性心脏病　congenital heart disease
在胚胎发育时期由心脏及大血管的形成障碍或发育异常引起的解剖结构异常，或出生后应自动关闭的通道未能闭合（在胎儿属正常）的疾病。根据血流动力学结合病理生理变化，先天性心脏病可分为发绀型或者非发绀型，也可根据有无分流分为三类：无分流类、左至右分流类和右至左分流类。

03.052　心脏瓣膜病　valvular heart disease
心脏二尖瓣、三尖瓣、主动脉瓣和肺动脉瓣的瓣膜因风湿热、黏液变性、退行性改变、先天性畸形、缺血性坏死、感染或创伤等出现了病变，影响血流的正常流动，从而造成心脏功能异常，最终导致心力衰竭的单瓣膜或多瓣膜病变。

03.053　冠状动脉性心脏病　coronary artery heart disease，CHD
简称"冠心病"，又称"缺血性心脏病（ischemic heart disease，IHD）"。由冠状动脉狭窄、供血不足引起的心脏功能障碍和（或）器质性病变。

03.054　周围血管病　peripheral vascular disease，PVD
一种慢性肢体缺血性疾病。临床上指心脑血管病以外的血管疾病，包括动脉、静脉及淋巴系统的疾病。

03.055　心肌病　cardiomyopathy
一组由不同病因引起的心脏机械和电活动异常的异质性心肌疾病。表现为心室不适当的肥厚或扩张。严重心肌病会引起进展性心力衰竭或心血管性死亡。

03.056 人工心脏瓣膜 prosthetic heart valve
可植入心脏内代替心脏瓣膜（主动脉瓣、三尖瓣、二尖瓣）的、能使血液单向流动的心脏植入、介入医疗器械。

03.01.03.03 糖尿病与胰岛素瘤

03.057 糖尿病 diabetes mellitus
由胰岛素分泌和（或）利用缺陷导致的一种以碳水化合物、脂肪、蛋白质等代谢紊乱和高血糖为特征的代谢性疾病。长期三大物质代谢紊乱可致多系统损害，导致眼、肾、神经、心脏、血管等组织器官的慢性进行性病变、功能减退及衰竭。病情严重或应激时可发生急性代谢紊乱。

03.058 糖尿病酮症酸中毒 diabetic ketoacidosis
糖尿病患者在各种诱因的作用下，出现代谢严重紊乱，形成高血糖、高血酮、酮尿、脱水、电解质紊乱、代谢性酸中毒等病理改变的综合征。是一种糖尿病急性并发症，又分为酮血症期、失代偿性酮症酸中毒和糖尿病酮症酸中毒昏迷3个阶段。

03.059 胰岛素瘤 insulinoma
起源于胰岛B细胞，引起内源性高胰岛素血症的肿瘤。是最常见的胰腺分泌胰岛素的功能神经内分泌瘤。常见临床表现为空腹低血糖，可以表现为自主神经症状，包括心悸、出汗及肢体颤抖和神经元低血糖症状，如认知障碍、遗忘、精神症状、癫痫样发作，部分患者可出现体重增加。

03.01.03.04 肾上腺疾病

03.060 嗜铬细胞瘤 pheochromocytoma
起源于肾上腺髓质、交感神经节或其他部位的嗜铬组织的细胞肿瘤。瘤体持续或间断地释放大量儿茶酚胺，引起持续性或阵发性高血压和多个器官功能及代谢紊乱。

03.061 原发性醛固酮增多症 primary hyperaldosteronism
由于肾上腺皮质肿瘤或增生，醛固酮分泌增多而引起的高血压和低血钾综合征。

03.01.03.05 肝功能障碍

03.062 肝硬化 liver cirrhosis
各种慢性肝病进展至以肝脏慢性炎症、弥漫性纤维化、假小叶、再生结节和肝内外血管增殖为特征的病理阶段。代偿期无明显症状，失代偿期以门静脉高压和肝功能减退为临床特征，患者常因并发食管-胃底静脉曲张出血、肝性脑病、感染、肝肾综合征、门静脉血栓等多器官功能慢性衰竭而死亡。

03.063 肝动脉缓冲效应 hepatic arterial buffer response
肝动脉通过血流量的改变，缓冲门静脉血流量变化所带来的影响，以维持肝脏总血流量相对稳定的效应。即当门静脉血流量减少时，肝动脉代偿性扩张；反之，门静脉血流量增加时，肝动脉血流量减少。是肝脏自身调节血流量的重要生理功能和肝动脉血流的内在调节机制。

03.064 肝肾综合征 hepatorenal syndrome
并发于肝硬化或急性肝衰竭患者的功能性肾疾病。患者肾脏常无实质性病变，但由于严重门静脉高压，内脏高动力循环使体循环血流量明显减少；多种扩血管物质如前列腺素、一氧化氮、胰高血糖素、心房钠尿肽、内毒素和降钙素基因相关肽等不能被肝脏灭活，引起体循环血管床扩张；大量腹水引起腹腔内压明显升高，均可减少肾脏血流，尤其是肾皮质灌注不足，出现肾衰竭。临床主要表现为少尿、无尿及氮质血症。

03.065 肝肺综合征 hepatopulmonary syndrome

在慢性肝病和（或）门静脉高压的基础上出现的肺部综合征。包括肺内血管异常扩张、气体交换障碍、动脉血氧合作用异常、低氧血症等。临床特征为排除原发心肺疾病后的三联征，即基础肝脏病、肺内血管扩张和动脉血氧合功能障碍。

03.01.03.06 神经系统与神经肌肉疾病

03.066 瘫痪 paralysis
上、下运动神经元，锥体束及周围神经病变所致的随意运动功能减低或丧失。是神经系统常见的症状。

03.067 痉挛性瘫痪 spastic paralysis
又称"中枢性瘫痪（central paralysis）""上运动神经元瘫痪（upper motor neuron paralysis）"。由大脑皮质运动区神经元及其发出的下行纤维病变所致的疾病。其临床表现有肌力减弱、肌张力增高、腱反射活跃或亢进、浅反射减退或消失、病理反射阳性，且无明显的肌萎缩。

03.068 弛缓性瘫痪 flaccid paralysis
又称"周围性瘫痪（peripheral paralysis）""下运动神经元瘫痪（lower motor neuron paralysis）"。脊髓前角的运动神经元及其轴突组成的前根、神经丛及其周围神经受损所致的疾病。其临床表现为受损的下运动神经元支配的肌力减退，肌张力减低或消失，腱反射减弱或消失，肌肉萎缩明显。

03.069 吉兰-巴雷综合征 Guillain-Barre syndrome，GBS
又称"急性炎性脱髓鞘性多发性神经根神经炎（acute inflammatory demyelinating polyradiculoneuropathy，AIDP）"。一组病因未明，由免疫介导的急性多发性周围神经病。

典型临床表现为急性进行性四肢弛缓性瘫痪，并常累及多脑神经及呼吸肌，病程有自限性。分为多个亚型，包括经典的急性炎性脱髓鞘性多发性神经病和变异类型。

03.070 胆碱能危象 cholinergic crisis
由胆碱酯酶抑制药物应用过量导致的重症肌无力加重的现象。临床表现为肌无力加重、肌肉跳动、瞳孔缩小、出汗、唾液增多、肠鸣音亢进、恶心、呕吐、腹泻、腹痛、心率慢、焦虑、失眠、精神错乱、抽搐等。肌内注射新斯的明后症状反而加重。

03.071 反拗性危象 brittle crisis
由于重症肌无力患者对抗胆碱酯酶药物不敏感而出现严重的呼吸困难，腾喜龙（依酚氯铵）试验无反应的现象。应立即停用抗胆碱酯酶药物，给予大剂量类固醇激素治疗。

03.072 钾紊乱性家族性周期性麻痹 dyskalemic familial periodic paralysis
一组反复发作的以骨骼肌弛缓性瘫痪为特征的肌病。与钾代谢异常有关。根据发作时钾浓度可分为高钾型、低钾型或正常钾型。

03.073 低钾周期性麻痹 hypokalemic periodic paralysis
在血钾水平低时发作的麻痹，是一种罕见的神经肌肉疾病。与肌肉离子通道缺陷相关，以无痛性肌无力发作为特征，剧烈运动、空腹或高碳水化合物膳食可诱发。

03.074 高钾周期性麻痹 hyperkalemic periodic paralysis

在血钾水平高时发作的麻痹，是一种罕见的神经肌肉疾病。与肌肉离子通道缺陷相关，以无痛性肌无力发作为特征，剧烈运动、空腹或高碳水化合物膳食可诱发。

03.075 脊髓空洞症 syringomyelia

一种慢性进行性脊髓变性疾病。病变多位于颈髓。各种原因导致的脑脊液从第四脑室流出受阻，使其直接进入脊髓的中央管，最终在脊髓腔内形成囊肿。典型临床表现为节段性分离性感觉障碍、病变节段支配区肌萎缩及营养障碍等。

03.076 肌萎缩侧索硬化 amyotrophic lateral sclerosis，ALS

一种以大脑皮质锥体细胞、脑干运动神经核和脊髓前角细胞同时受累为特征的运动神经元病。是最常见的运动神经元病类型。一般中年起病，临床表现为进行性的肢体无力、肌肉萎缩、束颤、构音障碍、吞咽困难、腱反射亢进及病理征阳性等，病变晚期可出现呼吸肌麻痹。

03.077 震颤 tremor

局部或全身出现的不自主节律性运动的现象。包括静止性震颤、意向性震颤和姿势性震颤。

03.078 静止性震颤 static tremor

在安静和肌肉松弛的情况下出现的震颤。表现为安静时出现，活动时减轻，睡眠时消失，可发生于手指、头、下颌、唇舌、前臂、下肢及足等部位。

03.079 帕金森病 Parkinson's disease，PD

又称"震颤麻痹（paralysis agitans）"。临床上以静止性震颤、运动迟缓、肌强直和姿势步态障碍为主要特征的神经变性疾病。常见于中老年。主要是位于基底节的多巴胺能神经元的退行性变使多巴胺水平不足，导致对锥体外系和乙酰胆碱的抑制作用减弱。

03.080 肝豆状核变性 hepatolenticular degeneration，HLD

又称"威尔逊病（Wilson's disease）"。一种以铜代谢障碍所致的肝硬化和基底节区脑部变性为特征的常染色体隐性遗传疾病。临床上表现为进行性加重的椎体外系症状、精神症状、肝硬化、肾功能损害及角膜色素环（K-F环）。

03.081 意向性震颤 intentional tremor

又称"运动性震颤"。当肢体有目的地接近某个目标时，在运动过程中出现的震颤。越接近目标，震颤越明显，达到目标并保持姿势时，震颤有时仍能持续存在。多见于小脑病变，丘脑、红核病变时也可出现。

03.082 姿势性震颤 postural tremor

为身体受累部分主动保持某种姿势时出现的震颤。即在随意运动时不出现，只有当患者身体处于某种姿势的情况下才出现震颤。

03.083 特发性震颤 essential tremor，ET

一种常见的具有遗传倾向的运动障碍性疾病。表现为姿势性震颤，往往见于手部，影响精细动作、书写和用匙筷进食。其次为头部、咽喉、腿与上肢。紧张时加重。起病早且常有震颤家族史。本病既无肌强直及运动减少，又无肌张力低下、共济失调、眼震和醉汉步态等症状，易与帕金森病和小脑疾病相鉴别。

03.084 哈勒沃登-施帕茨病 Hallervor-den-Spatz disease，HSD
又称"苍白球黑质红核色素变性"。由德国人哈勒沃登（Hallervorden）和施帕茨（Spatz）于1922年首次描述。是一种以苍白球和黑质的异常铁沉积为特点的神经系统变性病。呈常染色体隐性遗传，可能与铁代谢障碍有关。可导致基底节区神经变性，伴有神经元脱失和胶质化。青少年发病，表现为进行性发展的肌强直、语言和进食困难、肌张力障碍和舞蹈徐动症等，后期智力下降。典型的影像学特征为虎眼征。

03.085 亨廷顿病 Huntington disease，HD
又称"亨廷顿舞蹈症（Huntington chorea）""慢性进行性舞蹈病（chronic progressive chorea）""遗传性舞蹈病（hereditary chorea）"。一种以舞蹈样不自主运动和进行性认知障碍为主要表现的神经系统变性病。呈常染色体显性遗传。病理特征为以尾状核为主的脑内广泛神经细胞变性。中年隐匿起病，缓慢进展。

03.086 雷特综合征 Rett syndrome
一种特发于女性的进行性神经系统病变。一般出现在7~24月龄。早期发育后，继之以部分或完全的言语能力丧失、局部运动技能丧失、使用手的能力丧失，同时伴有头部生长放慢，失去有目的的手部动作，具有特征性的刻板手部扭动和过度换气。4岁起发展出躯干共济失调和失用，其后通常是舞蹈手足徐动症样运动。几乎不可避免地造成严重的精神发育迟缓。

03.087 多发性硬化症 multiple sclerosis
一种以中枢神经系统白质炎性脱髓鞘病变为主要特点的自身免疫性疾病。最常累及的部位为脑室周围白质、视神经、脊髓、脑干和小脑。主要临床特点为中枢神经系统白质中散在分布的多病灶与病程中呈现的缓解、复发，症状和体征的空间多发性和病程的时间多发性。

03.088 脊髓灰质炎后遗症 postpoliomyelitis sequelae
脊髓灰质炎发病2年以后遗留的肌肉麻痹或肢体畸形。表现为骨骼肌无力、易疲劳和关节痛等。脊髓灰质炎病毒还可能损害网状激活系统，易导致麻醉苏醒延迟。

03.089 强直性肌营养不良症 myotonic dystrophy
一组以肌无力、肌强直和肌萎缩为特点的多系统受累的常染色体显性遗传病。常伴有白内障、心律失常、糖尿病、秃发、多汗、性功能障碍和智力障碍等表现。

03.090 进行性肌营养不良症 progressive muscular dystrophy
一类遗传性肌肉变性疾病。临床特征主要为缓慢进行性加重的对称性肌无力和肌萎缩，无感觉障碍。电生理主要表现为肌源性损害、神经传导速度正常。

03.091 强直性肌病 myotonic myopathy
一组原因不明的肌肉疾病。一般认为其发生与肌细胞膜结构和运动功能异常直接相关。临床特征为骨骼肌收缩后仍持续收缩而不能放松；电刺激、机械刺激时肌肉兴奋性升高；重复骨骼肌收缩或重复电刺激后骨骼肌松弛，症状消失；寒冷环境中强直加重，肌电图检查呈连续的高频后放电现象。切断运动神经根，箭毒和阿托品等肌内注射均不影响肌强直的发生。

03.092 风湿性舞蹈症 rheumatic chorea
曾称"小舞蹈病（chorea minor）"。风湿热累及大脑引起的舞蹈症。与A型溶血性链球菌感染有关。主要发生于儿童和青少年，临床表现为无规律性、动作幅度多样性的舞蹈样动作，伴肌张力减低。外周血白细胞数量增加、红细胞沉降率增快、C反应蛋白含量升高、抗链"O"滴度升高。头部计算机体层成像及磁共振成像检查可见尾状核、壳核和苍白球异常信号。

03.093　运动神经元病　motor neuron disease，MND
一组以上、下运动神经元改变为突出表现的慢性进行性神经系统变性疾病。临床表现为上下运动神经元损害的不同组合。特征表现为肌无力和肌萎缩、延髓麻痹及锥体束征。通常感觉系统不受累。

03.094　线粒体肌病　mitochondrial myopathy
一组由线粒体DNA或核DNA缺陷导致线粒体结构和功能障碍、ATP合成不足所致的多系统疾病。主要侵犯骨骼肌。其共同特征为轻度活动后即感到极度疲乏无力，休息后好转。肌肉活检可见破碎红纤维。

03.095　进行性假肥大性肌营养不良
　　　　　Duchenne muscular dystrophy，DMD
又称"迪谢内肌营养不良"。一种由抗肌萎缩蛋白基因异常导致抗肌萎缩蛋白营养不良的严重缺陷引起的X连锁隐性遗传性肌营养不良。由法国人迪谢内（Duchenne）于1861年命名。临床表现为3～5岁起病，进行性四肢近端无力、肌萎缩，腓肠肌假性肥大，多

数在20岁左右死于呼吸衰竭和心力衰竭。血清肌酶明显升高，肌电图提示肌源性损害。肌肉活检病理显示肌纤维萎缩、变性、坏死，间质结缔组织增生。基因和基因编码蛋白的检测是确诊的重要依据。

03.096　金–登伯勒综合征　King-Denborough
　　　　　syndrome
一种罕见的先天性肌病。伴有畸形的面部特征和骨骼肌异常的综合征，主要表现为侏儒症，智力发育迟缓，有发生恶性高热的易感倾向。

03.097　中央轴空病　central core disease
一种先天性肌病。一般为常染色体显性或隐性遗传。临床表现为婴儿起病，运动发育迟缓，四肢近端肌肉无力，非进展或缓慢进展，常有脊柱侧弯等畸形，可伴有恶性高热。血清肌酶多正常，肌电图提示肌源性损害，肌肉酶组织化学还原型烟酰胺腺嘌呤二核苷酸染色提示肌纤维中央出现特征性空染现象，可伴有肌纤维比例失常。

03.098　多轴空病　multicore disease
一种以肌肉酶组织化学染色显示肌纤维多发小空染区为病理特征的先天性肌病。临床表现为出生后全身性肌张力低下，运动发育迟缓，躯干肌肉萎缩，骨骼畸形，腱反射减低，少数有眼外肌受累，呈非进展性或缓慢进展的病程。血清肌酶和肌电图检查大多正常。

03.01.03.07　血液系统疾病患者的麻醉

03.099　弥散性血管内凝血　disseminated
　　　　　intravascular coagulation，DIC
又称"去纤维蛋白综合征（defibrination syndrome）"。在某些致病因素的作用下，凝血及纤溶系统被激活，导致广泛性微血栓

形成，凝血因子被大量消耗并继发纤溶亢进，引起全身出血及微循环衰竭的临床综合征。

03.100　溶血性尿毒综合征　haemolytic-uraemic syndrome

以急性微血管病性溶血性贫血、血小板减少及急性肾衰竭三大特征为主的危重型综合征。是儿童急性肾损伤的主要原因之一。

03.101　血管阻塞危象　vaso-occlusive cri-

sis，VOC

镰状细胞病患者的血红蛋白S引起的血管闭塞、溶血，进而导致的严重痛性危象、器官缺血和其他系统并发症。常由寒冷、脱水、感染或缺血（经常是剧烈运动）引起。

03.01.03.08　精神病患者的麻醉

03.102　戒断反应　abstinence reaction

长期用药后，停止使用药物或减少使用剂量或使用拮抗剂占据受体后所产生的一种强烈的机体损害。其机制是由长期用药后突然停药引起的适应性反跳，一般表现为与所使用药物作用相反的症状。

03.103　单胺氧化酶抑制剂　monoamine oxidase inhibitor

主要是抑制单胺氧化酶的活性，使突触间递质浓度升高而发挥作用的抑制剂。选择性抑制机体内单胺氧化酶的活性，分为A型单

胺氧化酶抑制剂（MAO-A）和B型单胺氧化酶抑制剂（MAO-B）。

03.104　三环类抗抑郁药　tricyclic antidepressive agent

一类以化学结构命名的药物。其核心结构是中间一个七元杂环，两边连接一个苯环。是临床上治疗抑郁症的常用药物之一。其药理作用为抑制5-羟色胺和去甲肾上腺素的再摄取，从而使突触间隙中的神经递质数量增加，产生抗抑郁的治疗作用。

03.01.04　患者体位与麻醉

03.105　仰卧位　supine position

一种手术体位。水平躺着，背部向下，面部和腹部朝上的一种体位。通常患者头部放于枕上，两臂置于身体两侧，两腿自然伸直。是外科手术最常用的体位，被认为是最接近自然睡眠的体位。

03.106　俯卧位　prone position

一种手术体位。水平俯卧，背部向上，面部和腹部朝下的一种体位。常用于颅后窝、后路脊柱、臀部和直肠周围区域及下肢的手术。膝关节和髋关节需轻微屈曲，下肢用衬垫保护，头部需使用支撑物使骨性结构承重，面部可向下或偏向侧面，双臂处于患者身体两侧或放置在头端的臂板上，且需避免神经受压或过度牵拉。

03.107　截石位　lithotomy position

一种手术体位。髋关节弯曲，与躯干呈80°～100°，双腿部从中线外展30°～45°，膝关节弯曲，小腿与身体平行，下肢以支撑物或脚蹬固定，常用膝关节或小腿托架。是妇科、直肠及泌尿外科手术的常用体位。

03.108　侧卧位　lateral position

一种手术体位。患者侧卧，身体与床面呈30°～45°，一手屈曲放于枕旁，另一手放于胸前；两腿分开放置，上腿屈曲在前，下腿稍伸直；在膝关节之间、背后及胸腹前垫软枕的卧位。是胸科手术、腹膜后手术和髋部手术常用的体位。

03.109　侧斜位　lateral oblique position

一种手术体位。患者侧卧，根据手术需要身

体与床面成不同程度夹角，使用头部固定架，同时保护腋窝和胸部组织的体位。是用于暴露颅后窝的神经外科手术及某些背部及上颈部手术的体位，如3/4俯卧位。

03.110 头低脚高位 Trendelenburg position
又称"特伦德伦堡位"。患者仰卧，床尾抬高，使患者头低的体位。常用于低血压时增加静脉回流，腹部手术或腹腔镜手术时增加手术视野，中心静脉穿刺置管时使静脉充盈和防止空气栓塞。

03.111 头高脚低位 reverse Trendelenburg position
又称"反特伦德伦堡位"。使仰卧位患者头部抬高的体位。常用于上腹部手术，使腹腔内容物移向尾端。可造成患者在手术床上移

位及脑部和心脏灌注压降低。

03.112 坐位 sitting position
常用于后颈部手术和颅后窝开颅手术，为了更清楚地外科显露和减少术野出血，术中使用头颅钉、头架或其他支撑物固定患者头部，使患者维持坐姿的手术体位。可能出现的风险包括动脉/静脉气体栓塞、循环波动、气道梗阻、脊髓缺血、颈动脉/椎动脉栓塞及坐骨神经缺血等。

03.113 沙滩椅位 beach chair position
上半身高于手术台平面的仰卧体位。手术床中部与上部形成夹角，使髋屈曲90°～100°，中部与下部形成夹角，使膝屈曲20°～30°，臀部处于卧位最低点。用于骨科肩臂手术，上臂远端自然下垂，便于牵引复位和手术显露。

03.02 麻醉物理学与麻醉仪器

03.02.01 气体定律及物态变化

03.114 蒸气压 vapor pressure
在密闭容器中，气化的麻醉药分子撞击容器壁产生的压力。

03.115 饱和蒸气压 saturated vapor pressure，SVP
在一定温度下，密闭容器中的麻醉药分子从液相进入气相的速率与气相返回液相的速率动态平衡时，气相中麻醉药分子的蒸气压。

03.116 溶解度 solubility
在一定温度与压力条件下，当液面上方的气体和溶解在液体中的气体达到动态平衡时，该气体在液体中的浓度。

03.117 血/气分配系数 blood/gas partition coefficient

正常温度条件下达到气相平衡时，在血中溶解的挥发性麻醉药物浓度与吸入浓度的比值。

03.118 油/气分配系数 oil/gas partition coefficient
在平衡状态下，药物在橄榄油（主要是油酸，一种18 碳脂肪酸）和大气中分布容积的比值。反映药物的脂溶性，与麻醉药的麻醉效能有关。油/气分配系数越高，麻醉药脂溶性越高，其麻醉效能越大。

03.119 肺泡气浓度 fraction of alveolar
吸入麻醉药进入体内后在肺泡内的终末浓度。

03.120 时间常数 time constant
以一定的新鲜气体流量灌注一定容量的容器，当容器中63.2%的气体被新鲜气体占据时所需

要的时间。是反映肺泡气浓度变化的指标。

03.121 浓度效应 concentration effect
吸入麻醉药浓度越高，肺泡内药物浓度上升越快的现象。

03.122 第二气体效应 second gas effect
同时吸入第一气体和另一种第二气体时，由于第一气体被摄取入血，第二气体在肺泡中的浓度会因此增加的效应。

03.02.02 医用传感器及信号放大与显示

03.123 接水器 water trap
呼吸机管道中专门用于收集冷凝水的设备部件。作用是避免呼吸管道内大量积存的冷凝水影响呼吸气流或造成误吸入。应处于低垂位置，不得高于患者气道。

03.124 漂移 drift
由于电子器件受环境温度和电气材料老化的影响，电子测量电路的精准度随使用时间缓慢变化的现象。

03.125 气体传感器 gas transducer
一种将气体的成分、浓度等信息转换成可以被人员、仪器仪表、计算机等利用的输出信号的传感器。

03.126 主流式气体采集 mainstream gas collection
检测传感器位于患者气道出口处，直接测量通过呼吸气流的气体检测方式。

03.127 旁流式气体采集 sidestream gas collection
检测传感器位于气体检测仪内，在患者气道出口处接采气三通管，采气泵持续采集患者的呼吸气体送入检测仪的气体检测方式。

03.128 采样管 sampling tube
连接患者呼吸回路与气体检测仪的采气泵之间的管道。用于将采集到的患者呼吸气体送入检测仪。

03.129 微流式气体采集 microstream gas collect
以低流速旁流式采集气体的方法。采样速率≤50ml/min，适合新生儿等潮气量小的患者。

03.130 赖特通气量计 Wright respirometer
一种叶轮式通气量计。气体经过导流器沿切线方向吹动叶轮旋转，将气体的流速转换为叶轮的转速。在一定的测量范围内，叶轮的转速与气体流速成正比，转动方向与呼出或吸入有关。

03.131 气体采样和流量传感器 gas sampling and flow transducer
放置于呼吸回路Y形管与气管导管之间的双向、压差式流速传感器。获得流速信号之后，乘以传感器横截面积得到流量信息。

03.132 涡街流量计 vortex shedding flowmeter
利用流体流过阻碍物时产生稳定的旋涡，通过测量旋涡产生频率实现流量测量的流量计。

03.133 热式流量计 thermal flowmeter
利用流体流量（或流速）与热源对流体传热量的关系来测量质量流量的流量计。

03.134 超声波流量传感器 ultrasonic flow transducer
采用双超声探头，测量顺流时间和逆流时

间，利用两者的差值计算气流量的传感器。该传感器的显著优点是避免了与气体接触，克服了其他所有类型传感器在气体中因杂质颗粒和水分对测量结果造成的影响。

03.135　肌机械描记［术］　mechanomyography，MMG

又称"肌动图"。应用仪器将肌肉收缩时横向振动的力学信号通过换能器转变为电信号，经放大器处理后直接显示并记录的肌松监测方法。

03.136　改良阿尔德雷特评分　modified Aldrete score

手术麻醉后患者离开麻醉恢复室的评分标准。由肢体活动度、呼吸、血压、意识和脉搏氧饱和度等5项指标构成，每项评分为0～2分，总分为10分。当总分大于等于9分时患者才能被转出麻醉苏醒室。

03.137　肌肉加速度描记图　acceleromyography，AMG

一种用于评估肌肉松弛程度的肌松监测方法。用两块压电陶瓷片的传感器覆于所测肌肉上，采集肌运动产生加速度时对两块陶瓷片产生压电差形成的电信息，反映肌肉加速度变化。

03.138　肌音描记图　phonomyography，PMG

肌收缩时引起的空间改变能发出低频率声波，用特殊传感器在皮肤表面记录其下面的肌收缩声波信息以评估肌松程度的无创技术。不仅可用于检测肢体肌肉，还可用于检测喉肌和皱眉肌等。

03.139　脉搏血氧饱和度监测仪　pulse oximeter

一种无创、连续监测脉搏波和动脉血中血红蛋白氧饱和程度的仪器。基于动脉搏动期间光吸收量的变化，用可见红光光谱（波长660nm）和红外光谱（波长940nm）两个光源交替照射被测试区，通过所吸收两种光谱的比率计算出血氧饱和度。

03.140　便携式脉搏血氧饱和度监测仪　portable pulse oximeter

一种小巧轻盈、符合人体工效学的手持脉搏血氧饱和度监测仪。用于连续和（或）单次脉搏血氧饱和度监测。与床旁脉搏血氧饱和度监测仪相比更方便携带。适用于运输、移动环境，对于临床救治具有很大的实用价值。

03.141　肺动脉导管　pulmonary artery catheter

又称"斯旺–甘兹导管（Swan-Ganz catheter）"。一种四腔或五腔、可进行血流动力学和心脏功能监测的特殊血管内导管。是进行肺动脉压和肺毛细血管楔压测量的工具。全长110cm，每10cm有一刻度，气囊距导管顶端约1mm，可用0.8～1ml的空气或二氧化碳充胀，充胀后的气囊直径约13mm，导管尾部经一开关连接1ml注射器，用以充胀或放瘪气囊。导管顶端有一腔开口，可做肺动脉压力监测，此为双腔心导管。三腔管是在距导管顶部约30cm处，有另一腔开口，可做右心房压力监测。如在距顶部4cm处加一热敏电阻探头，则可做心输出量的测定。

03.142　脑电双频谱指数监测仪　bispectral index monitor

以脑电双频谱指数来判断镇静水平和监测麻醉深度的无创监测仪。是测定脑电图线性成分（频率和功率），分析成分波之间的非线性关系（位相和谐波），把能代表不同镇静水平的脑电信号经傅里叶变换，进行标准化和数字化处理，最后转化为能够反映大脑生理功能和麻醉深度变化的简单量化指标的仪器。

03.143 无创血压监测仪 noninvasive blood pressure monitor
又称"间接血压监测仪"。压力传感器在体外，血压通过组织、皮肤等媒介间接传递至传感器进行测定的监测仪。根据袖带充气方式的不同分为人工袖带测压法和电子自动测压法。前者包括触诊法、听诊法和多普勒法，而后者包括气压振动法、电子柯氏音法、超声多普勒法和动脉张力法。

03.144 多功能监护仪 multifunction monitor
用电子监护系统连续监测患者心率、血压、脉搏、呼吸，以及血流动力学等参数变化的仪器。当发生严重变化时自动发出报警，使医务人员及时发现并采取措施进行处理，以协助诊断，提高患者治愈率。

03.145 脉搏波形心输出量监护仪 pulse contour cardiac output monitor
利用经肺热稀释技术和脉搏波型轮廓分析技术进行血流动力监测和容量管理的监测仪。该技术采用热稀释方法测量单次的心输出量（CO），并通过分析动脉压力波型曲线下面积来得出连续的心输出量（PCCO），同时可计算胸内血容量（ITBV）和血管外肺水（EVLW）量。优点是创伤小，动态连续监测，无须X线定位。

03.02.03 呼 吸 机

03.146 呼吸机 ventilator
一种可有效代替、控制或改变人的正常生理呼吸，增加肺通气量，改善呼吸功能，减轻呼吸消耗，节约心脏储备的医疗器械。通过在近侧气道与肺泡之间建立压力梯度而产生气流，可以为生理上无法呼吸或呼吸不足的患者提供呼吸，进行机械换气。

03.147 机械通气 mechanical ventilation
一种利用机械装置来代替、控制或改变自主呼吸运动的通气方式。用于麻醉期间维持通气或为呼吸功能不全的患者提供呼吸支持。

03.148 新鲜气去耦联 fresh gas decoupling
又称"新鲜气隔离"。采用新鲜气隔离阀在吸气相阻止新鲜气进入患者回路，呼气相时新鲜气体、储气囊和患者呼出气一起直接流入呼吸机，使输给患者的潮气量完全不受新鲜气流量、吸呼比及呼吸频率改变的影响。

03.149 新鲜气补偿 fresh gas compensation
又称"潮气量补偿（tidal volume compensation）"。在容量控制模式下确保麻醉呼吸机上设定的患者潮气量如数提供给患者的技术。

03.150 吸气流率 inspiratory flow rate
呼吸机可调节的吸气期输出气流率。单位为L/min。常见可调范围为0～120L/min。

03.151 吸气末停顿 end-inspiratory pause
又称"吸气平台"。机械通气时，在吸气末、呼气前，呼气活瓣通过呼吸机的控制装置再继续停留一段时间。通常为0.3～3s，一般不超过吸气时间的15%，在此期间不再供给气流，但肺内的气体可发生再分布，使不易扩张的肺泡充气，气道压下降，形成一个平台压。吸气末停顿是吸气时间的一部分。

03.152 机械通气窒息时间 apnea interval during mechanical ventilation
机械通气时，患者自主呼吸停止、呼吸机自动转换为控制通气的时间间隔。通常为默认值，调节范围在10～30s，当患者超过此时间无通气时呼吸机启动机械通气。

03.153　气道峰压　peak airway pressure
整个吸气过程中气道的最高压力。用P_{peak}表示。在送气末测得，在潮气量恒定条件下可反映整体通气阻力的大小。

03.154　平台压　plateau pressure
吸气末气流终止时的气道压力。用P_{plat}表示。其作用是克服胸、肺弹性阻力，使肺处于扩张状态，故可以反映胸肺顺应性。

03.155　呼吸机切换　ventilator cycling
又称"预调（preset）"。呼吸机由吸气期向呼气期的转换。

03.156　时间切换　time cycling
呼吸机吸气时间达到预设值后，呼气开始的转换方式。

03.157　容量切换　volume cycling
呼吸机吸气容量达到预设值后，呼气开始的转换方式。

03.158　压力切换　pressure cycling
呼吸机吸气压力达到预设值后，呼气开始的转换方式。

03.159　流率切换　flow cycling
呼吸机吸气流速下降到设定水平后，呼气开始的转换方式。

03.160　呼吸机触发　ventilator trigger
在辅助通气（同步呼吸）时，呼吸机检测到患者吸气负压而触发由呼气期或静息状态转为吸气期的转换方式。

03.161　机械控制通气　controlled mechanical ventilation
患者的自主呼吸完全由呼吸机取代，呼吸肌收缩力因镇静和呼吸肌麻痹而消失，由呼吸机提供呼吸所需的吸气流量、潮气量和（或）压力的通气方式。

03.162　机械辅助通气　assisted mechanical ventilation，AMV
在临床上利用呼吸机辅助患者换气的方法。以达到维持、改善和纠正急/慢性重症呼吸衰竭（通气/氧合衰竭）的一种治疗措施。主要特点是在呼吸机给予通气支持的同时保留患者的呼吸肌收缩力，以减少镇静和肌肉松弛的需要，防止呼吸肌失用性萎缩。

03.163　分钟指令通气　mandatory minute ventilation，MMV
根据患者需要预设通气量来控制和调节指令通气频率的通气模式。当分钟通气量达到预设的通气量时，仍依靠患者的自主呼吸，当自主呼吸所产生的分钟通气量低于预设值，机器可自动启动指令的通气频率予以补足分钟通气量。

03.164　适应性支持通气　adaptive support ventilation，ASV
一种闭环通气模式。给予适当初始设置后能自动检测和调节的智能型定压通气模式。首先根据被通气者的胸肺顺应性、气道阻力和呼吸功，设置合适的初始通气参数。通气过程中，呼吸机自动测定上述阻力和呼吸功的变化，并自动调节通气参数。若病情加重，逐渐改为以压力辅助或控制通气为主，病情好转，则逐渐转为以压力支持通气为主，直至停机。

03.165　叹气　sigh
相当于自然呼吸中的出声长叹样呼吸的通气模式。不是独立使用的通气模式，而是按一定频率间隔插入常规通气模式中，潮气量增加50%～150%，其作用是扩张陷闭肺泡，多在容积辅助/控制通气或容积控制间歇指令通气模式中设置。

03.166　电动电控呼吸机 electrically-driven electrically-controlled ventilator
控制系统和输气系统均以电力驱动的呼吸机。单能源运行，定点使用方便。适用于临床麻醉、急诊室等以控制通气为主的场合。

03.167　气动电控呼吸机 pneumatic-driven electrically-controlled ventilator

输气系统以压缩气体为动力，通气过程通过微电子装置调控完成的呼吸机类型。是常见的现代呼吸机类型之一，主要见于大型多功能呼吸机。

03.168　气动气控呼吸机 pneumatic-driven pneumatic-controlled ventilator
控制系统和输气系统均以压缩气体为动力的呼吸机。单能源运行，便携设计，多见于急救呼吸机。

03.02.04　麻　醉　机

03.169　麻醉机 anesthesia machine
用于实施麻醉、可向患者输送麻醉气体和氧气及进行辅助或控制呼吸的重要医疗设备。

03.170　高压系统 high pressure system
给麻醉机供气的系统。气体压强为1~15MPa，包括储气钢瓶和压力调节器入口等。过高的压力会损伤麻醉机且危害患者的安全，需经过压力调节器将其降低并稳定到合理范围才能供给麻醉机使用。

03.171　夹板接口 hanger yoke
又称"轭套接口"。用于将麻醉机专用小型储气钢瓶安装到麻醉机上的装置。

03.172　止回阀 check valve
俗称"活瓣"。一种仅依靠气流动能控制气流方向的单向阀。如吸气活瓣、防逆活瓣等。

03.173　轴针安全指示系统 pin index safety system, PISS
防止钢瓶气源与麻醉机误接的保险装置。钢瓶气源通过悬挂阀座连接到麻醉机上，每个悬挂阀座都并列排有两个针突，能插入对应钢瓶轴突内，每种气体都有专门的轴针排列

方式。

03.174　中压系统 intermediate pressure system
工作压（0.3~0.5MPa）下的麻醉机气路。通常包括压力调节器输出端到流量调节阀输入端的所有气路元件。

03.175　氧压中断安全装置 oxygen failure safety device
按比例调节氧气和氧化亚氮浓度的麻醉机安全装置。在氧气工作压降低时能够成比例地降低氧化亚氮输出，最终完全切断氧化亚氮气源，以保证基本的吸入氧浓度。

03.176　气体选择开关 gas selector switch
麻醉机上用于选择气体种类的开关。

03.177　快速充氧阀 oxygen flush valve
为麻醉回路快速提供氧气的气体控制阀。打开时释放的氧气不经过测量装置，也不通过麻醉蒸发器，直接到达新鲜气体出口。在正常情况下，快速充氧开关启动后由新鲜气体出口释放的氧气流量在25~50L/min。

03.178　流量控制阀 flow control valve

通过调节阀针与阀座的间隙，控制压缩气体释放速率的阀门。

03.179　低压系统　low pressure system
从中压系统来源的压缩气体流量控制阀下游到麻醉回路新鲜气体出口的气路，这部分气压被限制到几千帕以下。包括流量控制阀输出端的流量计到麻醉回路新鲜气体出口的所有气路元件。

03.180　流量计　flowmeter
测量并显示流量控制阀输出的气体流量的装置。

03.181　玻璃流量计　glass flowmeter
以流量控制阀、带刻度的玻璃流量管和轻金属浮标为基本构造的流量计。打开流量控制阀后，气体可自由通过浮标和流量管间的环形间隙。设定流速下，浮标在设定值位置自由旋转。

03.182　电子流量计　electronic flowmeter
以数字/图形的形式将流量数据显示在面板上的流量计。

03.183　压力释放装置　pressure relief device
当压力调节器发生故障，输出压高于工作压时，释放高压气体的装置。

03.184　共同气出口　common gas outlet
麻醉机输出来自流量计、麻醉蒸发器和快速充氧阀的混合气体的出口。

03.185　麻醉废气清除系统　anesthetic gas scavenging system，AGSS
为避免造成手术室内空气污染，收集并排放麻醉机内废气的系统。由废气收集装置、输送管道、废气清除中间装置、废气处理集合管和废气处理装置组成。使用中心负压系统清除废气为主动式清除系统，依靠废气自身的压力进行清除为被动式清除系统。

03.186　麻醉通气系统　anesthetic breathing system
又称"麻醉回路（anesthetic circuit）"。麻醉机直接管理患者呼吸气体和机械通气的管道系统。

03.187　重复吸入　rebreathing
呼出气体再次吸入肺内的过程。

03.188　排气阀　exhaust valve
及时排放回路内多余气体的手工操作部件。有放气阀（pop-off valve）、溢流阀（overflow valve）和逸气阀（adjustable pressure limiting valve）三种设计。

03.189　逸气阀　adjustable pressure limiting valve，APL valve
又称"APL阀"。采用弹簧止回阀控制排气，可以调节回路内的气道压，及时排放回路内多余气体的阀门。可用其实施持续气道正压管理技术。

03.190　储气囊　reservoir bag
又称"呼吸囊"。麻醉回路中储存呼吸气体、缓冲气道压、观察自主呼吸和手动管理通气的装置。

03.191　上升式风箱　ascending bellow
在呼气期向上运动的风箱。回路存在漏气时，呼气期风箱不会到达风箱罩顶部，麻醉医师极易发现，相对安全。

03.192　下降式风箱　descending bellow
在呼气期向下运动的风箱。回路存在漏气时，呼气期风箱由于重力作用依然能下降到潮气量刻度上，吸气期压缩气将风箱上推，微漏气不易发现。

03.193　机械无效腔　mechanical dead space
与患者解剖气道直接延续、其内呼出气全部
重复吸入的管道空间。

03.194　呼吸回路　breathing circuit
从麻醉机流量计和蒸发器流出的混合气
体，经麻醉机共同气体出口与患者呼吸道
连接而形成的回路。呼吸回路的功能是向
患者输送氧和麻醉气体，清除患者排出的
二氧化碳。

03.195　麦氏通气系统　Mapleson circuit
一种简易的半紧闭麻醉系统。其组成包括面
罩、弹簧减压阀、储气罐、新鲜气流入管和
储气囊。包括 6 种不同类型。该系统无二氧
化碳吸收装置，二氧化碳的重吸入程度取决
于新鲜气流量的大小、自主呼吸还是控制呼
吸的方式、回路结构及患者通气量等。

03.196　斑氏回路　Bain's circuit
1972年由斑（Bain）和施伯雷尔（Spoerel）
推荐用于临床的改良麦氏（Mapleson）D通
气系统。由两个同轴管道组成，外部为螺纹
管，内部有一细管，新鲜气流从内管流入。
具有结构简单、重量轻、使用方便、适用于
任何年龄及任何手术等优点，可用于自主呼
吸和控制呼吸。

03.197　开放式呼吸回路　open breathing circuit
无储气囊和呼出气重复吸入的呼吸回路。回路
与患者呼吸道之间无机械连接，不增加呼吸阻
力。由于大量麻醉药弥散在手术室内，不能控
制通气，麻醉深度不易稳定，现已淘汰。

03.198　半开放式呼吸回路　semi-open breathing circuit
无二氧化碳吸收装置，有部分呼出气体被重

复吸入的呼吸回路。

03.199　紧闭式呼吸回路　closed breathing circuit
呼吸回路中有二氧化碳吸收装置，呼出气体
全部（二氧化碳经碱石灰吸收后）被重复吸
入的呼吸回路。

03.200　半紧闭式呼吸回路　semi-closed breathing circuit
呼吸回路中有二氧化碳吸收装置，大部分呼
出气体被重复吸入的呼吸回路。

03.201　低流量紧闭式呼吸回路　low-flow closed breathing circuit
采用循环密闭回路，有二氧化碳吸收装置，
呼出气体全部被重复吸入，且新鲜气流量
不超过1L/min（通常＞500ml/min）的呼吸
回路。优点主要包括麻醉平稳，麻醉用药
量少，医疗费用低，以及减少手术室内及
大气环境污染。

03.202　麻醉工作站　anesthesia work station
由气体输送系统（麻醉机）、麻醉气体输送
装置（蒸发器）、麻醉通气系统（呼吸回路）、
气动电控类麻醉呼吸机，以及监护、报警装
置、氧气监护仪及独立的二氧化碳监护仪等
组成的高度集成化、高度智能型的麻醉和呼
吸管理装置。可以为麻醉医师提供更好的工
作环境及先进的操作界面，进一步提高了麻
醉安全性。

03.203　麻醉机蒸发器　anesthesia machine evaporator
控制挥发性麻醉药物蒸气输出的专用装置。
基本功能是汽化挥发性麻醉药，控制新鲜气
体中麻醉蒸气的浓度。

03.204　可变旁路式蒸发器　variable bypass

evaporator

当新鲜气流从流量计进入蒸发器入口后，通过转动浓度控制转盘设定旁路室和蒸发室的气流比例，从而调节输出药物浓度的蒸发器。来自流量计的气流进入蒸发器入口后，一部分（小于20%）气流进入蒸发室带出饱和麻醉药蒸气，另一部分（大于80%）气流从旁路直接通过蒸发器，两者于出口处汇合，其间比例根据两者的不同阻力而定。转动浓度转盘可引起其间阻力的改变，从而使两者汇合的比例发生变化。

03.205 电子蒸发器 electronic evaporator
一种融合电子测量和电子控制技术设计出的蒸发器。能够实时监测蒸发室温度，电子控制输出浓度，具有良好的变流温度补偿特性。

03.206 载气 carrier gas
通过合理控制阀门，让一部分气流经过正路调节阀流入麻醉蒸发器的蒸发室，携走饱和麻醉药蒸气的这部分气体。

03.207 稀释气 dilute gas
直接通过蒸发器旁路的新鲜气流。

03.208 蒸发器分流比 vaporizer splitting ratio
蒸发器内稀释气与载气之比。

03.209 间歇逆压 intermittent counter pressure
一种来自储气囊或使用呼吸机进行辅助通气或控制通气时在吸气期产生的逆压。其压力可超过2kPa（15.0mmHg）。另一种来源是使用快速充氧，其压力可高达12.5kPa（93.8mmHg）。逆压提升（泵吸效应）或减少（压力效应）蒸发器的输出浓度。

03.210 泵吸效应 pumping effect
蒸发器在辅助呼吸或控制呼吸时的输出浓度高于输出气流自由流到外界大气时的输出浓度的现象。

03.211 压力效应 pressure effect
在麻醉回路快速充氧过程中，突然增加的压力对蒸发器输出浓度产生影响的现象。流量越大，蒸发器预定值越低，此效应则越强。

03.212 联锁系统 interlocking system
为确保串联蒸发器的使用安全，能保证任何时候只有一个蒸发器开启而其他蒸发器被锁定关闭的装置。

03.213 压力调节器 pressure regulator
把高压气源（中心供气或压缩气筒）内高而变化的压力降为低而稳定的压力，供麻醉机安全使用的装置。

03.214 流量计联动装置 flowmeter linkage
为防止缺氧，在麻醉机流量计内安装的氧化亚氮–氧气安全联动装置。该装置通过联动的力学原理发挥作用，当单独旋开氧流量计针型阀时，氧化亚氮流量计保持不动；当旋开氧化亚氮流量计针型阀时，氧流量计随之联动，以确保达到安全的氧浓度；当氧气和氧化亚氮流量计均已开放，逐渐关小氧流量计时，氧化亚氮流量计也随之联动下降，以保证输出气体氧浓度。

03.215 二氧化碳吸收罐 carbon dioxide canister
现代麻醉机的二氧化碳吸收罐由1~2个单独放置或串联在一起的透明塑料罐组成。罐内需装填二氧化碳吸收剂。该吸收罐由单向阀门控制气流方向，气流自上而下或自下而上通过。

03.216　二氧化碳吸收剂　carbon dioxide absorbent

在呼吸回路内用于清除呼出气体内的二氧化碳，以防止二氧化碳重复吸入的制剂。临床常用钠石灰和钙石灰。

03.217　钠石灰　soda lime

主要成分为氢氧化钙和氢氧化钠的二氧化碳吸收剂。另外添加少量硅酸作为赋形剂，产生硅酸钙和硅酸钠起融合作用，形成一定硬度并减少粉末。

03.218　钙石灰　calcium lime

主要成分为氢氧化钙和氯化钙的二氧化碳吸收剂。通常含有作为赋形剂的硫酸钙和聚维酮。钙石灰不含强碱性的氢氧化钠和氢氧化钾，有助于减少一氧化碳和肾毒性复合物A的生成，是目前应用较为广泛的二氧化碳吸收剂。

03.219　钡石灰　barium hydroxide lime

主要成分为氢氧化钙和氢氧化钡的二氧化碳吸收剂。

03.02.05　气道管理设备

03.220　声门上通气设备　supraglottic airway device，SAD

经口腔或鼻腔放置，位于声门上方的人工通气装置。

03.221　人工呼吸器　manual ventilator

一种通过操作者按压设备上压缩单元（如气囊）实现向患者肺部通气的装置。用于在供电、供气不完备场合和紧急情况下对突发呼吸困难或呼吸衰竭的患者实施人工呼吸急救，提供肺通气。通常由进气阀、压缩单元（如气囊）和患者端的单向呼吸阀组成。一般配有储气袋、呼吸面罩等附件。

03.222　面罩　face mask

与人体面部紧密贴合，同时密封患者的口部和鼻部，输送气体进行预充氧、通气、氧合或麻醉的人工气道设备。

03.223　鼻罩　nasal mask

直接密闭患者的鼻部、经鼻腔通气的人工气道设备。由于不遮口部，清醒患者易于接受。适用于保留自主呼吸的镇静和全身麻醉、慢性呼吸功能不全改善通气和阻塞性睡眠呼吸暂停低通气综合征治疗等无创通气支持。

03.224　内镜面罩　endoscopic mask

一种能够满足内镜操作与加压供氧同时进行的吸氧面罩。检查孔用于置入内镜进行呼吸道或胃肠道检查，通气孔与呼吸回路及麻醉机相连，进行加压供氧。

03.225　面罩固定带　mask strap

与面罩接口根部的挂钩连接，可将面罩固定于患者面部的固定带。

03.226　口咽通气道　oropharyngeal airway

用金属、硬橡胶或硬塑料制成的，外观呈S形而中空的人工气道。置入口咽部后可以改善口咽部通气空间，用于防止舌后坠，保持气道通畅，便于通气和吸痰。

03.227　气管插管型咽部通气道　intubating pharyngeal airway

设有气管插管引导槽，在麻醉诱导时作为气管插管的定位与引导装置，在气管导管拔出后可作为口咽部通气道，进行口咽部通气的气道设备。可代替喉镜引导插管，提供了一种有别于借助喉镜、光棒、纤支镜的新型插管方式。

03.228　带套囊口咽通气道　cuffed oroph-

aryngeal airway

在经典口咽通气道上加了套囊，其圆形标准接口可直接连接麻醉机或呼吸机的呼吸气路。

03.229　鼻咽通气道　nasopharyngeal airway

一种经鼻腔放置的、用塑料或软橡胶等材质制成的不同长度和内径的柔软而弯曲、带有刻度的筒形通气管道。用于防止舌后坠，保持上呼吸道通畅。

03.230　喉管　laryngeal tube

经口腔插到食管入口的通气道。能够盲探插入，操作简单，双套囊充气后分别封闭口咽腔和食管，通气口正对喉咽腔。可以实施正压通气，用于临床急救。

03.231　喉罩　laryngeal mask airway，LMA

一种介于气管插管与面罩通气之间的人工气道。多由硅胶制成，在其通气管的前端连接一扁长凹形（勺状）套囊，其大小恰好能盖住喉头。设有不同型号，可根据患者的体重选择相应的型号。相比气管导管的刺激轻，常用于时间短的小手术麻醉的气道管理。

03.232　可弯型喉罩　flexible laryngeal mask airway，FLMA

一种由经典通气罩和一根可弯曲钢丝加强的通气管构成的喉罩。其通气管比经典喉罩更长也更细，适用于面部、眼、鼻、口腔等多数头面部手术。

03.233　加强型喉罩　laryngeal mask airway with bite block

一种导管中部被加强，可防止牙齿咬扁的喉罩。

03.234　可插管型喉罩　intubating laryngeal airway

一种可通过喉罩管道引导气管内插管的喉罩。

03.235　胃管引流型喉罩　laryngeal mask airway with drainage tube

一种带有背气囊和食管引流管的喉罩。与经典喉罩相比，其主要变化是增加了通气罩的背气囊和食管引流管。喉罩有双管，一个管可通气，另一个管可插入胃管引流胃液，防止胃胀气，有效防止反流和误吸；背气囊使气道密封压增加，可达30cmH$_2$O，有助于正压通气。

03.236　喉周通气道　perilaryngeal airway

一种声门上通气道。通气管带有套囊，封闭咽部，末端用软材料制作，具有通气缝。置入后末端位于咽下，正对声门，吸入气和呼出气由气缝出入气管。可用于控制呼吸和自主呼吸。

03.237　鼻导管　nasal cannula

由软聚氯乙烯和硅橡胶制成，由喇叭口、鼻塞、头环等组成的低流量供氧装置。其两个鼻塞分别插入患者两个鼻孔进行供氧，以鼻腔作为储氧腔。

03.238　气管导管　endotracheal tube

一种插入气管内用于建立和维持气道进行肺通气的导管。一般由橡胶、塑料、有机硅等材料制成，临床常用的一次性气管导管由聚氯乙烯材料制成。标准的气管导管组成包括气管导管远端斜面开口、斜口对侧管壁上的墨菲孔、袖套式充气套囊和导管接头（衔接管）。根据管径不同分为不同的型号。

03.239　异型气管导管　abnormal shaped endotracheal tube

根据手术麻醉需要专门设计的、形状特殊的气管导管。能够更好地适应患者面部轮廓或气道解剖，便于头颈部手术时气管导管与麻醉呼吸机回路连接，并减少气管导管变形扭结产生气道梗阻或损伤的危险。

03.240　螺纹钢丝加强型气管导管　wire-reinforced endotracheal tube

简称"加强管"。管壁内镶有螺旋形金属圈或尼龙螺旋形丝圈的气管导管。目的在于导管折曲时防止管腔压扁。

03.241　抗激光气管导管　laser-resistant tube

以金属条和稀薄棉布包裹或由不可燃材料制成的气管导管。具有双套囊，为激光手术专用导管，安全性更好。

03.242　喷射通气导管　jet ventilation tube

一种用于高频喷射通气的气管导管。气管导管装置包括两个管道和一个有斜面的远端。其中一个管道用于喷射通气，另一个较大的管道包含一根监测管，可用于气管插管困难患者。

03.243　气管切开导管　tracheotomy tube

经气管切开造口置入的气管导管。有金属和硅塑料两种制品。前者附带内套管，不带套囊称为气管套管，其消毒清洗方便，适用于长期或永久性留置；后者带有套囊，不带内套管，套囊充气后可封闭气管，其气路端具有国际标准接头，可连接麻醉机或呼吸机的呼吸气路。

03.244　食管–气管联合导管　esophagotra-cheal combination tube

有同轴的两个通气腔和前后两个套囊的导管。使用时经口腔盲探插入，多数情况下前端进入食管，双套囊充气后经外管腔通气。如果前端进入气管，则可以直接经内管腔通气。避免了复杂的插管操作，适用于现场急救。

03.245　支气管导管　endobronchial tube

放置于支气管内的单腔导管。特点为管体细长，套囊短。为了保证右肺上叶的通气，右支气管导管前端套囊分为两段，中间有一侧口对应右肺上叶支气管开口。

03.246　麻醉喉镜　anesthesia laryngoscope

用来显露喉和声门，以便在明视下完成气管内插管操作的器械。由镜片、镜柄两个部件组成。

03.247　麦科伊喉镜　McCoy laryngoscope

一种喉镜片尖端角度可调的特殊喉镜。喉镜片近喉端25mm处，有一可向上抬起的关节，按下喉镜柄杠杆就可以使镜片近喉端角度最大增至70°左右，帮助会厌掀起，改善声门的显露，提高气管内插管成功率。

03.248　可弯曲喉镜　flexible laryngoscope

一种柔软可弯曲的喉镜。光亮度较强，直径小、管腔细，对喉体刺激小，患者无痛苦，对于牙关紧闭、张口困难、颈项粗短、舌体过高、咽反射敏感、会厌卷曲而间接喉镜插管困难者尤为合适。

03.249　厄普舍纤维光导喉镜　Upsher fiberoptic laryngoscope

一种用于成人气管插管和困难气道的新型硬质光导纤维喉镜。该喉镜既有与咽喉部解剖结构一致的外形，还具有光导纤维镜可视咽喉部的优点，同时还有引导插管的导向装置，可将气管导管准确地送到可视区域的中心，送入声门内。主体包括3个组成部分：插管导向槽、光导管和观察管、电源手柄。

03.250　视频喉镜　video laryngoscope

又称"可视喉镜"。结构与直接喉镜相似，在镜片尖端装有图像采集设备的喉镜。利用更高角度的镜片和镜片尖端的图像采集设备，使操作者间接见到更多解剖结构，改善声门显露，提高气管内插管成功率。整个插管过程可在视频系统中显示。

03.251 可曲型光导纤维支气管镜 flexible fiberoptic bronchoscope

由几万根透光度很高的玻璃或丙烯树脂拉成很细的纤维所组成的导光器械。管径细、可曲度大、可视范围广、照明清晰度高，安全，易插入气管、主支气管及其段、亚段支气管甚至更细支气管，可用于双腔管定位、引导气管插管与困难气道处理。能在可视下观察病变并进行活检或刷检，钳取异物，吸引或清除阻塞物，并可做支气管灌洗或支气管肺泡灌洗，行细胞学分析及病原学检查，是支气管、肺和胸腔疾病诊断、治疗的重要手段。

03.252 可曲型视频支气管镜 flexible video bronchoscope

结构和功能与纤维支气管镜相似，尖端装有图像采集设备的导光软镜。可插入气管、主支气管及其段、亚段支气管甚至更细支气管，可用于双腔管定位、气管插管引导与困难气道处理。

03.253 硬质喉镜 rigid laryngoscope

一种硬质不可弯曲的导光器械。管径较细，具有视野清晰、所需张口度小、声门显露率高、插管所用时间短、一次插管成功率高及损伤小等优势，适合多种体位困难气道的气管插管。

03.254 喉镜片 laryngoscope blades

喉镜伸入口腔显露声门的部件。主要有压舌板、直角或C形挡板、凸型连接器3个结构。为了适应不同患者，一套喉镜片分为大、中、小3个型号，另外还有小儿喉镜片，可根据具体情况选用。

03.255 气管插管管芯 endotracheal intubating stylet

一种可以插在气管导管管腔内、有一定刚性的插管辅助工具。通过对气管导管的塑形和引导作用，在声门显露欠佳时提高气管内插管成功率。

03.256 气管插管光棒 endotracheal intubating light wand

一种装配有灯泡、电池和开关，辅助用于气管插管的可弯曲金属导管。将金属导管置入气管导管内，利用颈前软组织透光及气管位置比食管更表浅的特性，当前端光源接近声门时可在甲状软骨下出现明亮光斑，并在光斑引导下插入气管导管。

03.257 可视插管管芯 optical intubating stylet

一种由金属外壳和包裹在内的光导纤维束或摄像头及传输线缆组成的管芯。可将气管导管套在其上。操作者可通过近端的目镜或视频显示器来观察气管导管的推进过程。

03.258 插管探条 intubating bougie

一种气管内引导插管的辅助器械。其尖端向上抬起30°，便于进入声门。当探条处于气管内时，操作者可以感觉到探条触及和划过气管软骨环时的规律震动，此时即可轻柔地套入气管导管。

03.02.06 动脉静脉导管

03.259 中心静脉导管 central venous catheter

放置于大静脉中的一种血管内导管。主要用

于测量中心静脉压，静脉给药、输液，长期肠外营养或长期药物注射。对周边小静脉具有刺激性的药物也可从中心静脉导管注入。

03.260 单腔中心静脉导管 single-lumen central venous catheter
只有一个独立管腔的中心静脉导管。

03.261 双腔中心静脉导管 double-lumen central venous catheter
在同一导管内具有两条独立输液通路的中心静脉导管。可同时进行静脉压监测和输液，或同时输入两种不同的液体或药物。

03.262 三腔中心静脉导管 triple-lumen central venous catheter
在同一导管内可提供三个独立输液通路的中心静脉导管。可同时进行给药、测压、输血、输液等。

03.263 四腔中心静脉导管 quad-lumen central venous catheters
在同一导管内可提供四个独立的静脉输液通路的中心静脉导管。

03.264 静脉留置针 intravenous cannula needle
由不锈钢芯、软外套管及塑料针座组成的输液导管。穿刺时将外套管和针芯一起刺入血管中，当套管送入血管后，抽出针芯，仅将柔软的外套管留在血管中进行输液的一种输液工具。

03.265 动脉血气针 arterial blood gas sampler
由注射器外套、推杆、制止塞、多孔塞、锥头盖、针管、底座针尖保护套等组成的穿刺装置。用于动脉血气标本采集。

03.266 外周中心静脉导管 peripherally inserted central venous catheter，PICC
经外周静脉穿刺留置于中心静脉的导管。主要从肘前部的贵要静脉、正中静脉或头静脉穿刺，置入较细导管，沿血管走行置入，最终末端位于上腔静脉下1/3处或上腔静脉和右心房连接处。主要适用于缺乏稳定外周静脉通道，需要反复输入刺激性药物（如化疗药）或高渗黏稠液体，以及需要使用压力泵或加压输液、反复输入血液制品、每日多次采血、需要长期输液治疗的患者。

03.02.07 区域神经阻滞仪器

03.267 神经刺激仪 nerve stimulator
一种在神经阻滞麻醉过程中监测穿刺针是否接触神经的仪器。配有数字显示器和电流调整按钮，可通过调整参数输出刺激电流，刺激机体的感觉运动混合神经，引发机体相应肌群的运动反应，据此定位特定神经。能增加神经阻滞的准确性，减少神经损伤、出血和局部麻醉药中毒的可能性。

03.268 神经丛刺激针 nerve plexus stimu-

lating needle
由带绝缘涂层的刺激针、注射管、鲁尔锁定接头、电极线组成，与神经刺激仪配套使用的穿刺设备。用于神经丛阻滞。

03.269 医用超声仪 medical ultrasonic instrument
根据超声波原理研制的应用于医疗卫生领域的、用于诊断和治疗疾病的医疗仪器。主要由设备主机及超声探头两大部分组成。

03.02.08 输液设备

03.270 微量注射泵 micro-perfusion pump
以恒定压力作用于注射器的活塞柱上，当活塞柱受压时，注射器内液体通过输液管道流入患者体内的输液设备。可精确控制微量输注，适用于需要持续输注药物的情况。

03.271 患者自控镇痛泵 patient controlled analgesia pump
一种用于患者自控镇痛的电子动力设备。主要由储药盒、动力泵、输注控制器和连接管路构成。输注控制器包括自控按钮、输注模式设定和安全报警装置。在医生设定的安全范围内实现患者自控镇痛。

03.272 靶控输注泵 target control infusion pump
静脉麻醉时，依据特定麻醉药物群体药动学参数研制的软件运行，根据目标血药浓度靶控输注麻醉药物的输注设备。包括控制单元、机械单元及注射器。

03.273 加压输液袋 infusion pressure bag
主要用于输血输液时加快输注速度的简易加压设备。以帮助血液、血浆、心脏停搏液等袋装液体尽快进入人体。亦可持续加压含肝素液体以冲洗内置的动脉测压管。

03.274 输血器 transfusion apparatus
输血时连接血源与患者静脉之间的输液管路，其滴管内的滤网孔径应小于170μm，以防较大的微聚体输入。由插瓶针、进气针或进气孔（可不带，含空气过滤装置）、针头护帽、Y型三通管路（可不带，管路上的软管还有止流夹）、滴管（滴管内含血滤网）、管路、加药口流量调节器（可不带）、注射件（可不带）、7号（23G）以上的静脉针或注射针（可不带）组成。

03.03 麻醉监测

03.03.01 呼吸功能监测

03.275 脉搏氧饱和度 pulse oxygen saturation
一种连续、无创监测脉搏波和动脉血氧饱和度的方法。通过对动脉脉搏波的分析，测定氧合血红蛋白占功能性血红蛋白的百分比。其基本原理是采用朗伯–比尔（Lambert-Beer）定律，利用氧合血红蛋白和还原血红蛋白对特定波长的红光、红外线的不同吸收特性，反映血红蛋白与氧结合的程度。

03.276 压力–容积环 pressure-volume loop
机械通气呼吸过程中以容量（L）为纵轴，压力（cmH_2O）为横轴描记的环形图。每次呼吸更新一次，反映实时肺顺应性的情况。

03.277 流量–容积环 flow-volume loop
呼吸运动时，吸入或呼出的气体流量随肺容积变化的关系曲线。以流率（L/s）为纵轴、容积（L）为横轴描记。每次呼吸更新一次，反映实时气道阻力情况。

03.278 内源性呼气末正压 intrinsic positive end-expiratory pressure，PEEPi
呼气结束，气道压力降为零后，肺泡内压不能降为零的病理生理状态。主要产生机制是呼气阻力显著增大或呼气时间显著缩短。常见于支气管哮喘、慢性阻塞性肺疾病、人工气道过细、呼吸频率过快等情况。是相对于体外呼气末正压而言的。

03.279 驱动压 driving pressure
是克服摩擦阻力而使气体或液体流动的压力差。常用来描述气道内气体和血管内血液的流动情况。机械通气时驱动压是正压吸气末的平台压与PEEP之间的差值。驱动压＞15cmH₂O易导致肺损伤。

03.03.02 肾功能生物学指标

03.280 尿量 urine output
单位时间内排出体外的尿液量。如每小时尿量、24h尿量。尿量的多少主要取决于肾小球的滤过率、肾小管的重吸收和浓缩稀释功能。24h尿量的正常值为0.8～2.0L。

03.281 尿密度 urine specific gravity
又称"尿比重"。在4℃条件下尿液与同体积纯水的质量之比。取决于尿中溶解物质的浓度。正常参考值：1.015～1.025。

03.282 尿渗透压 urine osmolality
肾脏排泄尿内全部溶质的微粒总数量。如电解质、尿素、糖类、蛋白质等。反映肾脏的浓缩、稀释功能。正常参考值＞600mOsm/（kg·H₂O）。

03.283 肌酐 creatinine，Cr
肌组织中肌酸的代谢产物。每20g肌肉代谢可产生1mg肌酐。主要由肾小球（肾脏的重要组成部分）滤过排出体外，人体肌肉中的肌酐以1mg/min的速度释放入血，血中肌酐浓度较尿素氮能更好地反映肾小球滤过功能。

03.284 血尿素氮 blood urea nitrogen，BUN
人体蛋白质代谢的主要终末产物。氨基酸脱氨基产生NH₃和CO₂，两者在肝脏中合成尿素，主要经肾脏排泄。在体内代谢稳定的情况下，血中尿素氮浓度可在一定程度上反映肾小球的滤过功能。常作为评价肾功能的指标之一。

03.285 [内生]肌酐清除率 creatinine clearance rate
单位时间内肾脏对血浆中内生肌酐的清除能力。通常以每分钟能清除多少毫升血浆中的肌酐来表示，并用标准体表面积校正。可反映肾小球滤过功能和估计有效肾单位的数量，是评价肾损害的定量试验。

03.286 菊粉清除率 inulin clearance rate
单位时间内从肾脏排出菊粉的总量。相当于多少毫升血浆所含的量，此血浆毫升数即菊粉的血浆清除率。菊粉是人体内不含有的一种多糖，从静脉注入后不参加体内代谢，分子量小，可自由地从肾小球滤过，同时完全不被肾小管和集合管重吸收，也不被分泌到小管液中，因此菊粉清除率可代表肾小球滤过率。

03.287 有效肾血流量 effective renal blood flow，ERBF
单位时间内流经肾脏的血流量。通常是肾皮质血流量。是反映肾脏血流灌注状态较为直观的重要指标。

03.288 有效肾血浆流量 effective renal plasma flow，ERPF
单位时间内流经肾单位的血浆流量。排除了流经肾单位以外、未被肾清除、不能通过血浆清除率测得的部分血浆流量。是反映肾脏功能及肾脏血流灌注的灵敏指标。

03.289 滤过钠排泄分数 fractional excretion of filtrated sodium
尿排泄钠占肾小球滤过钠的百分率，即肾小球滤过而未被肾小管重吸收的钠的百分率。

计算公式：钠排泄分数=[（尿钠×血肌酐）/（血钠×尿肌酐）]×100%。为鉴别肾前性急性肾衰竭及急性肾小管坏死最敏感的指标，正常值<1。

03.290   自由水清除率 free water clearance
单位时间内使尿液与血浆等渗时须从尿中除去或加入无溶质水（即自由水）的容积。

是定量肾排水能力的指标。

03.291   急性肾损伤 acute kidney injury，AKI
任何原因导致患者血肌酐在48h内上升0.3mg/dl（25μmol/L）或较原水平增高50%以上，和（或）尿量减少至<0.5ml/（kg·h）并持续6h以上的肾脏病变。

03.03.03   神经功能监测

03.292   脑电图 electroencephalogram，EEG
通过脑电图描记仪将脑内微弱的生物电放大记录成为一种曲线图，以帮助诊断疾病的一种现代辅助检查方法。

03.293   脑电图 β 波 electroencephalogram beta wave
思考活动时出现频率在13～30Hz的低振幅快波脑电活动。在额区和中央区最为显著。

03.294   脑电图 α 波 electroencephalogram alpha wave
成年人处于清醒、安静、闭眼及正常血糖范围情况下所记录到的波幅由小变大再变小的反复变化的梭形波，是频率在8～12Hz的电活动。在顶枕部最为显著。

03.295   脑电图 θ 波 electroencephalogram theta wave
困倦或浅睡眠状态下出现的频率在4～7Hz的脑电活动。

03.296   脑电图 δ 波 electroencephalogram delta wave
睡眠期间出现的频率低于4Hz的脑电活动。成年人在极度疲劳、缺氧、深度麻醉或大脑有器质性病变时也可出现。

03.297   脑电图 γ 波 electroencephalogram gamma wave
快速眼动睡眠时期出现的频率在25～100Hz（以40Hz为典型）的快波脑电活动。

03.298   数字化脑电图 digital electroencephalography
又称"数字化脑电描记术"。应用计算机进行模拟/数字转换，把经过放大的脑电模拟信号转化为数字信号，再经数字/模拟转换而显示脑电图的技术。

03.299   脑电功率谱 electroencephalogram power spectrum
以脑电频率为横坐标，脑电图功率为纵坐标描记的功率谱。反映脑电图每一频率成分的功率分布。根据麻醉中功率分布在不同频率的转移，可判断麻醉深度变化。当麻醉加深时，脑电频率变慢，低频成分功率增加，高频成分功率减少；麻醉减浅时则相反。

03.300   脑电双频指数 electroencephalogram bispectral index，BIS
通过记录大样本接受不同麻醉药受试者的双额脑电图及其相联系的意识状态和镇静水平组成数据库，使用多因素回归模型将最能区分意识和镇静水平变化的频域和时域特性参数的相对作用转化为线性数字化指数，用以判断镇静水平和监测麻醉深度的方法。其范围从0到100，100代表清醒状态，0代表完全无脑电活动状态（大脑皮质抑制），一般认为BIS值在85～100为正常状态，65～85为镇静状态，40～65为麻醉状态，低于40可能呈现爆发抑制。

03.301　脑状态指数　cerebral state index，CSI

采集脑电信号子参数输入电脑自适应的神经模糊推论系统，通过内在公式计算得出0～100的反映大脑觉醒状态的数值。完全无脑电信号定义为0，完全觉醒定义为100。数值越小，镇静程度越深。

03.302　熵指数　entropy index

通过脑电和肌电信号的无序度（熵）衡量麻醉深度的指数。将脑电图和额肌肌电图的信号通过熵运算公式和频谱熵应用程序处理计算而出，可分为反应熵和状态熵两种。

03.303　患者状态指数　patient state index，PSI

基于高分辨脑电图信号，通过计算机定量计算得到反映患者镇静状态的指数。

03.304　诱发电位　evoked potential

给予神经系统（从感受器到大脑皮质）特定的刺激，或使大脑对刺激（正性或负性）的信息进行加工，在相应部位产生的可以检出的、与刺激有相对固定时间间隔（锁时关系）和特定位相的生物电反应。

03.305　躯体感觉诱发电位　somatosensory evoked potential，SEP

简称"体感诱发电位"。刺激肢体末端粗大的感觉纤维，在躯体感觉上行通路的不同部位记录获得的电位。主要反映周围神经、脊髓后束和有关神经核团、脑干、丘脑、丘脑放射及皮质感觉区的功能。在头部记录到的躯体感觉诱发电位由几个极性和潜伏期不同的成分组成，主要观察潜伏期和波形。

03.306　皮质体感诱发电位　cortical somatosensory evoked potential，CSEP

在感觉传入冲动的刺激下，大脑皮质某一区域产生的较为局限的电位变化。

03.307　脊髓体感诱发电位　spinal somatosensory evoked potential，SSEP

刺激外周神经，导管电极在硬膜外隙所监测到的电位变化。

03.308　皮节体感诱发电位　dermatomal somatosensory evoked potential，DSEP

通过刺激特定的皮节引出的感觉诱发电位。

03.309　运动诱发电位　motor evoked potential，MEP

经颅磁刺激或电刺激大脑皮质运动细胞、脊髓及周围神经运动通路时，在相应肌肉上记录到的复合肌肉动作电位。主要检测指标为各个测定部位的潜伏期和中枢运动传导时间。

03.310　听觉诱发电位　brainstem auditory evoked potential，BAEP

给予测试对象声音刺激后，在头皮记录到的生物电信号。根据潜伏期的长短可分为短潜伏期听觉诱发电位（潜伏期小于10ms）、中潜伏期听觉诱发电位（潜伏期为10～50ms）和长潜伏期听觉诱发电位（潜伏期大于50ms）。

03.311　短潜伏期听觉诱发电位　short latency auditory evoked potential

潜伏期小于10ms的听觉诱发电位。

03.312　中潜伏期听觉诱发电位　middle

latency auditory evoked potential
潜伏期在10～50ms的听觉诱发电位。

03.313　长潜伏期听觉诱发电位 long latency auditory evoked potential
潜伏期大于50ms的听觉诱发电位。

03.314　视觉诱发电位 visual evoked potential，VEP
在视野范围内，以一定强度的闪光或图形刺激视网膜，可在视觉皮质或头颅骨外的枕区记录到电位变化。

03.315　肌电图 electromyogram，EMG
应用电子学仪器记录肌肉静止或收缩时的电活动，以及应用电刺激检查神经、肌肉兴奋及传导功能的方法。可以确定周围神经、神经元、神经肌肉接头及肌肉本身的功能状态。

03.316　自发性肌电图 spontaneous electromyogram
在正常状态下，通过电极记录到的肌肉静息电活动。

03.317　额肌肌电图 frontalis electromyography，FEMG
额肌电的电信号波幅随时间的变化图。额肌对非去极化类肌肉松弛药敏感性较差，因此麻醉状态时，其可作为判断浅麻醉的一项指标。在未使用肌肉松弛药的情况下，建议将额肌电波幅维持在12～25单位。7～12单位为深麻醉，25～30单位为浅麻醉，30～40单位为麻醉过浅，40单位以上为觉醒。

03.03.04　肌 电 活 动

03.318　爆发性肌电活动 burst electromyogram activity
在短时间内，肌肉运动单位同步发生放电活动，几乎在神经受到刺激时同时发生。常见于手术中的一过性神经刺激。

03.319　持续性肌电活动 persistent electromyogram activity
由不同步肌肉放电活动组成的一组连续发生的肌电活动波形。在刺激源消失后仍可持续数秒至数分钟，常提示神经受到严重或持续性刺激。

03.320　激发性肌电活动 evoked electromyogram activity
有目的地刺激外周或脊髓神经根，使该神经支配的肌肉收缩而产生的诱发电位。

03.321　局部脑氧饱和度 regional brain oxygen saturation
一种非侵入式的床旁脑氧饱和度监测技术。以两个波长的近红外线为光源，以朗伯–比尔（Lambert-Beer）定律和光散射理论为基础，利用还原血红蛋白和氧合血红蛋白光吸收系数的差别测量脑组织混合动静脉血氧饱和度。可无创、实时、连续反映局部脑组织的氧供需平衡，也能间接反映脑血流量。符号为rSO$_2$。

03.322　颈静脉球部氧饱和度监测 jugular bulb venous oxygen saturation monitoring
通过放置在颈静脉球部的纤维导管抽取血样，间断或持续测定颈静脉球部血氧饱和度，再通过公式计算脑组织氧代谢情况来代表全脑氧饱和度。符号为SvjO$_2$。

03.323　脑组织氧分压监测 partial oxygen

pressure of brain tissue monitoring

通过探针直接检测大脑组织中氧分压的技术。将导管探针通过钻孔或开颅的方式放置于大脑皮质下白质并用螺栓固定，其定位需要通过CT引导确认并使读数准确。常用于严重颅脑创伤患者重症监护室管理或围手术期麻醉管理，这种直接监测方式是床旁监测脑氧饱和度的金标准。符号为 $PtiO_2$。

03.324　经颅多普勒超声　transcranial Doppler，TCD

利用超声多普勒效应来检测颅内外大血管血流动力学及血流生理参数的一项无创性检查方法。可用于判断颅内外动脉狭窄、闭塞和进行微栓子监测等。

03.325　脑磁图　magnetoencephalography，MEG

采用低温超导量子干涉器件技术实时测量大脑极微弱的磁场信号变化并记录，与标准的头部磁共振扫描数据汇总后进行分析处理并记录下来的图形。反映脑的磁场变化，用于脑损伤的定位诊断。

03.326　颅内压监测　intracranial pressure monitoring

将颅内压监测仪探头置于颅内额部及枕部，通过传感器将颅内压的波形传至工作站，从而完整地了解颅内压变化情况的监测方法。

03.327　颅内压 C 型波　C wave of intracranial pressure

正常的颅内压波形。压力曲线较平坦，呈与动脉压力波和呼吸相一致的波动。

03.328　颅内压 B 型波　B wave of intracranial pressure

在正常压力波的背景上出现短时骤升又骤降高波的颅内压波形。一般不超过6.67kPa

（50mmHg）。出现0.5～2次/分，表明颅内压中至重度升高。

03.329　颅内压 A 型波　A wave of intracranial pressure

以压力突然升高为特征的颅内压波形。升至6.67～13.3kPa（50～100mmHg），持续5～20min后又骤然降至原水平或更低。频繁提示颅腔的代偿功能接近衰竭。

03.330　麻醉深度　depth of anesthesia

全身麻醉过程中使患者处于无意识状态且对伤害性刺激反应降低的程度。是对镇静水平、镇痛水平、刺激反应程度等指标的综合反映。麻醉过深导致脑部功能的抑制，并且会严重影响呼吸循环系统的生理稳定，导致严重的麻醉意外。麻醉过浅容易出现术中知晓，导致生命体征不稳定及严重的患者术后焦虑。

03.331　意识水平　consciousness level

从较模糊的意识状态到较明确的意识状态之间所经过的各种阶段。表现最明显的是觉醒和睡眠两个极端。前者是意识程度由弱变强的阶段，后者是意识程度由强变弱的阶段。意识的这种发展层次的差异是以网状结构上行激活系统在大脑皮质上维持一定兴奋水平为条件的。脑电图可作为不同意识水平的客观指标和精确反映。

03.332　遗忘　amnesia

记忆的丧失。患者对一定时间内的生活经历全部丧失或部分丧失。

03.333　睫毛反射消失　disappearance of eyelash reflex

机体失去保护眼睛不受伤害的闭眼反射能力。睫毛根部直接连接到神经末梢，一旦有异物落到睫毛上就会引起闭眼。麻醉会导致该反射消失。

03.334 指令反应消失 loss of response to verbal command
机体失去对简单语言或文字指令做出正确反应的能力。

03.335 隔离前臂法 isolated forearm technique，IFT
全身麻醉过程中使用肌肉松弛药前应用血压袖带将前臂血流阻断，以便在注射肌肉松弛药后免受其阻滞作用，麻醉者可通过患者前臂的反应来判断指令是否被患者接受执行的方法。可作为意识判断的金标准，直接反映意识存在与否。

03.336 手术伤害性刺激指数 surgical nociception index
通过人体周围血管灌注程度的改变及心率R-R间期的变化，结合血压、脑电等生命体征数据，组合成反映患者疼痛程度和手术伤害程度的指数。

03.337 镇痛伤害性刺激指数 analgesia nociception index，ANI
通过呼吸对心电图R-R间期的影响，计算出心率变异性的指数。用于定量和定性地分析判断全身麻醉期间镇痛与伤害性刺激之间的平衡状态。与手术应激和伤害性刺激引起的副交感神经张力改变有很好相关性。

03.338 手术伤害性刺激反应 surgically induced stress response
麻醉中各种伤害性刺激引起的躯体反应和自主反应。躯体反应主要指躯体对伤害性刺激的逃避反应；自主反应包括交感、副交感神经兴奋性的变化及神经-体液调节的激活或抑制。

03.339 体动反应 body reactive movement
手术切皮刺激即刻产生的明显的随意肌肉运动。是机体对伤害性刺激的逃避反射，是典型的全或无反应。包括一个或多个肢体的收缩或屈曲、摇头，但不包括皱眉、咳嗽、吞咽反应等。通常作为判断麻醉深度的标准。

03.340 内脏自主反应 visceral autonomic response
下丘脑神经元通过调节自主神经系统交感神经和副交感神经输出的平衡，对感觉信号做出的反应。包括血流动力学反应、催汗反应、内分泌反应、免疫反应等。

03.341 心血管反应 cardiovascular reaction
机体通过自主神经支配，对伤害性刺激发生的循环系统反应。表现为交感肾上腺活动增强，导致患者血压升高、心率增快，甚至心律失常。冠心病患者可致心肌缺血、心绞痛发作。是临床麻醉中判断麻醉深度的常用指标之一。

03.342 末梢灌注指数 tip perfusion index，TPI
将指（趾）脉搏血氧饱和度探头采集的容积波形用数学方法经计算机处理后转化成0～100的指数。是反映机体应激状态的指标。

03.343 心率变异性 heart rate variability，HRV
逐次心跳之间的微小时间差异。产生于心脏自主神经系统对窦房结自主节律性的调节，反映自主神经系统的张力和均衡性。可动态、定量评估麻醉药及伤害性刺激对自主神经系统的影响。

03.344　心率　heart rate，HR
每分钟的心跳次数。正常人安静时心率为60～100次/分。

03.345　脉搏　pulse
动脉的搏动。正常成人脉率为60～100次/分。

03.346　急性术后高血压　acute postoperative hypertension
术后早期，尤其是全身麻醉后早期，出现动脉压显著升高的病理状态。通常指收缩压>21.3kPa（160mmHg）和（或）舒张压>11.3kPa（100mmHg），也可将其定义为收缩压较基础值升高20%或以上，舒张压或平均动脉压高于基础水平。与术后早期脑卒中、心肌梗死、充血性心力衰竭、严重心律失常、急性肾功能损伤等存在显著相关性。

03.347　无创血压监测　noninvasive blood pressure monitoring
应用对机体组织没有机械损伤的方法，经皮肤或黏膜等途径间接取得有关心血管功能各项参数的监测方法。其特点是安全、无或很少发生并发症。

03.348　有创动脉压　invasive blood pressure
经体表插入各种导管或监测探头到心腔或血管腔内，利用各种监测仪或监测装置直接测定的动脉压力和其他生理学参数。其特点是测定时对机体组织有损伤，有时可产生严重并发症。

03.349　科罗特科夫音　Korotkoff sound
又称"科氏音"。用臂带绑扎上臂并加压，将肱动脉血管压瘪，然后再减压，随着外压力的降低，从臂带内听诊器中可以听到血流重新冲开血管后发出与脉搏同步的摩擦、冲击音。

1905年由俄国学者科罗特科夫发现而被命名。

03.350　重搏切迹　dicrotic notch
动脉压波形中降支上的重搏波。来自于心室舒张期早期，主动脉瓣关闭，动脉中的血液欲回返至左心室，受到主动脉瓣的阻挡冲击而产生，是主动脉瓣关闭的标志。

03.351　连续无创动脉压监测　continuous noninvasive arterial blood pressure，CNAP
采用恒定容积法、扁平张力测量法、脉搏波速测量法或脉搏波特征参数测量法等，经皮肤连续无创监测血压的技术。

03.352　中心静脉压监测　central venous pressure monitoring
测定右心房或胸腔内大静脉的压力。主要受循环血容量、静脉张力和右心室功能的影响。

03.353　中心静脉压 a 波　central venous pressure a wave
右心房收缩产生的中心静脉压力波。代表心室舒张末期。

03.354　中心静脉压 c 波　central venous pressure c wave
由三尖瓣关闭所产生的轻度升高的中心静脉压力波。代表心室收缩早期。

03.355　中心静脉压 v 波　central venous pressure v wave
右心房充盈同时伴随右心室收缩，三尖瓣关闭时右心房膨胀引起的中心静脉压力波。代表心室收缩末期。

03.356　中心静脉压 x 波　central venous pressure x wave

右心房舒张，容量减少引起的中心静脉压力波。代表心室收缩中期。

03.357 中心静脉压 y 波 central venous pressure y wave
三尖瓣开放，右心房排空，血流进入右心室引起的中心静脉压力波。代表心室舒张早期。

03.358 肺动脉导管监测 pulmonary artery catheter monitoring
将心导管插入右心和肺动脉进行监测的技术。导管由静脉置入，沿静脉送至腔静脉，然后至右心房、右心室、肺动脉及其分支，了解上述各部位的压力、血氧含量和血流动力学改变及心脏瓣膜病变程度，以明确诊断，指导治疗。

03.359 肺动脉收缩压 pulmonary artery systolic pressure，PASP
静息状态下，肺动脉处于收缩期时的压力。正常值为2.4～3.3kPa（18～25mmHg）。

03.360 肺动脉舒张压 pulmonary artery diastolic pressure，PADP
静息状态下，肺动脉处于舒张期时的压力。正常值为0.8～1.3kPa（6～10mmHg）。

03.361 平均肺动脉压 mean pulmonary artery pressure，MPAP
在一个心动周期中肺动脉血管承受的平均压力。

03.362 外周血管阻力 peripheral vascular resistance，PVR
血液在体循环中流动所遇到的阻力。主要是小动脉和微静脉对血流的阻力。反映左心室后负荷。

03.363 每搏量 stroke volume，SV
全称"每搏输出量"。一次心搏一侧心室射出的血量。正常值为60～90ml。

03.364 每搏指数 stroke volume index，SVI
每平方米体表面积的每搏量。正常值为40～60ml/m²。

03.365 混合静脉血氧饱和度 mixed venous oxygen saturation
肺动脉血中的血氧饱和度。它反映全身组织的氧合程度。主要取决于心输出量、动脉血氧饱和度、血红蛋白和机体氧耗情况。参考值为68%～77%，平均75%。符号为$S\bar{v}O_2$。

03.366 右心射血分数 right ventricular ejection fraction，RVEF
右心每搏输出量占右心室舒张末期容积量的百分比。正常值应≥40%。

03.367 右室舒张末容积 right ventricular end-diastolic volume，RVEDV
右心室舒张末期的充盈量。反映右心室的前负荷。

03.368 左室舒张末容积 left ventricular end-diastolic volume，LVEDV
左心室舒张末期的充盈量。反映左心室的前负荷。

03.369 右室每搏功指数 right ventricular stroke work index，RVSWI
反映右心室容量和收缩力的指数。计算公式为每搏指数（SVI）×［平均肺动脉压（MPAP）−右房压（RAP）］×0.0136。正常值为5～10g/（min·m²）。

03.370 左室每搏功指数 left ventricular stroke work index，LVSWI
反映左心室容量和收缩力的指数。计算公式为每搏指数（SVI）×［平均动脉压（MAP）−左房压（LAP）］×0.0136。正常值为50～62g/

（min·m²）。

03.371　心房压　atrial pressure
血液对单位面积心房壁的侧压强，分为左心房压和右心房压。

03.372　左心房压　left atrial pressure，LAP
血液对单位面积左心房壁的侧压强。左房压可以估计左室舒张末压，正常值为0.53～1.6kPa（4～12mmHg），平均为1.06kPa（8mmHg）。临床将左房压>2.4kPa（18mmHg）作为左心衰竭的标志之一。

03.373　右心房压　right atria pressure，RAP
血液对单位面积右心房壁的侧压强。反映了回心血量和心脏将血液泵入动脉系统的能力。正常值为0.13～0.67kPa（1～5mmHg）。

03.374　心室舒张末压　ventricular end-diastolic pressure
舒张末期血液对单位面积心室壁的侧压强。分为左室舒张末压和右室舒张末压。

03.375　左室舒张末压　left ventricular end-diastolic pressure，LVEDP
左心室舒张末期的压强。反映左心室前负荷，是评价左心室功能的重要指标。与心室容积、心室顺应性相关。正常值为0～1.33kPa（0～10mmHg）。

03.376　右室舒张末压　right ventricular end-diastolic pressure，RVEDP
右心室舒张末期的压强。反映右心室的前负荷。与心室容积、心室顺应性相关。正常值为0～0.67kPa（0～5mmHg）。

03.377　热稀释法连续心输出量测定　thermodilution continuous cardiac output measurement
通过注入心脏内的液体温度升高的速率反映心脏射血能力并测定心输出量的方法。根据菲克（Fick）定律，某种物质注入流动液体后的分布等于流速乘以此物质近端与远端的浓度差。热稀释法使用斯旺–甘兹导管以冷盐水作为指示剂，通过近端孔注入右心室，随即流入右心室，与其中血液混匀，低温血液排至肺动脉，经过导管顶端的热敏电阻，产生一系列电位变化，输至监测仪绘出温度曲线，计算心输出量和相应的血流动力学参数。

03.378　无创心输出量测定　noninvasive cardiac output measurement
以胸部生物电阻抗技术或超声多普勒为基础的完全无创的心输出量监测方法。即通过无创测量血液流动代替测量血压来获取血流动力学数据的测量方式。

03.379　氧耗　oxygen consumption
机体单位时间内通过有氧代谢等消耗氧的量。反映组织摄取氧和利用氧的能力。因为机体摄取的氧绝大部分用于消耗，因此用测定的摄取氧量来代表氧耗量。一般用每分钟消耗氧的毫升数表示。取决于机体组织的功能代谢状态。计算公式：氧耗（VO_2）=心指数（CI）×[动脉血氧含量（CaO_2）−静脉血氧含量（CvO_2）]≈CI×1.38×血红蛋白浓度（Hb）×[动脉血氧饱和度（SaO_2）−静脉血氧饱和度（SvO_2）]。正常值为110～180ml/（min·m²）。符号为VO_2。

03.03.06　神经肌肉功能监测

03.380　肌肉松弛程度　degree of muscle relaxation
给予药物或其他处理后，肌肉在不同电刺激模式下的收缩程度与药物或其他处理操作前初始状态的肌肉收缩程度相比的衰减量。

03.381　周围神经刺激器　peripheral nerve stimulator
临床上用来监测神经肌肉阻滞程度的仪器。是一个脉冲发生器，脉冲宽度为0.2～0.3ms，呈单相正弦波。理想的神经刺激器应是恒流，呈线性输出。

03.382　单刺激　single-twitch stimulation，SS
一种监测神经肌肉兴奋传递功能的方法。给予引起单次肌颤搐的刺激脉冲，其肌收缩效应与所用刺激的频率有关。常用刺激频率为0.1Hz或1.0Hz，刺激时间为0.2ms。重复测试间隔时间不少于10ms。

03.383　四个成串刺激　train-of-four stimulation，TOF
一种监测神经肌肉兴奋传递功能的方法。给予外周神经一组连续四次的单次颤搐刺激，频率为2Hz，脉冲宽度0.2～0.3ms，每次刺激间隔0.5s，即为四个成串刺激。神经肌肉接头功能正常时，给予一组刺激应获得4个高度一致、幅度正常的颤搐反应。

03.384　强直刺激　tetanic stimulation，TS
一种监测神经肌肉兴奋传递功能的方法。刺激频率大于20Hz时，导致肌颤搐融合成为强直收缩的持续刺激。常用刺激频率为50Hz或100Hz，持续5s以上。

03.385　强直后计数　post-tetanic count，PTC
一种监测神经肌肉兴奋传递功能的方法。给予50Hz的强直刺激，持续5s，以后间隔3s给予1Hz的单次刺激，观察单次刺激时出现的肌颤搐次数。是利用非去极化阻滞对强直刺激出现衰减和强直刺激衰减后对单刺激的肌颤搐出现易化的现象来估计阻滞深度的方法。

03.386　双短强直刺激　double burst stimulation，DBS
一种监测神经肌肉兴奋传递功能的方法。给予两串间距750ms的短程50Hz强直刺激，每串强直刺激只有3个或4个波宽为0.2ms的矩形波。主要用于在没有监测肌颤搐效应设备的情况下，靠手感或目测来监测肌张力的恢复。

03.387　强直后增强　post-tetanic potentiation
一种监测神经肌肉兴奋传递功能的方法。停止强直刺激后，由于大量乙酰胆碱分解产物被重吸收，乙酰胆碱合成量增多，此时单刺激时神经末梢的乙酰胆碱释放量多于强直刺激前单刺激时的释放量，出现颤搐反应增强，为强直后增强。

03.388　强直衰减　tetanic fade
强直刺激开始阶段引起神经末梢大量乙酰胆碱释放，使神经肌肉兴奋传导受阻滞部分被拮抗，肌肉收缩反应增强的现象。后阶段，因神经末梢内可以立即被启动的乙酰胆碱储存量急剧减少，乙酰胆碱释放量随之下降，肌松作用增强，出现强直衰减的现象。

03.03.07　诱发肌收缩效应显示器

03.389　肌压电图　piezoelectric-electromyography，PZEMG
通过传感器感应所测肌肉的电压变化，并将电压变化信号转换成可视的图像。

03.390　诱发肌力图　evoked mechanomyography，EMMG
肌收缩效应的评定方法。通过刺激支配肌肉的神经，产生并记录肌肉收缩强度的变化。

03.391　诱发肌电图　evoked electromyography，EEMG
肌收缩效应的评定方法。通过刺激支配肌肉的神经，产生并记录肌电信号的变化。

03.392　阈上刺激　supraliminal stimulus
刺激强度超过阈值的刺激。

03.393　阈下刺激　subliminal stimulus
刺激强度未达到阈值的刺激。

03.394　最大刺激强度　maximum stimulus intensity
当刺激强度增加到某一程度时，神经中所有的纤维均兴奋，肌肉产生最大收缩的刺激强度。

03.395　超强刺激　supramaximal stimulus
刺激电流强度增加到一定程度诱发的电位波幅不再增加时，再将刺激强度增加20%的刺激。

03.396　易化　facilitation
局部阈下兴奋状态能使神经元兴奋性升高的现象。

03.03.08　超声心动图监测

03.397　经食管超声心动图　transesophageal echocardiography，TEE
食管内插入超声探头，从心脏后方向前近距离进行心脏超声检查的技术。避免了胸壁、肺等因素干扰，也易于在心脏手术中进行超声检测与评估。

03.398　经胸超声心动图　transthoracic echocardiography
应用超声波回声经胸壁探查心脏和大血管以获取有关信息的一种无创性检查方法。

03.399　M 型超声心动图　M mode echocardiography，MME
一种以实时运动方式检测心动周期中某段的变化并可结合彩色多普勒检测异常血流的心动图。超声束通过组织时其反射波将按组织密度和部位沿一直线显示在屏幕上，每秒能发出1000次超声，超声波的连续发射和接收在屏幕上即可显示出声束穿过组织的连续变化。

03.400　二维超声心动图　two-dimensional echocardiography
在一个扇区内沿不同的直径快速反复地扫描，扫描速度为30～60次/秒，形成心脏运动的实时二维（平面）影像的心动图。通过各种切面实时显示心脏、大血管的解剖结构及其活动状态，可直接观察心脏各腔室的大小、瓣膜活动的状态及心脏各部分的结构有无缺损或畸形等。

03.401　多普勒超声心动图　Doppler echocardiography
利用超声记录心血管系统内血流信号的心动图。运动物体（红细胞）反射的超声频率与发射的频率不同，其变化与运动物体的运动方向和速度有关，可以用多普勒方程计算出运动物体的速率。

03.402　三维超声心动图　three-dimensional echocardiography
根据连续获得的二维断面，利用计算机重建出三维实时图像，显示出心脏三维结构的心动图。便于观察心腔容量大小、心室壁局部及整体的运动，以及瓣膜的活动情况。

03.403　造影超声心动图　contrast echocar-

diography

又称"心脏超声造影"。经皮或心导管在静脉、动脉或心腔内注入一种超声造影剂，使血液内产生云雾状回声所获得的超声心动图。有助于分辨心内结构，检出房间隔、室间隔缺损，法洛四联症，残存左上腔静脉，三尖瓣关闭不全和肺内动静脉瘘，以及测定右心功能等。

03.404 连续多普勒 continuous wave Doppler，CW

采用两个或两组晶片，由其中一组连续地发射超声，而由另一组连续地接收回波的一种超声影像检查技术。具有很高的速度分辨率，能检测到较高速的血流，但缺乏距离分辨能力。

03.405 脉冲多普勒 pulsed wave Doppler

由同一个或一组晶片发射并接收超声波，用较少的时间发射，而用更多的时间接收的一种超声影像检查技术。采用深度选通（或距离选通）技术进行定点血流测定，因此该成像具有很高的距离分辨率，也可对血流的性质做出准确分析。

03.406 彩色多普勒 color Doppler

用自相关技术进行多普勒信号处理，把自相关技术获得的血流信号经彩色编码后实时叠加在二维图像上的一种超声影像检查技术。既具有二维超声结构图像的优点，又同时提供了血流动力学的丰富信息，形成彩色多普勒超声血流图像。

03.407 血流频谱 blood flow spectral

在二维超声的基础上对检查部位的血流以波幅的形式显示的技术。根据流动的波形和波幅了解血流类型（动脉或静脉），计算搏动频率、血流速度和各种血管功能指数等。

03.408 节段性室壁运动异常 segmental wall motion abnormality，SWMA

采用心脏超声技术观察到的心肌缺血征象。根据美国超声心动图学会推荐的标准，将左心室室壁分为16个节段，左心室功能通过目测的室壁运动情况和收缩期节段室壁增厚度进行评估和半定量分析。此方法反映心肌缺血的敏感性明显高于心电图及血流动力学指标。

03.409 跨瓣压差 transvalvular pressure gradient

心脏瓣膜或血管瓣膜两边的血压差值。是心脏超声检查中常用于评估瓣膜狭窄的一项指标，通常使用流体力学中简化的伯努利（Bernoulli）方程测定。

03.410 跨瓣反流 transvalvular regurgitation

心脏活动中，血流不受心脏瓣膜的限制和引导，而向反方向流动的异常状态。

03.411 左[心]室舒张末内径 left ventricular end-diastolic diameter，LVEDD

在M型超声心动图模式的心室波群中，左室舒张末期所测得的最大内径。

03.412 左[心]室收缩末内径 left ventricular end-systolic diameter，LVESD

在M型超声心动图模式的心室波群中，左室收缩末期所测得的最小内径。

03.413 主肺动脉内径 main pulmonary artery diameter，MPAD

二维超声心底大动脉断轴切面，主肺动脉长轴肺动脉瓣附着处上端管腔两侧之间的垂直距离。

03.414 右[心]室基底内径 right ventricular basal diameter

二维超声舒张末期聚集右心室的心尖四腔心切面下，测量右心室基底段1/3处从室间隔右心室心内膜面到右心室右侧壁心内膜面的最大内径。

03.415 **左[心]房前后径** left atrial antero-posterior diameter

二维超声心尖左心两腔心切面收缩末期，从左心房前壁心内膜面测量到左心房后壁心内膜面的垂直距离。

03.416 **左[心]房左右径** left and right of left atrial diameter

二维超声心尖四腔心切面舒张早期，从房间隔左心房心内膜面测量到左心房左侧壁的距离。

03.417 **左[心]房上下径** up and down of left atrial diameter

二维超声心尖四腔心切面舒张早期，从二尖瓣环连线中点测量到左心房上壁心内膜面的距离。

03.418 **右[心]房左右径** left and right of right atrial diameter

二维超声心尖四腔心切面舒张早期，从房间隔右心房心内膜面测量到右心房右侧壁的距离。

03.419 **右[心]房上下径** up and down of right atrial diameter

二维超声心尖四腔心切面舒张早期，从三尖瓣环连线中点测量到右心房上壁心内膜面的距离。

03.420 **二尖瓣 E 峰** mitral E peak

在多普勒超声技术测得的二尖瓣多普勒血流速度频谱上，反映二尖瓣在左心室舒张早期最大血流速度的波。

03.421 **二尖瓣 A 峰** mitral A peak

在多普勒超声技术测得的二尖瓣多普勒血流速度频谱上，反映二尖瓣在左心房收缩期最大血流速度的波。

03.422 **三尖瓣反流速度** tricuspid regurgitation velocity

三尖瓣上彩色反向血流处多普勒探测到的最大流速（单位cm/s）。

03.423 **主动脉瓣收缩峰值流速** peak systolic velocity of aortic valve

二维超声心动图心尖五腔或三腔心切面，取样容积置于主动脉瓣上，频谱多普勒呈收缩期近似三角形单峰波的顶点处的最大血流速度（单位cm/s）。

03.424 **肺动脉瓣收缩峰值流速** peak systolic velocity of pulmonary valve

二维超声心动图胸骨旁大动脉短轴或剑突下大动脉短轴切面，取样容积置于肺动脉瓣上，频谱多普勒呈收缩期近似对称圆锥形单峰波的顶点处的最大血流速度（单位cm/s）。

03.03.09 体 温 监 测

03.425 **围手术期低体温** perioperative hypothermia

围手术期由于各种原因导致机体核心体温低于36℃的现象。

03.426 **热敏电阻温度计** thermistor thermometer

一种含有电流计和电源，使用热敏传感器电阻，可量度体温和室温的温度计。当温度升高时，电热调节器（温度计的探测器）所探测到的电流会增加，电阻会减少。当电流增加，温度也会升高；当电阻增加，温度也会降低。

03.427 **温差电偶温度计** thermoelectric thermometer

利用温差电偶来测量温度的温度计。将两种

不同金属导体的两端分别连接起来，构成一个闭合回路，一端加热，另一端冷却，两个接触点之间由于温度不同而产生电动势，导体中会有电流发生，利用温差电动势与两个接触点温度差的函数关系制成温度计。

03.428　液晶温度计　liquid crystal thermometer

利用液晶相变时光学性质改变的特性来测量温度的温度计。将不同相变温度的液晶涂在一张纸上，当其相变时，光学性质改变使液晶变色，根据颜色变化可知道对应的温度。优点是读数容易，缺点是精确度不足。

03.429　体表加温　body surface warming

通过减少皮肤散热来实现体温保护的技术。有被动隔离和主动加温两种方法。大约90%的代谢产热经皮肤丧失。被动隔离可显著减少辐射、对流导致的散热，其保温能力与覆盖的体表面积直接相关。主动加温能更好地维持正常体温，其效果与皮肤面积呈线性关系，主要包括循环水床垫、充气加温装置、电热毯、辐射加温器等。

03.430　内部加温　inside warming

通过向机体输注加温液体或对呼吸装置加温的体温保护技术。使体温从机体内部开始恢复，以减少复温性休克的发生。

03.431　加温输液仪　heating infusion apparatus

将冷藏或室温下的血液、血制品、药液、营养液或冲洗液等进行加温输注的仪器。可防止低温症和低温相关并发症。

03.432　湿热交换器　heat and moisture exchanger

又称"人工鼻（artificial nose）"。由数层吸水材料及亲水化合物制成具有细孔网纱结构的医疗设备。主要用于人工气道患者。使用时一端与人工气道连接，另一端与呼吸机管路连接。当气体呼出时，呼出气内的热量和水分被保留下来，吸气时，气体经过人工鼻，热量和水分重新被带入气道内。同时对细菌有一定过滤作用，能降低管路被细菌污染的危险性。

03.433　酸碱平衡　acid-base balance

在不断变化的内外环境因素作用下，细胞外液的pH始终维持在7.4±0.5的弱碱性范围内的生理状态。是由机体的缓冲系统、肺、肾共同调节而实现的。

03.434　标准碳酸氢盐　standard bicarbonate, SB

在血温37℃，血红蛋白充分氧饱和的条件下，经过二氧化碳分压为5.3kPa（40mmHg）的气体平衡后所测得的碳酸氢盐浓度。其特点是不受动脉血二氧化碳分压和血氧饱和度的影响，被认为是判断代谢性酸碱平衡改变的可靠指标。正常值为24mmol/L。

03.435　实际碳酸氢盐　actual bicarbonate, AB

隔绝空气的血标本在实际动脉血二氧化碳分压、实际体温和血氧饱和度条件下测得的碳酸氢盐浓度。受呼吸和代谢两方面因素的影响，正常情况下实际碳酸氢盐和标准碳酸氢盐数值一致，只有在呼吸性酸碱失衡时才会不一致。如果实际碳酸氢盐<标准碳酸氢盐，说明有呼吸性酸中毒存在；如果实际碳酸氢盐>标准碳酸氢盐，说明有呼吸性碱中毒存在。

03.436　二氧化碳结合力　carbon dioxide combining power

在隔绝空气的条件下，经正常人的肺泡气饱和后测得的血浆二氧化碳含量。在一定程度上代表血浆中碳酸氢盐的水平，即碱储量。正常值为22～28mmol/L。符号为CO_2CP。

03.437　阴离子间隙　anion gap，AG
血浆中未测定的阴离子与未测定的阳离子的差值。其主要组成是磷酸、乳酸及其他有机酸。正常值为（12±2）mmol/L，平均为12mmol/L。

03.438　碱剩余　base excess，BE
标准条件下，即血温37℃、二氧化碳分压5.3kPa（40mmHg）和血红蛋白充分氧饱和的情况下，用酸或碱滴定全血或血浆至pH7.4时所需的酸或碱的量（mmol/L）。正常值为（0±3）mmol/L。

03.439　缓冲碱　buffer base，BB
人体血液中具有缓冲作用的阴离子的总和。这些阴离子包括HCO_3^-、HPO_4^{2-}、血浆蛋白及血红蛋白阴离子等。通常以氧饱和的全血测定，正常值为45～55mmol/L。

03.440　酸碱平衡紊乱　acid-base disturbance
血液pH偏离正常范围7.35～7.45的病理生理状态。正常状态下，机体有一套调节酸碱平衡的机制，病理情况下很多因素引起酸碱负荷过度、严重不足或调节机制障碍导致细胞外液酸碱平衡被破坏的现象。

03.441　脱水　dehydration
体液总量，尤其是细胞外液减少导致的症状。由失水过多和（或）摄入量不足所致，同时伴有钠、钾等电解质成分的丢失及酸碱平衡紊乱。根据丢失成分的不同分为高渗性脱水、等渗性脱水和低渗性脱水。

03.442　等渗性脱水　isotonic dehydration
机体因各种因素导致水、钠等比例丢失的脱水，或失液后经机体调节血浆渗透压仍在正常范围，血清钠浓度在135～145mmol/L（或135～145mEq/L），血浆渗透压在280～310mmol/L的病理生理状态。

03.443　低渗性脱水　hypotonic dehydration
又称"继发性脱水（secondary dehydration）""伴有细胞外液减少的低钠血症（hyponatremia with decreased extracellular fluid）"。机体因各种因素导致水、钠丢失，特征为失钠＞失水的脱水。血清钠浓度＜135mmol/L，血浆渗透压＜280mOsm/L，伴有细胞外液量减少的病理生理状态。

03.444　高渗性脱水　hypertonic dehydration
机体因各种因素导致水、钠的丢失，且失水＞失钠的脱水。血清钠浓度＞150mmol/L，血浆渗透压＞310mmol/L，细胞外液量和细胞内液量均减少。

03.445　低钾血症　hypokalemia
血清钾浓度低于3.5mmol/L（正常范围3.5～5.5mmol/L）的病理生理状态。

03.446　高钾血症　hyperkalemia
血清钾浓度高于5.5mmol/L（正常范围 3.5～5.5mmol/L）的病理生理状态。

03.447　高钠血症　hypernatremia
血清钠浓度高于145mmol/L（正常范围135～145mmol/L）的病理生理状态。根据细胞外液量的变化可分为低容量性、高容量性和等容量性高钠血症。

03.448　低钠血症　hyponatremia
血清钠离子浓度低于135mmol/L（正常范围135～145mmol/L）的病理生理状态。伴或不伴有细胞外液容量的改变。

03.449　水中毒　water intoxication
机体入水总量超过神经-内分泌系统调节和肾脏排水能力时，使大量水分在体内潴留，导致细胞内、外液容量扩大，并出现稀释性低钠血症等一系列改变的病理生理状态。血清钠浓度

<130mmol/L，血浆渗透压<280mmol/L。

03.450 酸中毒 acidosis
体内HCO_3^-/H_2CO_3值降低，血液pH降低的病理生理状态。可分为代谢性酸中毒和呼吸性酸中毒，二者均导致体内的酸碱平衡紊乱。

03.451 代谢性酸中毒 metabolic acidosis
细胞外液H^+增加和（或）HCO_3^-丢失而引起的以血浆HCO_3^-原发性减少、pH呈降低趋势的酸碱平衡紊乱。

03.452 呼吸性酸中毒 respiratory acidosis
由于二氧化碳呼出减少或吸入过多，导致血浆HCO_3^-浓度原发性降低、伴随或不伴随pH降低的一种病理生理状态。可发生于肺通气、换气功能障碍的任何环节，或数个环节同时发生障碍，或外界环境二氧化碳浓度明显升高，但主要发生于通气功能障碍。多伴有低氧血症。

03.453 乳酸酸中毒 lactic acidosis
各种原因如缺氧或肝肾等疾病引起血乳酸水平升高而导致的酸中毒。病死率高，常达50%以上。当乳酸浓度超过2mmol/L，$HCO_3^- \leqslant$ 10mmol/L，乳酸/丙酮酸>10，且排除其他酸中毒原因时，可确诊为本病。

03.454 酮症酸中毒 ketoacidosis
体内胰岛素分泌不足或者糖原缺乏使脂肪大量被动用时，如糖尿病、饥饿、禁食、剧烈呕吐者，肝内酮体生成量超过肝外组织的利用能力，血酮体浓度过高，从而引起高血糖、高血酮、酮尿、脱水、电解质紊乱、代谢性酸中毒等病理改变的综合征。

03.455 阴离子间隙增高型代谢性酸中毒
　　　 high anion gap metabolic acidosis
除含氯外的任何固定酸的血浆浓度增加引起的代谢性酸中毒。表现为AG升高、血氯正常。

03.456 阴离子间隙正常型代谢性酸中毒
　　　 normal anion gap metabolic acidosis
血浆中HCO_3^-原发性降低并同时伴有血氯代偿性升高引起的酸中毒。表现为AG正常、血氯升高。

03.457 碱中毒 alkalosis
碱性物质原发性增多或酸性物质原发性减少的一种病理生理状态。pH可以异常（未代偿或代偿不充分）或正常（充分代偿）。

03.458 代谢性碱中毒 metabolic alkalosis
由于H^+丢失过多、H^+转入细胞内过多或碱性物质输入过多等导致血浆HCO_3^-原发性增多、pH升高的酸碱平衡紊乱。

03.459 呼吸性碱中毒 respiratory alkalosis
过度通气使二氧化碳呼出过多，导致血浆HCO_3^-原发性降低的一种病理生理状态。根据发病的急缓，pH可以升高或正常。病因可分为医源性与非医源性，前者多见于机械通气调节不当患者；后者多见于肺组织病变、高热、全身急性病变、神经中枢异常、术后，以及精神及神经因素异常患者。

03.460 盐水反应性碱中毒 saline-responsive alkalosis
常见于呕吐、胃液吸引及利尿剂应用引起的碱中毒，患者存在细胞外液减少，有效循环血量不足，低钾、低氯，影响肾脏排出HCO_3^-而导致碱中毒，给予等张或半张的盐水后，细胞外液和Cl^-均增加，可促进HCO_3^-的排出以纠正碱中毒。

03.461 盐水抵抗性碱中毒 saline-resistant alkalosis

常见于全身性水肿、原发性醛固酮增多症、严重低血钾及库欣综合征等引起的碱中毒。盐皮质激素的作用和低钾是这类碱中毒的维持因素，对于此种碱中毒患者，给予盐水治疗没有效果。

03.03.10　凝血功能监测

03.462　血小板计数　platelet count，PLT
计数单位容积外周血中血小板的数量。可反映血小板生成与血小板消耗之间的动态平衡。正常值为（100～300）×10^9/L。

03.463　出血时间　bleeding time，BT
测定皮肤受特定条件外伤后，血液从自然流出到自然停止所需的时间。用来评估毛细血管壁和血小板的止血功能。

03.464　凝血时间　clotting time，CT
血液离开血管，在体外发生凝固所需要的时间。主要反映内源性凝血系统的凝血功能情况。

03.465　凝血酶原时间　prothrombin time，PT
在缺乏血小板的血浆中加入足量的组织活酶和钙离子后血浆凝固所需的时间。是外源性凝血系统最常用的筛选试验。正常值为12～14s，超过正常值3s有临床意义。

03.466　国际标准化比值　international normalized ratio，INR
患者凝血酶原时间与正常对照凝血酶原时间之比的国际敏感度指数（international sensitivity index，ISI）次方。用于校正凝血活酶试剂差异，对凝血酶原时间测值进行标准化。

03.467　活化部分凝血活酶时间　activated partial thromboplastin，APTT
常用的反映内源性凝血系统活性的筛选试验。正常值为35～45s，超过正常值10s有临床意义。

03.468　凝血酶时间　thrombin time，TT
在血浆中加入标准化的凝血酶溶液后血液凝固所需要的时间。正常值为16～18s，超过正常值3s有临床意义。

03.469　血浆纤维蛋白原定量　fibrinogen，Fbg
在受检血浆中加入一定量凝血酶，使血浆中的纤维蛋白原转变为纤维蛋白，通过比浊原理计算纤维蛋白原的含量。可用于辅助诊断先天性或后天性纤维蛋白原缺乏、监测凝血酶治疗或抗凝治疗等。

03.470　纤维蛋白降解产物　fibrinogen degradation products，FDP
在纤溶酶的作用下，纤维蛋白（原）降解产生不同分子量的碎片。纤维蛋白（原）降解产物可用于测定纤维蛋白溶解系统功能，反映是否存在血栓形成或纤溶亢进。

03.471　D-二聚体　D-dimer，D-D
纤维蛋白单体经活化因子ⅩⅢ交联后再经纤溶酶水解所产生的一种特异性降解产物。是特异性的纤溶过程标志物，特异性诊断继发性纤溶亢进。

03.472　血浆鱼精蛋白副凝试验　plasma protamine paracoagulation test，3P test
又称"3P试验"。将鱼精蛋白加入血浆后可与纤维蛋白降解产物结合，使血浆中原与纤维蛋白降解产物结合的纤维蛋白单体分离并彼此聚合而凝固，用于检测血浆中纤维蛋白降解产物含量的试验。

03.473　激活全血凝血时间　activated coagulation time，ACT
将血液注入含硅藻土试管激活全血凝血，试管保存于37℃，观察血凝块形成时间。常用于体外循环术中监测抗凝状态和确保足够的肝素中和。

03.474　凝血与血小板功能分析　coagulation and platelet function analysis
一种采用黏弹性的工作原理以直线振荡方式检测血液体外凝结全过程的方法。通过实时的曲线图记录激活全血凝血时间（ACT）、凝血速率（clot rate，CR）和血小板功能（PF）

等系列动态指标，完成对凝血全过程的功能检测和评估。可用于监测一系列的凝血性疾病、鉴别出血原因、预测术后出血及指导凝血治疗等。Sonoclot凝血和血小板功能分析仪是其早期代表。

03.475　血栓弹力图　thromboelastography，TEG
一种采用小角度慢振荡方式监测血液体外凝固性能的方法。可以提供凝血始动时间、凝血速率、凝血强度和纤维蛋白溶解等信息，可对凝血因子、纤维蛋白原、血小板聚集功能及纤维蛋白溶解等方面进行凝血全貌的检测和评估。

03.04　麻　醉　技　术

03.04.01　呼吸和气道管理术

03.476　声门上气道管理　supraglottic airway management
在麻醉和（或）镇静条件下，通过声门上气道装置实施人工通气或辅助通气的气道管理方法。可为手术及检查治疗操作提供基础条件，同时防止误吸，避免气道内插管及相关并发症，加速术后康复。声门上气道装置包括喉罩、口咽通气道、咽部封闭器等。

03.477　喉罩置入术　laryngeal mask airway intubation
在麻醉镇静或急救复苏时，将喉罩置入声门上喉咽部位的技术。可用于保障机械通气或自主呼吸，从而维护呼吸功能，同时避免误吸。

03.478　咽部通气道置入术　pharyngeal airway intubation
在麻醉镇静或急救复苏时，放置鼻咽或口咽通气道的技术。可保持呼吸道通畅，避免舌后坠导致的呼吸道受压和缺氧损害。

03.479　气管插管术　tracheal intubation
一种将特制的气管导管通过口腔或鼻腔插入气管内的操作技术。

03.480　喉罩引导气管插管术　tracheal intubation guided by laryngeal mask airway
先行放置可插管型喉罩，随后通过喉罩将气管导管置入气管内的技术。多用于困难气道，保证有效的通气功能。

03.481　喉罩引导纤维支气管镜插管术　fiberoptic bronchoscope intubation guided by laryngeal mask airway
先行放置可插管型喉罩，随后通过喉罩将携带气管导管的纤维支气管镜在视频监测下置入气管内的技术。多用于困难气道或声门及气道内结构异常患者的气管插管，从而保证有效的通气功能，避免气管插管过程中的损伤。

03.482　光棒引导气管插管术　tracheal intu-

bation guided by light stylet

利用颈部软组织透光原理，使用光棒来引导气管导管进入气管内的技术。当光棒穿过声门时，在颈前甲状软骨下方可见到一个边界清晰明亮的光点，可引导气管导管进入气管内，用于困难气道患者。

03.483 经气管造口插管术 trans-tracheo-stomy intubation

对于已经存在气管切开后气管造口的患者，通过气管造口内插入气管导管的技术。可保障机械通气和（或）人工呼吸，避免缺氧和传统气管插管的损伤。

03.484 经口气管插管术 oral tracheal intubation

在适度局部、表面麻醉或镇静、肌松条件下，使用喉镜等插管工具从口腔进入，暴露声门，在明视下将气管导管置入气管内的技术。是经典的气管插管方法。

03.485 经鼻气管插管术 nasal tracheal intubation

在适度局部、表面麻醉或镇静条件下，经鼻腔置入气管导管，并通过声门进入气管内的技术。通常用于有特殊手术要求的患者或需要长时间机械通气的患者。其气管导管的选择常较经口气管插管的导管型号小。

03.486 支气管插管术 bronchial intubation

将支气管导管置入支气管内的技术。常用于胸心外科手术及肺隔离和肺保护。

03.487 单侧支气管内插管术 unilateral bronchial intubation

将支气管导管插入左侧或右侧主支气管的技术。对左侧或右侧肺进行通气，通常用于保障通气侧的肺功能。

03.488 双腔支气管插管术 double-lumen tube intubation

采用特殊的双腔支气管导管实现双侧肺分别通气的技术。

03.489 纤支镜引导下气管内插管术 fiberoptic bronchoscope intubation

采用纤维支气管镜引导实施的气管导管置入技术。多用于困难气道及气道解剖结构异常的患者。

03.490 直视插管术 direct vision intubation

通过喉镜技术，经口腔在直视下将气管导管通过声门置入气管内的技术。

03.491 清醒插管术 awake intubation

通常在患者清醒、保留自主呼吸的条件下实施的气管插管技术。多用于困难气道及特殊手术患者的麻醉管理。

03.492 盲探插管术 blind intubation

非明视下实施的气管插管技术。

03.493 经鼻盲探插管术 blind nasotracheal intubation

非明视下经鼻并依靠手感和听诊气流声音，在气流引导下将气管导管逐渐接近声门并插入气管的气管插管技术。适用于张口困难，颞颌关节强直，颈椎损伤和口颏颈胸部联合瘢痕形成而使头颅无法后仰及无法经口腔置入喉镜进行插管的患者。

03.494 经口盲探插管术 blind oral tracheal intubation

非明视下经口进行的气管插管技术。本法多采用清醒插管方式，适用于部分张口困难、呼吸道部分阻塞、颈项强直、颈椎骨折脱臼、颈前瘢痕挛缩、喉结过高、颈项粗短或下颌退缩的患者。其基本方法包括鱼钩状导管盲探插管法和手指探触引导经口插管法，需要完善表面麻醉和患者配合。

03.495　逆行引导气管内插管术　retrograde tracheal intubation
用导针行环甲膜穿刺，经导针向喉方向将导引丝置入气管，逆行通过声门进入口或鼻咽部，随后在导引丝导引下置入气管导管的技术。适用于经口气管插管失败，但是声门没有被完全阻塞的情况。

03.496　紧急困难气道　emergency difficult airway
无自主呼吸或严重呼吸抑制患者同时出现气管插管困难和面罩及声门上气道装置通气困难，进而出现氧合障碍，危及患者生命，必须在短时间内迅速解决气道通畅、通气和氧合问题的临床紧急情况。主要在麻醉诱导和拔管后出现。

03.497　环甲膜穿刺术　thyrocricocentesis
在环甲膜处进行穿刺，快速建立通气道的急救技术。临床上对有呼吸道梗阻、严重呼吸困难的患者采用的急救方法之一，可为气管切开术赢得时间，是现场急救的重要组成部分。

03.498　环甲膜切开术　cricothyroid laryngotomy
将环甲膜切开后插入通气导管以缓解气道阻塞的技术。是一种暂时性的急救方法，用于来不及做气管切开但又需紧急抢救的喉阻塞患者。

03.499　微创气管切开术　minimally invasive tracheostomy
曾称"弹性圆锥切开术"。在环甲膜上刺出1cm长的开口，然后将一根内径4mm的套管

插入气管的手术。

03.500　经皮扩张气管切开术　percutaneous dilatational tracheostomy
采用牛角扩张器扩张气管前壁的微创气管切开术。扩张时一次成型，且扩张程度受扩张器控制，可避免额外的过度扩张。在气切导管置入后，由于组织弹性回缩，可以起到很好的压迫止血及固定导管作用。具有创伤小、操作简单、并发症少的优点。

03.501　拔管术　extubation
拔出气管导管的操作。是患者脱离机械通气的最后环节。

03.502　清醒拔管　awake extubation
在患者意识恢复达到清醒的程度，同时肌肉松弛药等麻醉药物完全代谢，患者呼吸功能恢复正常后，拔除气管导管的技术。

03.503　深麻醉下拔管　deep anesthesia extubation
在一定麻醉深度下拔除气管导管的技术。可避免拔管刺激导致的强烈心血管反应和气道高应激损伤。在拔管之前必须确认肌肉松弛药残余作用已经被完全拮抗或逆转，患者自主呼吸恢复正常。

03.504　气管内麻醉　endotracheal anesthesia
通过气管插管或声门上气道技术实施的全身麻醉技术。

03.505　支气管内麻醉　endobronchial anesthesia
通过支气管插管，实施单肺通气技术的全身麻醉技术。

03.506　控制通气　controlled ventilation，CV
通过医疗干预而非患者自身的方式维持通

气功能。

03.507　手法通气　manual ventilation

通过间断挤压呼吸球囊或简易呼吸器实施控制通气、维持患者呼吸功能的技术。

03.508　辅助通气　assist ventilation

保留患者自主呼吸的同时予以人工通气支持，帮助呼吸功能障碍但仍有自主呼吸的患者维持必需的通气与氧合的技术。

03.509　成比例辅助通气　proportional assist ventilation，PAV

针对存在自主呼吸的患者设计的通气模式。吸气时，呼吸机根据患者吸气努力的大小提供与气道压成比例的压力支持，而不影响患者的自主呼吸。具有降低患者呼吸功，协调人机关系，防止肺泡过度膨胀，减少气压伤，提高机械通气质量等优点。

03.510　辅助-控制通气　assist/control ventilation，ACV

辅助通气（AV）和控制通气（CV）两种相结合的通气模式。当患者自主呼吸频率低于预设频率或无力使气道压力降低或产生少量气流触发呼吸机送气时，呼吸机即以预设的潮气量及通气频率进行正压通气，即控制通气；当患者的吸气用力可触发呼吸机，通气频率高于预设频率时，则为辅助通气。

03.511　部分液体通气　partial liquid ventilation，PLV

在常规机械通气基础上，经气管向肺内注入相当于功能残气量的全氟碳化合物，以消除肺泡内气液界面，并通过重力作用，促进肺基底区萎陷肺泡复张，提高肺泡氧降梯度，增加氧弥散面积，促进氧合，提高肺顺应性的通气模式。

03.512　反比通气　inverse ratio ventilation，IRV

吸气（I）与呼气（E）时间比值大于1：1或吸气时间占呼吸周期50%以上的正压机械通气方式。吸气时间延长使肺泡缓慢充盈并有助于改善通气，呼气时间缩短可导致内源性呼气末正压通气，防止肺泡再萎陷。反之，通气时气道峰压降低，但平均气道压力升高，可改善氧合状态。

03.513　过度通气　hyperventilation，HV

通过控制呼吸以增加呼吸频率和潮气量，短时间内排出体内蓄积的二氧化碳的方法。

03.514　高频通气　high frequency ventilation，HFV

通气频率高于正常呼吸频率的4倍以上（≥60次/分），而潮气量接近或低于解剖无效腔量的机械通气方式。其优点是气道内压低，不影响血流动力，不与自主呼吸对抗，能维持较高的动脉血氧分压和正常的动脉血二氧化碳分压。主要分为高频正压通气、高频喷射通气和高频振荡通气。

03.515　高频正压通气　high frequency positive pressure ventilation，HFPPV

使用常规正压呼吸机通过气动阀产生压力-气流，以时间切换进行的高频通气。其潮气量接近解剖无效腔量（150ml），呼吸频率达常规4倍以上，如成人频率为60～100次/分，婴幼儿更高，潮气量3～5ml/kg，吸气/呼气<0.3。本质上与常规正压通气相似。

03.516　高频喷射通气　high frequency jet ventilation，HFJV

根据高速喷射气流所产生的卷吸原理，通过小口径导管，将氧气或空氧混合气从高压气源中有控制地、间断地、高速地向气道喷射，并将周围的空气带入气道内的高频通气方式。吸气主动而呼气被动。

03.517　高频振荡通气　high frequency oscillatory ventilation，HFOV

利用活塞泵或其他机械装置的往返活动以推动气体振荡，将气体送入和"吹"出气道的一种通气方式。通气频率为5～50Hz（最高呼吸900次/分），潮气量为解剖无效腔量的20%～80%，为30～100ml。吸气和呼气都是主动的。

03.518　压力支持通气　pressure support ventilation，PSV

自主呼吸触发和维持吸气过程，并间接影响吸、呼气的转换，呼吸机给予一定的压力辅助的通气模式。吸气流量、潮气量、呼吸频率受自主呼吸能力和通气压力的双重影响，是常用的通气模式之一。

03.519　容积支持通气　volume support ventilation，VSV

首先预设潮气量和最高压力上限，采用压力支持通气，由计算机自动测定胸肺顺应性和气道阻力，自动调整压力支持通气水平，以保证潮气量相对稳定的通气模式。用于有一定自主呼吸能力的患者。随着自主呼吸能力的增强，压力支持通气自动降低，直至转换为自然呼吸；若呼吸能力减弱，呼吸暂停时间超过一定数值（一般为20s），自动转换为压力调节容积控制通气。

03.520　容积保障压力支持通气　volume assured pressure support ventilation，VAPSV

呼吸机首先按压力支持通气方式送气，通气过程中流量下降，到达一定程度转换为呼气，若转换时的流量仍高于预设值，而潮气量已达或超过预设值，则为单纯压力支持通气；若流量下降至预设水平，而潮气量尚未达预设值，则由容积辅助通气补充，按预设流量送气，直至达到预设潮气量的通气模式。其特点为预设支持压力、流量和潮气量，能保障最小潮气量，实质是容积辅助通气和压力支持通气的复合模式。

03.521　气道压力释放通气　airway pressure release ventilation，APRV

周期性释放气道压力，肺组织从高容积降至低容积产生潮气量的通气模式。实质是持续气道正压或呼气末气道正压的周期性降低。

03.522　压力调节容积控制通气　pressure regulated volume controlled ventilation，PRVCV

首先预设潮气量和最高压力上限，采用压力控制通气，用尽可能小的压力获得预设潮气量的通气模式。实际通气压力在呼气末气道正压和最高压力上限之间变化，实质是压力控制通气的调节由计算机自动调节完成，故在原有压力控制通气的特点上，又兼有定容型模式的特点。是一种保证容积的压力支持通气模式，主要用于无自主呼吸、支气管哮喘患者的呼吸支持。

03.523　正压通气　positive pressure ventilation

用呼吸机提供高于大气压的通气压力进行的机械通气。与正常呼吸的生理过程不符，负效应较大，需进行有针对性的监测。

03.524　持续气道正压通气　continuous positive airway pressure，CPAP

患者在自主呼吸的基础上，于吸气期和呼气期由呼吸机向气道内输送恒定的新鲜正压气流，正压气流大于吸气气流，因此无论吸气还是呼气过程，气道内持续正压存在，从而维持气道开放状态的通气模式。

03.525 间歇正压通气 intermittent positive pressure ventilation，IPPV

吸气期正压，呼气期压力降为零，从而引起肺泡的周期性扩张和回缩，产生吸气和呼气的通气模式。是机械通气的直接动力，也是多种定容型和定压型机械通气模式的基本通气压力变化。

03.526 呼气末正压通气 positive end-expiration pressure，PEEP

在控制呼吸或辅助呼吸时，于呼吸末期在呼吸道保持一定正压的通气模式。可避免肺泡早期闭合，使肺泡扩张，功能残气量增加，改善通气和氧合，是治疗低氧血症的重要手段之一。临床上主要应用于治疗急性肺损伤、肺水肿、周围气道阻塞性疾病等，也是围手术期肺保护性通气策略的组成部分。

03.527 窒息氧合 apneic oxygenation

一种在预充氧合基础上用于延长安全窒息时间的给氧方法。人体没有呼吸运动时，经气道给予高浓度、高流量的氧气，促进肺泡中氧的交换，对窒息患者进行被动氧合，延长安全窒息时间。

03.04.02 全 身 麻 醉

03.528 全身麻醉[术] general anesthesia

全身麻醉药经呼吸道吸入、静脉注射、肌内注射或直肠灌注的方式进入体内，可逆性地抑制中枢神经系统，使患者出现意识消失、全身疼痛感觉消失的麻醉方式。

03.529 基础麻醉 basic anesthesia

手术患者进入手术室前，使其处于镇静或浅麻醉状态的方法。

03.530 口服基础麻醉 oral basic anesthesia

对特殊患者如小儿或特殊病情者进行特殊检查或麻醉前，先口服适量麻醉药使患者处于镇静或浅麻醉状态的技术。

03.531 肌内注射基础麻醉 intramuscular basic anesthesia

对特殊患者如小儿或特殊病情者进行特殊检查或麻醉前，先肌内注射适量麻醉药物使患者处于镇静或浅麻醉状态的技术。

03.532 直肠灌注基础麻醉 instilled rectum basic anesthesia

对特殊患者如小儿或特殊病情者进行特殊检查或麻醉前，先直肠内灌注适量麻醉药，使患者处于镇静或浅麻醉状态的技术。

03.533 麻醉诱导 anesthetic induction

吸入或静脉给药使患者从清醒状态转为意识完全消失的麻醉状态的过程。对于气管插管的全身麻醉，指从开始给全身麻醉药到完成气管插管的这段时间。

03.534 快速顺序诱导 rapid sequence induction，RSI

对于饱胃或存在反流误吸等风险的患者，在麻醉诱导阶段，采用快速给予镇静、肌松、镇痛等药物，并辅以面罩给氧，但不辅助通气，或采用环状软骨压迫等方法，避免增加胃内压，实施快速气管插管、控制气道的麻醉诱导方式。

03.535 吸入麻醉诱导 inhalational anesthetic induction

只使用吸入麻醉药进行麻醉诱导的方式。可以保留患者自主呼吸，用于成人、儿童、老年人及预计插管困难患者的麻醉诱导。通常使用血/气分配系数低、对呼吸道刺激性小的强效吸入麻醉药，如七氟烷。

03.536　肺活量法吸入麻醉诱导 vital capacity method inhalational anesthetic induction

一种吸入麻醉诱导方法。将麻醉机回路预充吸入麻醉药，患者在呼出肺内残余气体后做一次用力深吸气，吸入8%七氟烷（氧流量为6L/min）并且屏气，可在20～40s内意识消失，随后降低七氟烷浓度并辅助呼吸。诱导速度快速、平稳，需要患者合作，通常用于大龄儿童。

03.537　潮气量法吸入麻醉诱导 tidal volume method inhalational anesthetic induction

一种吸入麻醉诱导方法。将麻醉机回路预充吸入麻醉药，七氟烷蒸发器起始刻度为8%，患者平静呼吸，也可深呼吸，待意识消失后改为辅助呼吸，当达到足够的麻醉深度时调节吸入浓度，避免循环抑制。诱导速度快，过程平稳，是最常用的吸入诱导方法。

03.538　浓度递增法吸入麻醉诱导 concentration increasing method inhalational anesthetic induction

一种吸入麻醉诱导方法。将麻醉机置于手动模式，逸气阀开放，调节吸入氧浓度，氧流量为6～8L/min，患者平静呼吸，吸入麻醉药起始浓度为0.5%，每呼吸3次后增加吸入浓度0.5%，直至达到需要的镇静或麻醉深度，待意识消失后辅助呼吸。该方法诱导时间长，但易于保留自主呼吸，适用于困难气道的评估。

03.539　保留自主呼吸的全麻诱导 spontaneous breathing anesthetic induction

应用对呼吸影响小的静脉或吸入麻醉药，常辅助咽喉、气管内表面麻醉，在保留自主呼吸的条件下进行气管内插管的麻醉诱导方法。主要用于预计插管困难或不易保持呼吸道通畅的患者。

03.540　麻醉维持 anesthetic maintenance

从患者意识消失到手术结束或基本结束，停止追加全身麻醉药的这段时期。这期间应根据手术的进展、刺激的强弱和患者的反应不断地调整麻醉深度。

03.541　静脉吸入复合麻醉 combined intravenous and inhalation anesthesia

对患者同时或先后实施静脉麻醉和吸入麻醉的麻醉方法。

03.542　分离麻醉 dissociative anesthesia

患者使用氯胺酮麻醉时出现的特殊麻醉状态。患者痛觉消失，但出现睁眼、凝视、眼球震颤等意识与感觉暂时分离的一种麻醉状态。

03.543　吸入麻醉 inhalation anesthesia

挥发性麻醉药或麻醉气体通过呼吸道吸入到达肺泡，进入血液循环，作用于中枢神经系统，产生可逆性全身麻醉作用的方法。

03.544　静脉麻醉 intravenous anesthesia

麻醉药物经静脉注射，通过血液循环作用于中枢神经系统而产生全身麻醉的方法。

03.545　全凭静脉麻醉 total intravenous anesthesia, TIVA

完全使用静脉麻醉药及其辅助药物进行全身麻醉的方法。

03.546　连续输注静脉麻醉 continuous intravenous anesthesia

采用不同速度连续滴入或泵入静脉麻醉药物进行麻醉诱导和麻醉维持的全身麻醉方法。

03.547　靶控输注　target-controlled infusion, TCI

通过应用计算机控制的静脉输注系统，以药动学和药效学原理为基础，设定和调节（血浆或效应室）药物靶浓度以维持合适的麻醉深度，满足临床麻醉的一种给药方法。

03.548　闭环靶控输注系统　closed-loop target-controlled infusion system

将实时监测得到的血浆药物浓度或脑电图、心电图、血压及心率变异性、肌松监测等指标反馈回程序模块，并自动做出调整，改变给药速率，可根据手术刺激强度自动调节麻醉深度的靶控输注系统。

03.549　复合麻醉　combined anesthesia

又称"平衡麻醉（balanced anesthesia）"。同时或先后应用两种或两种以上的全身麻醉药物和麻醉辅助药物，以达到镇痛、遗忘、肌松、自主反射抑制并维持生命体征稳定的麻醉方法。

03.550　神经安定镇痛术　neurolept analgesia

又称"神经安定麻醉（neurolept anesthesia）"。一种应用神经安定药丁酰苯类如氟哌利多和强效麻醉性镇痛药如芬太尼的静脉复合麻醉方法（氟哌利多：芬太尼=50：1）。可使患者处于精神淡漠和无痛状态下接受手术。

03.551　术中唤醒技术　intraoperative wakeup technique

在全身麻醉手术过程中，为了满足手术需要，通过减浅麻醉深度，使患者意识恢复，配合术者检查指令，待检查结束后再给予适量的麻醉药物，使患者再次意识消失的全身麻醉技术。

03.04.03　清醒镇静术

03.552　清醒镇静术　awake sedation

使患者安静、不焦虑、注意力下降、遗忘，虽行动迟缓但仍具有语言交流和合作能力，可遵嘱做出反应以配合手术的技术。即利用药物对患者中枢神经系统产生抑制，提高患者的耐受性和依从性，使手术操作得以顺利进行。

03.553　监护麻醉　monitored anesthesia care，MAC

为局部麻醉下接受某些诊断性或治疗性操作的患者提供的专业麻醉管理方法。监护患者生命体征，并根据需要适当给予麻醉药物（不含肌肉松弛药）或其他治疗。

03.554　冬眠疗法　hibernotherapy

几种冬眠药物复合用药，使患者处于类似于冬眠状态的医疗过程。借助药物产生神经阻滞和降低体温的作用，起到稳定中枢神经系统，降低组织代谢和氧耗量，调节血管收缩并改善末梢循环的效果。

03.04.04　清醒镇静评分

03.555　警觉/镇静评分　observer's assessment of alertness/sedation scale

一种评估患者镇静水平的意识状态定性的评分系统。多用于麻醉诱导、苏醒及手术室外的麻醉镇静管理。通过观察患者反应、语言表达、面部表情和眼睛4个指标，清醒时为1分，镇静最深时为5分，共5个等级。对镇静深度的分辨能力较强。

03.556　改良警觉/镇静评分　modified

observer's assessment of alertness/sedation scale

用于评估患者镇静水平的一种意识状态定性评分系统。根据患者反应进行的意识状态评分。从0分至5分，1分以下判定为意识消失。对正常呼唤反应敏捷为5分；对正常呼唤反应迟钝为4分；仅在大声和（或）反复呼唤后有应答为3分；仅在轻微刺痛或摇动后有应答为2分；仅在疼痛刺激后有应答为1分；在疼痛刺激后无应答为0分。

03.557　拉姆齐镇静评分　Ramsay sedation scale
一种临床镇静评分系统。分为1～6分。1分：烦躁不安；2分：清醒，安静合作；3分：嗜睡，对指令反应敏捷；4分：浅睡眠状态，可迅速唤醒；5分：入睡，对呼叫反应迟钝；6分：深睡，对呼叫无反应。是可靠的镇静评分标准，但缺乏特征性的指标来区分不同的镇静水平。

03.04.05　局部麻醉技术

03.558　局部麻醉技术　local anesthesia
应用局部麻醉药暂时阻断身体某一区域神经传导的麻醉与镇痛方法。包括表面麻醉、局部浸润麻醉、区域阻滞麻醉（椎管内麻醉、外周神经阻滞麻醉、内脏神经阻滞麻醉）、局部静脉麻醉等。

03.559　表面麻醉　topical anesthesia
将渗透性强的局部麻醉药作用于皮肤和黏膜，局部麻醉药渗透入黏膜下神经末梢，产生局部麻醉作用的方法。

03.560　局部浸润麻醉　local infiltration anesthesia
将局部麻醉药分层注射于手术区的组织内，阻滞神经末梢而起到麻醉作用的麻醉方法。

03.561　区域阻滞麻醉　regional block anesthesia
不直接将局部麻醉药注射于手术部位，而是阻滞进入手术区的神经干、神经丛或神经末梢的传导功能而产生麻醉作用的方法。

03.562　局部静脉麻醉　local intravenous anesthesia
用止血带阻断肢体近端的血液循环后，在其远端静脉内注入局部麻醉药，使其在循环阻断区域产生麻醉作用的方法。由于受止血带结扎时间的限制，只能用于四肢肘或膝以下的短时手术。

03.563　神经阻滞　nerve block anesthesia
将局部麻醉药注射于神经干（丛）周围，暂时阻滞神经的传导功能而产生麻醉或治疗作用的方法。

03.564　神经丛阻滞　nerve plexus block anesthesia
将局部麻醉药注射于神经丛周围，不同程度地阻滞其所支配的区域，从而产生麻醉效果的麻醉方法。

03.565　颈丛神经阻滞　cervical plexus block
使用局部麻醉药阻滞颈神经丛（包括颈深丛和颈浅丛）的传导，以消除颈部区域疼痛的麻醉与镇痛方法。

03.566　颈浅丛神经阻滞　superficial cervical plexus block
使用局部麻醉药阻滞颈神经丛浅支的麻醉与镇痛方法。自胸锁乳突肌后缘中点，沿胸锁乳突肌深面向头端及足端注射，穿刺深度以不超过4cm为限，即可阻滞颈神经浅丛。

03.567　颈深丛神经阻滞　deep cervical plexus block

使用局部麻醉药阻滞颈神经丛深支的麻醉与镇痛方法。使用超声引导技术或者在胸锁乳突肌后缘，分别于颈2～4横突尖位置，垂直皮肤稍向足侧倾斜进针，直达颈2～4横突面，回吸无血和脑脊液后，向三点分别注药阻滞颈神经深丛。

03.568　上肢神经阻滞　upper extremity nerve block

将局部麻醉药注入上肢的神经周围，使其所支配的区域产生神经传导阻滞的麻醉与镇痛方法。

03.569　臂丛神经阻滞　brachial plexus block

将局部麻醉药注入臂丛神经干周围，使其所支配的区域产生神经传导阻滞的麻醉与镇痛方法。

03.570　肌间沟入路臂丛神经阻滞　interscalene approach of brachial plexus block

在前、中斜角肌间沟（间隙）内注射局部麻醉药而实施臂丛神经阻滞的麻醉与镇痛方法。

03.571　臂丛上干阻滞　superior trunk approach of brachial plexus block

将局部麻醉药注入臂丛上干区域而实施臂丛神经阻滞的麻醉与镇痛方法。可避免肌间沟入路臂丛神经阻滞产生的相关不良反应。

03.572　腋入路臂丛神经阻滞　axillary approach of brachial plexus block

在腋窝顶部穿刺进针，将局部麻醉药注入臂丛周围而实施臂丛神经阻滞的麻醉与镇痛方法。

03.573　锁骨上入路臂丛神经阻滞　supraclavicular approach of brachial plexus block

在锁骨中点上缘穿刺，将局部麻醉药注入第一肋骨面臂丛周围而实施臂丛神经阻滞的麻醉与镇痛方法。

03.574　喙突下入路臂丛神经阻滞　infracoracoid approach of brachial plexus block

从喙突下体表进针点，将局部麻醉药注入臂丛周围而实施臂丛神经阻滞的麻醉与镇痛方法。

03.575　腕部正中神经阻滞　wrist approach of median nerve block

将局部麻醉药于腕部正中注射在桡侧腕屈肌腱与掌长肌腱二肌腱之间的前臂深筋膜之下，阻滞正中神经的麻醉与镇痛方法。

03.576　肘部正中神经阻滞　elbow approach of median nerve block

肘关节伸直，手掌向上平放，肱骨内外上髁的连线与肱二头肌腱内缘的交叉点即正中神经所在部位，将局部麻醉药注入此部位以阻滞正中神经的麻醉与镇痛方法。

03.577　腕部桡神经阻滞　wrist approach of radial nerve block

桡神经以多支的方式穿过腕部，并且分支多而细，在腕部做环形垫下浸润阻滞以阻滞桡神经分支的麻醉与镇痛方法。

03.578　肘部桡神经阻滞　elbow approach of radial nerve block

在肘横纹肱二头肌与肱桡肌的肌间沟，针尖朝向肱桡肌深面进针，注射局部麻醉药以阻滞桡神经的麻醉与镇痛方法。

03.579 腕部尺神经阻滞 wrist approach of ulnar nerve block

掌心向上握拳，在尺侧茎突平面可摸到尺侧腕屈肌腱，尺神经在此肌腱桡侧，将局部麻醉药注入此处以阻滞尺神经的麻醉与镇痛方法。

03.580 肘部尺神经阻滞 elbow approach of ulnar nerve block

肘关节弯曲，在肱骨内上髁及尺骨鹰嘴间沟（尺神经沟内）可摸到尺神经，将局部麻醉药注入此处以阻滞尺神经的麻醉与镇痛方法。

03.581 指神经阻滞 digital nerve block

将局部麻醉药注入手指根部以阻滞指神经的麻醉与镇痛方法。

03.582 腰神经丛阻滞 lumbar plexus block

腰大肌后方的筋膜内包裹全部腰神经和部分骶神经，将局部麻醉药注入此间隙以暂时阻滞神经传导功能，达到腰丛神经所支配区域手术无痛的麻醉与镇痛方法。

03.583 腰交感神经阻滞 lumbar sympathetic nerve block

腰交感干和交感神经节位于腰椎椎体前外侧，位于第二腰椎水平的第二交感神经节的位置较固定，在此注入局部麻醉药以阻滞支配下肢的全部交感神经节的麻醉与镇痛方法。

03.584 腰骶神经丛阻滞 lumbosacral plexus block

将局部麻醉药注入腰方肌和腰大肌间的筋膜间隙，向上下两端扩散，使间隙内的腰丛、骶丛全部被阻滞的麻醉与镇痛方法。

03.585 骶丛神经阻滞 sacral plexus block

通过注射局部麻醉药阻滞骶丛神经纤维的

伤害性感受的麻醉与镇痛方法。主要用于髋部及近端下肢手术等。

03.586 股神经阻滞 femoral nerve block

在股动脉搏动处外侧，垂直皮肤刺入后缓慢进针，诱发沿股神经分布区域内的放散性异感，在此注入少量局部麻醉药以阻滞股神经的麻醉与镇痛方法。

03.587 坐骨神经阻滞 sciatic nerve block

将局部麻醉药注射至坐骨神经旁，暂时地阻滞坐骨神经传导功能的麻醉与镇痛方法。适用于臀部以下的各种疼痛治疗。

03.588 坐骨大孔处坐骨神经阻滞 greater sciatic foramen approach of sciatic nerve block

患者取侧卧位，阻滞侧向上，膝关节可略屈曲，股骨大转子最突出部位与髂后上棘连线中点向臀部做垂直线5cm处为穿刺点，在此注入局部麻醉药以阻滞坐骨神经的麻醉与镇痛方法。

03.589 股骨大转子与坐骨粗隆间坐骨神经阻滞 greater trochanter of femur and tuberositas ischialica approach of sciatic nerve block

患者取侧卧位，阻滞侧向上，髋关节及膝关节屈曲，使股骨的长轴延长线通过髂后上棘，股骨大转子最突出点与坐骨粗隆尖连一直线，选取此线的中内1/3交点为穿刺点，注射局部麻醉药以阻滞坐骨神经的麻醉与镇痛方法。

03.590 闭孔神经阻滞 obturator nerve block

将局部麻醉药注射至闭孔管以阻滞闭孔神经的麻醉与镇痛方法。

03.591 股动脉鞘内注药法闭孔神经阻滞 intrathecal injections approach of obturator nerve block

触及股动脉搏动，于腹股沟韧带下股动脉外侧进针，先后出现破膜感和股神经放射性异感，证实针尖已在股动脉鞘内即可注药，在阻滞股神经、股外侧皮神经的同时阻滞闭孔神经的麻醉与镇痛方法。

03.592 股外侧皮神经阻滞 lateral femoral cutaneous nerve block

股外侧皮神经发自第二、第三腰神经前支，支配大腿外侧的皮肤感觉，使用局部麻醉药阻滞该神经的麻醉与镇痛方法。

03.593 腘窝部胫神经阻滞 popliteal fossa approach of tibial nerve block

胫神经为坐骨神经在腘窝处的直接延续，经腘窝中间垂直下降，与腘动脉伴行。在腘窝部注射局部麻醉药以阻滞胫神经的麻醉与镇痛方法。适用于小腿后部手术。

03.594 踝关节部胫神经阻滞 ankle joint approach of tibial nerve block

胫神经在小腿后侧的肌肉间下行，经过内踝后方，在分裂韧带深面分为足底内、外侧神经。在内踝后方注射局部麻醉药以阻滞胫神经的麻醉与镇痛方法。适用于足底部手术。

03.595 腓总神经阻滞 common peroneal nerve block

腓骨小头下缘水平的腓总神经位置表浅，被腓骨长肌和趾长伸肌覆盖，后方为腓骨。在此处注入局部麻醉药以麻醉腓总神经的麻醉与镇痛方法。

03.596 趾神经阻滞 digital nerve block

将局部麻醉药注入足趾根部以提供相应区域手术无痛的麻醉与镇痛方法。

03.597 星状神经节阻滞 stellate ganglion block，SGB

将局部麻醉药注入星状神经节附近，阻滞附近的交感神经节前、节后纤维及所支配的心血管运动、腺分泌、肌张力、支气管收缩及传递痛觉各神经纤维的麻醉与镇痛方法。可改善交感神经过度兴奋引起的循环障碍、痛觉过敏、异常出汗等。适用于自主神经功能障碍者。

03.598 喉上神经阻滞 superior laryngeal block

阻滞喉上神经支配区域神经传导的麻醉与镇痛方法。主要用于清醒气管插管的辅助麻醉，即阻滞喉咽、会厌、舌根、梨状隐窝及声门裂以上的黏膜。

03.599 喉返神经阻滞 recurrent laryngeal block

将局部麻醉药注入喉返神经周围，使其所支配的区域产生神经传导阻滞的麻醉与镇痛方法。

03.600 肋间神经筋膜内阻滞 interfascial intercostal nerves block

将局部麻醉药注射到腋中线第6~8肋间隙的前锯肌下缘内面的筋膜间隙，阻滞肋间神经的伤害性信号传递的麻醉与镇痛方法。常用于胸部和上腹部手术的疼痛管理。

03.601 前锯肌平面阻滞 anterior serratus plane block

将局部麻醉药注射到前锯肌周围筋膜，从而达到阻滞感觉神经传递的麻醉与镇痛方法。可用于胸部手术的疼痛管理。

03.602 竖脊肌平面阻滞 erector spinae plane block

将局部麻醉药注射到竖脊肌和靠近横突的筋膜平面内，从而阻滞脊神经伤害性信号传递的麻醉与镇痛方法。多用于胸部和（或）腹部手术的围手术期疼痛管理。

03.603　胸横肌平面阻滞　transversus thoracic muscle plane block
将局部麻醉药注射到胸横肌筋膜平面，阻滞同侧乳腺内侧区域的肋间神经前皮支的麻醉与镇痛方法。可用于胸部手术的疼痛管理。

03.604　椎旁神经阻滞　paravertebral nerve block
全称"椎旁脊神经根阻滞"。在胸脊神经或腰脊神经从椎间孔穿出处进行阻滞的麻醉与镇痛方法。

03.605　内脏神经阻滞　splanchnic nerve block，SNB
以外科手术切断或经皮穿刺注射局部麻醉药来阻滞内脏神经的治疗或麻醉与镇痛方法。常用于缓解上腹部疼痛。上腹部内脏（肝、脾、胃、胰腺等）疼痛主要来源于内脏大神经（$T_5 \sim T_9$）、内脏小神经（$T_{10} \sim T_{11}$）及内脏最小神经（T_{12}）的神经节前纤维，通过腹腔神经丛进行传递。

03.606　腹横肌平面阻滞　transversus abdominal plane block
将局部麻醉药注射到腹内斜肌和腹横肌筋膜间隙产生神经阻滞效果的麻醉与镇痛方法。能够阻断腹壁的疼痛感受，达到镇痛的目的。

03.607　腹直肌鞘阻滞　rectus sheath block
将局部麻醉药注射到腹直肌后鞘与腹直肌之间，从而阻断上腹部痛觉信号传递的麻醉与镇痛方法。

03.608　腹腔神经节阻滞　celiac ganglion block
采用椎旁入路，使用局部麻醉药阻滞腹腔神经丛的麻醉与镇痛方法。可缓解上腹内脏痛，尤其适用于胰腺恶性肿瘤患者。

03.609　腰方肌阻滞　quadratus lumborum block
将局部麻醉药注射到腰方肌周围筋膜，从而阻断胸腰段脊神经后支的感觉传递，发挥镇痛效应的麻醉与镇痛方法。多用于腹部、髋部和背部等区域手术的围手术期疼痛管理。

03.610　髂筋膜间隙阻滞　fascia iliaca compartment block
将局部麻醉药注射到髂筋膜间隙，阻滞股外侧皮神经及股神经的伤害性信号传递的麻醉与镇痛方法。常用于下肢和髋部手术的疼痛管理。

03.611　椎管内麻醉　intrathecal anesthesia
又称"椎管内阻滞"。将局部麻醉药或麻醉性镇痛药注入硬膜外隙或蛛网膜下隙，阻断脊神经的传导功能或减弱其兴奋性的麻醉与镇痛方法。

03.612　脊髓麻醉　spinal anesthesia
简称"脊麻"，又称"蛛网膜下隙麻醉（subarachnoid anesthesia）"，俗称"腰麻"。将局部麻醉药注入蛛网膜下隙，阻滞脊神经前根和后根，使脊神经所支配的相应区域产生麻醉作用的麻醉与镇痛方法。

03.613　硬膜外麻醉　epidural anesthesia
又称"硬膜外阻滞"。将局部麻醉药注入硬膜外隙，阻滞脊神经根，使其所支配区域的感觉和（或）运动功能消失的麻醉与镇痛方法。

03.614　连续硬膜外麻醉　continuous epidural

anesthesia

又称"连续硬膜外阻滞"。当硬膜外穿刺成功后，在硬膜外间隙置入导管，可根据病情、手术范围和时间，经导管分次或连续注入局部麻醉药，阻滞脊神经根，使其支配的区域产生暂时性麻痹的麻醉与镇痛方法。

03.615 脊髓-硬膜外联合麻醉 combined spinal and epidural anesthesia, CSEA
联合应用脊髓麻醉和硬膜外麻醉的麻醉与镇痛方法。同时具备两种椎管内麻醉的优点，起效快，麻醉效果佳，肌肉松弛良好，而且不受手术时间的限制。适用于下腹部、盆腔的手术。

03.616 鞍区麻醉 saddle anesthesia
又称"鞍区阻滞"。将局部麻醉药注入蛛网膜下隙，麻醉部位仅限于臀部、会阴、肛门及大腿内侧上部的麻醉与镇痛方法。

03.617 骶管麻醉 sacral anesthesia
又称"骶管阻滞"。经骶裂孔将局部麻醉药注入骶管腔以阻滞骶神经的麻醉与镇痛方法。

03.618 阻滞平面 block level
进行椎管内麻醉时，皮肤疼痛感觉消失的上下界限。

03.619 分离阻滞 differential block
使用某些局部麻醉药行硬膜外阻滞时可出现感觉神经被阻滞而运动神经不被阻滞的现象。表现为阻滞平面以下患者感觉消失而运动正常。如罗哌卡因，适用于分娩镇痛。

03.620 悬滴法 hanging drop method
使用液体悬滴的负压现象判断硬膜外穿刺针进针位置的方法。硬膜外穿刺时，当穿刺针抵达黄韧带时，拔出穿刺针芯，在针蒂上悬挂一滴局部麻醉药或生理盐水，继续缓慢

进针，当针尖穿透黄韧带而进入硬膜外间隙时，可见悬滴液被吸入的负压现象。

03.621 两点穿刺技术 two-point puncture
蛛网膜下隙与硬膜外隙联合阻滞时，先在某一个椎间隙行硬膜外穿刺，置入硬膜外导管，再于另一个椎间隙行蛛网膜下隙穿刺，注射局部麻醉药行蛛网膜下隙阻滞的麻醉技术。

03.622 单点穿刺技术 single-point puncture
蛛网膜下隙与硬膜外联合阻滞时，采用特制的脊麻硬膜外联合阻滞套件，即"针内针"技术，在同一椎间隙行蛛网膜下隙阻滞和硬膜外阻滞的麻醉技术。先在某一椎间隙进行硬膜外穿刺，继而经硬膜外穿刺针以细脊麻针穿刺蛛网膜下隙，注入局部麻醉药，最后拔出脊麻针置入硬膜外导管。

03.623 全脊髓麻醉 total spinal anesthesia
简称"全脊麻"。硬膜外麻醉最严重的并发症之一。行硬膜外麻醉时，穿刺针或硬膜外导管误入蛛网膜下隙而未能及时发现，超过脊麻药物量数倍的局部麻醉药注入蛛网膜下隙，可产生异常广泛阻滞，出现全部脊神经甚至脑神经被阻滞的现象。临床表现为全部脊神经支配区域均无痛觉、低血压、意识丧失及呼吸停止。

03.624 马尾综合征 cauda equina syndrome
脊髓麻醉并发症之一。多因穿刺损伤马尾神经或由麻醉药及脊髓麻醉过程中带入的具有刺激性异物和化学品、高渗葡萄糖，蛛网膜下隙出血引起的蛛网膜渗出性、增殖性变化及纤维化。临床表现为脊髓麻醉后下肢感觉及运动功能长时间不恢复，神经系统检查发现鞍骶神经受累、大小便失禁及尿道括约肌麻痹，恢复异常缓慢。

03.625 短暂神经综合征 transient neuro-

logical syndrome，TNS

椎管内麻醉的并发症之一。症状发生于蛛网膜下隙阻滞作用消失后24h内，大多数患者表现为单侧或双侧臀部酸胀或疼痛，少数患者表现为放射至大腿前部或后部的感觉迟钝，50%~100%患者有后腰部疼痛，可在6h至4天内缓解，体检或影像学检查无神经学病变。可能与局部麻醉药特殊神经毒性、穿刺针损伤、坐骨神经牵拉所致神经缺血、患者体位、笔尖式细针造成的局部麻醉药浓聚、术后早期活动和（或）脊髓背根神经节刺激、肌肉痉挛和肌筋膜扳机点等因素有关。

03.626 椎管内血肿 intraspinal hematoma

椎管内麻醉并发症之一。多为穿刺针或置入导管时损伤硬膜外间隙丰富的静脉丛，导致出血，并在狭小的椎管内形成血肿。临床表现为脊髓受压，开始为背痛，短时间后出现肌无力及括约肌障碍，可发展至完全截瘫。

03.627 硬脊膜穿破后头痛 post dural puncture headache，PDPH

椎管内麻醉时硬脊膜被穿破后，由于脑脊液渗漏引起的脑血管充血和脑脊液压力降低所致的头痛。头痛部位在前额和枕部；直立位15min内头痛出现或加重；卧位15min内头痛减轻或消失可伴有颈部僵硬、耳鸣、听觉减退、畏光、恶心等症状。

03.628 神经刺激器定位 nerve stimulator localization

利用刺激器发出的脉冲波，经绝缘穿刺针刺激神经干或神经丛，诱发该神经运动分支支配的骨骼肌收缩或诱发感觉分支产生异感，以确定神经正确位置的方法。定位后，经神经刺激针注入局部麻醉药和（或）置入导管可保证神经阻滞有效实现。

03.629 超声影像定位 ultrasonic image localization

利用超声影像技术，操作者能够直接根据观察到的神经、血管及周围组织结构以确定神经正确位置的方法。可实施精确的定位穿刺，并观察到局部麻醉药注射时的扩散程度，提高神经阻滞和深静脉穿刺的质量，减少相应并发症。

03.04.06 深静脉穿刺和导管留置术

03.630 深静脉置管术 deep vein catheterization

以特制的穿刺导管经皮肤穿刺置留于深静脉（股静脉、锁骨下静脉、颈内静脉）腔内，经此输入血管活性药、高渗性液体、高营养液（全胃肠外营养）等，同时可测量中心静脉压的方法。

03.631 中心静脉置管术 central venous catheterization

经任何一条静脉置入导管，使导管的尖端恰好位于上腔静脉在右心房的开口处或稍高位置的技术。

03.632 颈内静脉前侧入路 anterior approach of internal jugular venous catheterization

于胸锁乳突肌内缘甲状软骨水平的颈内动脉搏动处外侧，与皮肤成60°角，平行颈内动脉进针的颈内静脉穿刺入路。

03.633 颈内静脉中间入路 intermedial approach of internal jugular venous catheterization

于胸锁乳突肌胸骨头与锁骨头交汇点（三角顶点），与皮肤成30°角，平行中线进针的颈内静脉穿刺入路。

03.634　颈内静脉后侧入路　posterior approach of internal jugular venous catheterization

于胸锁乳突肌与颈外静脉交界点向胸骨切迹进针的颈内静脉穿刺入路。

03.635　颈内静脉投影法　projection approach of internal jugular venous catheterization

于胸锁乳突肌锁骨头内缘中点，向同侧乳头方向进针的颈内静脉穿刺方法。

03.636　颈外静脉置管术　external jugular venous catheterization

颈外静脉斜行穿过胸锁乳突肌，沿着从下颌角到锁骨中点走行，于下颌角和锁骨上缘中点连线上1/3处进针，将静脉套管针置入颈外静脉的技术。

03.637　锁骨下静脉穿刺术　infraclavicular approach of internal jugular venous catheterization

于锁骨中点，穿刺针尖端紧贴在锁骨后缘，向锁骨上切记方向穿刺，并在锁骨下方走行，负压进针，通畅抽出暗红色静脉血的锁骨下静脉穿刺方式。

03.638　经锁骨上穿刺术　supraclavicular puncture

胸锁乳突肌锁骨头外侧缘与锁骨上缘所成夹角平分线的顶端或其后0.5cm左右为穿刺点，针尖指向胸锁关节，呈30°~40°负压进针，通常抽出暗红色静脉血的锁骨下静脉穿刺方式。

03.639　经锁骨下穿刺术　subclavian puncture

于锁骨中点内侧1~2cm处（或锁骨中点与内1/3之间）的锁骨下缘进针，针尖指向头部方向，与胸骨纵轴约呈45°，与皮肤呈10°~30°，

进针时针尖先抵向锁骨，然后回撤，贴锁骨下缘负压进针的锁骨下静脉穿刺方式。

03.640　超声引导颈内静脉穿刺术　ultra-sound-guided internal jugular venous catheterization

采用超声定位技术，实时引导颈内静脉穿刺的技术。具有定位准确、穿刺损伤小、成功率高的优势。

03.641　心电图 P 波定位法颈内静脉置管术　electrocardiogram P wave-guided internal jugular venous catheterization

通过探测心电图P波形态来确定颈内静脉导管尖端准确位置的技术。

03.642　股静脉穿刺术　femoral venous catheterization

腹股沟韧带下方，距股动脉中点1~2cm处或从耻骨结节到髂前上棘之间的1/3处触及股动脉搏动点，在搏动点内侧0.3~0.5cm处垂直、负压进针的股静脉穿刺技术。

03.643　腋静脉穿刺术　axillary venous catheterization

在腋窝进针的腋静脉穿刺技术。腋静脉是锁骨下静脉的外延静脉，位于胸廓外，穿刺并发症较锁骨下静脉少，可在超声定位下穿刺置管。

03.644　逆行颈内静脉置管术　retrograde internal jugular venous catheterization

在颈内静脉穿刺置管时，采用逆行的方法将导管尖端逆行向上置入颈内静脉入颅段（颈内静脉球部）的技术。用于监测全脑的静脉血氧饱和度。

03.645　肺动脉漂浮导管置管术　pulmonary artery catheter catheterization

将肺动脉导管（斯旺-甘兹导管）经静脉插入上腔静脉或下腔静腔，通过右心房、右心室、肺动脉主干、左或右肺动脉分支，直到肺小动脉的方法。

03.04.07　动脉穿刺置管术

03.646　动脉穿刺置管术　artery catheterization
用穿刺针在动脉进行穿刺并置管的技术。可用于抽取动脉血检验或留置动脉导管将血管内空间与外部压力传感器连接，转变为电信号，显示动脉血压等血流动力学指标。

03.647　直接穿刺法动脉穿刺置管术　direct arterial catheterization
摸准动脉的位置与走行方向，逆动脉血流穿刺，针体与皮肤呈15°～30°缓慢进针，待针芯回血时直接将外套管置入血管，针芯与外套管仅穿过动脉血管前壁的穿刺置管技术。

03.648　穿透法动脉穿刺置管术　penetration arterial catheterization
摸准动脉的位置与走行方向，逆动脉血流穿刺，针体与皮肤呈15°～30°缓慢进针，针芯有回血时将针芯和外套管穿透动脉前后壁，再拔除针芯，缓慢后退外套管，待血液喷涌时停止退针，并立即将套管置入血管内的穿刺置管技术。

03.649　导丝导入法动脉穿刺置管术　steel wire guided arterial catheterization
采用专门的动脉穿刺针，摸准动脉的位置与走行方向，逆动脉血流穿刺，针体与皮肤呈15°～30°缓慢进针，待有明显回血时停止进针并送入专门的导丝并留在动脉内，撤出穿刺针，再将22G或20G套管沿导丝导入的动脉穿刺置管方法。

03.650　超声引导法动脉穿刺置管术　ultrasound-guided arterial catheterization
采用超声技术定位穿刺点部位的动脉位置与走行方向，实现可视化的微创动脉穿刺置管技术。

03.651　桡动脉穿刺置管术　radial artery catheterization
腕部桡动脉在桡侧腕屈肌腱与桡骨下端之间的纵沟内，于桡骨小头内触摸桡动脉搏动的中间位置，穿刺并置入套管的技术。

03.652　肱动脉穿刺置管术　brachial artery catheterization
在肘窝肱二头肌腱内侧、正中神经外侧可摸到肱动脉的搏动，于搏动的中间位置穿刺并置入套管的技术。

03.653　股动脉穿刺置管术　femoral artery catheterization
在腹股沟韧带下方的内侧，触及股动脉搏动最明显处，垂直刺入动脉或者与动脉走行呈40°的置管技术。

03.654　足背动脉穿刺置管术　dorsalis pedis artery catheterization
在第一和第二跖骨之间的间隙触摸足背动脉，逆动脉血流穿刺，与皮肤表面呈45°～60°，在动脉搏动最明显处穿刺并置入套管的技术。

03.655　腋动脉穿刺置管术　axillary artery catheterization
在腋窝顶部可以触摸到腋动脉的搏动，在此处进行动脉穿刺置管的技术。腋动脉血管较粗，穿刺置管虽无困难，但置管后由于位置的原因，套管易打折弯曲、阻塞，从而影响血压的测量，不作为常规穿刺部位。

03.656　尺动脉穿刺置管术　ulnar artery catheterization
在腕部尺侧豌豆骨桡侧可触摸到尺动脉搏动，在此处进行穿刺置管的技术。此处血管相对较细且搏动微弱，一般不作为常规穿刺部位。

03.657　艾伦试验　Allen test
又称"血管通畅试验（vascular patency test）"。一种判断桡动脉、尺动脉是否通畅及掌浅弓、掌深弓是否完善的临床试验。由两根动脉供应的肢体或指体，在驱血状态下，用手指同时压迫阻断血流，然后松开一侧的动脉，观察血流是否通过，判断通畅情况。同法再试验另一根动脉。由英国艾伦（Allen）于1929年介绍。

03.658　改良艾伦试验　modified Allen test
同时压迫受检者一侧尺动脉和桡动脉，举手过心脏水平后（以防止手臂静脉瓣功能不全造成艾伦试验假阳性结果），患者做伸握拳动作至大鱼际肌红色消退，放开尺动脉压迫，观察手掌部颜色由白变红时间，从而判断桡动脉、尺动脉是否通畅及掌浅弓、掌深弓是否完善的临床试验。

03.04.08　控制性降压

03.659　控制性降压［术］　controlled hypotension
全身麻醉手术期间，在保证重要脏器氧供的情况下，使用降压药物与技术等，人为地将平均动脉压降至6.7～8.7kPa（50～65mmHg），使手术出血量随血压的降低而相应减少，且不伴有重要器官的缺血缺氧性损害，终止降压后血压迅速恢复至正常水平，不产生永久性器官损害。

03.660　生理性降压　physiological hypotension
利用患者体位改变、机械通气的血流动力学效应等方法，配合使用降压药物可把血压降至要求水平的技术。结合生理调节的方法减少降压药物的使用剂量、避免毒性反应和副反应。

03.661　药物控制性降压　drug-controlled hypotension
使用直接扩血管药、神经节阻滞药、嘌呤衍生物、肾上腺受体阻滞药、挥发性麻醉气体药物等人为地降低患者血压的方法。

03.04.09　控制性低中心静脉压

03.662　控制性低中心静脉压［技术］　controlled low central venous pressure，CLCVP
通过药物或者体位等方法将中心静脉压降至5cmH$_2$O水平之下的技术。在不影响组织灌注、不影响动脉血压的基础上，减少肝脏、胰腺、血管等外科手术的出血量，提高手术医疗质量。

03.04.10　低温技术

03.663　低温麻醉　hypothermia anesthesia
全身麻醉下人为地以物理方法使核心体温下降至正常温度以下的麻醉技术。以降低全身代谢率，增加机体对缺氧的耐受力，特别是脑和心脏。治疗性浅低温为32～34℃，低于28℃为深低温。深低温停循环的手术通常在22℃以下实施。

03.664　体表降温法　body surface hypothermia
利用身体表面冷热交换的方法降低患者体温的方法。操作简便，适用范围广，多采用浅低温和中度低温的方法。

03.665　冰袋降温法　ice bag hypothermia
在有效麻醉和深肌松下，于患者的大血管周围（枕后、颈两旁，双腋窝、腹股沟及腘窝等部位和头部）放置冰袋、冰帽，以达到选择性头部重点降温和全身联合降温的方法。

03.666　冰水浴降温法　ice water bath hypothermia
在手术台上铺一橡皮布或塑料薄膜，将橡皮布四周兜起，使患者浸泡于0～4℃（儿童2～4℃）冰水或包围在冰屑中的降温方法。该方法体表接触面积大，降温迅速。

03.667　变温毯降温法　ectothermic tapetum hypothermia
将患者置于有变温毯的手术床上，通过变温毯管道中的水温达到降温目的的方法。主要适用于浅低温的维持。

03.668　体腔降温法　body cavity hypothermia
将0～4℃冰盐水反复灌入、流出患者体腔内的降温方法。体腔内血管丰富，表面积大，是良好的热交换场所。分为胸腔降温法、腹腔降温法和胃内降温法等。

03.669　胸腔降温法　pleural hypothermia
将0～4℃冰盐水反复灌入、流出开胸患者胸腔内，通过心肺的血液温度交换来降温的方法。

03.670　腹腔降温法　peritoneal hypothermia
将0～4℃冰盐水反复灌入、流出开腹患者腹腔内的降温方法。

03.671　胃内降温法　intragastric hypothermia
自胃管将冰盐水反复灌入胃内，保留时间短，抽出又反复灌入的降温方法。方法复杂、效果差，现已少用。

03.672　血流降温法　blood circulation hypothermia
利用体外循环经变温器将血液降温后，使患者体温下降的方法。

03.673　联合降温法　combined hypothermia
先使用体表降温方法将患者核心体温降至32℃左右，再改用体外循环进行血流降温，使患者体温进一步下降至治疗所需水平的降温方法。

03.674　静脉输液降温法　intravenous infusion hypothermia
术中通过静脉输注4～6℃液体降低患者体温的方法。一般在特殊情况下应用，如术中高热或严重创伤的手术，因受输液量限制，仅作为体表降温的辅助措施。

03.675　动脉–静脉降温法　arterial-venous hypothermia
将血液从动脉内引出，流经降温装置再由静脉重新回输至患者体内的降温方法。

03.676　复温　rewarming
将低于正常范围的体温恢复至正常温度的过程。

03.677　体表复温　body surface rewarming

利用主动暖风充气毯、变温毯等通过体表冷热交换恢复患者体温的方法。复温时水温不宜超过45℃。

03.678 体腔复温 body cavity rewarming
将40～45℃温盐水反复灌入患者的胸腔或腹腔内，通过体腔内的血液循环恢复患者体温的方法。

03.679 体外循环下血液复温 blood circulation rewarming
利用体外循环将血液经变温器升温后输入体内恢复患者体温的方法。水温与血温的差不宜超过8～10℃。

03.04.11 输血与自体输血

03.04.11.01 输 血

03.680 输血 transfusion
将血液或血液制品通过静脉输注给患者以纠正贫血、补充凝血成分和有效血容量的一种治疗方法。

03.681 成分输血 transfusion of blood component
将血细胞各种成分（红细胞、白细胞及血小板）由血浆中分离出来，根据病情的需要输给患者，最大限度地发挥血液治疗作用的输血方法。成分输血是目前临床常用的输血类型。

03.682 血型鉴定 blood grouping
根据抗原抗体反应原理对血型抗原进行的鉴定。包括ABO血型鉴定与Rh血型鉴定。

03.683 交叉配血试验 cross-match test
受血者血清加供血者红细胞悬液，供血者血清加受血者红细胞悬液，同时进行的凝集试验。验证供血者与受血者ABO血型鉴定是否正确，避免引起溶血性输血反应。此外也可检出ABO血型系统的不规则凝集素及发现ABO系统以外的其他血型抗体。

03.04.11.02 血 液 制 品

03.684 悬浮红细胞 suspended red blood cell
制备时去掉原血浆后加入适量悬浮液制成的红细胞制品。减少了血浆的不良反应，黏度更低，输注更加流畅。

03.685 浓缩红细胞 concentrated red blood cell
制备时去掉原血浆后剩余的红细胞制成的血液制品，红细胞比容为70%～80%，用于治疗贫血。

03.686 洗涤红细胞 washed red blood cell
制备时去掉血浆后用生理盐水反复漂洗红细胞3～6次制成的红细胞制品。可去除99%的血浆和80%以上的白细胞与血小板，可减少过敏反应和非溶血性发热反应的发生。

03.687 冰冻红细胞 frozen red blood cell
采用高浓度甘油作为冷冻保护剂，深低温冰冻保存，需要时再进行解冻、洗涤并去除甘油的特殊红细胞制品。在-80℃下保存，可保存3年以上。因制品极少含有白细胞、血小板和血浆，可避免免疫性非溶血性输血反应的发生。

03.688 少白细胞红细胞 leukocyte-reduced red blood cell

将白细胞从血液中分离出来后剩下的血液成分制成的血液制品。可减少由白细胞引起的不良反应。

03.689 年轻红细胞 young erythrocyte，YE
一种介于网织红细胞与成熟红细胞之间的红细胞制品。在体内存活期明显长于成熟红细胞，可用新鲜全血离心分离或血细胞分离机单采所得。主要用于长期输血的患者，如地中海贫血、再生障碍性贫血等，可延长输血的间隔时间，减少输血次数。

03.690 新鲜冰冻血浆 fresh frozen plasma，FFP
单采获得的血浆或全血于采集后6～8h在4℃离心制备的血浆，迅速在–30℃以下冰冻成块制成的血浆制品。冰冻状态一直持续到应用之前。使用时融化，融化后等于新鲜液体血浆。FFP含有全部的凝血因子及血浆蛋白。

03.691 冷沉淀 cryoprecipitate
新鲜冰冻血浆融化后的沉淀物。主要含凝血因子Ⅷ、纤维蛋白原、凝血因子ⅩⅢ。

03.692 凝血酶原复合物 prothrombin complex concentrate，PCC
在健康人新鲜血浆中分离提取的含有凝血因子Ⅱ、Ⅶ、Ⅸ、Ⅹ复合物及少量其他血浆蛋白的混合制剂。

03.693 富血小板血浆 platelet rich plasma，PRP
将动物或人的全血经过离心后得到的富含高浓度血小板的血浆。用于各种原因所致的血小板减少症和血小板功能缺陷患者出血的预防与治疗。

03.04.11.03 静 脉 输 血

03.694 静脉输血 intravenous transfusion
常选用肘内或内踝部位静脉穿刺或行颈内、锁骨下静脉或股静脉等深静脉穿刺置管后输入自体或异体血的方法。是临床主要的输血方法。

03.695 限制性输血策略 restrictive blood transfusion strategy
对于手术出血患者，根据指南规定，及时评估，严格采用限制输血的策略，从而避免不必要的输血和输血相关并发症的发生。对于血流动力学稳定的成年患者，指南建议当血红蛋白大于或等于70g/L时，不需要输血。

03.696 开放性输血策略 liberal blood transfusion strategy
对于手术出血患者或因病情需要输血的患者，采用适度宽松的输血指征指导临床输血的策略。当血红蛋白低于90g/L时可以考虑输血。

03.04.11.04 输血并发症

03.697 急性溶血性输血反应 acute hemolytic transfusion reaction
受血者输入不相容红细胞，使供血者红细胞或自身红细胞在体内血管发生破坏而引起的反应。一般发生于输血后24h内，大多数于输血后立即发生。

03.698 延迟性溶血性输血反应 delayed hemolytic transfusion reaction
受血者输入不相容红细胞或存在同种抗体的供血者血浆，使供血者红细胞或自身红细胞在体内发生破坏而引起的反应。一般发生于输血24h后，多数发生于输血后2～21天，这种反应主要发生于曾经输血或妊娠而被红细胞抗原致敏的受血者。

03.699　输血相关急性肺损伤　transfusion related acute lung injury，TRALI
临床输血并发的急性呼吸窘迫综合征。是输血相关性死亡的主要原因。临床表现为非心源性肺水肿，临床症状和体征出现在输血后1～2h，并在6h内达高峰。

03.700　稀释性凝血病　hemodiluted coagulopathy

外伤后，出血致凝血因子直接丢失，使体内少量储备的纤维蛋白原及血小板含量迅速降低，当大量使用不含凝血因子的晶体或胶体复苏时，可导致血液稀释，从而发生凝血功能障碍性疾病。

03.701　非溶血性发热反应　non-hemolytic febrile transfusion reaction
患者在输血中或输血后体温升高≥1℃，并以发热与寒战为主要临床表现，且能排除溶血、细菌污染、严重过敏等原因引起发热的一类输血反应。

03.04.11.05　自体输血

03.702　自体输血　autologous transfusion
采集患者自身的血液或血液成分，经过储存或一定的处理，在术中或术后需要时再回输给患者的血液管理方法，是一种较为安全的输血方法。包括回收式自体输血、预存式自体输血和稀释性自体输血。

03.703　回收式自体输血　salvaged autotransfusion
使用血液回收装置，将患者的体腔积血、手术失血及术后引流血液进行回收、抗凝、洗涤、过滤等处理，然后回输给患者的血液管理方法。

03.704　预存式自体输血　predeposited autotransfusion

在一定时间内采集患者全血和（或）血液成分并进行相应保存，在患者治疗时再回输保存血液的血液管理方法。可增加血液供应，增强造血功能，预防免疫抑制，提高输血安全性。适用于择期手术患者，以及估计术中出血量较大需要输血者。要求患者无感染且红细胞比容（HCT）不低于33%。

03.705　稀释性自体输血　hemodiluted autotransfusion
在麻醉诱导前或诱导开始后从患者一侧静脉采血，同时从另一侧静脉输入适量晶体液或血浆代用品等补充血容量，使血液稀释，在手术必要时再将自体血回输，以达到不输异体血或少输异体血目的的血液管理方法。

03.04.12　容量管理与治疗

03.706　限制性液体治疗　restrictive fluid therapy
又称"限制性输液"。对于手术患者围手术期的液体管理，采用严格限制输液量的液体管理策略，只对术中丢失的液体进行补充，达到液体管理总量零点平衡的液体治疗方法。

03.707　开放性液体治疗　liberal fluid therap
又称"开放性输液"。对于手术患者的围手术期液体管理，采用适度放宽输液量的液体管理策略，实现液体管理总量正平衡的液体治疗方法。

03.708　目标导向液体治疗　goal-directed

fluid therapy

应用动态血流动力学指标做指导，以维持手术患者脏器生理功能为目标导向的围手术期液体管理策略。如以心输出量和（或）心脏每搏量为管理目标的液体治疗策略。

03.04.13 床旁超声技术

03.709 床旁即时超声 point-of-care ultrasound，POCUS

采用便携式超声设备，床旁即时检测，评估患者的病情发展和治疗效果，并根据检测结果调整治疗方案的技术。

03.04.14 肺超声技术

03.710 A 线 A line

肺部超声检查时，当声束与胸膜垂直时，因多重反射而产生的一种与胸膜线平行、重复、等距离的线性高回声。

03.711 B 线 B line

肺部超声检查时，起始于胸膜线并与之垂直、呈放射状发散至肺野深部的线性高回声。

03.712 肺实变征 alveolar consolidation

肺组织呈肝样变的超声影像。可伴有支气管充气征或支气管充液征。

03.713 肺滑动征 sliding lung

又称"胸膜滑动征（sliding pleural）"。在正常情况下，行实时超声检查时脏胸膜和壁胸膜之间在呼吸运动时有明显相对滑动的超声影像。当发生气胸后，这种相对滑动就会消失。M型超声能够清晰地显示这种相对滑动的消失。

03.714 沙滩征 sand beach sign

M型超声下可见由胸膜线上方波浪线样的线性高回声与胸膜线下方因肺滑动产生的均匀颗粒样点状回声共同形成的一种类似沙滩样表现的超声影像。

03.715 条码征 bar code sign

又称"平流层征（stratospheric sign）"。当肺滑动征消失时，胸膜线下方的颗粒样点状回声被一系列平行线所替代的超声影像。

03.716 肺点 lung point

随着呼吸运动，在实时超声下所见的肺滑动存在与消失交替出现的分界点。为气胸的特异性征象。

03.717 肺搏动 lung pulse

一种完全性肺不张早期的诊断性征象。心脏的跳动可通过不张的肺组织传导至胸膜，引起胸膜线震动。

03.05 术 中 管 理

03.05.01 麻醉期间呼吸管理

03.05.01.01 麻醉和手术对肺功能的影响和监测

03.718 经皮氧张力 transcutaneous oxygen tension

采用局部非侵入性检测方法，通过与测定位点相连的电极反映从毛细血管透过表皮弥散出来的氧气含量。可以实时、持续地反映机体向组织的供氧能力。主要反映呼吸系统功能、血液运输氧气功能和循环系统功能。

03.719　呼气末二氧化碳分压　end-tidal carbon dioxide partial pressure

呼气末气体中二氧化碳分子运动所产生的张力。常用于反映肺泡气的二氧化碳分压，正常情况下几乎与动脉血二氧化碳分压相等。其测量是无创的，而且可以连续观察、动态显示、趋势回顾及波形图记录，在评价肺通气、气管插管情况、呼吸道疾病、循环灌注等方面有重要价值。符号为$PetCO_2$。

03.720　呼气末二氧化碳分压主流监测　mainstream monitor of end-tidal carbon dioxide partial pressure

一种主要为气管插管机械通气患者监测呼气末二氧化碳分压的方法。将二氧化碳探测器放置于气管导管与呼吸回路之间，实时记录患者的呼气末二氧化碳浓度。此种监测方法会增加无效腔气量。

03.721　呼气末二氧化碳分压旁流监测　bypass monitor of end-tidal carbon dioxide partial pressure

一种为清醒或未气管插管患者监测呼气末

二氧化碳分压的方法。也可为气管插管机械通气患者做短期监测。该方法通过抽吸采样，由一根细小的采样管进行采样，几乎不增加无效腔气量。

03.722　二氧化碳描记图　capnogram

检测与定量分析呼吸气体中二氧化碳浓度，并使用二氧化碳描记仪记录和显示的图像。

03.723　时间二氧化碳描记图　time capnogram

检测与定量分析呼吸气体中二氧化碳浓度，使用二氧化碳描记仪记录和显示二氧化碳浓度与时间关系的图像。分为吸气相和呼气相。是最简单、使用最为广泛的呼吸二氧化碳记录法。可反映肺通气与灌注的均衡性。

03.724　容积二氧化碳描记图　volume capnogram

检测与定量分析呼吸气体中二氧化碳浓度，使用二氧化碳描记仪记录呼出气二氧化碳分数（fraction of carbon dioxide，FCO_2）随呼出气容积改变而改变的曲线图。是用图像的形式表示二氧化碳浓度或分压与呼出气体容积的关系，不包含吸气相信息。分为三个不同时相（Ⅰ相、Ⅱ相和Ⅲ相），分别对应解剖无效腔气、过渡气和肺泡气。

03.05.01.02　气道管理

03.725　三凹征　tri-retraction sign

吸气时胸骨上窝、锁骨上窝、肋间隙出现明显凹陷的现象。是由于上气道部分梗阻所致吸气性呼吸困难。常见于气管异物、喉水肿、白喉等。

03.726　环状软骨压迫手法　cricoid pressure，CP

又称"塞利克手法（Sellick maneuver）"。加压于环状软骨，向环状韧带压迫，使气管

后坠向后压住食管开口，以降低胃内容物反流误吸的危险方法。只有在患者意识丧失时才应用此法。

03.727　呼吸停止　respiratory arrest

气道无气流运行的状态。包括原发性和继发性。"原发性呼吸停止（primary respiratory arrest）"由气道梗阻、呼吸中枢功能减退或呼吸肌无力引起。"继发性呼吸停止（secondary respiratory arrest）"由循环功能

不全引起。如持续存在，很快因进行性低氧血症而导致心脏停搏。

03.728　急性肺水肿　acute pulmonary edema
各种原因引起肺内组织液生成和回流平衡失调，使大量组织液在短时间内不能被肺淋巴和肺静脉系统吸收，从肺毛细血管外渗，积聚在肺泡、肺间质和细小支气管内，造成肺通气与换气功能严重障碍的疾病。临床主要表现为突然出现严重的呼吸困难，端坐呼吸，伴咳嗽，常咳出粉红色泡沫样痰，患者烦躁不安，口唇发绀，大汗淋漓，心率增快，两肺布满湿啰音及哮鸣音，严重者可引起晕厥及心搏骤停。

03.729　心源性肺水肿　cardiogenic pulmonary edema
各种原因导致的左心功能不全或左心房压力升高，使肺静脉和肺毛细血管淤血，静水压升高，水分进入间质和肺泡的临床综合征。轻者或慢性患者多发生单纯间质水肿，急性重症患者多同时发生肺间质和肺泡水肿。影像学表现为以肺门为中心的蝶状或片状模糊影。

03.730　非心源性肺水肿　noncardiogenic pulmonary edema
除心脏以外的各种病因引起的肺血管外水分含量增加，以呼吸困难和换气障碍为主要表现的临床综合征。

03.731　急性呼吸窘迫综合征　acute respiratory distress syndrome，ARDS
各种肺内外致病因素引起的以急性呼吸窘迫和顽固性低氧血症为特征的临床综合征。主要病理特征是弥漫性肺微血管通透性增高、肺泡上皮损伤和肺水肿，肺泡渗出液富含蛋白质，有透明膜形成。病理生理改变以肺容积减少、肺顺应性降低和严重动静脉血分流为特征。影像学表现为非均一性的双肺渗出性病变。

03.732　急性肺损伤　acute lung injury，ALI
广义是指各种肺内外因素作用所引起的急性肺实质结构的破坏和高通透性肺水肿。狭义是指各种肺内外致病因素导致的双肺急性弥漫性损伤和肺水肿。临床主要表现为呼吸窘迫和低氧血症，氧合指数（PaO_2/FiO_2）<40kPa（300mmHg），被认为是急性呼吸窘迫综合征的早期阶段。

03.733　肥胖低通气综合征　obesity-hypoventilation syndrome
又称"匹克威克综合征（Pickwickian syndrome）"。明显肥胖（体重指数≥30kg/m²）和清醒时二氧化碳潴留[动脉血二氧化碳分压>6kPa（45mmHg）]，同时存在睡眠呼吸疾病的一种临床综合征。约90%合并阻塞性睡眠呼吸暂停/低通气综合征。但需要排除其他疾病引起的高碳酸血症（如慢性阻塞性肺疾病、神经肌肉疾病等）。

03.734　低氧性肺血管收缩　hypoxic pulmonary vasoconstriction，HPV
急性低氧时，肺泡氧分压降到某一临界值，肺血管发生快速、可逆性的收缩反应。可以纠正肺泡通气/血流失衡，从而在不明显改变肺动脉压的情况下最大限度地提高机体氧分压。

03.735 插管应激反应 intubation stress response

麻醉诱导后进行气管内插管时（尤其是浅麻醉情况下），喉镜暴露声门和插管过程中并发的血压急剧升高、心率加快或心动过缓等循环反应。

03.736 脉率 pulse rate

通过指脉波所测得的心脏搏动次数。与心率的区别在于心脏电去极化和心脏收缩（心率）能否产生可触摸到的动脉搏动。

03.737 短绌脉 deficient pulse

在同一时间内测定的脉率小于心率，且脉搏强弱不等、快慢不一的现象。特点为心律完全不规则、心率快慢不一、心音强弱不等。其发生机制是由于心肌收缩力强弱不等，这种现象称为脉搏短绌或绌脉，见于心房颤动（房颤）的患者。

03.738 校正血流时间 corrected flow time，FTc

从心脏收缩期起始到主动脉瓣关闭的时间，结合心率进行校正所得到的一种新型循环监测指标。可通过超声测量颈动脉血流多普勒频谱而计算得出，用于评估患者容量状态

和液体反应性。其敏感度和特异度不受患者机械通气、心律失常及其他心肺病理状态的影响。

03.739 中心静脉血氧饱和度 central venous blood oxygen saturation

通过中心静脉置管至右心房水平，抽取样本行血气分析而间断测得的或者通过光纤导管持续测量的中心静脉的血氧饱和度。反映组织细胞的氧代谢水平，是组织氧利用的一个良好标志，反映呼吸和循环功能。主要用于辅助指导高危手术患者血流动力学管理及判断患者预后等。符号为$S_{cv}O_2$。

03.740 胸腔内血容积指数 intrathoracic blood volume index，ITBVI

以容量参数直接反映心脏容量状态的一项动态指标。经肺温度稀释法所得本指标为容量性指标，较中心静脉压、肺毛细血管嵌压等压力指标能更好地评估机体的容量状态，且相对于肺动脉导管、超声多普勒、胸阻抗测量法而言，其操作更简便，可重复性强，清醒患者均能良好耐受。并有不引起食管黏膜损伤，不易致心律失常、肺动脉破裂等优点。

03.06 麻醉及麻醉恢复期间严重并发症

03.741 反流 regurgitation

由于胃肠道内压力过高，胃液排空受阻，以及贲门和食管括约肌松弛等，胃内容物向上逆流到口腔、咽喉的现象。

03.742 误吸 aspiration

由于人体意识不清和（或）咽喉反射迟钝或消失，胃内容物反流进入气道的现象。可造成气道阻塞或吸入性肺炎。

03.743 门德尔松综合征 Mendelson syndrome

少量高酸性胃液（pH<2.5）引起的急性吸入性肺水肿。呈现急性哮喘样发作，明显发绀，甚至造成死亡。1946年首先由门德尔松（Mendelson）描述。误吸后2~4h出现哮喘样综合征，24h X线上可见不规则边缘模糊的斑状阴影。

03.744 急性上呼吸道梗阻 acute upper respiratory tract obstruction
各种原因所致的支气管以上气道部分或完全阻塞，气流受阻，严重者导致缺氧、呼吸抑制甚至死亡的情况。常见的梗阻原因有舌后坠、呼吸道分泌物、浓痰、血液、异物、胃内容物阻塞气道，喉水肿或喉痉挛，气道受压或气管痉挛等。

03.745 拉森手法 Larson's maneuver
缓解喉痉挛的简单操作手法。其主要步骤是用手指力压双侧的喉痉挛切迹。首先需找到位于双侧耳垂后部、颞骨乳突和下颌骨升支之间的喉痉挛切迹，使用中指向头侧方向紧压该切迹，同时用适当的力量推顶下颌。

03.746 寂静肺 silent chest
一种支气管痉挛的危重征象。当支气管发生强烈痉挛或广泛黏液栓堵塞支气管时，哮鸣音、呼吸音均明显减弱甚至消失，此时整个肺部听诊就像没有声音一样，故称为寂静肺。是一种非常严重的情况，需要及时采取治疗措施。

03.747 急性肺不张 acute atelectasis
全身麻醉手术期间急性发生的区域性肺泡不张。常见于单肺通气、潮气量不足、膈肌上移、肌肉松弛药使用、纯氧通气及特殊体位等。通常会导致肺内分流、通气血流比例失调，甚至严重低氧血症等危害。

03.748 脑血管意外 cerebral vascular accident
麻醉手术期间发生的无可预料的脑血管事件。如脑缺血、脑出血、脑血栓等。影响患者麻醉手术后的苏醒和意识恢复。

03.749 恶性高热 malignant hyperthermia
某些麻醉药引起的全身骨骼肌强烈收缩、体温急剧升高及进行性循环衰竭的代谢亢进危象的临床综合征，是一种常染色体显性遗传病。多见于挥发性卤族类吸入麻醉药、琥珀胆碱等药物。

03.750 苏醒期躁动 emergence agitation
麻醉手术患者在术后麻醉苏醒期出现的神经系统过度兴奋并意识模糊的表现。

03.751 术后恶心呕吐 postoperative nausea and vomiting, PONV
麻醉手术后患者出现的恶心和（或）呕吐症状。其病因通常与麻醉药物、手术方式、术后治疗药物及患者自身体质等相关。在麻醉过程中采用预防性的治疗策略可以降低术后恶心、呕吐的发生率。

03.752 术后低氧血症 postoperative hypoxemia
麻醉手术后患者出现的动脉血氧分压和血氧饱和度低于正常的现象。主要原因是患者术前存在易发低氧血症的因素（如心肺疾病）、小气道闭合、有效通气量下降、氧耗量增加、各种原因的肺损伤，以及麻醉药氧化亚氮麻醉后弥散性低氧，镇痛药和肌肉松弛药的残留作用等。

03.07 麻醉恢复室

03.753 麻醉恢复室 postanesthesia care unit, PACU
用来监护和治疗患者生理功能从麻醉手术中早期恢复的医疗单元。其设置既要满足不稳定患者的复苏需要，还要为稳定患者的恢复提供一个安静舒适的环境。需要靠近手术室，便于麻醉医师快速协助诊治。

03.754　麻醉重症医学病房　anesthesia intensive care unit，AICU
对大手术和术后危重患者实施连续监测治疗，预防和治疗麻醉手术后早期并发症，以确保患者安全度过围手术期的医疗单元。

04. 专 科 麻 醉

04.01　口腔颌面部手术麻醉

04.001　预成型导管　Ring Adair Elwyn endotracheal tube
一种预成型经口或经鼻的气管导管。以三位发明者林（Ring）、阿代尔（Adair）和埃尔温（Elwyn）的名字命名。为了适应患者面部轮廓，对普通气管导管进行预成型，便于头颈部手术时气管导管与麻醉机回路连接，改善手术部位的显露效果，并减少气管导管变形扭结产生气道梗阻的危险，同时其特殊形态也可减少气管导管对咽喉部的压迫损伤。

04.002　气管交换导管　airway exchange catheter
又称"气管导管换管器"。一种内径很细的中空半硬质导管。导管可以连接麻醉机或喷射呼吸机，既可以作为重新插管的导引，也可以作为吸氧和通气的通道（如喷射通气）。

04.003　鼻腭神经阻滞　nasopalatine nerve block
将局部麻醉药注入腭前孔（切牙孔），以阻滞鼻腭神经的麻醉与镇痛方法。麻醉两侧尖牙连线前方腭侧的牙龈、黏膜。尖牙远中腭侧与腭前神经吻合，因此尖牙远中腭侧的组织未被麻醉。

04.004　额神经阻滞　frontal nerve block
将局部麻醉药注射在眶上神经或滑车神经周围以阻滞眶上神经和滑车神经或仅阻滞眶上神经或滑车神经的麻醉与镇痛方法。

04.005　副神经阻滞　accessory nerve block
将局部麻醉药注射在胸锁乳突肌后缘副神经周围以阻滞副神经的麻醉与镇痛方法。

04.006　面神经阻滞　facial nerve block
将局部麻醉药注射在面神经周围以阻滞面神经的麻醉与镇痛方法。可用于缓解面肌痉挛和治疗该神经支配区带状疱疹，也可用于某些眼科手术。

04.007　三叉神经［半月］节阻滞　gasserian ganglion block
将局部麻醉药注射在三叉神经半月节或其主要分支（眼神经、上颌神经或下颌神经）周围，以阻滞三叉神经节的麻醉与镇痛方法。可用于面部疼痛的辅助诊断及三叉神经痛、癌性疼痛及顽固性丛集性头痛的治疗。

04.008　舌神经阻滞　lingual nerve block
将局部麻醉药注射在舌神经周围以阻滞舌神经的麻醉与镇痛方法。

04.009 上颌神经阻滞 maxillary nerve block
将局部麻醉药注射在上颌神经周围以阻滞上颌神经的麻醉与镇痛方法。可用于三叉神经第二分支上颌神经引发的疼痛或癌痛，以及上颌手术的局部麻醉和镇痛。

04.010 下颌神经阻滞 mandibular nerve block
将局部麻醉药注射在下颌神经周围以阻滞下颌神经的麻醉与镇痛方法。可用于治疗下颌神经及其各分支神经分布区域的疼痛，以及该区域的癌痛、外伤或放疗后疼痛。

04.011 枕神经阻滞 occipital nerve block
将局部麻醉药注射在枕大神经和枕小神经周围以阻滞相关神经的麻醉与镇痛方法。可用于枕部疼痛及神经痛的诊断和治疗，以及该区域的手术麻醉和镇痛。

04.012 舌咽神经阻滞 glossopharyngeal nerve block
将局部麻醉药注射在舌咽神经周围以阻滞舌咽神经的麻醉与镇痛方法。可用于舌、会厌及腭扁桃体基底部的恶性肿瘤引起的顽固性神经痛。

04.02 耳鼻咽喉颈部手术麻醉

04.02.01 气道管理

04.013 气道管理工具 airway management device，AMD
整合了光导纤维、视频、光学及机械技术等多种方法以辅助建立人工气道的工具。使操作者能获取更好的喉部视野并促进气管导管更好地进入气管。这些工具被用来处理困难或失败气道，以及行常规气管插管。

04.014 抗激光导管 laser resistant tracheal tube
某些使用特殊材料制成的在激光手术中安全性更高的气管导管。常用种类有铝和硅橡胶螺纹导管、不锈钢螺纹导管、外层包裹铝和聚乙烯树脂的硅橡胶导管及均匀浸透陶瓷颗粒的硅橡胶导管等。

04.015 探条 bougie
一种管芯类气管内插管的辅助器械。弹性探条长60cm，远端向上抬起30°，便于进入声门。在难以显露声门时，可直接将探条远端从会厌下方盲探置入气管，操作者可以感觉到探条触及和划过气管软骨环的规律震动，然后轻柔地置入气管导管。

04.016 纤维支气管镜 fiberoptic broncho-scope，FOB
简称"纤支镜"。按光学原理将玻璃纤维有规则地排列成束制成的内镜。操作时利用柔软、易弯曲的镜体，经鼻腔、口腔或气管切开的导管等进入气管、支气管和细支气管进行检查或治疗。可显示细微结构和微小病变，并进行细胞涂片、活检及抽吸分泌物等操作。

04.017 术前内镜下气道评估 preoperative endoscopic airway examination，PEAE
在术前使用柔性内镜通过鼻腔插入鼻咽，以直接观察口咽、下咽和喉通畅程度的方法。可作为术前可预料困难气道的无创评估方法。

04.018　喉痉挛　laryngospasm
喉部肌肉反射性痉挛收缩，使声带内收，声门部分或完全关闭，从而导致患者出现不同程度的呼吸困难，甚至完全性呼吸道梗阻的现象。

04.019　喉头水肿　larynx edema
喉部黏膜组织液浸润的现象。多发生在喉黏膜松弛处，如会厌、杓会厌襞、双侧声带和声门下等处，是多种原因引起的一种严重上呼吸道梗阻病理变化。其发病迅速或延缓，但喉阻塞严重者可窒息死亡。

04.020　气管软化　tracheomalacia
气管缺乏应有的软骨硬度和支撑力，导致管腔出现不同程度塌陷的一种病理现象。主要表现是呼气性喘鸣。

04.021　气管狭窄　tracheal stenosis
气管管腔显著缩小的现象，多为不可逆转、进行性加重的病变。

04.022　支气管痉挛　bronchospasm
由各种原因引起的支气管平滑肌痉挛性收缩。表现为气道变窄、通气阻力骤然增加、呼气性呼吸困难。

04.023　海姆利希手法　Heimlich maneuver
又称"腹部冲击法"。一种清除上呼吸道异物堵塞的急救方法。急救者站在患者后方，用手向膈肌施加压力，压缩肺部，使异物排出气道。由美国医师亨利·海姆利希（Henry Heimlich）在1974年首次讲解了这种方法，因此得名。

04.03　眼科手术麻醉

04.024　眶上神经阻滞　supraorbital nerve block
将局部麻醉药注射在眶上神经周围以阻滞眶上神经的麻醉与镇痛方法。可麻醉前额、上睑及结膜，用于上睑下垂矫正手术。

04.025　眶下神经阻滞　infraorbital nerve block
将局部麻醉药注射在眶下神经周围以阻滞眶下神经的麻醉与镇痛方法。可用于同侧上颌切牙的拔除，牙槽突修整，以及囊肿、唇裂手术。

04.026　球后注射　retrobulbar injection
将局部麻醉药注入球后靠近眶尖前的睫状神经节肌锥空间内，以阻滞第Ⅲ、Ⅳ、Ⅵ脑神经及睫状神经，从而达到快速镇痛与抑制眼球运动目的的麻醉与镇痛方法。

04.027　球周注射　peribulbar injection
将局部麻醉药注入球旁，通过巩膜表面的渗透作用达到快速镇痛与抑制眼球运动目的的麻醉方法。

04.028　眼筋膜下麻醉　sub-tenon anesthesia
将局部麻醉药注入球结膜与巩膜的筋膜间隙的局部麻醉方法。麻醉药在直接作用于巩膜表面的同时浸润球结膜及眼外肌，并可延球壁向后作用于视神经周围，间接阻滞睫状神经节节后纤维，是眼科常见的麻醉方式之一。多用于眼表、眼前段或眼外肌手术。

04.029　眼心反射　oculocardiac reflex, OCR
在眼科手术及操作过程中因牵拉眼外肌或压迫眼球引起的一种生理反射。由三叉神经的眼神经传入，经迷走神经传至心脏。表现为窦性心动过缓、房室传导阻滞、室性异位心律或心搏骤停。

04.030 瞬目反射 blink reflex，BR
由于面部叩打、光、声、角膜触觉等刺激而诱发的防御反射。对保护眼球起重要作用。

04.031 眼动危象 oculogyric crises
一种由某些药物或疾病引起的眼外肌强直痉挛、眼球不自主转动的肌张力障碍。多为双眼发作性向上转动，持续数秒至数小时，可伴颈肌、口轮匝肌及舌肌痉挛。病因包括服用抗精神病药物、脑炎后帕金森综合征、多发性硬化、脑外伤、双侧丘脑梗死、单纯疱疹病毒性脑炎等。

04.032 碳酸酐酶抑制剂 carbonic anhydrase inhibitor
一类抑制碳酸酐酶活性的药物。可减少 HCO_3^- 和 H^+ 的形成，排出大量碱性尿，从而降低眼内压。代表药物为乙酰唑胺，临床上主要用于青光眼的治疗。

04.04　胸内手术麻醉

04.04.01　特　殊　工　具

04.033 阿恩特支气管封堵器 Arndt bronchial blocker
一种具有特殊引导线的支气管阻塞器。它具有一个可回缩的线环，套在纤维支气管镜上，用于引导和定位封堵目标支气管。

04.034 科恩支气管封堵器 Cohen bronchial blocker
一种远端前部预成角设计的支气管阻塞器。可方便置入目标支气管。其远端主干上气囊的上方有一个箭头，通过纤维支气管镜观察可判断出尖端偏转的方向。

04.035 支气管封堵导管 Univent tube
一种管壁通道内置可调整深度的封堵引流管的支气管阻塞导管。使用时，先将导管插入气管，在纤维支气管镜引导下将封堵管置入左或右支气管，套囊充气封闭一侧支气管，产生肺隔离作用。

04.036 双腔支气管导管 double-lumen endobronchial tube
一种用于支气管插管的气管导管。其特点是可使左、右主支气管的通气暂时隔开，既可通过双侧管腔吸入麻醉药气体，也可用健侧管腔施行麻醉和通气，且可随时分别吸除其中的分泌物。

04.037 罗伯肖双腔支气管导管 Robertshaw double-lumen endobronchial tube
临床上广为应用的双腔支气管导管。采用一次性透明聚氯乙烯制成，管腔为D形，分为左侧及右侧两种，无隆突钩，插管操作相对容易，支气管套囊为蓝色，便于纤维支气管镜下检查定位。

04.038 卡伦斯双腔支气管导管 Carlens double-lumen endobronchial tube
左侧双腔支气管导管。左管开口于远端进入左侧主支气管，右管开口于距远端6～8cm处的右侧管壁，下方有舌状隆突钩，骑跨于隆突上，用来辅助双腔管的放置并最大限度地避免导管移位。

04.039 怀特双腔支气管导管 White double-lumen endobronchial tube
右侧双腔支气管导管。其结构与卡伦斯双腔支气管导管相反，是进入右主支气管的导管。有隆突钩，左管开口于主气道，右管向右弯曲15°，便于进入右侧主支气管，远端有一侧口，是右肺上叶通气口，以保证该处通气，防止痰液阻塞。

04.04.02　肺隔离技术

04.040　保护性肺通气策略　lung protective ventilation strategies

在实施机械通气时，既要考虑患者氧合功能的改善和二氧化碳的排出，又要注意防止机械通气副作用的通气策略。可采用小潮气量、低气道压通气，加用呼气末正压通气（PEEP）防止肺萎陷。采用肺泡复张等保护性策略使肺免遭机械通气的损伤。

04.041　单肺通气　one lung ventilation，OLV

使手术侧肺萎陷，非手术侧肺通气的呼吸管理策略。既可充分暴露手术野，又可减轻非切除部分肺的机械性损伤。

04.042　非通气侧肺　independent lung

在进行单肺通气时，被隔离或萎陷侧的肺。

04.043　通气侧肺　dependent lung

在进行单肺通气时，进行通气并完成气体交换和氧合侧的肺。

04.044　肺内分流　intrapulmonary shunt

肺内部分静脉血不经肺泡周围毛细血管而由支气管静脉和肺内动静脉交通支汇入肺静脉，或肺内部分静脉血经无通气的肺泡周围毛细血管进入肺静脉的过程。健康人的分流量极低，可忽略不计。肺严重病变时，分流量增加，是发生顽固性低氧血症的主要机制。

04.045　允许性高碳酸血症　permissive hypercapnia

在严重气流阻塞性疾病或肺组织疾病中，为防止发生气压伤而采用的一种保护性通气策略。接受患者存在一定程度的高碳酸血症，以避免大潮气量或内源性呼气末正压通气引起的肺损伤。一般认为pH＞7.20是可以接受的允许性高碳酸血症。

04.046　血管外肺水　extravascular lung water，EVLW

分布于肺血管外的液体。包括细胞内水和细胞外水。该液体主要产生于呼吸性细支气管、肺泡上皮及相连的肺泡，由肺泡滤出，然后进入淋巴系统，或由肺血管重吸收，或由胸膜渗出，或由气道分泌排出。

04.047　非气管插管全身麻醉　non-intubated general anesthesia

能够保留自主呼吸而不使用气管插管或喉罩等声门上气道装置维持通气的全身麻醉方法。

04.048　肺复张策略　lung recruitment maneuver

在有创正压通气（IPPV）过程中给予高呼气末正压通气（PEEP），并通过短暂持续30s给予明显高于常规的气道及肺泡内正压，以增加跨肺压，使尽可能多的肺单位产生最大的生理膨胀，以尽可能实现所有肺单位完全复张的一类操作方法。

04.04.03　并　发　症

04.049　肺气压伤　pulmonary barotrauma，PBT

机械通气时跨肺泡压（即肺泡压减去邻近质间隙压的差值）升高导致的肺泡损伤和气

体外漏。可引起气胸、纵隔积气、气腹和皮下气肿等。

痛，经胸部X线检查即可确诊。

04.050　皮下气肿　subcutaneous emphysema
空气或其他气体积存于皮下组织而形成的气肿。以手按压皮下气肿的皮肤，可引起气体在皮下组织内移动，可出现捻发感或握雪感。

04.051　纵隔摆动　mediastinal flutter
呼吸时纵隔发生左、右移动的现象。多由开放性气胸引起。此时胸膜腔与外界相通，破坏了胸膜腔与外界大气之间的压力差，可引起严重呼吸循环功能障碍，且可通过神经反射出现休克症状。

04.052　纵隔气肿　mediastinal emphysema, pneumomediastinum
纵隔内积存空气或其他气体的现象。是肺泡外积气的一种形式，或是气体从呼吸道或消化道逸出的一种形式。临床表现为胸骨后疼

04.053　喘鸣　stridor
吸气时由于咽、喉和气管部分阻塞所产生的一种刺耳高调的呼吸音。是气体通过狭窄的上气道形成涡流产生的。

04.054　喘息　wheezing
生理或病理原因导致的呼吸频率增快、幅度加大的现象。可伴有呼吸困难的感觉。

04.055　心肺运动试验　cardiopulmonary exercise testing，CPET
在运动条件下测定呼吸气体，通过计算机计算在不同负荷下的通气量、摄氧量和二氧化碳排出量等通气、代谢指标及心电图的变化，从而反映呼吸、心脏、运动系统功能综合变化的方法。与一般心脏负荷试验不同，强调运动时心肺功能的相互作用和气体交换作用。

04.05　血管手术麻醉

04.056　α稳态血气管理　alpha-stat blood gas management
体外循环过程中进行血气分析时，维持血浆$[OH^-]/[H^+]$比值相对稳定而无须校正温度的血气管理方法。即无论温度如何变化，只保持37℃条件下血液pH 7.35～7.45、$PaCO_2$ 4.7～6kPa（35～45mmHg）的状态。因而在低温酸碱平衡管理中，不考虑体温的影响，不进行实际体温校正，只沿用37℃条件下的血气测定结果和正常值判断。

04.057　pH稳态血气管理　pH-stat blood gas management
体外循环过程中进行血气分析时，维持pH稳定的血气管理方法。即无论温度如何变化，均使血液维持在pH 7.35～7.45、$PaCO_2$ 4.7～

6kPa（35～45mmHg）的状态。通常是先将血液样本调整至37℃后测定其pH、$PaCO_2$和PaO_2值，再根据校正公式计算出其实际温度的校正值，然后根据实际温度校正值调节血气指标，以维持稳定的pH。

04.058　脑脊液引流　cerebrospinal fluid drainage，CSFD
一种普遍使用的脊髓保护技术。在胸腹主动脉瘤手术中，尤其是瘤体范围超过第九胸椎水平时，通过脑脊液引流，降低骨性椎管内的压力，缓解脑脊液对血管的压迫，从而明显改善脊髓血供的技术。

04.059　热缺血　warm ischemia
器官在未降温时的缺血或血流中断的现象。

因氧和各种代谢底物供应缺乏而器官的代谢水平仍高，热缺血时器官缺血损害出现较快、程度较重。

04.060　高灌注综合征　hyperperfusion syndrome，HS
原先低灌注区脑血流量显著增加，超过脑组织代谢需要而引起的一种严重并发症。其发生机制与长期低血流灌注导致的脑血管自动调节功能紊乱有关。主要表现为严重的单侧头痛、面部和眼部疼痛、癫痫发作，以及因脑水肿和（或）颅内出血引起的局灶性神经症状等一系列综合征。

04.061　选择性逆行脑灌注　selective retrograde cerebral perfusion
深低温停循环时，以200～300ml/min的速率通过上腔静脉逆行灌注以向脑组织供血，维持灌注压在2～3.3kPa（15～25mmHg）的灌注方法。

04.062　选择性顺行脑灌注　selective antegrade cerebral perfusion
深低温停循环时，从头臂干动脉和左颈总动脉放入带套囊的灌注管，同时阻断左锁骨下动脉防止灌注分流，以10ml/（min·kg）的流量向脑组织供血，维持灌注压在5.3～8kPa（40～60mmHg）的灌注方法。

04.06　内镜手术麻醉

04.063　经单孔腹腔镜技术　laparoendoscopic single-site surgery，LESS
通过一个单一皮肤切口，置入多个腹腔镜操作通道或带有多个操作孔道的单孔操作通道，应用腹腔镜器械来完成所有操作的手术方式。

04.064　经自然腔道内镜手术　natural orifice transluminal endoscopic surgery，NOTES
利用人体自然存在的与体外相通的管道，如胃、阴道、尿道、结直肠、食管等，置入手术器械，通过人为穿刺通道进入腹腔、胸腔、后腹膜腔，并完成腹腔、胸腔及后腹膜腔脏器手术的微创外科操作方式。可应用腹腔镜手术器械或结合机器人手术平台完成该手术，患者术后体表没有手术刀口和瘢痕。

04.065　反常栓塞　abnormal embolism
静脉系统和右心房的血栓或气体通过右向左的分流通道，从右心进入左心系统，引起相应部位的体循环栓塞。

04.066　空气栓塞　air embolism
气体形成气泡进入循环系统而形成的栓塞。动、静脉系统均可发生，最常见的病因是手术、创伤、血管介入及机械通气和潜水导致的气压伤。该病虽然罕见，但有可能造成灾难性后果。

04.067　张力性气胸　tension pneumothorax
又称"高压性气胸"。胸膜破裂口呈单向活瓣或活塞作用导致的气胸。吸气时胸廓扩大，胸膜腔内压变小，空气进入胸膜腔；呼气时胸膜腔内压升高，压迫活瓣使之关闭，致使胸膜腔内空气越积越多，内压持续升高，使肺脏受压，纵隔向健侧移位，影响心脏血液回流。必须紧急抢救处理。

04.068　胆心反射　gallbladder-heart reflection
胆道手术时由于牵扯胆囊或探查胆道时所引起的心率减慢、血压下降等反射现象。严重者可因反射性冠状动脉痉挛导致心肌缺血、心律失常，甚至心搏骤停。

04.069 分娩镇痛 labor analgesia
使用药物或非药物的方式减轻或缓解产妇分娩时疼痛的医疗措施。

04.070 分娩痛 labor pain
产妇临产后，由于宫缩和宫颈扩张造成的疼痛。表现为宫缩时的腹部阵发性疼痛，尤以耻骨上区疼痛显著，伴有腰痛和骶尾部疼痛。

04.071 第一产程痛 labor pain in first stage
从出现规律子宫收缩到宫口开全期间的疼痛。主要是由于子宫的强烈收缩和宫颈扩张。传导疼痛的神经冲动进入T_{10}～L_1节段脊髓，再上传至丘脑和大脑皮质。

04.072 第二产程痛 labor pain in second stage
从宫口开全到胎儿娩出期间的疼痛。主要由于会阴的牵张，刺激通过阴部神经传导到L_2～S_4节段脊髓。

04.073 宫颈旁阻滞 paracervical block
将局部麻醉药经宫颈旁穹隆注射，以阻滞来自子宫神经丛和骨盆神经丛的支配子宫下段和阴道上段的神经，从而消除宫颈扩张时疼痛的一种治疗技术。也可用于阴道无痛分娩、清宫术、人工流产术及经阴道子宫摘除术麻醉的辅助方法。

04.074 阴部神经阻滞 pudendal nerve block
经阴道入路或经会阴入路，使用局部麻醉药阻滞会阴神经的麻醉与镇痛方法。用以缓解第二产程及会阴切开修补术的疼痛。

04.075 氧化亚氮吸入分娩镇痛 nitrous oxide inhalation labor analgesia
吸入一定浓度氧化亚氮用于分娩镇痛时，可在保持孕产妇清醒的状态下达到分娩镇痛效果的一种技术。

04.076 连续硬膜外分娩镇痛 continuous epidural labor analgesia
通过在硬膜外隙留置导管，持续输注镇痛药物以达到分娩镇痛目的的一种镇痛方法。其目标是在不产生显著运动阻滞的条件下消除疼痛。

04.077 可行走分娩镇痛 ambulatory labor analgesia
硬膜外分娩镇痛中，在尽量提供满意镇痛的同时，保持最小的运动阻滞程度，不影响产妇活动能力的镇痛技术。

04.078 下肢运动阻滞程度评分 Bromage score
一种针对下肢运动功能的评分。可用于评价运动阻滞程度。1级为不能抬高下肢；2级为不能屈膝；3级为不能屈踝。

04.079 产科高级生命支持 advanced life support in obstetric，ALSO
孕产妇发生心搏骤停后的紧急医疗救治和生命支持。应以孕产妇复苏为重点，必要时准备及早实行围死亡期剖宫产，以挽救婴儿生命并提高母体复苏成功率。

04.080 仰卧位低血压综合征 supine hypotensive syndrome
又称"主动脉-腔静脉压迫综合征（aortocaval compression syndrome）"。由于子宫在仰卧位时压迫主动脉及下腔静脉，平均动脉压下降幅度超过2kPa（15mmHg）且心率增快超过20次/分的临床综合征。主要发生于妊娠晚期妇女。

04.08　矫形外科手术麻醉

04.081　大量输血　massive blood transfusion，MBT
一次输血量超过患者自身血容量的1～1.5倍，或1h内输血大于1/2的自身血容量，或输血速率大于1.5ml/（kg·min）的输血。

04.082　骨水泥植入综合征　bone cement implantation syndrome，BCIS
在使用骨水泥固定于骨髓腔内的手术中，骨水泥导致的低氧血症、低血压、心搏骤停和术后脂肪栓塞为特征的临床综合征。

04.083　硬膜外血肿　epidural hematoma
位于颅骨内板与硬脑膜之间和脊髓硬膜外间隙的血肿。大部分属于急性血肿，其次为亚急性，慢性较少。

04.084　止血带反应　tourniquet reaction
术中止血带加压一定时间后出现的机体反应。包括烦躁不安、冷汗、疼痛、局部有压迫感、血压升高，甚至出现水疱，放止血带后大多缓解（但水疱不会立即消失）。放止血带后出现血压下降甚至休克，术后可出现肢体麻木、无力、感觉减退等神经症状。

04.085　脂肪栓塞　fat embolism，FE
各种病因所导致的脂肪栓子进入血液循环所引起的栓塞。常见于长骨骨折或手术及外伤时所形成的脂肪栓子，通过破损的血管进入血液循环，或将含有脂质的药物误注入血管而引起。

04.086 脂肪栓塞综合征　fat embolism syndrome，FES
机体对各种原因导致的血液中出现脂肪栓子而引起生理性反应的综合征，可表现为进行性低氧血症、皮肤黏膜出血点和意识障碍等特征。是骨骼创伤性手术后发生的早期并发症。

04.09　心脏手术麻醉

04.09.01　监　　测

04.087　日间手术　ambulatory surgery
患者入院、手术和出院在1个工作日（24h）之内完成的手术，除外在医师诊所或医院开展的门诊手术和急诊手术。特殊病例由于病情需要延期住院，住院时间最长不超过48h。

04.088　肺毛细血管楔压　pulmonary capillary wedge pressure，PCWP
将肺动脉导管末端楔入肺动脉或将血管内导管外周的气囊充气以闭塞肺动脉某一分支的血流，在血液不流动的情况下记录到的压强。代表下游未闭塞血管网和左心房的压强，是反映左心功能的可靠指标。正常范围为0.53～1.6kPa（4～12mmHg）。

04.089　肺血管阻力　pulmonary vascular resistance
右心室泵血时需要克服的肺血管床的阻力。主要存在于肺微血管中，其中近一半形成于肺毛细血管中。正常范围为40～180dyn·s/cm^5。

04.090　心指数　cardiac index，CI
空腹和静息状态下每平方米体表面积每分钟的心输出量。等于每分心输出量（L/min）/体表面积（m²）。一般为 3.0～3.5L/（min·m²）。

04.091 肺泡–动脉氧分压差 alveolar-arterial oxygen partial pressure difference

肺泡气氧分压和动脉血氧分压之间的差值。是判断肺换气功能的重要指标，在无效腔增加或肺循环功能障碍的情况下，该差值增大。符号为 $P_{A\text{-}a}DO_2$。

04.09.02 特 殊 技 术

04.092 主动脉内球囊反搏 intra-aortic balloon pump，IABP
将带有圆柱状球囊的心导管经外周动脉置入降主动脉与左锁骨下动脉开口远端进行循环辅助的技术。心脏收缩期导管的球囊放气，改善左心射血，舒张期导管的球囊充气，增加主动脉舒张期压力，从而改善冠状动脉灌注及循环状态。适用于术前、术后并存在严重心功能不全、心力衰竭、心源性休克的

冠心病患者和手术患者。

04.093 一氧化氮吸入疗法 inhaled nitric oxide therapy
通过吸入一氧化氮选择性舒张肺血管增加通气区域的灌注，显著降低肺动脉压，减少肺内分流，改善通气血流比例失调，改善动脉氧合的治疗方法。主要用于常规治疗无效的低氧血症。

04.09.03 体外循环相关

04.094 顺行灌注 antegrade perfusion
顺行性通过放置于主动脉插管和主动脉瓣之间的灌注针经主动脉根部进入冠状动脉，或经冠状动脉开口直接灌注的方法。其中前者是最常用的心肌保护灌注方法，对于不切开升主动脉的所有心脏手术均可使用此方法灌注。后者适用于主动脉瓣关闭不全或需切开主动脉的手术。

04.095 逆行灌注 retrograde perfusion
逆行性经冠状静脉窦内的头端有套囊的导管进入冠状静脉并进行灌注的心肌保护方法。适用于需切开主动脉根部的心脏手术，对于冠状动脉阻塞或严重狭窄、主动脉瓣功能不全致冠状动脉灌流减少，二次冠脉搭桥术期间发生冠脉栓塞及瓣膜手术患者有较

好的保护作用。

04.096 晶体停搏液 crystalloid cardioplegic solution
体外循环手术开始后在冠状动脉内顺行灌注或在冠状静脉窦内逆行灌注的高浓度含钾晶体停搏液。可使心脏于舒张期停搏，心肌电机械活动静止。

04.097 含血停搏液 blood cardioplegic solution
体外循环手术开始后在冠状动脉内顺行灌注或在冠状静脉窦内逆行灌注的含有血液的停搏液。可使心脏停搏于有氧环境，避免心脏停搏前短时间内电机械活动对腺苷三磷酸（ATP）的消耗。

04.09.04 并 发 症

04.098 低心排血量综合征 low cardiac output syndrome，LCOS

多因素导致心输出量显著降低、重要脏器灌注不足的临床综合征。多见于心脏外科手术

后，也发生于各种疾病导致心功能障碍。心指数低于2.4L/（min·m²）。

04.099 体外循环后灌注肺 perfusion lung after extracorporeal circulation
体外循环术后的严重并发症之一。由于肺循环超负荷导致毛细血管上皮受损伤后通透性增加，大量血浆渗出致肺间质和肺泡水肿，形成充血性肺不张，表现为顽固性低氧血症。

04.100 心肌顿抑 myocardial stunning

心肌短暂缺血后虽尚未造成心肌坏死，但再灌注恢复正常血流后其机械功能障碍却需要数小时、数天或数周才能完全恢复的现象。

04.101 无复流现象 no-reflow phenomenon
又称"无再灌注（no reperfusion）"。局部血管严重痉挛、阻塞，组织缺血后，重新对其提供血液灌注，但血流却不能到达缺血的组织细胞的现象。常见于心肌，也可见于脑、肾、骨骼肌等处。

04.10 体外循环

04.102 体外循环 extracorporeal circulation
又称"心肺转流（cardiopulmonary bypass）"。利用一系列特殊人工装置将静脉血引流至体外循环机中，经过氧合、过滤等处理再经人工血泵重新注入动脉系统的生命支持技术。目的是在实施心脏直视手术时维持全身组织器官的血液供应。

04.103 深低温停循环 deep hypothermic circulatory arrest，DHCA
将体外循环手术患者的核心体温降至15～22℃，之后在一定时间内完全停止机体血液循环，仅维持脑部低流量血液灌注，以进行下一步手术的技术。一般用于复杂的先天性心脏病和复杂的大血管手术。是一种降低机

体尤其是大脑耗氧的措施。

04.104 完全转流 complete bypass
从上、下腔静脉和升主动脉阻断开始，到患者升主动脉开放心脏复跳这一段时间，完全由人工心肺机取代患者呼吸循环功能的技术。属于体外循环的中期管理，在体外循环中持续时间最长。

04.105 后并行循环 post-parallel cycle
升主动脉开放后心脏复跳至体外循环停止的时间。此时是心脏辅助阶段，由完全人工心肺机支持逐渐向患者自身独立的循环和呼吸过渡。

04.10.01 氧合器

04.106 鼓泡式氧合器 bubble oxygenator
一种体外循环下进行心脏外科手术的医疗设备。是集氧合室、变温室、储血室和滤器为一体的氧合器。属于接触式人工肺，氧合效果好但对血液的损伤较大。由于材料科学的进步，已被膜式氧合器取代。

04.107 膜式氧合器 membrane oxygenator
俗称"膜肺"。一种能进行血气交换的一次性使用的体外循环人工装置。根据肺泡气体交换的原理，集氧合、变温、储血、过滤、回收血等功能于一体，用于替代肺脏功能进行血液氧合并排除二氧化碳，以满足术

中患者的需要。其特点是气血不直接接触，仿生性好。

04.10.02　灌　注　泵

04.108　灌注泵　priming pump
体外循环中的驱动装置。用于替代心脏功能。

04.109　滚压泵　roller pump
体外循环机器中的动力部分。由一个半圆形的槽、其内的转子和两个呈180°排列的滚轴组成，动脉管道安装在槽和转子之间，利用两个滚轴将血流向同一方向推送。

04.110　离心泵　centrifugal pump
体外循环机器中的动力装置。由泵头、传感器、控制部分及手动装置等组成，既可以附在体外循环机上，作为主泵与其他滚压泵共同组成一整套体外循环装置，也可以是一套独立装置。

04.10.03　滤　水　器

04.111　滤水器　water-strainer，water filter
体外循环机器中根据斯塔林（Starling）定理利用跨膜压滤出液体的装置。血液通过滤过膜时，一侧为正压，另一侧为大气压或负压，利用跨膜压滤出液体。滤出液分子量为2000~20 000Da，不含蛋白质成分，相当于原尿。

04.10.04　滤　　器

04.112　动脉微栓过滤器　arterial line filter
体外循环机器中连接在动脉泵和动脉插管之间，用于滤除心脏手术过程中的各种微栓的重要装置。能有效改善微血管的血液灌注，防止因血栓、气栓阻塞患者微血管所致的体外循环并发症。

04.113　回流室滤器　reflux chamber filter
体外循环机器中微栓的主要滤除装置。可以滤除来自心脏及术野吸出的组织碎片、赘生物及小纤维等微栓，对于鼓泡式氧合器，还有消泡的功能。一般为渗透式，外层有60~80μm的滤网。

04.114　晶体液滤器　pre-bypass plus filter
又称"预充滤器"。仅在体外循环预充阶段使用的5μm滤器。用于在体外循环前滤出预充过程中氧合器、泵管、晶体预充液中的微栓，包括插头、玻璃、化学结晶、塑料、毛发、蛋白等，可降低栓塞和感染的发生率。

04.115　白细胞滤器　leukocyte depletion filter
体外循环或血液回收时用于降低白细胞数目的滤器。血液和异物接触可导致白细胞激活，其表面电荷发生改变，易于黏附于毛细血管壁。激活的白细胞变形能力差，易嵌于毛细血管网中。白细胞滤器可使粒细胞数目降低70%，减少白细胞激活和氧自由基产生导致的肺损伤。

04.116　气体过滤器　gas filter
混合式微栓过滤器。适用于二氧化碳、氮气和氧气等医用气体的滤过。

04.10.05　管道和插管

04.117　动脉灌注管道 arterial perfusion tube
体外循环管路中连接动脉过滤器与动脉插管之间的管道。相当于人体的主动脉血管，用于向动脉系统供血供氧。采用聚氯乙烯（PVC）塑料材质制成。

04.118　静脉引流管 venous drainage tube
体外循环中连接腔静脉或股静脉插管与人工肺氧合器之间的硅胶或塑料管道。是体外循环回路中静脉引流血液进入氧合器的主干管道。

04.119　主泵管 primary pump line
通过滚压轴不断地对泵管外壁进行滚动性挤压，驱动泵管内血液向前流动，用以替代患者心脏对组织器官进行血液灌注的管路。

04.120　自体循环排气管 purge line
连接动脉微栓过滤器至储血滤血器或回流室之间的管道。

04.121　人工肺氧合供氧管 artificial lung gas line
体外循环期间为人工肺氧合提供氧气的管道。

04.122　右心吸引管 cardiotomy suction
连接手术台上右心吸引头与负压吸引泵管和储血滤血器之间的管道。作用是将手术野、心脏内外出血和渗血回收至人工心肺机，经滤过氧合后再重新进入体外循环。

04.123　左心吸引管 left heart vent catheter
在体外循环中用于左心腔内的血液吸引和左心减压引流的管道。用于防止心腔内积血膨胀，为外科医生提供清晰的手术野。

04.124　回流室管 venous reservoir tube
连接人工肺氧合器至储血滤血器之间的管道。

04.125　体外循环连接管 connecting tube for extracorporeal circulation
连接人工肺至主泵管和主泵管至微动脉栓过滤器之间的管道。

04.126　静脉回血总干管 venous return tube
人工肺氧合器经由三通接头连接上、下腔静脉管道的硅胶或者塑料管道。是体外循环回路中静脉引流血液进入氧合器的主干管道。

04.127　心脏停搏液灌注管 cardioplegia line
体外循环期间用于向冠状动脉灌注心脏停搏液（心肌保护液）的管道。

04.128　体外循环测压管 pressure monitor line for extracorporeal circulation
连接动脉微栓滤过器至测压表之间的管道。用于体外循环转流期间监测动脉灌注管道系统内的压强。

04.10.06　灌 注 指 标

04.129　灌注流量 perfusion flow
体外循环灌流组织的总血流量。是体外循环中重要的灌注指标和监测项目之一，常按照体表面积[L/（min·m²）]或单位体重[ml/（kg·min）]计算。

04.130　有效灌注流量 effective perfusion flow
体外循环最终灌流组织的血流量。应从总灌流量中减去以下方面的损失：手术野吸走的动脉血量；大量的支气管动脉侧支循环分流血量；心内吸引血量；微循环异常灌注导致局部或全身组织间液增加，使氧从毛细血管到达细胞的距离增加导致的灌流量损失；体外循环管路中的流量，如动脉滤器、血液标本环路、超滤器等。

04.131 泵压 pumping pressure
体外循环动脉供血管路的压强。转流前后反映大动脉血压，转流中高于动脉压。

04.10.07 其　　他

04.132 菲克定律 Fick law
描述物质内部扩散现象的宏观基本定律。即某种物质注入流动液体后的分布情况等于流速乘以此物质近端与远端的浓度差。是热稀释法测定心输出量的理论基础。

04.133 静脉引流 venous drainage
体外循环过程中，将未氧合的血液通过静脉管从右心房（或上、下腔静脉）以重力引流的方式至静脉回流室的技术。

04.134 意外低温 accidental hypothermia
又称"冻僵（frozen rigor）"。寒冷环境引起体温过低，从而引起以神经和心血管系统损伤为主的严重的全身性疾病。

04.135 体外二氧化碳去除 extracorporeal carbon dioxide removal
一种静脉-静脉旁路的体外膜肺。其主要功能是清除二氧化碳，而氧合主要由肺组织完成。符号为 $ECCO_2R$。

04.136 鱼精蛋白反应 protamine reaction
体外循环结束时使用鱼精蛋白中和肝素后导致的严重不良反应。包括心脏功能抑制、血流动力学紊乱、肺血管及支气管痉挛和过敏反应等。

04.137 肝素抵抗 heparin resistance
注射推荐剂量的普通肝素后激活全血凝固时间数值无法达到治疗水平的临床现象。

04.138 肝素诱导血小板减少症 heparin-induced thrombocytopenia，HIT
使用普通肝素或低分子量肝素治疗后所诱发的危及生命的暂时性或持久性血小板减少症。由抗内源性血小板因子4-肝素复合物的自身抗体引起。该抗体可激活血小板，引起灾难性动脉和静脉血栓形成。

04.11 心血管疾病患者行非心脏手术麻醉

04.139 血流灌注指数 perfusion index，PI
脉搏氧饱和度监测时，机体对红外光变量吸收与定量吸收的比值。其数值大小反映了局部灌注情况，可作为连续评价组织灌注和容量状态的无创监测工具。

04.140 脉搏灌注变异指数 pleth variability index，PVI
脉搏血流灌注指数在呼吸周期中的变异度。是集成在脉搏氧饱和度监测仪上的参数，可用于预测容量反应性。

04.141 脉搏氧体表描计图波形幅度变异 waveform amplitude variation of pulse oximeter chart
在麻醉过程中，容积描记图受到血容量动脉性搏动的影响而产生的变异。该变异取决于血管壁的扩张性及血管内搏动性压强的变化，可用于预测机械通气中患者的液体反应性。符号为ΔPOP。

04.142　每搏量变异度　stroke volume variation，SVV

机械通气期间，一个呼吸周期内最高的每搏输出量与最低的每搏输出量的差值与每搏输出量平均值的比值。可用于评估患者血容量并指导液体治疗。

04.143　收缩压变异度　systolic pressure variability，SPV

全身麻醉机械通气期间，一个呼吸周期内最大收缩压与最小收缩压的差值，除以二者的平均值。可以预测循环系统对液体的反应性，从而指导容量治疗。

04.144　脉搏压变异度　pulse-pressure variation，PPV

一个机械呼吸周期期间最大脉压值与最小脉压值的差值除以二者的平均值。是前负荷储备的动态指标。

04.12　腹部和泌尿生殖系统手术的麻醉

04.145　经尿道电切综合征　transurethral resection syndrome

在经尿道电切术（如前列腺电切术）中，由于冲洗液在术中被快速大量吸收而导致的水中毒及稀释性低钠血症。主要表现为意识模糊、恶心、呕吐、高血压或低血压、心动过缓及视觉障碍。治疗不及时可因脑水肿和肺水肿而危及生命。

04.146　迷走神经紧张综合征　vagotonia syndrome

迷走神经张力显著增高引起的综合征。可表现为眼前发黑、头晕、恶心甚至呕吐，脉搏减慢、减弱，血压降低，易发生晕厥和心搏骤停。

04.13　创伤和烧伤麻醉

04.147　休克级联反应　shock cascade

机体局部的某一器官缺血激发的全身性炎症反应。该反应甚至在充分复苏后仍持续存在，是休克导致多器官功能障碍的病理生理学基础。

04.148　容许性低血压复苏策略　permissive hypotensive resuscitation protocol

在严重创伤性休克患者的复苏过程中，对于仍有活动性出血的患者，复苏时以维持血压稍低于正常血压[通常收缩压在12kPa（90mmHg）]为治疗目标，直至出血得到有效控制的方法。避免影响受损血管早期凝血和引起稀释性凝血功能障碍，进一步加重失血。

04.149　损伤控制性复苏　damage control resuscitation，DCR

严重创伤性休克患者的复苏过程中，采用容许性低血压复苏策略尽可能减少治疗过程中的损伤，预防已存在的创伤性休克和凝血功能障碍的恶化，并最终有效控制出血的策略。一旦获得有效止血，迅速逆转休克，纠正低凝状态，补充血管内容量缺失，维持合适的氧供和心输出量，从而达到减少损失和改善创伤患者预后的最终目的。

04.150　急性创伤–休克凝血功能障碍　acute coagulopathy of trauma-shock，AcoTS

严重创伤患者伴发的急性凝血功能障碍。常与酸中毒、低体温或输血输液导致的血液稀释有关。

04.14　器官移植麻醉

04.151　移植物抗宿主反应 graft versus host reaction，GVHR

移植物中的免疫细胞识别宿主同种异型组织相容性抗原，增殖分化为效应细胞，对宿主的组织器官发动攻击的现象。其发生与移植物中含大量免疫细胞和受者免疫功能低下有关。临床上常见于造血干细胞移植、胸腺移植等。

04.152　器官移植再灌注后综合征 post-transplant reperfusion syndrome

移植器官血管重新开放后，剧烈的血流动力波动造成严重低血压、心率减慢、体循环阻力降低、肺动脉压增高的表现。肝脏移植术中表现为门静脉开放后动脉收缩压下降超过4kPa（30mmHg），时间超过5min。

04.153　闭塞性细支气管炎综合征 bronchiolitis obliterans syndrome，BOS

一种小气道受阻引起进行性气流受限但未行肺活检确诊的临床综合征。是肺和心肺联合移植术后一种主要的并发症，是导致肺移植晚期死亡的主要原因。病理特征为细支气管及其周围组织炎症和纤维化导致的管腔闭塞。

04.15　小儿麻醉

04.154　新生儿肺透明膜病 hyaline membrane disease of newborn

又称"新生儿呼吸窘迫综合征（neonatal respiratory distress syndrome）"。新生儿出生不久出现的进行性呼吸困难、三凹征、青紫和呼吸衰竭综合征。多见于早产儿或糖尿病母亲分娩的婴儿，胎龄越小，发病率越高，是新生儿死亡的最主要原因之一。其发病机制为肺泡表面活性物质缺乏，造成肺泡塌陷，类似右向左分流，出现动脉低氧血症和代谢性酸中毒。

04.155　支气管肺发育异常 bronchopulmonary dysplasia

一种由于早产儿肺发育异常和损伤导致的慢性肺疾病。经常发生在患有新生儿肺透明膜病的儿童中，发病机制尚不清楚。危险因素可能包括过高的吸入氧浓度、机械通气时对肺的正压等。

04.156　胎粪吸入综合征 meconium aspiration syndrome

胎儿在宫内或娩出过程中吸入被胎粪污染的羊水，发生气道阻塞、肺内炎症和出现一系列全身症状，出生后出现以呼吸窘迫为主，同时伴有其他脏器损伤的一组综合征。多见于足月儿和过期产儿。

04.157　先天性肺气肿 congenital emphysema

一种以单个或多个肺叶过度充气为特征，下呼吸道发育异常的先天性疾病。最常见的病因是外源性或内源性支气管堵塞。先天性肺气肿的病理改变包括支持软骨发育不良导致的支气管破裂、支气管狭窄、黏膜过剩栓塞、阻塞性囊肿、支气管血管受阻等。

04.158　急性会厌炎 acute epiglottitis

由病毒或细菌等引起的会厌急性感染。也可由变态反应、物理或化学刺激引起。起病急，发展快，易引起上呼吸道阻塞，是喉科的急重症之一。

04.159 急性喉气管支气管炎 acute laryngotracheal bronchitis

一种累及喉、气管及支气管黏膜的急性弥漫性炎症。多见于3岁以下的男童，常在病毒感染的基础上继发细菌感染。开始有上呼吸道感染症状，继而声哑，痰稠不易咳出，出现吸气性呼吸困难，多数有中热至高热，全身中毒症状明显。治疗包括吸氧、消旋肾上腺素雾化吸入。

04.160 插管后喉头水肿 laryngeal edema after intubation

一种气管插管导致的潜在并发症。是喉部松弛处的黏膜下组织液浸润导致的疾病，可在数分钟内发生，以喉鸣、声嘶、呼吸困难，甚至窒息为主要临床表现。最多见于1～4岁儿童。病因多与插管机械性损伤和导管过粗有关。诱发因素包括术前上呼吸道感染。

04.161 喉乳头状瘤 laryngeal papilloma

儿童常见的喉部良性肿瘤。可能与人乳头状瘤病毒感染有关，可发生于任何年龄，以10岁以下儿童为多见，呈多发性，生长较快，易复发。常见症状是儿童声音出现明显变化，大多数患儿在7岁前出现不同程度的呼吸道梗阻症状。常需喉镜下摘除，甚至反复行多次手术。

04.162 儿童肺脓肿 pediatric pulmonary abscess

由于儿童吸入带有致病菌的分泌物或其他原因引起的支气管阻塞导致分泌物排出不畅，梗阻远端形成脓肿的肺部感染性疾病。内科抗生素治疗无效时可行手术切除脓肿腔，但手术有引起肺脓肿破裂的风险，大量脓液涌入正常支气管内，麻醉过程中须使用肺隔离技术尽可能降低脓液污染健侧肺和气道的风险。

04.163 窒息性胸廓发育不良 asphyxiating thoracic dysplasia

又称"热纳综合征（Jeune syndrome）"。一种常染色体隐性遗传病。新生儿表现为窒息性胸廓发育不良，胸廓畸形阻碍正常的肋间运动可能导致呼吸衰竭、肺容量下降、肺发育不良和持续肺高压及低氧血症；在儿童期表现为肾弥漫性纤维囊性变。患儿可能需要在麻醉下行胸廓成形术、肾移植、支气管镜检查或气管切开术。

04.164 斜视 strabismus

双眼注视目标时，一眼光轴偏斜的视觉现象。是一种眼外肌疾病。由于眼外肌不平衡引起的两眼不能同时注视目标，可分为共同性斜视和麻痹性斜视两大类。

04.165 扁桃体炎 tonsillitis

腭扁桃体的化脓性炎症。急性者多发于儿童，轻者低热、咳嗽，咽喉疼痛；重者高热、呼吸急促，甚至发生惊厥。若治疗不及时，炎症可向周围组织扩散，并经血液播散至其他器官，甚至引起全身性病理反应。

04.166 腺样体肥大 adenoid hypertrophy

腺样体因炎症反复刺激而发生病理性增生，并引起相应症状的疾病。多见于儿童，常与慢性扁桃体炎合并存在。

04.167 动脉导管未闭 patent ductus arteriosus，PDA

出生后动脉导管应闭锁而未闭锁引起的畸形。胎儿时期由于肺不具呼吸功能，来自右心室的肺动脉血经动脉导管进入降主动脉，故动脉导管为胚胎时期特殊循环方式所必需。出生后，肺膨胀并开始气体交换功能，肺循环和体循环各司其职，不久导管因废用而闭锁。若持续开放，将产生一系列病理生理改变。

04.168　新生儿持续性肺动脉高压　persistent pulmonary hypertension of newborn, PPHN

出生后肺血管阻力持续性升高，肺动脉压超过体循环动脉压，使胎儿型循环过渡至正常成人型循环时出现障碍而发生的肺动脉高压。引起心房和（或）动脉导管水平血液的右向左分流。可出现严重低氧血症等症状。多见于足月儿或过期产儿。是由多种因素所致的临床综合征。

04.169　胎儿和新生儿溶血症　hemolytic disease of the fetus and newborn, HDFN

又称"胎儿成红细胞增多症（erythroblastosis fetalis）"。母胎血型不合所致的溶血。胎儿从父方遗传所获血型抗原（如Rh和ABO血型抗原）为母方所缺乏，分娩过程中该胎儿血型抗原进入母体，使母体产生抗该血型抗原的抗体（IgG类），再次妊娠时后者可通过胎盘进入胎儿血液循环而引起胎儿或新生儿红细胞破坏。

04.170　胆红素脑病　bilirubin encephalopathy

又称"核黄疸（nuclear jaundice）"。胆红素引起的中枢神经系统毒性反应综合征。除大脑基底核、丘脑底核、苍白球等神经核被黄染外，大脑皮质、脑膜和血管内膜等处也被波及。绝大多数发生于新生儿期。多由新生儿溶血病所致（母婴血型不合最多，葡萄糖-6-磷酸脱氢酶缺陷次之），黄疸、贫血程度严重者易发，治疗效果欠佳，容易遗留智力低下、手足徐动、听觉障碍、抽搐等后遗症。

04.171　食管闭锁　esophageal atresia

一种先天性食管畸形。原因是胚胎发育至第3～6周出现发育异常，造成食管隔断，形成盲端。症状为患儿吮吸奶汁立即呕吐或出现严重呛咳、发绀或窒息。

04.172　气管食管瘘　tracheoesophageal fistula

由于气管食管隔发育不良导致气管与食管分隔不完全，两者间有瘘管相通的畸形。在瘘管开口的上方或下方，常伴有不同程度的食管闭锁。

04.173　先天性十二指肠闭锁　congenital duodenal atresia

胚胎期肠管空泡化不全所导致的肠管发育障碍性疾病。多见于早产儿，出生后不久（数小时至2天）即发生呕吐，且呕吐频繁、量多、有力，有时呈喷射性，排便异常，有腹胀现象。患儿可伴有其他发育畸形，如21号染色体三体综合征（先天愚型、唐氏综合征）。40%～60%的母亲有羊水过多史。

04.174　先天性肥厚性幽门狭窄　congenital hypertrophic pyloric stenosis

一种新生儿较为常见的腹部畸形。病因可能与幽门肌间神经丛发育不全或缺如，致使幽门括约肌松弛不良，引起胃幽门部肌肉代偿性肥大有关。由于幽门括约肌高度肥厚增生，幽门管严重狭窄，产生明显的机械性梗阻，食物通过困难，患儿可发生严重营养障碍。

04.175　脐膨出　omphalocele

胚胎发育至第10周时，若肠管未从脐腔返回腹腔，会造成脐带周围的腹壁发育不全，从而出现内脏通过脐环膨出体外的异常现象。是常见的先天性腹壁发育畸形。病因尚不清楚，有家族倾向。膨出物可包括肝、小肠、大肠、胃、脾或膀胱等脏器，表面覆盖透明的囊膜，内层为壁腹膜，外层为羊膜。常合并心血管、消化、泌尿、运动、中枢神经系统畸形。

04.176　腹裂　gastroschisis

先天性腹壁发育不全，在脐旁留有全层腹壁缺损并有内脏自缺损处脱出的一种新生儿罕见畸形。早产儿较为多见，死亡率较高。

04.177　先天性肠旋转异常　congenital volvulus anomaly

胚胎期肠发育过程中，以肠系膜上动脉为轴心的旋转运动不完全或异常，使肠道位置发生变异和肠系膜附着不全，从而引起肠梗阻或肠扭转的现象。多数在新生儿期出现症状，少数在婴儿或儿童期发病。

04.178　新生儿低血糖症　neonatal hypoglycemia

以全血标本检测，足月儿最初3天内的血糖低于1.7mmol/L（30mg/dl），3天后血糖低于2.2mmol/L（40mg/dl）；小于胎龄儿和早产儿出生后3天内血糖低于1.1mmol/L（20mg/dl），3天后血糖低于2.2mmol/L的病理状态。临床症状多出现在出生后数小时至72h内，表现为易激惹、抽搐、心动过缓、低血压和呼吸暂停。

04.179　新生儿低钙血症　neonatal hypocalcemia

足月新生儿血清钙浓度低于2mmol/L或血清离子钙浓度低于1.1mmol/L的病理状态。低钙血症的表现是非特异性的，包括易激惹、低血压和惊厥。新生儿低钙血症表现为骨骼肌张力增加和抽搐，与低糖血症引起的骨骼肌张力减低形成对比。

04.180　新生儿脓毒症　neonatal sepsis

出生后90天内发生的侵袭全身的细菌性感染疾病。临床表现为自发性活动减少、吸吮无力、呼吸暂停、心动过缓和体温不稳定、呼吸窘迫、呕吐、腹泻、腹胀、烦躁不安、惊厥和黄疸。早期新生儿脓毒症的病原体通常来自宫腔内或经产道感染。晚期则来自环境因素。

04.181　先天性膈疝　congenital diaphragmatic hernia

由于胚胎期膈肌闭合不全，导致单侧或双侧膈肌缺陷，部分腹内脏器通过缺陷处进入胸腔，造成解剖关系异常的一种疾病。分为胸腹裂孔疝、食管裂孔疝和先天性胸骨后疝。

04.182　先天性巨结肠　congenital megacolon

又称"希尔施普龙病（Hirschsprung disease，HD）"。由于远端肠管持续痉挛，粪便淤滞使近端结肠肥厚、扩张的病理改变。是新生儿常见的先天性肠道疾病，多限于直肠和远端结肠，少数可延长至全部肠管。所累及的肠管缺少神经节细胞，使一氧化氮合成酶减少或活性降低，导致肠管平滑肌难以正常松弛而影响肠蠕动。

04.183　肛门闭锁　imperforate anus

又称"无肛症（aproctia）"。比较常见的小儿先天性消化道畸形之一。根据肛提肌的位置分为高位型和低位型。高位型主要表现为直肠发育不全或直肠闭锁伴有直肠尿道瘘；低位型主要表现为肛门狭窄、肛门膜性闭锁和肛门发育不全，绝大多数伴有瘘管形成。经常伴发其他的先天性畸形，特别是泌尿生殖系和脊髓栓系畸形。

04.184　坏死性小肠结肠炎　necrotizing enterocolitis

一种以胃肠道缺血坏死及并发肠穿孔为特征的疾病。多见于新生儿，特别是早产儿。发病可能与肠道发育不成熟、围生期缺氧、缺血、感染、高渗饮食等因素有关。是新生儿死亡的主要原因之一。

04.185　新生儿惊厥　neonatal seizures

多种因素导致的新生儿时期中枢神经系统功能异常的一种常见症状。表现为全身或身体局部肌肉运动性抽搐，往往由骨骼肌不自主的强烈收缩引起。可能是仅仅持续几天的短暂发作，也可能是未成熟大脑有严重功能障碍或器质性损害的神经科急症，需要紧急诊断和治疗。发生原因通常是缺血缺氧性脑病，此外也见于颅内出血、严重感染、代谢异常、高胆红素血症脑病等。反复、持续发作的惊厥可造成脑损伤，是围生期最重要的死亡原因之一，应及时诊断和处理。

04.186　新生儿颅内出血　intracranial hem-orrhage

主要由缺氧和产伤引起，发生于新生儿的一组颅内出血性疾病。临床表现以中枢神经系统兴奋或抑制状态为主要特征。包括四种颅内出血类型：硬膜下出血、原发性蛛网膜下隙出血、脑室周围血管内出血、细胞间出血。最常发生和重要的类型是脑室周围血管内出血。

04.187　婴儿猝死综合征　sudden infant death syndrome，SIDS

表面上健康的1岁或以下婴儿突然、非预期死亡，而尸检与详细现场调查后仍找不出死因的情况下才能判定的综合征。通常发生在睡眠期，原因尚不清楚。早产、患有支气管肺发育不良和婴儿窒息综合征的婴儿容易发生。目前尚无证据表明全身麻醉会引起该病。

04.188　脑瘫　cerebral palsy

由多种原因引起的非进行性、中枢性运动功能障碍。严重者常伴癫痫发作、智力落后及感觉、性格、行为等异常。可分为四型，即与肢体相关的痉挛型、与神经系统功能障碍相关的锥体外系型、病变在小脑的共济失调型及混合型。

04.189　小儿脑积水　pediatric hydrocephalus

脑脊液在小儿脑室和蛛网膜下隙内过量积聚引起的疾病。脑脊液积聚的原因包括梗阻性和非梗阻性。梗阻性原因包括先天性、外伤性和炎症刺激后损害及脑脊液流动受阻。非梗阻性原因包括脑脊液分泌过多或吸收障碍或交通性脑积水，脑脊液循环没有受阻。

04.190　脊髓脊膜膨出　meningomyelocele

胚胎的神经管发育过程中，末端闭合失败导致的疾病。是较常见的一类神经管畸形，从骨缺损处突出的皮囊袋中既有脊膜和脑脊液，又有脊髓和神经根。

04.191　狭颅症　craniostenosis

又称"颅缝早闭（craniosynostosis）"。由一个或几个颅缝过早关闭而导致多种形态的先天性畸形。其发生原因不明。最常见的是矢状缝过早闭合。

04.192　唐氏综合征　Down syndrome

人体的基因组额外多1条21号染色体所致的先天性染色体疾病。是一种常见的常染色体异常综合征。临床表现多种多样，但以特殊面容、肌张力低下、通贯掌、先天性心脏病、智力发育迟缓最为突出。约50%的患儿在5岁前死亡。是目前产前筛查的重点项目之一。

04.193　神经纤维瘤　neurofibroma

源自神经轴索鞘膜的神经膜细胞及神经束膜细胞的良性肿瘤。有遗传倾向。肿瘤细胞松散地分布于大量胶原纤维及黏多糖基质中。临床表现可单发或多发，可发生于全身任何部位，局部有褐色色素沉着（咖啡斑），隆起于皮肤，可松垂如囊袋状。若伴有其他系统疾病者则称为神经纤维瘤病（neurofibromatosis）。

04.194　颌面畸形　maxillofacial deformity

一类颌面部发育异常。包括唇裂和腭裂、下颌发育不良、两眼间距过大等。患儿具有明显解剖学特征，可能导致上呼吸道梗阻和插管困难。通常需要外科手术进行治疗。

04.195 皮埃尔·罗班综合征 Pierre Robin syndrome

一种下颌发育不良。通常包括由小颌畸形、舌后坠、U形腭裂组成的三联畸形。在胚胎期，下颌发育不良使舌体后陷，影响了软腭的发育。患儿在新生儿和婴幼儿期可能发生急性上呼吸道梗阻，一旦发生青紫或窒息则需要行气管切开。其他早期并发症有喂养困难、发育迟缓、发绀等，常并发先天性心脏病。随着年龄的增长，下颌充分发育，上呼吸道梗阻的程度会明显减轻。

04.196 下颌颜面发育不全 mandibulofacial dysostosis

又称"特雷彻·科林斯综合征（Treacher Collins syndrome）"。由染色体异常引起的先天性颅面复合畸形。主要表现为颧骨和下颌骨发育不全、睑裂外侧下倾、下睑缺损和外耳畸形。患儿可能合并腭裂、先天性心脏病或耳聋。因下颌和咽发育不良可以导致清醒或睡眠时窒息及气管插管困难。

04.197 戈尔登哈尔综合征 Goldenhar syndrome

在胚胎期由于第一、二鳃弓发育异常造成的畸形。其症状是单侧下颌骨发育不全，合并畸形包括病侧眼、耳畸形、脊柱畸形及先天性心脏病。气管插管的难易度差别很大，面部不对称特别是右侧发育差时很难保障气道通畅，同时气管插管也会很困难。

04.198 纳赫尔综合征 Nager syndrome

一种罕见的头面骨发育不良综合征。症状包括颊骨发育不良，严重的小颌颅面畸形。患儿可能在很小的时候就要接受多次手术来矫正颅面畸形。

04.199 家族性自主神经功能障碍 familial dysautonomia，FD

又称"赖利－戴综合征（Riley-Day syndrome）"。一种常染色体隐性遗传的自主神经功能障碍。表现为血压、瞳孔、腺体分泌、心率、大小便等异常，同时伴有其他部位的神经系统异常和躯体发育异常。主要由颈交感神经节发育不良引起，常伴有生长发育迟缓、肌张力低下、周期性呕吐等。

04.200 神经母细胞瘤 neuroblastoma

交感神经节细胞恶性增殖所产生的肿瘤。是儿童最常见的恶性实体瘤之一。这种肿瘤生长在交感神经节链中的任何位置，其中60%～75%生长在肾上腺髓质及腹膜后，也可发生于纵隔、盆腔和颈交感神经节中。可以发生于任何年龄，但好发年龄为2岁。

04.16 肥胖患者麻醉

04.201 超重 overweight

体重超出正常范围，介于正常和肥胖之间的身体状态。通常以体重指数（BMI）作为判断标准。世界卫生组织将体重指数≥25kg/m²但＜30kg/m²视为超重，我国将体重指数≥24kg/m²但＜28kg/m²视为超重。

04.202 肥胖 obese

一种由多种因素引起的以脂肪异常累积为特征的代谢性疾病。世界卫生组织将体重指数≥30kg/m²视为肥胖，我国将体重指数≥28kg/m²视为肥胖。

04.203　代谢综合征　metabolic syndrome
多种心脑血管疾病危险因素（如肥胖、糖调节受损或非胰岛素依赖型糖尿病、高血压、脂代谢异常等）在同一个体聚集的临床综合征。病因多归结于胰岛素抵抗。

04.17　神经外科麻醉

04.204　脑灌注压　cerebral perfusion pressure，CPP
平均动脉压（MAP）与颅内压（ICP）的差值（CPP=MAP–ICP）。

04.205　脑氧代谢率　cerebral metabolic rate of oxygen
动脉血流经大脑的毛细血管床时，血液中的部分氧被脑组织摄取，大脑消耗氧的速率。是反映全脑组织的氧代谢状况的指标之一。符号为$CMRO_2$。

04.206　脑保护　brain protection
针对有脑缺血风险的患者，采取事先干预的治疗措施以改善其神经功能的麻醉管理方法。主要目的是防止脑缺血对脑组织的损伤作用。

04.18　非手术室麻醉

04.207　非手术室麻醉　non-operating room anesthesia
在手术室以外地点实施的所有麻醉。包括多种不同手术环境与各种麻醉操作。由于患者人群相对高龄和具有潜在并发症、操作场所远离中心手术室、操作者多为内科介入医师、手术操作技术不断发展，因此麻醉医师面临更多挑战。

04.208　清醒镇静　conscious sedation
又称"中度镇静（moderate sedation）"。应用药物使患者产生轻度意识抑制状态，但对口头指令或者轻柔触觉仍有明确反应的麻醉方法。可维持气道通畅，无须气道干预，可维持充足的自主通气，通常可维持心血管功能。

04.209　深度镇静　deep sedation
应用药物使患者产生意识抑制状态，不易被唤醒，但对重复口头命令或伤害性刺激可有明确反应的麻醉方法。可能存在自主通气不足，需要辅助手段保持气道通畅。通常可维持心血管功能。可能会丧失部分或者全部气道保护性反射。

05. 重症监护与治疗

05.01　重症医学病房

05.001　重症医学病房　intensive care unit，ICU
危重症医学的实践基地，由受过专业训练的医护人员利用先进的监护设备和急救措施对各种重症患者及其存在的并发症进行全面监护和治疗的单位。

05.002　危重患者　critical ill patient
病情严重，随时可能发生生命危险的患者。

05.003　综合重症医学病房　comprehensive intensive care unit
以支持危重患者全身各个脏器为任务的加强监护单位。是对各科存在多器官功能障碍的患者进行集中加强监护、治疗与抢救的场所。

05.004　专科重症医学病房　specialized intensive care unit
医院内各个专科在自己专业范围内设立的加强监护单位。主要支持患者某一脏器功能或对患者疾病的某一方面或阶段进行加强医疗。

05.005　中央监护系统　central monitoring system
集中管理和控制中心站与床边监护仪，对患者重要生理参数进行监护的系统。

05.006　护士站　nurse station
医院门诊大厅的护士导诊台或病房内中心区域进行护理准备和处理日常医疗事务的场所。

05.007　层流装置　laminar flow device
一种空气净化装置。将病床单独隔开，把压缩空气经恒温、恒湿处理后，通过0.2～0.5μm孔隙的高效过滤器以排除尘埃及微生物，再以定向气流送向层流单位，使之达到空气超净化。

05.008　床边监护仪　bedside monitor
用于病床旁边直接监测患者重要生理参数的仪器。

05.009　血气分析仪　blood gas analyzer
利用电极法等原理对血液中的气体和酸碱物质进行分析的仪器。一般直接测定血液中的酸碱度、氧分压、二氧化碳分压等三项指标，利用公式推算其他指标。现代血气分析仪也可以测定电解质浓度、碳氧血红蛋白等。

05.010　心电图机　electrocardiograph
一种能够把心脏的微弱生物电流加以接收、放大并记录出心电图的装置。

05.011　肺功能检查　pulmonary function test
运用特定的手段和仪器对受试者的呼吸功能进行检测及评价。明确呼吸功能是否减退、减退程度和类型等，为疾病诊断提供依据，对治疗效果和病情发展进行评价；对外科手术的可行性和术后并发症进行评估；对呼吸困难的原因进行鉴别诊断；对职业病患者的肺功能损害程度进行评级；也为运动医学、高原和潜水医学等的临床与研究提供参考。

05.012　除颤器　defibrillator
有控制地使一定能量的电流通过心脏以消除某些心律失常的仪器。

05.013　临时心脏起搏器　temporary cardiac pacemaker
用于4周内的起搏治疗的双极心内膜或心外膜电极及体外起搏器。

05.014　微量输液泵　micro-infusion pump
采用机械或电子控制程序，通过作用于输液导管达到将小剂量药液持续、均匀、定量输入人体静脉的注射装置。常用于需严格控制输液量和药量的情况，如在应用血管活性药物、抗心律失常药物、婴幼儿静脉输液或静脉麻醉时。

05.015　治疗干预评分系统　therapeutic

intervention scoring system，TISS
根据患者所需要采取的监测、治疗、护理和诊断性措施数量，以及每项干预措施的重要性进行评分的方法。大于40分属于高危患者。

05.016 急性生理与慢性健康评估系统 acute physiology and chronic health evaluation system
一种对危重病情的评估和预测方法。临床使用比较广泛，采用12个急性生理指数，结合年龄因素、慢性健康评分和格拉斯哥（Glasgow）昏迷评分，共15项。

05.017 简明急性生理学评分方法 concise acute physiology scoring system
以logistic回归模型作为研究手段而得出的，计算院内预测死亡率（PHM）来评价和预测患者病情及预后的第三代病情严重度评价系统。由生理学评分、年龄、机械通气三部分组成。

05.018 病死率预测模型 mortality prediction model
能计算出重症医学病房（ICU）患者不同时间段的院内预测死亡率（PHM）的一种病情评价系统。包括4个独立的子系统，能够分别计算出患者入ICU时，以及入ICU后24h、48h及72h的院内预测死亡率。

05.019 改良早期预警评分系统 modified early warning scoring system，MEWSS
用于急诊急救系统和重症医学病房患者病情评估和预测危险分层的评分系统。从5项客观生理指标，以数字形式定量定性评价病情的严重程度。

05.020 多器官功能不全评分 multiple organ dysfunction score，MODS
1995年马歇尔（Marshall）提出的用于评价疾病严重程度的评分模型。在众多生理学变量中选取了氧合指数、血清肌酐、血清胆红素、血小板计数、格拉斯哥昏迷评分、压力调整心率等6项指标作为反映心、肺、肝、肾等重要器官的变量。能够早期发现并能动态观察疾病变化趋势、药物疗效和医护措施的效果。

05.021 感染相关器官衰竭评分 sepsis-related organ failure assessment，SOFA
一种连续反映多器官功能障碍综合征由轻到重的动态发展过程的评分。选取6个重要系统的代表指标，并将呼吸支持及使用升压药的情况计入；对于非感染性原因导致的多器官功能不全评分同样具有较高的评估价值。

05.02 心 律 失 常

05.022 心律失常 cardiac arrhythmia
心脏活动的起源异常和（或）传导障碍，导致心脏搏动的频率和（或）节律异常的现象。是心血管疾病中重要的一组疾病，可单独发病，也可与其他心血管病伴发。预后与其病因、诱因、变化趋势及是否导致严重血流动力障碍有关。

05.023 结间束 internodal tract
心脏窦房结与房室结之间的传导路径。由浦肯野细胞和心房肌细胞组成。有三条：前结间束、中结间束和后结间束。

05.024 浦肯野纤维 Purkinje fiber
心脏传导系统中的一种特殊纤维。左、右束支及其分支的终末分支，在心内膜下并深入心室肌而交织成网。

05.025　窦性心律失常　sinus arrhythmia
源自窦房结的激动产生和传出异常。

05.026　窦性停搏　sinus arrest
又称"窦性间歇（sinus pause）"。窦房结在某一时间内不产生冲动，使心脏暂时停止搏动的现象。

05.027　窦性心动过缓　sinus bradycardia
成人窦性心律频率低于60次/分的现象。

05.028　窦性心动过速　sinus tachycardia
成人窦性心律频率超过100次/分的现象。

05.029　窦性心律不齐　sinus irregularity
发生于窦房结的激动节律不规整的现象。

05.030　心动过缓-心动过速综合征　brady-cardia-tachycardia syndrome
又称"慢-快综合征"。心动过缓与房性快速性心律失常交替发作的临床综合征。前者包括窦房结与房室结功能障碍；后者包括心房扑动、心房颤动或房性心动过速。

05.031　异位心律　ectopic rhythm
窦房结以外的起搏点产生的激动，控制部分或全部心脏的活动。

05.032　逸搏　escape beat
心脏高位起搏点延迟或停止发放冲动时，低位起搏点代之发放冲动而激动心脏的现象。连续3个或3个以上的逸搏称为逸搏心律（escape rhythm）。

05.033　期前收缩　premature systole
又称"早搏（premature beat）"。提前出现的、非窦房结起源的心搏。可分为房性、房室交界性和室性期前收缩。

05.034　代偿间歇　compensatory pause

期前收缩之后的较大的心室舒张期。分为不完全性和完全性代偿间歇。

05.035　房性期前收缩　atrial premature beat
心房异位起搏点提前发放冲动而引起的心脏搏动。

05.036　室性期前收缩　ventricular premature beat
心室异位起搏点提前发放冲动而引起的心脏搏动。

05.037　阵发性心动过速　paroxysmal tachycardia, PT
一系列（3个以上）期前收缩以较高频率连续发生的心律失常。

05.038　室上性心动过速　supraventricular tachycardia, SVT
简称"室上速"。连续3个或3个以上心房或房室交界区的异位快速性心律失常。按异位节律起源可分为房性与结性两种。

05.039　室性心动过速　ventricular tachycardia, VT
简称"室速"。连续3个或3个以上室性期前收缩的心律失常。心率在100次/分以上。

05.040　尖端扭转型室性心动过速　torsade de pointes type of ventricular tachycardia, TDPVT
又称"多形性心室扑动（multiform ventricular flutter）"。一种发作时QRS波振幅与波峰围绕等电位线连续扭转呈周期性改变的严重室性心律失常。介于阵发性室性心动过速与心室扑动之间，属于致命性心律失常。

05.041　心房扑动　atrial flutter
简称"房扑"。心房异位起搏点频率达到

250～350次/分且规则，引起心房快而协调收缩的快速性异位心律失常。介于房性心动过速和心房颤动之间。心电图特点为P波消失，出现大小、形态、间距基本相同的F波。

05.042 心房颤动 atrial fibrillation
简称"房颤"。病理原因导致心房产生250～600次/分不规则的心房激动频率。心搏往往快且不规则，有时可以达到100～160次/分，而且节律不整齐，心房失去有效的收缩功能。

05.043 心室扑动 ventricular flutter
简称"室扑"。心室肌快而微弱的收缩或不协调的快速扑动。结果是心脏无排血，心音和脉搏消失，心、脑等器官和周围组织血液灌注停止，心源性晕厥发作和猝死。心电图表现：①P波消失，出现连续和比较规则的大振幅波，呈正弦图形，频率约250次/分，不能区分QRS波群和ST-T波段；②持续时间较短，常于数秒或数分钟内转变为室速或室颤。常见于急性心肌梗死等严重器质性心脏病患者的室性心律失常。

05.044 心室颤动 ventricular fibrillation
简称"室颤"。易导致心源性猝死的一种严重心律失常。也是临终前循环衰竭的心律改变。常见于急性心肌梗死等严重器质性心脏病患者的室性心律失常。心电图表现：①P-QRS-T波群完全消失，代之以形态、振幅和间隔绝对不规则的小振幅波，频率为250～500次/分；②持续时间较短，如不及时有效抢救，心电活动常于数分钟后迅即消失。

05.045 窦房传导阻滞 sinoatrial block，SAB
简称"窦房阻滞"。窦房结产生的激动传出时间延长或不能传至心房的现象。

05.046 房室传导阻滞 atrioventricular block，

AVB
发生在心房和心室之间的心脏传导通路异常，使得心房激动部分或完全不能传导至心室的现象。可发生在房室结、希氏束及左右束支等不同部位。根据阻滞程度的不同，可分为Ⅰ度、Ⅱ度和Ⅲ度，且三种类型可随病情进展发生转化。

05.047 Ⅰ度房室传导阻滞 first degree atrioventricular block
窦性或房性冲动经房室交界区下传过程中发生传导延缓，但每次冲动均能传入心室的现象。

05.048 Ⅱ度房室传导阻滞 second degree atrioventricular block
由于房室传导组织病变，传导发生障碍，室上性冲动部分不能下传心室的现象。

05.049 Ⅱ度Ⅰ型房室传导阻滞 type Ⅰ second degree atrioventricular block
又称"莫氏Ⅰ型房室传导阻滞（Mobitz type Ⅰ atrioventricular block）"。房室传导组织相对不应期延长，使室上性冲动下传心室过程中发生中断或延缓的现象。

05.050 Ⅱ度Ⅱ型房室传导阻滞 type Ⅱ second degree atrioventricular block
又称"莫氏Ⅱ型房室传导阻滞（Mobitz type Ⅱ atrioventricular block）"。房室传导组织绝对不应期病理性延长，使室上性冲动部分不能下传心室的现象。

05.051 Ⅲ度房室传导阻滞 third degree atrioventricular block
又称"完全性房室传导阻滞（complete atrioventricular block）"。房室交界区因病理性传导障碍，使心房冲动完全不能传至心室的现象。

05.052 心室内传导阻滞 intraventricular block

简称"室内阻滞"。房室束的分叉部及其以下的室内传导系统和（或）心室肌发生的传导阻滞。

05.053 预激综合征 pre-excitation syndrome

由于心房、心室之间的传导，除了正常途径之外，还存在着附加的传导束（旁道），心房的激动以两条途径同时下传，经旁道下传先于经正常传导途径而提前激动心室的一部分或全部，引起特征性心电图改变和并发快速心律失常的一组综合征。

05.054 缓慢型心律失常 bradyarrhythmia

以心率减慢为特征的心律失常。包括窦性缓慢性心律失常、房室交界性心律、心室自主心律、传导阻滞（包括窦房传导阻滞、心房内传导阻滞、房室传导阻滞）等。

05.055 快速型心律失常 tachyarrhythmia

以心率增快为特征的心律失常。包括期前收缩，阵发性心动过速（室上性、室性），扑动与颤动（房性、室性），预激综合征等。

05.056 室上性心律失常 supraventricular arrhythmia

由窦房结、心房、房室结或者共同参与引起发作和维持的心律失常。

05.057 室性心律失常 ventricular arrhythmia

起源于心室的心律失常。包括室性期前收缩、室性心动过速、心室颤动等。

05.058 后除极 after-depolarization

期前收缩或快速起搏所产生的动作电位伴有的继发性电位振荡。当后除极电位的振幅高达阈电位时，则可能引发一次或一系列动作电位，是引起异位心律失常的重要机制之一。

05.059 折返激动 reentrant excitation

又称"折返现象（reentrant phenomenon）""折返性激动（reentrant impulse）"。某些特殊情况下，在心脏内传导的冲动于心脏激动完全结束后仍不消失，而是在不应期消失后再次兴奋某一部位心脏组织的现象。

05.060 心内电生理检查 intracardiac electrophysiological examination

一种诊断心律失常的方法。主要内容包括心脏传导系统功能评价，判断心律失常的机制、部位、特点、预后意义及指导抗心律失常治疗。其最主要的检查手段是发放期前收缩刺激和进行心内膜监测。

05.061 抗心律失常药 antiarrhythmic drug

纠正各种心律失常症状的药物。分类如下：Ⅰ相治疗药，如普鲁卡因胺、利多卡因、苯妥英钠和普罗帕酮；Ⅱ相治疗药，如普萘洛尔；Ⅲ相延长动作电位时程药，如胺碘酮；Ⅳ相钙通道阻滞剂，如维拉帕米、地尔硫䓬。

05.062 钠通道阻滞剂 sodium channel blocker

第Ⅰ类抗心律失常药。选择性地阻滞钠通道的药物。能与心肌细胞膜的磷脂蛋白结合，阻滞膜通道并抑制Na^+、K^+、Ca^{2+}转运，抑制钠内流作用大于钾离子外流作用，达到抗心律失常的作用。

05.063 ⅠA类抗心律失常药 type ⅠA antiarrhythmic drug

抗心律失常药物种类之一。能降低动作电位0相除极的上升速率和幅度，抑制传导，变单向阻滞为双向阻滞，从而中断折返运动；又因抑制4相除极坡度，使异位节律点的自律性减低。临床用于治疗室上性及室性心律失常，为广谱抗心律失常药物。

05.064　ⅠB类抗心律失常药　type ⅠB antiarrhythmic drug
抗心律失常药物种类之一。通过加快钾离子外流，以缩短动作电位时间并降低4相除极坡度，从而降低自律性，改善异常心肌的传导和明显延长快反应纤维的有效不应期。主要作用于浦肯野纤维和心室肌，故对室性心律失常有效。

05.065　ⅠC类抗心律失常药　type ⅠC antiarrhythmic drug
抗心律失常药物种类之一。膜抑制作用最强，能明显降低0相除极的上升速率和幅度，使传导速度显著减慢。主要用于室性心律失常，也可用于室上性及预激综合征合并的折返性心动过速。

05.066　β肾上腺素受体阻滞剂　β adrenoreceptor blocking drug
第Ⅱ类抗心律失常药。能与肾上腺素β受体结合而发挥阻断作用，使心率减慢，延缓心房和房室结的传导。

05.067　动作电位延长药　action potential prolong drug
第Ⅲ类抗心律失常药。通过延长动作电位时间和有效不应期等电生理效应而发挥抗心律失常作用的药物。

05.068　钙通道阻滞剂　calcium channel blocker
又称"钙拮抗剂（calcium antagonist）"。第Ⅳ类抗心律失常药。是一类阻滞心肌和平滑肌细胞钙内流的药物。主要通过阻滞动作电位发生时或有关受体激动时的钙通道功能，抑制细胞膜外钙内流，使细胞内钙水平降低，抑制窦房结和房室结的起搏传导功

能，使窦房结自律性下降、房室结传导速度减慢等。

05.069　起搏　pacing
通过一定形式的电脉冲刺激心脏使之激动和收缩，模拟正常心脏的冲动形成和传导，以治疗某些心律失常引起心功能障碍的一种方式。

05.070　临时性心脏起搏　temporary heart pacing
应用双极心内膜或心外膜电极连接体外起搏器进行起搏，以达到诊断和治疗目的的方法。电极放置时间为1～2周，最长不超过4周。常在病情危急时，为不失抢救时机而采取的一种临时性应急措施。

05.071　永久性心脏起搏　permanent heart pacing
对于需长期起搏的缓慢性心律失常患者或需长期抗心动过速的患者，将埋藏式起搏器埋植于患者体内，借助心内膜电极或心肌电极进行心脏起搏的方式。

05.072　经静脉心内膜起搏　transvenous endocardial pacing
简称"心内起搏（endocardiac pacing）"。穿刺中心静脉，插入带指引钢丝的电极导管或带球囊漂浮导管电极进行起搏的一种起搏方式。

05.073　心脏复律　cardioversion
通过电流或药物使心律失常恢复至正常节律的治疗。

05.074　心脏电除颤　cardiac defibrillation
使用心脏电除颤器对严重的快速心律失常（如心室颤动或心室扑动）采用非同步放电，使心律恢复窦性心律的一种方法。是心

肺复苏术中的重要手段之一。

05.075 非同步电除颤 non-synchronised defibrillation

心室颤动和扑动时，心电图上不能检测到心室波（R波），在任意时刻用强脉冲放电使所有心肌纤维同时除极的过程。

05.076 心脏电复律 cardiac electroversion

一种用较强的脉冲电流通过心脏以消除心律失常、恢复窦性心律的方法。是抢救心搏骤停或治疗快速心律失常的有效措施之一。

05.077 同步电复律 synchronous cardioversion

与心电图R波同步放电的电复律。用于纠正

心室颤动和心室扑动以外的所有快速心律失常。

05.078 埋藏式自动心脏复律除颤器 implantable automatic cardioverter defibrillator

植入体内能自动感知室性心动过速和心室颤动发作并立即放电进行复律除颤的装置。

05.079 射频消融术 radiofrequency ablation, RF

将电极导管经静脉或动脉血管送入心腔特定部位，释放射频电流导致局部心内膜及心内膜下心肌凝固性坏死，达到阻断快速心律失常异常传导束和起源点的介入性技术。

05.03 急性心力衰竭

05.080 急性心力衰竭 acute heart failure, AHF

由急性心脏病变引起的心输出量显著、急骤降低、组织器官灌注不足和急性淤血的综合征。

05.081 心肌损害 myocardial damage

由缺氧、中毒等引起的心肌细胞数量减少和功能减弱。

05.082 急性心包炎 acute pericarditis

以急性渗出为主的心包脏层和壁层的急性炎症。根据渗出的主要成分可分为浆液性、纤维蛋白性、化脓性和出血性心包炎。

05.083 心室压力负荷 ventricular pressure load

心室的射血阻抗。即心室肌于收缩期内承受的额外负荷。

05.084 心室压力负荷过重 ventricular pres-

sure overload

心室肌在收缩期承受的总外周血管阻力过大的现象。

05.085 心室容量负荷 ventricular volume load

心室舒张末期的容量大小。主要与全身静脉回心血量有关。

05.086 心室容量负荷过重 ventricular volume overload

在舒张末期，心室内血容量过多，心室承受的负荷过大的现象。

05.087 弗兰克–斯塔林机制 Frank-Starling mechanism

心肌初长度的改变使心肌收缩能力产生相应的变化，从而对心输出量进行调节的自身调节机制。

05.088 心钠肽 atrial natriuretic peptide, ANP

一种由心房肌细胞合成并释放的肽类激素。

人血液循环中的心钠肽由28个氨基酸残基组成。主要作用是使血管平滑肌舒张和促进肾脏排钠、排水。

05.089　脑钠肽　brain natriuretic peptide，BNP
一种主要由心脏分泌的利尿钠肽。是由32个氨基酸残基组成的多肽。因其首先在猪脑中发现，故名。具有强大的利尿、利钠、扩张血管和降低血压作用，能调节血压和血容量的自稳平衡。

05.090　重组人脑钠肽　recombinant human brain natriuretic peptide，rhBNP
通过重组DNA技术用大肠杆菌生产的与人心室肌产生的内源性脑钠肽有相同氨基酸序列的冻干药物制剂。具有扩张动脉和静脉，利尿排钠，降低血浆醛固酮水平等药理作用。可用于休息或轻微活动时呼吸困难的急性失代偿心力衰竭患者的静脉治疗。

05.091　精氨酸加压素　arginine vasopressin，AVP
又称"抗利尿激素（antidiuretic hormone）"。由下丘脑视上核和室旁核神经细胞分泌的9肽激素。经下丘脑-垂体束到达神经垂体后释放出来，对肾脏有直接的抗利尿作用，也可使心血管收缩，升高血压。

05.092　内皮素　endothelin，ET
内皮细胞分泌的具有21个氨基酸残基的生物活性多肽。具有广泛的生物学效应，对心脏有正性变时、正性肌力作用，并具有调节血管张力的作用。除内皮细胞外还可在多种组织中合成。

05.093　急性左心衰竭　acute left heart failure，ALHF
由于心脏瓣膜疾病、心肌损害、心律失常、左室前后负荷过重等导致急性心肌收缩力下降、左室舒张末期压力增高、心输出量下降，从而引起以肺循环淤血为主的缺血缺氧、呼吸困难等临床综合征。

05.094　急性右心衰竭　acute right heart failure，ARHF
由于肺栓塞等，右室心肌收缩力急剧下降或右室的前后负荷突然加重，从而引起右室心输出量急剧减少所致的临床综合征。主要出现体循环淤血所致的临床表现。

05.095　难治性心力衰竭　refractory heart failure，RHF
心力衰竭的患者在经过卧床休息，控制钠盐饮食，以及进行强心、利尿等常规内科优化治疗后，病情未得到有效缓解或继续加重的一种心力衰竭。

05.096　端坐呼吸　orthopnea
呼吸困难患者病情较重时常被迫采取半坐位或端坐位进行的呼吸运动。对于心力衰竭导致的呼吸困难患者，由于坐位时回心血量减少，同时膈位降低，功能残气量和肺活量增加，使呼吸困难减轻。对于肺源性呼吸困难患者，特别是有呼吸肌疲劳时也可出现。

05.097　心源性晕厥　cardiogenic syncope
又称"阿-斯综合征（Adams-Stokes syndrome）"。由心脏疾病引起的心输出量突然减少导致的短暂意识丧失。其发作时长和严重程度取决于脑缺血时间与程度。多由心律失常和（或）器质性心脏病引起，诱因多与劳力有关，发作前无症状或有心悸，发作时多有心脏节律改变，面色发绀或苍白，呼吸困难，晕厥多反复发作。

05.098　奔马律　gallop rhythm
由第一、二心音及附加心音共同组成的节律。心音犹如奔驰的马蹄声。

05.099 舒张早期奔马律 protodiastolic gallop rhythm

又称"第三心音奔马律（third heart sound gallop）"。心尖区或心尖与肺动脉瓣听诊区之间可闻及一种出现于舒张早期的音调低钝、重浊、较响的额外音。与第一、二心音组成三音律。

05.100 交替脉 alternating pulse

脉搏节律正常但搏动强、弱交替出现的现象。即触到一强脉，随后为一弱脉，再一强脉，再一弱脉，周而复始。

05.101 基利普分级 Killip classification

一种用于急性心肌梗死所致心力衰竭的临床分级。根据肺水肿的严重程度评估急性心力衰竭的严重程度。

05.102 急性心力衰竭临床严重程度分级 clinical severity classification of acute heart failure

又称"福里斯特分级（Forrester classification）"。一种可用于急性心肌梗死或其他原因所致的急性心力衰竭的临床分级。其分级的依据为血流动力学指标，如肺毛细血管楔压、心指数及外周组织低灌注状态。适用于心脏监护室、重症监护室或手术室。

05.103 抗心功能不全药 anti-cardiac insufficiency drug

用于治疗各种心功能不全的药物。包括强心药、利尿剂和血管扩张剂。

05.104 强心药 cardiotonic drug

又称"正性肌力药（positive inotropic drug）"。通过增强心肌收缩性而改善心功能不全、治疗心力衰竭的药物。包括强心苷和非苷类强心药。

05.105 强心苷 cardiac glycoside

又称"洋地黄（digitalis）"。一类具有选择性强心作用的配糖体药物。多数来源于植物，有增强心肌收缩力的作用。常用的有洋地黄毒苷、地高辛。

05.106 非苷类强心药 non-glycoside cardiotonic drug

除强心苷之外的具有选择性强心作用的一类药物。能增强心肌收缩力，包括磷酸二酯酶抑制剂、β受体激动剂、胰高血糖素等。

05.107 血管扩张剂 vasodilator

又称"周围血管扩张药（peripheral vasodilator）"。能直接扩张小血管平滑肌或通过作用于肾上腺素能受体而舒张血管的药物。可用于系统性高血压及周围循环障碍性疾病，如肢端动脉痉挛症、偏头痛、脑栓塞等疾病，以改善局部血液循环。

05.04 急性肺水肿

05.108 毛细血管静水压 capillary hydrostatic pressure

毛细血管内的血液对血管壁的压强与大气压之差。是血管内液体进入间质的主要动力。

05.109 血浆胶体渗透压 plasma colloid osmotic pressure

血浆中胶体物质颗粒（主要是白蛋白）形成的渗透压。占血浆总渗透压的0.5%左右，对水分在血管内外的分布、血浆与组织液间正常物质交换等起调节作用。

05.110 毛细血管通透性 capillary permeability

毛细血管壁允许物质透过的能力。

05.111　肺淤血　pulmonary congestion
肺静脉血淤积、压力升高所导致的一系列病理改变。

05.112　肺萎陷　pulmonary collapse
原已充满空气的肺组织因空气丧失而导致肺泡塌陷关闭的状态。

05.113　肺泡表面活性物质　pulmonary surfactant
一种 II 型肺泡细胞分泌的以二棕榈卵磷脂为主、具有降低肺泡表面张力作用的物质。

05.114　血流动力性肺水肿　hemodynamic pulmonary edema，HPE
因毛细血管静水压升高，流入肺间质液体增多形成的肺水肿。包括心源性肺水肿、神经性肺水肿及液体负荷过多性肺水肿等。

05.115　复张性肺水肿　reexpansion pulmonary edema，RPE
各种原因所致肺萎陷后在肺复张时或复张后24h内发生的急性肺水肿。

05.116　渗透性肺水肿　permeability pulmonary edema，PPE
因肺毛细血管内皮细胞功能损伤，液体及蛋白质均进入肺间质，淋巴回流量增加产生的肺水肿。

05.117　感染性肺水肿　infectious pulmonary edema，IPE
继发于全身感染和(或)肺部感染的肺水肿。当患者发生肺部感染或者全身感染时，肺血管通透性增高，继而引起感染性肺水肿。

05.118　中毒性肺水肿　toxic pulmonary edema，TPE
由于吸入高浓度毒性气体后引起的肺泡、肺间质及肺毛细血管严重损伤，同时伴有明显的肺血液循环障碍，造成大量液体、血浆蛋白进入肺间质和肺泡腔而引起的肺水肿。

05.119　氧中毒性肺水肿　oxygen-toxic pulmonary edema，OPE
长时间吸入纯氧或高浓度（＞60%）氧气引起肺组织损伤所致的肺水肿。其发生与吸氧浓度和时间有关。一般在常压下吸入纯氧12～24h，在高压下3～4h即可发生。

05.120　高原肺水肿　high altitude pulmonary edema，HAPE
进入高原后，大气压和氧分压急剧降低，引起肺动脉压突然升高、肺血容量增加、肺循环障碍、微循环内液体漏出至肺间质和肺泡而引起的一种高原特发病。

05.121　静脉淤血综合征　venous congestion syndrome
由于血容量过度或过速增加，肺毛细血管静水压增高所致的以肺水肿为典型表现的综合征。心脏并无异常。

05.122　间质性肺水肿　interstitial pulmonary edema
液体从肺毛细血管内渗出并蓄积于肺组织间隙内形成的肺水肿。此为急性肺水肿的早期病理表现。

05.123　肺泡性肺水肿　alveolar pulmonary edema
肺内血管与组织之间液体交换功能紊乱所致肺泡腔内渗出和积聚过量液体而形成的肺水肿。由间质性肺水肿发展而来。

05.124　湿啰音　moist crackles

又称"水泡音（bubbling）"。吸气时气体通过呼吸道内的稀薄分泌物，如渗出物、痰液、血液、黏液和脓液等形成水泡并破裂所产生的声音。

05.125 低氧血症 hypoxemia
动脉血氧分压低于正常值下限或低于预计值1.33kPa（10mmHg）的病理生理状态。常见原因如中枢神经系统疾病、呼吸系统疾病、心血管疾病、严重贫血、一氧化碳中毒等。

05.126 蝶翼征 butterfly sign
肺泡性肺水肿时，影像学检查可见两肺呈现大片状阴影对称分布，肺门区密度较高，向外渐变浅，形成状如蝶翼的征象。

05.127 克利线 Kerley line
又称"小叶间隔线（interlobular septa）"。间质性肺水肿的重要X线征象之一。病变导致肺血管周围出现渗出液，使血管纹理失去锐利的轮廓而变得模糊，小叶间隔中的积液使间隔增厚，分为A、B、C线三种，B线常见。

05.128 克利A线 Kerley A-line
由贯通于肺静脉与支气管周围淋巴之间的交通支淤滞扩张、肺间质水肿或肺间质纤维化，X线检查时在上、中肺野形成线状或略呈弧形的屈曲角状影。自肺野外围呈放射状指向肺门，长约4cm。

05.129 克利B线 Kerley B-line
由小叶间隔的淋巴液潴留、间质水肿或纤维化引起小叶间隔增宽，X线检查时在两肺下野外侧形成水平线状影。常位于两肺下野的外带，以肋膈角区较常见，与胸膜相连并与之垂直，是长2～3cm、宽1～3mm的水平线状影。

05.130 克利C线 Kerley C-line
胸部X线检查时呈细而交错的线状影。多出现于肺中央与基底部，也可见于肺野的任何部位。

05.131 氨茶碱 aminophylline
茶碱和乙二胺的复合物。一种常用的支气管扩张剂，可直接松弛支气管和胆道等平滑肌，解除痉挛。间接抑制组织胺等过敏物质的释放，并能加强心肌收缩力，使心输出量增加，对冠状动脉有扩张作用，兼有利尿作用。

05.132 糖皮质激素 glucocorticoid
由肾上腺皮质束状带细胞合成和分泌的类固醇激素。具有较强的促进糖代谢及抗炎作用。

05.05 急性呼吸衰竭和急性呼吸窘迫综合征

05.133 呼吸衰竭 respiratory failure
各种原因引起的肺通气和（或）换气功能严重障碍，不能进行有效的气体交换，导致低氧血症伴或不伴呼气末二氧化碳升高，进而引起一系列生理功能和代谢紊乱的临床综合征。

05.134 二氧化碳潴留 carbon dioxide retention
各种原因引起呼吸功能障碍，使得血液中二氧化碳增加和蓄积，影响细胞正常代谢和气体交换，继而出现一系列临床表现的病理生理状态。

05.135 急性呼吸衰竭 acute respiratory failure
既往无气道、呼吸系统疾病和心脏内分流的患者，由于突发因素，如严重肺疾病、创伤、休克、电击、气道阻塞等，在数秒或数小时内发生通气和（或）换气功能障碍，导致缺氧伴或不伴二氧化碳潴留，产生一系列病理生理改变的急性综合征。

05.136 Ⅰ型呼吸衰竭 type Ⅰ respiratory failure
又称"低氧血症型呼吸衰竭（hypoxemic respiratory failure）"。动脉血氧分压<8kPa（60mmHg），不伴有动脉血二氧化碳分压升高的呼吸衰竭类型。主要见于肺实质疾病和中重度阻塞性肺疾病急性加重。

05.137 Ⅱ型呼吸衰竭 type Ⅱ respiratory failure
又称"高碳酸血症型呼吸衰竭（hypercapnic respiratory failure）"。动脉血氧分压<8kPa（60mmHg），伴动脉血二氧化碳分压>6.67kPa（50mmHg）的呼吸衰竭类型。主要见于各种严重通气功能障碍性疾病。

05.138 限制性通气不足 restrictive hypoventilation
胸廓或肺活动减弱、肺泡扩张受限引起的肺泡通气不足。

05.139 阻塞性通气不足 obstructive hypoventilation
由呼吸道狭窄或阻塞引起的肺泡通气量不足。

05.140 吸气性呼吸困难 inspiratory dyspnea
以吸气相为主，表现为吸气费力，吸气时间明显延长，伴三凹征的呼吸困难类型。多见于喉、气管与大支气管的狭窄和阻塞。

05.141 呼气性呼吸困难 expiratory dyspnea
以呼气相为主，表现为呼气费力，呼气时间明显延长的呼吸困难类型。由于肺组织弹性减弱及小支气管狭窄，听诊肺部常有干啰音。多见于周围气道阻塞性疾病。

05.142 肺性脑病 pulmonary encephalopathy
一种因呼吸衰竭引起的代谢性脑病。可出现各种精神神经障碍症状，表现为慢性头痛、嗜睡、精神错乱、抽搐，甚至昏迷。动脉血氧分压降低、二氧化碳分压增高。

05.143 潮式呼吸 Cheyne-Stokes respiration
又称"陈-施呼吸"。呼吸节律从呼吸暂停开始，逐渐由浅慢变深快，然后又由深快变浅慢，直至再次出现呼吸暂停，并重复上述情况的呼吸方式。常由心力衰竭、神经系统病变（如脑卒中、晚期痴呆）或药物所致。

05.144 比奥呼吸 Biot respiration
又称"间停呼吸（intermittent respiration）"。有规律地呼吸几次后突然停止呼吸，间隔短时间后又开始呼吸，呼吸和呼吸暂停现象交替出现的呼吸方式。是一种病理性的周期性呼吸，其产生机制同潮式呼吸，但比潮式呼吸更为严重，常在临终前发生。

05.145 肺泡毛细血管膜 alveolar capillary membrane
又称"气-血屏障（air-blood barrier）"。肺泡和血液间进行气体交换的结构。包括肺泡内表面的液体层、Ⅰ型肺泡上皮细胞及其基底膜、毛细血管的基底膜和内皮细胞。

05.146 炎性介质 inflammatory mediator
炎症过程中形成或释放，并参与炎症反应的活性物质。包括组胺、白三烯和花生四烯酸代谢产物等。

05.147 无效腔通气 dead-space-like ventilation
由于部分肺泡的血流减少而通气基本正常，即通气血流比例失调，导致该部分肺泡通气不能进行有效的气体交换，相当于增加了肺泡无效腔量的现象。

05.148 动脉血气分析 arterial blood gas analysis
对动脉血液中不同类型气体和酸碱物质进行分析的技术。主要测定指标有三类：氧合指标、二氧化碳指标和酸碱物质。

05.149 支气管充气征 air bronchogram sign
在X线或CT显示病变的肺组织区域见到透亮的支气管影的病理征象。临床可见于肺炎，尤其是大叶性肺炎，还可见于慢性阻塞性肺疾病、肺癌和肺结核等。

05.150 动脉血氧分压 arterial partial pressure of oxygen
动脉血中物理溶解的氧分子所产生的张力。符号为PaO_2。

05.151 呼吸兴奋剂 respiratory stimulant
一类能直接兴奋延髓呼吸中枢或通过刺激颈动脉窦和主动脉体化学感受器反射性地兴奋呼吸中枢，增加潮气量和呼吸频率的药物。

05.152 支气管扩张剂 bronchodilator
一类可松弛支气管平滑肌、扩张支气管、缓解气流受限的平喘药物。常用于支气管哮喘、慢性阻塞性肺疾病的治疗。

05.153 祛痰剂 expectorant
一类用于治疗痰症或咳喘，促进痰液排除或消解痰涎，使其易于咳出的药物。

05.154 吸入性一氧化氮 inhaled nitric oxide
一种选择性的肺血管舒张剂。可选择性扩张肺内通气良好区域的肺血管，显著降低肺动脉压，减少肺内分流，改善通气血流比例失调，减少肺水肿形成。主要用于常规治疗无效的低氧血症。

05.155 肺复张方法 recruitment maneuver
为使萎陷肺泡开放，在机械通气过程中，间断给予高于常规气道压的压力和常规潮气量的容积并维持一定时间，使尽可能多的肺单位产生最大的生理膨胀，以尽可能实现所有肺单位完全复张的方法。

05.06 急性肾衰竭和血液透析

05.156 急性肾衰竭 acute renal failure，ARF
各种原因引起肾脏排泄功能在数日至数周内急剧下降，导致急性少尿或无尿，出现氮质血症、水电解质紊乱、酸碱平衡失调，并由此产生一系列循环、呼吸、神经、消化、内分泌、代谢等功能异常的临床综合征。根据病因可分为肾前性、肾性、肾后性三种。

05.157 急性肾小管坏死 acute tubular necrosis，ATN
由于各种病因引起的肾组织缺血和（或）中毒性损害导致肾小管上皮细胞损伤/坏死，继而肾小球滤过率急剧降低而出现的临床综合征。是急性肾衰竭最常见的类型。一般表现为进行性氮质血症、水电解质紊乱与酸碱平衡失调等一系列症状。病理表现为肾小管上皮细胞重度空泡和颗粒变性、细胞崩解、细胞碎屑阻塞管腔、裸基底膜形成等。

05.158 造影剂肾病 radiographic contrast nephropathy，RCN
由造影剂引起的肾功能急剧下降。一般常用的造影剂为高渗性，含碘量高达37%，在体内以原型由肾小球滤过而不被肾小管吸收，脱水时该药在肾内浓度增高，可致肾损害而发生急性肾衰竭。

05.159 肾后性肾衰竭 postrenal failure
由于各种原因导致尿路梗阻和尿液反流所致的肾功能急剧下降。如泌尿系结石、泌尿系肿瘤，尿路出血形成血块梗阻、前列腺增生及神经源性膀胱等。

05.160 少尿型急性肾衰竭 oliguric acute renal failure
24h尿量小于400ml或每小时尿量小于17ml的急性肾衰竭。是一类由多种原因引起的肾功能损害而导致血中尿素氮、肌酐升高及水电解质紊乱的急性尿毒症综合征。临床表现为突发少尿，并伴有恶心呕吐、嗜睡、水肿、血压升高及血尿、蛋白尿等。

05.161 非少尿型急性肾衰竭 nonoliguric acute renal failure
24h尿量大于400ml的急性肾衰竭。临床表现无少尿期阶段，也无明显多尿期阶段，水及电解质紊乱表现轻，但氮质血症表现却明显。

05.162 急性肾衰竭起始期 initial stage of acute renal failure
由于患者的肾血流量下降引起肾小球滤过压下降，上皮细胞坏死脱落形成管型，导致肾小管受阻，肾小球滤出液回漏进入间质，肾小球滤过率下降。可持续数小时至数周。

05.163 急性肾衰竭少尿期 oliguria stage of acute renal failure
急性肾衰竭患者24h尿量＜400ml或每小时尿量＜17ml，并出现进行性氮质血症及水电解质紊乱、酸碱平衡失调的阶段。

05.164 急性肾衰竭多尿期 diuresis stage of acute renal failure
急性肾衰竭患者肾功能开始恢复，24h尿量增加至400ml以上的阶段。

05.165 急性肾衰竭恢复期 recovery stage of acute renal failure
急性肾衰竭患者症状缓解，血尿素氮和肌酐接近正常，尿量逐渐恢复正常的阶段。

05.166 水肿 edema
过多的液体在组织间隙或体腔内聚集的一种病理状态。多由心血管功能障碍、肾功能障碍、肝功能障碍，以及营养缺乏、内分泌功能紊乱等原因引起。

05.167 尿毒症性脑病 uremic encephalopathy，UE
又称"肾性脑病（nephro-encephalopathy）"。尿毒症引起的中枢神经系统病变。临床表现为精神状态异常、意识障碍、肌肉自发性收缩、腱反射异常等。

05.168 静脉肾盂造影 intravenous pyelography，IVP
又称"排泄性尿路造影（excretory urography）"。经静脉注射造影剂后，几乎全部以原型经肾小球滤过、肾小管浓缩排出使肾显影的造影技术。不仅可以显示肾盂、肾盏、输尿管及膀胱内腔的解剖形态，还可以了解两肾的排泄功能。

05.169 逆行肾盂造影 retrograde pyelography
膀胱镜检查时，把导管插入输尿管内，并注入造影剂而使输尿管、肾盂、肾大盏和肾小盏显影的一种X线检查方法。适用于排泄性尿路造影显影不佳的患者。

05.170 钠排泄分数 fractional excretion of sodium，FENa
全称"滤过钠排泄分数"。一种早期诊断和鉴别诊断急性肾衰竭的重要指标。计算公式为FENa =（尿钠×血肌酐）/（血钠×尿肌酐）×100，正常值=1，肾前性肾衰竭<1，肾性肾衰竭>1。符号为FENa。

05.171 补液试验 fluid infusion test
一项用于检查排尿功能是否正常的辅助检查方法。具体操作：30min内快速补液250～500ml，观察2h尿量，输液后尿量>30ml/h为血容量不足。尿量<17ml/h则为急性肾衰竭。

05.172 肾活检 renal biopsy
在超声或CT引导下，经皮穿刺或行外科手术，将活检装置刺入肾目标区域后取肾或肾病变组织进行病理检查的方法。协助临床诊断和鉴别诊断，指导和确定临床治疗，是肾脏疾病诊断的金标准。

05.173 肾脏替代治疗 renal replacement therapy，RRT
采用人工方法替代肾脏功能，以拯救或维持患者生命的治疗方法。包括血液透析、腹膜透析和肾移植。是危重症抢救中常用的血液净化疗法。

05.174 连续性肾脏替代治疗 continuous renal replacement therapy，CRRT
一组持续、缓慢清除体内溶质和过多水分治疗方式的总称。包括连续性动（静）–静脉血液滤过[CA（V）-VH]、连续性动（静）–静脉血液透析[CA（V）-VHD]、连续性动（静）–静脉血液透析滤过[CA（V）-VHDF]和持续低流量超滤（SCUF）等。具有溶质清除更充分，内稳态调整更精确，以及能清除各种中大分子炎症介质等优势。

05.175 连续性动静脉血液滤过 continuous arteriovenous hemofiltration，CAVH
模拟正常肾小球滤过功能，利用人体动静脉之间的压力差驱动血液通过一个小型高效能低阻力滤器，不断滤出血浆水分，以对流原理清除体内毒素的技术。

05.176 透析 dialysis
通过小分子经过半透膜扩散到水（或缓冲液）的原理，将小分子与生物大分子分开的一种分离纯化技术。如血液透析、腹膜透析。

05.177 血液透析 hemodialysis，HD
利用半透膜原理，将患者的血液与透析液同时引进透析器（人工肾），在透析器膜的两侧呈反方向流动，借助膜两侧的溶质梯度、渗透梯度和水压梯度，通过扩散、对流和吸附作用清除毒素；通过超滤和渗透以清除体内潴留过多的水分，同时补充需要的物质、纠正电解质和酸碱平衡紊乱的血液净化技术。是急、慢性肾衰竭患者肾脏替代治疗方式之一。

05.178 弥散 dispersion
透析时毒素由浓度高的血液侧向浓度低的透析液侧移动，从而降低血中毒素浓度的生理现象。

05.179 透析液 dialysate
透析时血液在透析膜两侧通过弥散进行溶质交换所借助的液体。

05.180 血管通路 vascular access
将血液引出体外进行净化处理后再返回体内的管道。是实施血液透析的基本保证。

05.181　暂时性血管通路　transient vascular access
病情需要行紧急透析时建立的血管通路。包括静脉或动脉直接穿刺、动静脉外瘘、经皮中心静脉插管等，目前多采用经皮穿刺静脉插管技术。

05.182　永久性血管通路　permanent vascular access
为长期透析建立的血管通路。主要为动静脉内瘘，包括自身动静脉的直接内瘘、自体血管移植动静脉内瘘及采用人造血管建立的动静脉内瘘。

05.183　肝素化　heparinization
注射肝素使凝血功能充分受到抑制而又不发生自发性出血的治疗方法。一般用于体外循环手术、血管手术和血液透析中。

05.184　透析失衡综合征　dialysis disequilibrium syndrome
多见于初次透析、快速透析或透析结束后不久出现的综合征。轻度患者表现为焦虑、烦躁、头痛、恶心、呕吐，有时血压升高；中度患者可表现为肌阵挛、震颤、失定向、嗜睡；重度患者可表现为癫痫样大发作、昏迷甚至死亡。

05.185　慢性肾脏病矿物质骨代谢紊乱　chronic kidney disease-mineral and bone disorder，CKD-MBD
常见于透析时血中毒素排泄快于脑组织，而脑水肿引起的中枢神经系统表现。即慢性肾病患者体内矿物质代谢紊乱及骨代谢异常引起的多系统改变，包括骨骼系统病变和骨外软组织的钙化，强调骨外软组织，特别是心血管系统的钙化。

05.07　休　克

05.186　微循环障碍　microcirculation disturbance
微血管、微血流发生形态及功能的紊乱，导致组织灌注不足而引起一系列缺血缺氧的病理改变。

05.187　微循环衰竭　microcirculation failure
应用一般抗休克的治疗措施，如扩充血容量、纠正酸中毒和应用血管活性药物后疗效不好的休克。常为感染性休克的晚期，此期的主要发病因素有弥散性血管内凝血（DIC）和多器官功能障碍。

05.188　低血容量性休克　hypovolemic shock
因全身血容量急剧减少，有效循环血容量绝对不足，导致机体组织灌注不足和全身性缺血性缺氧的休克状态。

05.189　心源性休克　cardiogenic shock
由于心脏疾病本身或机械因素造成心脏泵功能衰竭，心输出量急剧减少所导致的休克状态。

05.190　分布性休克　distributive shock
血管收缩舒张调节功能异常，血容量重新分布导致相对性循环血容量不足所导致的休克状态。包括感染性休克、神经源性休克及过敏性休克等。

05.191　感染性休克　infectious shock
又称"脓毒症休克（septic shock）"。由微生物或其毒素等产物直接或间接引起急性微循环灌注不足，导致机体组织缺氧、细胞损害、代谢和功能障碍，甚至多器官功能衰竭的一组全身性临床综合征。

05.192　神经源性休克　neurogenic shock
由于神经损伤或麻痹，该神经支配区域动脉血管阻力调节功能严重障碍，血管张力丧失，血管扩张，导致周围血管阻力降低，有效血容量减少而引起的休克状态。

05.193　过敏性休克　anaphylactic shock
已致敏的机体接触相应的过敏物质后，肥大细胞和嗜碱性粒细胞迅速释放大量的组胺、缓激肽、血小板活化因子等炎性介质，导致全身毛细血管扩张和通透性增加，血浆外渗，有效血容量下降的急性、危及生命的休克状态。

05.194　梗阻性休克　obstructive shock
血液循环的主要通道，心脏和大血管受到了机械性梗阻，导致血流的主要通道受阻，造成回心血量和心输出量下降，引起机体循环灌注不良，以及组织缺血、缺氧的休克状态。

05.195　暖休克　warm shock
又称"高排低阻型休克（high-output and low-resistance shock）"。发作时伴颜面潮红、四肢温暖、脉搏有力等症状及体征的休克。血流动力学表现为外周血管扩张，动静脉短路开放，细胞代谢障碍和能量生成不足。

05.196　冷休克　cold shock
又称"低排高阻型休克（low-output and high-resistance shock）"。发病时伴面色苍白、四肢厥冷、脉搏细速、尿少等症状及体征的休克。血流动力学表现为心输出量降

低，外周血管阻力增加。

05.197　休克代偿期　compensatory stage of shock
又称"微循环缺血缺氧期（microcirculation ischemia hypoxia period）"。休克发展过程的早期阶段。主要为血流动力改变，血流重新分配。表现为外周血管收缩，脉压减小。

05.198　休克进展期　progressive stage of shock
又称"微循环淤血缺氧期（microcirculation congestion hypoxia period）"。休克发展过程的可逆性失代偿阶段。主要为组织血液灌流不足、缺血缺氧性损害。表现为机体心脑血管障碍，血压降低，发绀，少尿或无尿。

05.199　休克难治期　refractory stage of shock
又称"微循环衰竭期（microcirculation failure period）"。休克发展过程的不可逆性失代偿阶段。出现弥散性血管内凝血，加重组织细胞缺氧，引起各器官的功能性和器质性损害。

05.200　应激性溃疡　stress ulcer
休克、创伤、手术后和严重全身性感染等应激情况下发生的急性胃黏膜病变。主要临床表现为上消化道出血，可危及生命。

05.201　肝功能不全　hepatic dysfunction
任何原因引起肝细胞坏死、变性或萎缩，肝细胞数量减少所导致的肝功能异常。有明显的物质代谢障碍、解毒功能降低、胆汁形成和排泄障碍及出血倾向等病理现象。

05.08　脑功能障碍

05.202　非创伤性急性脑功能障碍　non-raumatic acute brain dysfunction
由非外伤性病因引起的急性发作的意识和

认知功能障碍。需特异性紧急治疗。

05.203　认知障碍　cognitive disorder

与学习记忆及思维判断有关的大脑高级智能加工过程出现异常，引起严重学习、记忆障碍，同时伴有失语、失用、失认或失行等改变的病理过程。

05.204　急性意识障碍　acute disturbance of consciousness

由急性全身性疾病所致的对周围环境的意识障碍。一般分为意识水平的减低、意识内容的改变及意识范围的缩小三种类型。

05.205　嗜睡　somnolence

在非睡眠不足的情况下，发生睡眠过多的现象。意识清晰度轻微降低，在安静环境下患者呈入睡状态，呼叫、轻度刺激或推动患者可立即清醒，能正确回答问题与交谈，但当刺激停止后不久即又入睡。

05.206　昏睡　lethargy

一种较嗜睡更深的意识障碍。患者处于熟睡状态，在强烈刺激下可被唤醒，对反复问话仅能做简单模糊的回答，旋即熟睡，各种反射活动均存在。

05.207　昏迷　coma

最严重的意识障碍。昏迷患者觉醒能力障碍及意识活动丧失，对外界刺激无言语和行为反应，严重者躯体反射和内脏反射也受影响。

05.208　格拉斯哥昏迷评分　Glasgow coma score，GCS

通过睁眼、语言和运动三方面对意识障碍程度进行的量化评分。由英国格拉斯哥大学两位神经外科教授在1974年制定。最高分15分，表示意识清楚；8分以下，为昏迷；最低分为3分，为深昏迷。

05.209　痴呆　dementia

一种持续的较严重的多项认知功能障碍的临床综合征。多以缓慢出现的智力减退为主要特征，伴有不同程度的人格改变，没有意识障碍。见于各种原因所致的脑器质性疾病。

05.210　［脑］卒中　stroke

起病急，迅速出现的脑循环障碍。症状一般持续24h以上，可迅速导致局限性或弥漫性脑功能缺损。按病理类型可分为缺血性和出血性两大类，包括脑梗死、脑出血和蛛网膜下隙出血等。具有高发病率、高死亡率和高致残率的特点。常见的病因包括高血压、糖尿病、心脏病、血脂异常和吸烟等。

05.211　脑梗死　cerebral infarction

由脑血液供应障碍引起的局部脑组织缺血、缺氧导致局限性脑组织坏死的疾病。按发病机制可分为动脉粥样硬化性血栓性脑梗死、脑栓塞、腔隙性脑梗死及低血流动力性脑梗死（分水岭梗死）等。

05.212　动脉血栓性脑梗死　arteriothrombotic cerebral infraction

在脑动脉主干或皮质支动脉粥样硬化等动脉壁病变的基础上形成血管增厚、管腔狭窄闭塞和血栓形成，造成该动脉供血区血流中断，局部脑组织发生缺血、缺氧、坏死，从而出现相应临床症状的疾病。

05.213　栓塞性脑梗死　embolic infarction

各种栓子经颈动脉或椎动脉进入颅内，阻塞脑部血管引起的脑功能障碍。

05.214　腔隙性脑梗死　lacunar infarction，LI

大脑半球或脑干深部的深穿支微小动脉硬化、闭塞形成的一类脑梗死。造成微小局灶的脑组织缺血、坏死和软化，经吞噬细胞清除梗死的坏组织后则留下一腔隙。

05.215　脑分水岭梗死　cerebral watershed infarction

脑内动脉供血区的交界边缘区域发生的脑梗死。该区域供血动脉为终末动脉，侧支循环不丰富，在体循环血压降低和有效循环血容量减少时易导致血流动力学改变，出现缺血性脑梗死。临床症状因病变部位不同而各异，有脑动脉狭窄基础时易发病，最常见的发病部位是大脑中动脉与大脑后动脉之间的分水岭区。影像学检查可见分水岭区脑梗死灶。

05.216　出血性脑梗死　hemorrhagic cerebral infarction

发生脑梗死后，由于缺血区血管重新恢复血流灌注，梗死区内出现继发性出血的一类脑梗死。脑CT或脑MRI检查显示在原有的低密度区内出现散在或局限性高密度影。多见于心源性脑栓塞、大面积动脉粥样硬化性脑梗死及溶栓后。

05.217　溶栓治疗　thrombolytic therapy

应用纤溶酶原激活剂等溶栓药物，直接或间接地使血栓中的纤维蛋白溶解，从而使被阻塞的血管再通的一种治疗方法。主要适用于急性心肌梗死、急性脑梗死及肺梗死等疾病的治疗，其中静脉溶栓是溶栓疗法中最常用的，溶栓方案应根据患者的病情而定。

05.218　组织型纤溶酶原激活物　tissue-type plasminogen activator，t-PA

一种丝氨酸蛋白酶。对纤维蛋白有特异性亲和性，溶栓作用很强，是血管内皮细胞、心脏、子宫合成产生释放的生理性纤溶酶原激活剂。

05.219　抗凝治疗　anticoagulation therapy

运用抗凝药物减少血栓形成、预防血管事件发生的治疗方法。抗凝治疗在预防心源性栓塞、脑静脉及静脉窦血栓、深静脉血栓形成等方面起着重要的作用。常用的抗凝药物有口服制剂、静脉制剂和皮下注射制剂等。

05.220　原发性脑出血　primary intracerebral hemorrhage，PICH

由于各种诱因导致的脑血管破裂出血。临床上多见于高血压脑出血或颅内动脉瘤出血。

05.221　蛛网膜下隙出血　subarachnoid hemorrhage，SAH

多种病因所致脑底部或脑及脊髓表面血管破裂，血液直接流入蛛网膜下隙的急性出血性脑血管病。不同于脑实质出血直接破入或经脑室进入蛛网膜下隙引起的继发出血。

05.222　癫痫　epilepsy

由多种病因引起的，以脑神经元过度放电导致的突然、反复和短暂的中枢神经系统功能失常为特征的慢性脑部疾病。

05.223　全身强直阵挛发作　generalized tonic-clonic seizure，GTCS

又称"癫痫大发作（grand mal epilepsy）"。一种癫痫发作类型。以意识丧失和全身抽搐为主要特征，可伴有呼吸暂停、发绀、瞳孔散大、对光反应消失等表现。分为先兆期、强直期、阵挛期和惊厥后期。

05.224　复杂部分性发作　complex partial seizure

伴有不同程度意识障碍的部分性癫痫发作。临床表现有较大差异。常见的复杂部分性发作包括：①仅表现为意识障碍的复杂部分发作；②表现为意识障碍和自动症；③单纯部分性发作演变为复杂部分性发作。

05.225　癫痫持续状态　status epilepticus，SE

一种以持续的癫痫发作为特征的病理状态。在此状态下，癫痫发作持续足够长的时间或在足够短的时间间隔内反复出现，从而造成不变而持久的癫痫状态。一般的临床标准为出现两次或多次的癫痫发作而在发作间期意识没有完全恢复，或者癫痫发作持续30min或更长时间。

05.226　抗癫痫药　antiepileptic drug，AED
一类能抑制大脑皮质局部病灶异常放电或阻碍异常高频放电的扩散，从而达到控制癫痫发作的药物。常用的有苯妥英钠、苯巴比妥、乙琥胺、丙戊酸钠、卡马西平等。

05.227　镇静催眠药　sedative-hypnotic drug
一类对中枢神经系统具有抑制作用，从而引起镇静和催眠的药物。在改善睡眠的同时，又能减轻焦虑症状，稳定情绪。主要有苯二氮䓬类、巴比妥类、非苯二氮䓬类、褪黑素受体激动剂等。多数镇静药加大剂量可产生催眠作用，催眠药过量可引起全身麻醉，更大剂量可引起呼吸和心血管运动中枢抑制，进而导致昏迷，甚至死亡。长期使用还会产生强弱不等的依赖性。

05.228　重症肌无力　myasthenia gravis，MG
一种表现为神经-肌肉传递障碍的获得性自身免疫性疾病。机体产生抗神经肌肉接头处突触后膜乙酰胆碱受体的自身抗体，在补体参与下造成相应组织损伤，导致肌肉运动障碍。

05.229　代谢性脑病　metabolic encephalo-pathy
由代谢障碍性疾病、系统性疾病或功能衰竭引起的内环境紊乱导致脑功能紊乱的一组疾病。包括先天性和获得性疾病。表现为定向力障碍、精神行为异常、意识障碍等，可出现惊厥、去脑强直等。

05.230　高血压脑病　hypertensive encephalo-pathy
高血压患者的血压突发急骤升高，导致脑小动脉痉挛或脑血管调节功能失控，产生严重脑水肿的一种急性脑血管疾病。患者头痛常较剧烈，多为深部的胀痛、炸裂样痛，不同程度地伴有呕吐、神经系统损害体征、抽搐意识障碍、精神异常以至生命体征的改变。

05.231　脑干反射　brain stem reflex
用于诊断脑干损伤、判断脑干病变具体部位和严重程度，是辅助判定预后的10个反射的总称。包括8个生理性反射和2个病理性反射。生理性反射主要包括眼心反射、角膜反射、瞳孔对光反射等。病理性反射包括掌颏反射和角膜下颌反射。

05.232　呼吸暂停试验　apnea test
通过脱机吸氧后有无自主呼吸判断患者脑干功能是否丧失的试验。该试验在脑死亡的诊断中起关键作用。

05.09　多器官功能障碍综合征

05.233　多器官功能障碍综合征　multiple organ dysfunction syndrome，MODS
机体遭受严重创伤、感染和休克24h后，原无器官功能障碍的患者同时或者序贯出现两个或两个以上器官系统的功能障碍，以致机体内环境的稳定必须依靠临床干预才能维持的综合征。

05.234　全身炎症反应综合征　systemic inflammatory response syndrome，SIRS

机体对感染、创伤、烧伤、手术及缺血–再灌注等感染或非感染性因素的严重损伤所产生的全身性非特异性炎症反应，最终导致机体对炎症反应失控的一组临床综合征。

05.235　炎症级联效应　inflammatory cascade effect

包括内毒素、TNF-α、IL-1、IL-6、IL-8等参与启动全身炎症反应综合征，炎症启动后可激发机体产生众多的继发性炎症介质，进一步加重全身炎症反应综合征的效应。

05.236　代偿性抗炎反应综合征　compensatory anti-inflammatory response syndrome，CARS

感染或创伤时机体产生过于强烈的内源性抗炎反应，引起免疫功能障碍而出现的综合征。

05.237　原发型多器官功能障碍综合征　primary multiple organ dysfunction syndrome

又称"单相速发型多器官功能障碍综合征（rapid single-phase multiple organ dysfunction syndrome）"。由损伤因子直接引起，原无器官功能障碍的患者同时或在短时间内相继出现两个或两个以上器官功能障碍的综合征。

05.238　继发型多器官功能障碍综合征　secondary multiple organ dysfunction syndrome

又称"双相迟发型多器官功能障碍综合征（delayed two-phase multiple organ dysfunction syndrome）"。原始病因引起的损伤缓解或稳定后，受到感染、输血、手术等二次打击，过度炎症反应造成远隔部位多个器官功能障碍的综合征。

05.239　代谢性损伤　metabolizable injury

由严重感染、创伤、烧伤、手术等导致的代谢功能障碍。如严重感染等引起休克时，各脏器血流减少，有氧代谢降低，细胞缺乏能量来维持其正常功能，从而使各器官陷入衰竭。

05.240　缺血–再灌注损伤　ischemia-reperfusion injury

组织缺血一段时间，当血流重新恢复后，组织的损伤程度较缺血时进一步加重，器官功能进一步恶化的综合征。

05.241　多器官功能障碍综合征急进期　acute stage of MODS

多器官功能障碍的临床第一期。病情急剧发展、各器官序贯出现衰竭的综合征。通常在感染性疾病中迅速发生，在外伤等非感染性疾病中多于7～9天发生。

05.242　多器官功能障碍综合征感染期　infectious stage of multiple organ dysfunction syndrome

多器官功能障碍的临床第二期。患者若能度过多器官功能衰竭急进期，则进入以继发感染为突出表现的多器官功能障碍感染期，主要表现为免疫消耗、抗感染能力低下，持续10天至2周。

05.243　多器官功能障碍综合征营养低下期　hypotrophic stage of multiple organ dysfunction syndrome

多器官功能障碍的临床第三期。此期患者的免疫表现为临床改善，机体各器官的功能达到低水平上的新平衡，病情相对稳定，抗感染能力相对比感染期强；但临床营养不良和代谢紊乱的症状突出，患者表现为无力、淡漠，可能出现合并高尿钠的难治性低钠血症，此期持续2～3周。

05.244 氧代谢 oxygen metabolism
氧气从肺部进入循环系统，再由循环系统输送至组织器官，最终被细胞所利用的过程。

05.245 吸入氧浓度 fraction of inspired oxygen
自然呼吸或通过鼻导管、面罩或呼吸机等机械装置吸入空气、氧气或其他混合气，氧气所占的容积百分比。符号为FiO_2。

05.246 氧合指数 oxygenation index，OI
动脉血氧分压（PaO_2）与吸入氧浓度（FiO_2）的比值。是反映肺换气功能的主要指标之一，正常值为430～560mmHg。是诊断急性肺损伤/急性呼吸窘迫综合征的主要常用氧合指标。结合病史和其他指标，氧合指数≤300mmHg为急性肺损伤，≤200mmHg为急性呼吸窘迫综合征。符号为PaO_2/FiO_2。

05.247 缺氧 hypoxia
由于组织的氧气供应不足或用氧障碍，组织的代谢、功能和形态结构发生异常变化的病理过程。

05.248 低张性缺氧 hypotonic hypoxia
又称"乏氧性缺氧（hypoxic hypoxia）"。由吸入气体中氧分压过低、肺泡通气不足、气体弥散障碍、静脉血分流至动脉等引起的动脉血氧分压降低导致的组织细胞缺氧类型。

05.249 血液性缺氧 hemic hypoxia
又称"等张性缺氧（isotonic hypoxia）"。血红蛋白数量减少或性质改变使血氧含量降低或血红蛋白与氧分子结合力下降而导致的组织缺氧类型。其特点是动脉血氧含量降低，而动脉血氧分压正常。

05.250 循环性缺氧 circulatory hypoxia
组织血流灌注量减少，使组织供氧量减少引起的缺氧类型。

05.251 组织性缺氧 histogenous hypoxia
由组织细胞利用氧的能力下降引起的缺氧类型。

05.252 顽固性低氧血症 refractory hypoxemia
氧疗难以纠正的低氧血症。其标准需符合以下指标：①吸入氧浓度高于35%的条件下，动脉血氧分压低于7.33kPa（55mmHg）；②吸入氧浓度提高20%，动脉血氧分压的升高不超过1.33kPa（10mmHg）。

05.253 经皮血氧饱和度监测 transcutaneous oxygen saturation monitoring
根据血红蛋白光吸收特性，利用脉搏血氧饱和度监测仪经皮肤连续监测血氧饱和度和脉率的非损伤性监测方法。

05.254 混合静脉血 mixed venous blood
体循环不同部位静脉血回流充分混合后的静脉血。一般是上、下腔静脉血进入右心房，通过右心室的充分搅拌后进入肺动脉，此时静脉血已充分混合，故一般通过肺动脉导管进入主肺动脉取血而获得。

05.255 混合静脉血氧分压 mixed venous oxygen partial pressure
物理溶解于混合静脉血中的氧产生的分压。混合静脉血中物理溶解的氧所产生的张力。是判断组织缺氧程度的一个指标。健康人约为5.33kPa（40mmHg）。符号为$P\bar{V}O_2$。

05.256　氧气疗法　oxygen therapy
简称"氧疗"。通过增加吸入氧浓度或吸入氧分压来纠正患者低氧血症或组织缺氧的治疗方法。

05.257　低浓度氧疗　low concentration oxygen therapy
吸入氧浓度不超过40%的氧疗方法。适用于轻度低氧血症，特别是伴有二氧化碳潴留，如慢性阻塞性肺疾病和慢性呼吸衰竭的患者。

05.258　中浓度氧疗　moderate concentration oxygen therapy
吸入氧浓度为40%～60%的氧疗方法。主要用于单纯低氧血症而无二氧化碳潴留的患者，也可用于血红蛋白浓度很低或心输出量不足的患者，如肺水肿、心肌梗死、休克等。

05.259　高浓度氧疗　high concentration oxygen therapy
吸入氧浓度在60%以上的氧疗方法。主要用于重度低氧血症而无二氧化碳潴留的患者。可能会导致氧中毒，不宜长期应用。

05.260　无创给氧法　noninvasive oxygen therapy
通过面罩或鼻导管等不侵入呼吸道的方法进行的氧疗。

05.261　有创给氧法　invasive oxygen therapy
通过鼻咽导管、气管导管和气管造口导管给氧法等侵入呼吸道的方式进行的氧疗。

05.262　鼻导管给氧法　nasal catheter oxygen inhalation
使用鼻导管或鼻罩从患者鼻孔给氧的临床常用给氧方法。

05.263　经鼻高流量给氧　high flow nasal oxygenation，HFNO
一种新型给氧技术。通过特殊的设备将氧气加温（31～37℃）、加湿（绝对湿度为44mg/L）后输送给患者，并且可以提供恒定的氧气浓度（FiO_2为21%～100%）和高的气体流量（40～80L/min）。可用于麻醉诱导期预充氧，预防诱导期间的低氧血症，困难气道处理，纤维支气管镜检查过程中患者的供氧，非气管插管全身麻醉的维持，以及预防拔管后再插管等。

05.264　面罩给氧法　mask oxygen inhalation
将面罩置于患者的口鼻部，氧气自面罩底部输入，呼出的气体从面罩两侧的小孔排出的给氧方法。

05.265　无重复吸入面罩　non-rebreathing mask
一种具有单向止回阀、可防止呼出气进入储气囊的吸氧面罩。临床上常用呼吸机的单向通气止回阀或单向阀防止呼出气进入面罩，保证较高的吸入氧浓度，甚至达100%，但阻力稍大。

05.266　可调式通气面罩　adjustable ventilation mask
又称"文丘里面罩（Venturi mask）"。根据文丘里原理制成的吸氧面罩。通过一狭窄的管道供氧，利用氧射流产生的负压从侧口夹带空气的吸氧面罩。空气夹带量受管道狭窄程度及侧口大小控制。管道越狭窄或侧口越大，夹带空气量就越多。氧浓度可以较精确、恒定地予以控制，但氧的消耗量较多，是目前使用较为广泛的吸氧面罩。

05.267　氧帐　oxygen tent
将患者头部或全身置于含有较高浓度氧气的帐篷内，以提高吸入空气中氧浓度的治疗方法。应用于小儿，能提供各种浓度的氧气，但氧气的浪费较大。不适用于成人，也不适合伴有二氧化碳潴留的低氧血症患者。

05.268 高压氧疗 hyperbaric oxygen therapy
在密闭的高压氧舱内，使用超过一个大气压纯氧治疗的氧疗方法。常用压力为2～3个标准大气压。可以大幅度提高动脉血氧分压，增加氧在血液中的溶解量和氧含量，从而解除动脉血氧分压正常患者的缺氧。主要适用于一氧化碳中毒、减压病、脑水肿、某些急性中毒、脑炎和中毒性脑病的治疗。

05.269 氧中毒 oxygen toxicity
机体吸入高浓度氧一定时间后，某些系统或器官的功能与结构发生的病理性变化。其发病机制可能与氧自由基损伤有关。主要表现为高浓度氧导致的急性肺损伤和新生儿（特别是早产儿）的视网膜损害。

05.270 吸收性肺不张 absorption atelectasis
气道阻塞后，阻塞远端肺泡内的气体被流经的血液吸收，造成肺泡气体减少，肺体积缩小而形成的肺不张类型。

05.11 危重患者呼吸支持和机械通气治疗

05.271 湿化疗法 humidity therapy
通过湿化器产生水蒸气，经呼吸道吸入，提高吸入气中水蒸气的含量，以湿化呼吸道黏膜的方法。可以达到稀释呼吸道分泌物，促进其排出的目的，并间接保护气道黏膜纤毛功能。

05.272 雾化吸入疗法 atomization inhalation therapy
应用特制的吸入装置将药物及溶剂雾化成液体的微滴或固体的微粒，吸入并沉积于各级气管、支气管、肺泡中，从而达到治疗疾病、改善患者临床症状、湿化气道、稀释气道分泌物作用的一种治疗方法。

05.273 人工气道 artificial airway
为了保证气道通畅而在生理气道与其他气源之间建立的连接。分为上人工气道和下人工气道，是全身麻醉维持气道的常用方法，也是常见的抢救呼吸系统危重症患者的措施之一。

05.274 纤维喉镜 fibrolaryngoscope
利用透光玻璃纤维的可曲性、纤维光束亮度强和可向任何方向导光的特点制成的镜体细而软的喉镜。

05.275 早期目标导向治疗 early goal-directed therapy, EGDT
以脓毒性休克发病6h内达到复苏目标的治疗策略。2001年由里弗斯（Rivers）等提出。要求识别休克早期改变，及早纠正血流动力学异常和全身性组织缺氧，防止发生更严重的炎症反应和急性心血管功能衰竭。

05.276 负压通气 negative pressure ventilation, NPV
利用负压呼吸机的筒状或壳状外壳围绕胸腹部，通过间歇负压周期性地扩张胸廓，使肺泡充气至吸气末，随后因肺和胸廓的弹性回缩力产生呼气的机械通气方式。其特点是吸气期胸腔负压增大，扩张胸廓和膈，使肺泡压力低于大气压而产生吸气，外壳的被动回缩及外壳内正压产生呼气。

05.277 间歇负压通气 intermittent negative pressure ventilation, INPV
利用负压呼吸机，吸气期胸廓外负压增大产

生吸气，呼气期压力恢复至零产生呼气的通气方式。是负压通气的基本作用机制。

05.278 持续负压通气 continuous negative pressure ventilation，CNPV

在间歇负压通气过程中，给予呼气末胸廓外负压的通气。即间歇负压通气（INPV）+呼气末负压（NEEP）的通气方式。

05.279 无创通气 noninvasive ventilation

呼吸机通过口或鼻面罩与患者相连进行的正压通气。无须建立有创人工气道。包括无创正压通气和负压通气。

05.280 无创正压通气 noninvasive positive pressure ventilation，NIPPV

无须建立人工气道的正压通气方式。常通过鼻罩或面罩连接，也有少部分通过鼻咽管或喉罩连接。

05.281 持续指令通气 continuous mandatory ventilation，CMV

无论自主呼吸次数多少和强弱，呼吸机皆在预设的吸气时间内按预设的潮气量或压力对每次呼吸给予通气辅助的一种通气类型。包括各种定容型和定压型辅助或控制通气。

05.282 同步持续指令通气 synchronized continuous mandatory ventilation，SCMV

可以通过自主呼吸触发的持续指令通气模式。包括容积辅助通气、压力辅助通气、容积辅助/控制通气、压力辅助/控制通气及其衍生通气模式。

05.283 间歇指令通气 intermittent mandatory ventilation，IMV

呼吸机按预设要求间断发挥指令通气作用的通气模式。其压力变化相当于间断间歇正压通气，每两次机械通气之间可以出现自主呼吸，此时呼吸机只提供气量，在自主呼吸期间可加用各种"自主性通气模式"，最常使用压力支持通气。也分容积控制间歇指令通气和压力控制间歇指令通气。

05.284 同步间歇指令通气 synchronized intermittent mandatory ventilation，SIMV

一种自主呼吸和控制通气相结合的通气模式。在此模式下，呼吸机以预设的指令频率向患者传送常规通气，在两次机械通气之间允许患者自主呼吸，指令通气和自主呼吸同步进行。指令呼吸可以以预设容量（容积控制SIMV）或预设压力（压力控制SIMV）的形式来进行。

05.285 双水平气道正压通气 bilevel positive airway pressure ventilation，BiPAP

一种特殊的定压型通气模式。自主呼吸时，交替给予两种不同水平的气道正压，高压力水平（P_{high}）和低压力水平（P_{low}）之间定时切换，且其高压时间、低压时间、高压水平、低压水平各自独立可调，利用从P_{high}切换至P_{low}时功能残气量（FRC）的减少，增加呼出气量，改善肺泡通气。

05.286 呼吸机相关肺炎 ventilator associated pneumonia，VAP

机械通气48h后至撤机拔管后48h内发生的院内获得性肺炎。诊断标准为：①呼吸机通气48h后发生；②与机械通气前胸部X线片比较出现肺内浸润性阴影或新的炎症病灶；③肺实变征和（或）湿啰音。并具备以下条件之一者：①血白细胞＞$10.0×10^9$/L或＜$4.0×10^9$/L，伴或不伴核左移；②体温＞37.5℃，呼吸道分泌物增多且呈脓性；③从支气管分泌物中分离到新的病原体。

05.287 撤呼吸机 ventilator weaning

患者自主呼吸开始恢复，并逐渐减少呼吸机支持的时间和强度，直至患者完全脱离呼吸机的过程。

05.12　危重患者循环支持治疗

05.288　血容量　blood volume
人体内血液的总量。包括血浆容量（PV）和红细胞容量（RV）。

05.289　生理需要量　physiological requirement
人体能维持正常代谢所需要的液体、能量及各种营养素的数量。

05.290　累积损失量　cumulative loss
发病至治疗前因腹泻、呕吐、出汗等原因导致的患者体内液体和电解质成分丢失量的总和。

05.291　持续损失量　continuous loss
在体液治疗过程中，由于呕吐、腹泻、胃肠引流、肠瘘或者胆道瘘等造成机体不断丢失的液体总量。

05.292　体循环平均压　mean systemic pressure，MSP
又称"体循环平均充盈压（mean systemic filling pressure）"。当循环系统中的血流突然停止，心脏无活动时由充盈于体循环系统中的血液对血管壁所呈现的侧压强。

05.293　泵衰竭　pump failure
急性心肌梗死引起的心力衰竭。由于心功能急剧减退，在短时间内其排出的血量不能维持机体组织代谢的需要。

05.294　液体疗法　fluid therapy
通过补充（或限制）某些液体以维持机体体液平衡的治疗方法。

05.295　晶体溶液　crystalloid solution
又称"电解质溶液（electrolyte solution）"。由溶液中粒子直径小于1nm的溶质分子或离子与水形成的溶液。常用乳酸林格液及生理盐水。

05.296　等渗溶液　isoosmotic solution
渗透压与细胞外液相等的溶液。其渗透压正常变化范围为280～320mOsm/L。

05.297　等张溶液　isotonic solution
与红细胞内液体张力相等的溶液。在等张溶液中既不会发生红细胞体积改变，也不会发生溶血，因此等张是个生物学概念。溶质分子不能自由通过细胞膜的等渗溶液就是等张溶液，此种溶液输入后都停留在细胞外液中，不进入细胞内，细胞容积无改变，如生理盐水。

05.298　胶体溶液　colloidal solution
直径介于1～100nm的溶质分子与水分子以氢键缔合形成的溶液。常用于补充血管内容量。

05.299　白蛋白　albumin，Alb
又称"清蛋白"。一种正常人血浆中含量最高的蛋白。占血浆总蛋白的40%～60%。由肝实质细胞合成，含585个氨基酸残基的单链多肽，分子量为66 458，分子中含17个二硫键，不含糖的组分。是血浆中很重要的载体，许多低水溶性的物质可以通过与白蛋白的结合而被运输。其5%～25%的溶液可用作血容量扩充剂。

05.300　右旋糖酐　dextran

蔗糖经肠膜状明串珠菌等微生物发酵后生成的高分子葡萄糖聚合物。中分子量和低分子量右旋糖酐是胶体溶液，可提高血浆胶体渗透压，吸收血管外水分而扩充血容量，维持血压。此外，其还能阻止红细胞及血小板聚集，降低血液黏滞性，从而具有改善微循环的作用。

05.301　羟乙基淀粉　hydroxyethyl starch, HES
由玉米或土豆的支链淀粉中的葡萄糖经羟乙基化形成的高分子化合物。是现在临床上广泛使用的人工合成的胶体溶液。用于治疗和预防手术、创伤等引起的容量不足和休克。

05.302　琥珀酰明胶　succinylated gelatin
牛胶原经水解和琥珀酰化而成的琥珀酰化明胶聚合物。为人工合成的胶体溶液，在一定时间内可有效维持血浆胶体渗透压，增加血浆容量，改善静脉回心血量及心输出量，并增加尿量。

05.303　血管活性药　vasoactive drug
通过调节血管舒缩状态，改变血管功能和改善微循环血流灌注而达到抗休克目的的一类药物。包括血管收缩药和血管扩张药。

05.304　升压药　vasopressor
通过作用于心脏，增强心肌收缩力和增加心输出量，或通过收缩外周血管等机制，纠正低血压或休克，从而升高血压的药物。可分为儿茶酚胺类和非儿茶酚胺类。

05.305　拟肾上腺素药　adrenergics
一类具有与去甲肾上腺素类似的兴奋交感神经作用的药物。如肾上腺素、去甲肾上腺素、多巴胺等，通过激动肾上腺素能α或β受体而发挥兴奋效应。

05.306　辅助循环　assisted circulation
心脏泵功能衰竭时，为了维持机体血液循环需求所采用的部分或全部替代心脏做功的人工手段。

05.307　辅助循环装置　assisted circulatory device
一种用于辅助机体循环系统运转的机械循环装置。短期内可使患者的心脏得以休息而治愈。

05.308　左心转流　left heart bypass
将左心房的血液引流到体外，然后用人工血泵将其输回患者动脉系统的辅助循环方法。可分为左房–股动脉转流和左房–升主动脉转流。

05.309　单心室辅助循环　single ventricular assisted circulation
又称"单心室体外循环（single ventricular extracorporeal circulation）"。将心脏的血液引出体外，再由人工血泵注入主动脉或肺动脉的一种方法。临床上包括左心室辅助循环和右心室辅助循环两种。

05.310　左心室辅助循环　left ventricular assisted circulation
将血液从左心房或左心室引出，再由机械辅助装置送回体循环动脉，以暂时辅助左心功能的一种治疗方法。所使用的机械装置称为左心室辅助装置（left ventricular assisted device，LVAD）。

05.311　右心室辅助循环　right ventricular assisted circulation
将血液从右心房或右心室引出，再通过机械辅助循环装置送回肺动脉系统以暂时辅助右心功能的一种治疗方法。所使用的机械装置称为右心室辅助装置（right ventricular

assisted device，RVAD）。

05.312　双心室辅助循环　biventricular assisted circulation
将左、右心室分开进行辅助循环，部分或全部代替心室功能的一种治疗方法。主要用于心脏左、右心室终末期心力衰竭的治疗，

也可运用于心脏手术后心肌的暂时性恢复治疗。

05.313　人工心脏　artificial heart
由人工血泵、驱动装置和监测控制系统等主要部件构成，用以替代心脏泵血功能的机械装置。

05.13　危重患者的营养和代谢

05.314　营养不良　malnutrition
长期营养摄入不足、利用障碍、营养过剩或营养素比例不平衡所导致的身体机能降低的状态。

05.315　高分解代谢　hypercatabolism
人体在严重疾病、创伤、烧伤、高热及手术后等应激状态下出现的氧消耗量增加，糖异生明显，酮体生成减少，蛋白质合成下降、分解增加，出现"自身吞噬"现象的代谢紊乱。

05.316　应激代谢　stress metabolism
人体处于严重创伤、感染、危重症、外界环境骤然变化、突发事件等应激状态下出现的血糖升高，以及儿茶酚胺、胰高血糖素、糖皮质激素水平升高等代谢紊乱的病理状态。

05.317　应激性高血糖　stress hyperglycemia
严重创伤、脑血管意外、急性心肌梗死、感染性休克等强烈刺激因素使机体处于应激状态，体内胰高血糖素、肾上腺素、去甲肾上腺素等分泌增加，拮抗胰岛素而出现的血糖升高现象。

05.318　营养素　nutrient
为维持机体繁殖、生长发育和生存等一切生命活动和过程而需要从外界环境中摄取的物质。人体必需营养素主要有蛋白质、脂质、

糖类、维生素、无机盐、水和膳食纤维七大类，还包含许多非必需营养素。

05.319　必需氨基酸　essential amino acid，EAA
机体不能合成或合成速度远不能适应机体需要，必须由食物蛋白质供给的氨基酸。包括亮氨酸、异亮氨酸、赖氨酸、甲硫氨酸、苯丙氨酸、苏氨酸、色氨酸和缬氨酸8种。婴儿的必需氨基酸还包括组氨酸。

05.320　能量缺乏型营养不良　energy malnutrition
又称"消瘦型营养不良（marasmus）""单纯饥饿型营养不良""成人干瘦型营养不良（adult marasmus）"。由于长期能量摄入不足，脂肪、肌肉严重消耗，血浆白蛋白显著降低，但免疫力和伤口愈合能力及短期应激能力尚完好的一种营养不良类型。

05.321　蛋白质缺乏型营养不良　protein malnutrition
又称"水肿型营养不良（Kwashiorkor）""低蛋白血症型营养不良（hypoprotein malnutrition）"。因蛋白质摄入不足，脂肪储备与肌肉质量在正常范围内，内脏蛋白质与淋巴细胞计数显著下降，表现为机体免疫功能受损、伤口愈合延迟、外周组织水肿和腹水的一种营养不良类型。

05.322 蛋白质–能量营养不良 protein-energy malnutrition，PEM
又称"混合型营养不良（mixed marasmus and visceral malnutrition，marasmic-Kwashiorkor）"。因蛋白质、糖类、脂肪等营养素缺乏或摄入不足、丢失过多、利用障碍等因素造成的营养不足状态。从病因来说，由饥饿相关营养不良、疾病相关营养不良及年龄相关营养不良任意组合而成。极易发生感染相关并发症，增加死亡等不良临床结局。常见于晚期肿瘤、消化道瘘、消化道梗阻和老年患者。

05.323 前白蛋白 prealbumin，PAB
又称"转甲状腺素蛋白（transthyretin）"。由肝脏合成的一种血浆蛋白。电泳分离时，常显示在白蛋白的前方。半衰期为2天，与白蛋白相比，是反映近期蛋白质摄入状况改变比较灵敏的指标。测定其在血浆中的浓度对于了解蛋白质缺乏性营养不良、肝功能不全等具有较高的敏感性。

05.324 总淋巴细胞计数 total lymphocyte count，TLC
单位体积内的血液中含有的淋巴细胞总数及所占百分比。总淋巴细胞计数可用于估算机体蛋白储量和细胞免疫。当机体细胞免疫功能低下或营养不良时，总淋巴细胞计数降低。

05.325 瘦体重 lean body mass，LBM
人体除脂肪组织以外的骨骼、肌肉、内脏器官及神经、血管等成分的重量。

05.326 尿素氮 urea nitrogen
人体蛋白质代谢的主要终末产物。主要经肾排泄，在体内代谢稳定的情况下，血中尿素氮浓度可在一定程度上反映肾小球的滤过功能。常作为评价肾功能的指标之一。

05.327 基础能量消耗 basal energy expenditure，BEE
人体在安静和恒温条件下（一般18～25℃），禁食12h后，静卧、放松而又清醒时的能量消耗。即机体维持正常生理功能和内环境稳定及交感神经系统活动等基础代谢所消耗的能量。可根据年龄、身高和体重计算，也可以用仪器测量。

05.328 静息能量消耗 resting energy expenditure，REE
机体禁食2h以上，在合适温度下平卧休息30min后的能量消耗。主要用于维持机体细胞、器官的正常功能和人体的觉醒状态。

05.329 间接测热法 indirect calorimetry
根据一定时间内人体的耗氧量、二氧化碳和尿氮排泄量推算所耗用代谢物质的成分和数量，再计算出总产热量的方法。

05.330 氮平衡 nitrogen balance
机体氮的摄入量与排出量之间的平衡状态。用于评估蛋白质的分解程度和是否补充充足。分为3种情况：①总氮平衡，摄入氮等于排出氮。体内蛋白质的合成量和分解量处于动态平衡。常见于营养正常的健康成年人。②正氮平衡，摄入氮大于排出氮。体内蛋白质的合成量大于分解量。多见于生长期的儿童少年、孕妇和恢复期的伤病员。③负氮平衡，摄入氮小于排出氮。体内蛋白质的合成量小于分解量。见于慢性消耗性疾病、组织创伤等患者。

05.331 营养支持 nutrition support
在患者饮食不能获取或摄入不足的情况下，通过肠内、肠外途径补充或提供维持人体必需营养素的方法。包括营养补充、营养支持和营养治疗三部分。临床应用中包括肠外营养、肠内营养和口服营养补充等。

05.332 肠内营养 enteral nutrition，EN
通过口服、管饲或造瘘的方法，经胃肠道途径提供代谢需要的营养物质及其他各种营养素的营养支持方式。具有符合生理状态、维护肠屏障功能、减少代谢并发症、改善临床结局（缩短住院时间和降低医疗费用）等优点。

05.333 鼻胃管灌食 nasogastric tube feeding
将胃管经一侧鼻腔插入胃内，从管内灌注流质食物、水和药物的方法。

05.334 经皮内镜下胃造口术 percutaneous endoscopic gastrostomy，PEG
在纤维胃镜引导下行经皮胃造口，将营养管置入胃腔的手术。优点是不接触鼻咽腔，减少了鼻咽损伤与呼吸道感染等并发症，可长期留置营养管。适用于昏迷、食管梗阻等长时间不能进食，但胃排空良好的重症患者。

05.335 整蛋白型肠内营养剂 intacted protein enteral nutrition powder
又称"非要素型肠内营养剂（non-elemental type enteral nutrition）"。以完整形式蛋白质为氮源、渗透浓度接近等渗（300～450mOsm/L）的肠内营养制剂。营养完全均衡，适用于胃肠道功能完全正常或部分正常，但不能正常进食的患者。

05.336 要素膳 elemental diet，ED
按照人体的需要由纯氨基酸或水解蛋白、单糖和低聚糖、必需氨基酸、维生素、无机盐等营养物质配制而成的营养剂。是一种不需要消化或稍经消化即可直接吸收的无渣膳食，常用于胃肠道吸收功能不良患者。

05.337 倾倒综合征 dumping syndrome
胃部手术后由于胃容量变小、排空过快，未经充分消化的高渗食物进入小肠引起的进食后综合征。表现为胃排空过快症状和神经循环系统症状。以胃空肠吻合术后更为多见，食管手术损伤迷走神经也可产生。

05.338 全肠内营养 total enteral nutrition，TEN
通过管饲途径为无法进食但胃肠道有功能的患者提供营养素的营养支持方法。

05.339 全肠外营养 total parenteral nutrition，TPN
又称"全静脉营养（total intravenous nutrition）"。通过胃肠外途径提供机体代谢过程所需全部营养素的营养支持方法。

05.340 全营养混合液 total nutrient admixture，TNA
每天所需的营养物质，包括碳水化合物、脂肪、氨基酸、水、电解质、微量元素和维生素在无菌条件下混合配制的营养液。置入聚合材料制成的输液袋内，通过外周或中心静脉导管直接输入机体。

05.341 导管相关性感染 catheter-related infection，CRI
与静脉导管（一般是中心静脉导管）相关的感染。包括穿刺部位感染和血行感染。表现为留置血管内装置的患者至少1次经外周静脉血培养阳性，并伴有临床感染征象，且除导管外，无其他可解释的感染源。

05.342 再喂养综合征 refeeding syndrome
在长期饥饿后提供再喂养（包括经口摄食、肠内或肠外营养）所引起的、与代谢异常相关的综合征。包括严重水电解质失衡、葡萄糖耐受性下降和维生素缺乏等。

05.343 肠屏障损害 intestinal barrier damage
全肠外营养时肠黏膜缺乏特需营养素如谷氨酰胺和短链脂肪酸，导致肠道细菌、内毒素移位，损害肠黏膜屏障功能的表现。主要 包括肠黏膜萎缩、肠黏膜通透性增高。

05.14 危重患者的抗感染治疗

05.344 抗生素 antibiotic
由微生物（包括细菌、真菌、放线菌属）或高等动植物在生活过程中所产生的具有抗病原体或其他活性的一类次级代谢产物。能干扰其他生活细胞发育功能的化学物质。

05.345 抗生素后效应 postantibiotic effect，PAE
细菌在接触抗生素后虽然抗生素血清浓度降至最低抑菌浓度以下或已消失，但对微生物的抑制作用依然维持一段时间的效应。

05.346 抗菌谱 antimicrobial spectrum
被一种抗生素或化学治疗剂抑制或杀灭的微生物种类。

05.347 广谱抗生素 broad spectrum antibiotic
对革兰氏阳性细菌、革兰氏阴性细菌、支原体、衣原体、立克次体、螺旋体、阿米巴等具有广泛抑制和杀灭作用的抗生素。

05.348 β内酰胺类抗生素 β-lactam antibiotic
一类母核含有β内酰胺环的抗生素。能选择性地与细菌细胞膜上的青霉素结合蛋白（PBP）结合，妨碍细菌细胞壁黏肽的合成，使之不能交联，从而造成细胞壁的缺损，致使细菌细胞破裂而死亡。

05.349 青霉素 penicillin
一类重要的β内酰胺类抗生素。由发酵液或人工提取或半合成制造而得。为第一个发现的抗生素，由于其高效、低毒，临床应用最广。

05.350 头孢菌素类 cephalosporin
一类广谱半合成抗生素。其母核为7-氨基头孢烷酸，系由头孢菌产生的头孢菌素C裂解而得。

05.351 碳青霉烯类抗生素 carbapenems antibiotic
一类青霉烯的硫被次甲基取代的化合物。常见亚胺培南、美罗培南、厄他培南等。

05.352 单环β内酰胺类抗生素 monocyclic β-lactam antibiotic
一类人工合成的新型β内酰胺类抗生素。以3-氨基单菌霉酸为其基核，对β内酰胺酶有较好耐受性。常见氨曲南、卡芦莫南等。

05.353 糖肽类抗生素 glycopeptide antibiotic
一类糖与肽相连组成的抗生素。通过与细菌细胞壁结合，某些氨基酸不能进入细胞壁的糖肽中，从而抑制细菌细胞壁的合成。常见古霉素、去甲万古霉素和替考拉宁等。

05.354 大环内酯类抗生素 macrolides antibiotic
一类分子结构中具有12～16碳内酯环结构的广谱抗生素。此类抗生素作用于细菌细胞核糖体50S亚单位，阻碍细菌蛋白质的合成，属于生长期抑菌剂。常见红霉素类衍生物。

05.355 氨基糖苷类抗生素 aminoglycosides antibiotic
微生物产生或经半合成制取的一类由氨基糖（或中性糖）与氨基环醇以苷键相结合的易溶于水的碱性抗生素。天然的有链霉素、卡那霉素；人工合成的有阿米卡星、奈替米星等。

05.356 四环素类抗生素 tetracyclines antibiotic
由链霉菌属产生或经半合成制取的一类碱性广谱抗生素。常见金霉素、土霉素、四环素等。

05.357 喹诺酮类抗生素 quinolones antibiotic
一类以4-喹诺酮为基本母核，由人工合成的药物。按其发明先后及抗菌性能的不同，分为第一代、第二代和第三代。其抗菌谱广、抗菌作用强、不良反应少、口服方便。常见诺氟沙星、氧氟沙星、环丙沙星、氟罗沙星等。

05.358 磺胺类药 sulfonamide
一类具有对氨基苯磺酰胺结构且最早用于预防和治疗全身性细菌感染的抗生素。是人工合成的抗生素。具有抗菌谱广、性质稳定、体内分布广、价格低、使用简便等优点。

05.359 两性霉素 B amphotericin B
一种多烯类抗真菌抗生素。通过影响细胞膜通透性而发挥抑制真菌生长的作用。临床上用于治疗严重的深部真菌引起的内脏或全身感染。毒性较大。

05.360 伏立康唑 voriconazole
一种三唑类广谱抗真菌药物。能抑制麦角甾醇的生物合成，对假丝酵母菌属具有抗菌作用，对所有检测的曲霉属真菌有杀菌作用。主要适用于治疗免疫缺陷患者进行性的、可能威胁生命的感染。

05.361 干扰素 interferon，IFN
宿主细胞受到病毒感染或干扰素诱生剂等激发后，通过受阻遏的基因开放而产生的一种小分子抗病毒糖蛋白。具有广谱非特异性抗病毒活性，可干扰病毒复制，也具有抗肿瘤细胞和免疫调节作用。根据产生细胞不同可分为α干扰素、β干扰素和γ干扰素三类。

05.362 核苷类似物 nucleotide analogue，NA
一类结构与核苷酸相似的核苷类衍生物抗病毒药物。包括抗反转录酶病毒药物、抗肝炎病毒药物、抗疱疹类病毒药物、抗巨细胞病毒药物等。

05.363 免疫调节剂 immunomodulator
一类能调节免疫功能的药物。具有增强或抑制免疫功能的作用。该药物使免疫功能低下或有免疫缺陷者免疫增强，而对于过强者予以抑制，保持正常免疫水平，起到双向调节作用。

05.364 引流 drainage
在创口深处至皮外放置物体或装置，能使内部积存的血液、分泌物、脓液及其他体液引流出来的过程。常使用引流管、引流条及负压装置等。有利于创口部位的观察和愈合。

05.365 清创 debridement
对新鲜开放性污染伤口进行清洗去污，清除血块和异物，切除坏死组织，缝合伤口，使之尽量减少污染，甚至变成清洁伤口，达到一期愈合，有利于受伤部位的功能和形态恢复的手术。

05.366 脓毒症 sepsis
由感染引起的全身炎症反应综合征。绝大多数由革兰氏阴性杆菌和革兰氏阳性杆菌引起，少数由真菌及其他病原微生物引起。重症患者常有器官组织灌注不足。

05.367 重症脓毒症 severe sepsis

脓毒症伴有与之有关的器官功能障碍、组织灌注不良或低血压。

05.368 人活化蛋白 C human activated protein C, hAPC
由155个氨基酸残基组成的轻链（分子量25 000Da）及250个氨基酸残基组成的重链通过二硫链连接而成的双链糖蛋白。可通过活化凝血因子、抑制凝血酶的生成、抑制血小板聚集、促进纤维蛋白溶解和抑制纤溶酶原激活物而产生抗凝作用。用于治疗先天性蛋白C缺乏引起的深部静脉血栓及急性肺血栓栓塞症。

06. 急 救 复 苏

06.01 心肺脑复苏

06.001 心搏骤停 sudden cardiac arrest
心脏因急性原因突然丧失其有效的排血功能而导致循环和呼吸功能停止，全身血液循环停滞，组织缺血、缺氧的临床死亡状态。

06.002 无脉性室性心动过速 pulseless ventricular tachycardia, PVT
心电图表现为比较有规律的、心室肌的快速心电活动，但心脏无排血功能，不能驱动血液流动，摸不到动脉搏动的现象。

06.003 无脉性心电活动 pulseless electrical activity, PEA
心肌存在比较规律的心电活动，但不能引起心肌的机械收缩，或即使可引起微弱的心肌活动也不足以引起可触及的脉搏，心脏无排血功能的心电活动。包括心脏电机械分离、室性自搏心律、室性逸搏心律等。

06.004 心脏电机械分离 cardiac electromechanical dissociation, EMD
有可辨认的心电图综合波（不包括室速和室颤），而无有效心输出量的病理生理过程，即心脏有电活动而无有效的机械（泵）作用。常为临终表现，亦为猝死的一种形式。

06.005 心脏停搏 asystole
又称"心搏停止（cardiac arrest）"。心室肌没有能测到的心电活动，处于完全静止状态，并丧失收缩/舒张功能，而心房或可有电活动，因此心电图表现为平线或偶见P波的临床表现。

06.006 心肺复苏 cardiopulmonary resuscitation, CPR
针对心跳、呼吸停止的患者所采取的抢救措施。即用心脏按压或其他方法形成暂时的人工循环，恢复心脏自主搏动和血液循环，用人工呼吸代替自主呼吸，达到恢复苏醒和挽救生命的目的。

06.007 心肺脑复苏 cardiopulmonary cerebral resuscitation, CPCR
针对呼吸、心跳停止及脑功能障碍所采取的抢救措施。即胸外按压、快速电除颤转复、人工呼吸，在稳定颅外器官功能的基础上，保证脑组织正常的血液供应和机体的生存。复苏的最终目的是脑功能的恢复。

06.008 心脏按压 cardiac compression
通过对心脏直接或间接按压以保证心脏停

搏时对机体主要脏器供血的方法。

06.009　胸外心脏按压　external chest cardiac compression
一种现场抢救心搏骤停的方法。术者将双手掌根部重叠于胸骨中下1/3交界处，自肩背部垂直向掌根部冲击式加压，按压深度为5～6cm，按压频率为100～120次/分，以维持对机体主要脏器的供血。

06.010　开胸心脏按压　open chest cardiac compression
胸部外伤、畸形等心搏骤停患者或胸外心脏按压无效者，予以开胸后直接按压心脏，以达到有效心搏量的方法。

06.011　自动体外除颤器　automated external defibrillator，AED
一种便携式、易于操作、专为现场急救设计、经内置电脑分析和确定发病者是否需要予以电除颤，并于判断后自动给予电除颤的急救设备。

06.012　体外膜肺氧合　extracorporeal membrane oxygenation，ECMO
通过使用膜肺和动脉泵的一种特殊人工心肺机对重症心肺功能衰竭患者提供持续体外呼吸、心脏支持，以维持患者生命的技术。

06.013　人工呼吸　artificial respiration
一种自主呼吸停止时的急救方法。通过人工或机械装置使适量空气有节律地进入肺内后自然呼出，周而复始以代替自主呼吸。常用方法有口对口呼吸和口对鼻呼吸。

06.014　冠状动脉灌注压　coronary perfusion pressure
主动脉舒张压与左心室舒张末压之差。是影响冠状动脉血流量的主要因素之一。

06.015　基本生命支持　basic life support，BLS
心搏骤停后挽救患者生命的基本急救措施。主要包括开放气道、人工呼吸、胸外心脏按压和除颤，以维持患者的基本生存需要。

06.016　高级生命支持　advanced cardiac life support，ACLS
在基础生命支持的基础上，应用辅助设备和特殊技术（如心电监护、除颤器、人工呼吸器和药物等）建立与维持更有效的通气及血液循环的措施。

06.017　脑复苏　cerebral resuscitation
各种原因所致急性脑血流中断、意识丧失后，对其严重脑缺血缺氧状态实施一系列复苏，从而保护脑细胞、恢复脑功能的综合性措施。

06.018　脑再灌注损伤　brain reperfusion injury
脑缺血持续一段时间后，即使供血量恢复，脑功能也无法恢复，且并发严重脑功能障碍的现象。是一种复杂的病理生理过程，由多种机制共同参与，如炎性反应、钙离子超载、自由基过度生成、兴奋性氨基酸的神经毒性等，加剧了神经功能破坏。

06.019　脑死亡　brain death
全脑（包括大脑半球、间脑和脑干各部分）功能的不可逆性丧失。

06.020　脑水肿　cerebral edema
各种致病因素导致的脑细胞或者细胞间隙中水含量异常增多的现象。分为血管源性与细胞毒性两大类。前者主要由于血脑屏障受损，脑毛细血管通透性增加，血浆蛋白与水分外溢，细胞外液增加；后者主要由于脑缺血、缺氧，泵功能衰竭，细胞内钙、钠、氧化物与水潴留，导致脑细胞水肿。

06.021　盗血现象　steal phenomenon
动脉闭塞后，缺血区域与正常组织间血液发生重新分配，较多血液流经正常组织，而病灶区域血流量却减少的现象。可以发生在脑外，也可发生在脑内。

06.022　植物状态　vegetative state
一种因严重脑损伤导致的特殊意识障碍。意识完全丧失，对自身和外界的认知功能完全丧失。因丘脑下部和脑干功能基本保留，可维持循环和呼吸的神经支配，可有睡眠-觉醒周期。

06.02　新生儿复苏

06.023　原发性呼吸暂停　primary apnea
呼吸周期中出现的呼吸停顿。常见于胎龄小于34周，体重小于1800g的早产儿，发生在出生后3～5天。呼吸暂停与早产儿脑干呼吸中枢发育不成熟有关。胎龄越小，呼吸中枢发育越不成熟，呼吸暂停发生率越高。

06.024　继发性呼吸暂停　secondary apnea
由不同因素（如中枢系统疾病、体温波动、低血糖、肠梗阻等）导致的新生儿呼吸停止超过20s，心率减慢等一系列危险征象。可发生于任何胎龄的新生儿。

06.03　急性药物中毒

06.025　接触相　exposure phase
毒物或过量的药物经皮肤及黏膜、消化道、呼吸道或注射等途经与机体直接接触的时相。

06.026　毒物动力相　toxicologytic phase
过量药物的吸收、分布、代谢及排出等体内

过程的时相。与其毒性作用的强弱有关。

06.027　毒效相　toxic effect phase
过量药物与机体靶组织中的受体作用而出现中毒效应的时相。

07. 疼 痛 诊 疗

07.01　疼痛临床评估与治疗基础

07.01.01　疼 痛 分 类

07.001　疼痛　pain
一种与实际或潜在组织损伤相关的不愉快的感觉和情绪、情感体验，或与此相似的经历。

07.002　闸门控制学说　gate control theory
梅尔扎克（Melzack）和沃尔（Wall）于1965

年提出的用以解释伤害性刺激与疼痛之间复杂关系的疼痛控制学说。该学说认为在脊髓背角内存在一种类似闸门的神经机制，控制着外周向中枢神经系统发放的神经冲动。

07.003　快痛　fast pain

皮肤表层因受到针刺、电脉冲等刺激短促作用而引起的痛觉。

07.004 慢痛 slow pain
皮肤深层或肌肉、筋膜和内脏等部位受到足够强度刺激而产生的痛觉。

07.005 伤害性感受器 nociceptor
在背根神经节及三叉神经节中感受、传递伤害性刺激的初级神经元的外周部分。形态学上是游离神经末梢，广泛分布于皮肤、肌肉、关节和内脏器官。

07.006 多觉型伤害性感受器 polymodal nociceptor
遍布于皮肤、骨骼肌、关节和内脏器官的伤害性感受器。这类感受器对多种不同的伤害性刺激均能起反应，包括机械的、热的和化学的伤害性刺激。

07.007 伤害性疼痛 nociceptive pain
由各种伤害性刺激导致的躯体痛和内脏痛。

07.008 心因性疼痛 psychogenic pain
又称"心理性疼痛""精神性疼痛"。由心理障碍引起的疼痛。往往无确切的躯体病变和阳性检查结果，可伴有其他心理障碍表现。

07.009 暴发痛 breakthrough pain，BTP
一种突然出现、持续时间很短、常规的疼痛治疗方法难以缓解的疼痛。通常是指在持续、恰当控制的慢性疼痛已经相对稳定的基础上突发的剧痛。

07.010 躯体痛 somatalgia
伤害性刺激激活皮肤、骨骼肌、骨膜、关节等躯体结构的痛觉感受器而产生的疼痛。

07.011 内脏痛 visceralgia
伤害性刺激激活内脏器官痛觉感受器而产生的疼痛。

07.012 牵涉痛 referred pain
内脏病变时，在与病变内脏相当的脊髓节段所支配的体表部分发生的疼痛。

07.013 生理性疼痛 physiological pain
由伤害性刺激引起的疼痛。属于身体的报警系统，使人或动物反射性地或主动地脱离危险环境，免受进一步伤害。

07.014 病理性疼痛 pathological pain
由创伤、感染、肿瘤等各种因素引起的组织病理性改变而造成的疼痛。

07.015 炎性疼痛 inflammatory pain
机体在清除炎性因子过程中所产生的疼痛反应。积极进行抗炎治疗，炎症控制后，疼痛会自然消失。

07.016 神经病理性疼痛 neuropathic pain
由躯体感觉神经系统的损伤或疾病直接造成的疼痛。属于慢性疼痛，表现为自发性疼痛、痛觉过敏、异常疼痛和感觉异常等临床特征。可分为中枢性和外周性神经病理性疼痛。

07.01.02 疼 痛 评 估

07.017 浅感觉 superficial sensation
皮肤与黏膜的感受器位置较浅的感觉。通常包括痛觉、温觉、触觉、压觉等。

07.018 深感觉 deep sensation
肌肉、肌腱、关节、韧带和骨骼等深部结构的本体感觉。主要包括位觉、振动觉、运动觉和深部组织的痛觉。

07.019　痛阈　pain threshold
能引起个体痛觉的最低刺激强度。

07.020　耐痛阈　pain tolerance threshold
达到个体所能忍受的最大疼痛时的刺激强度。

07.021　机械刺激试验　mechanical stimulation test
以压力作为刺激源进行疼痛测试并记录疼痛的产生及其程度的方法。

07.022　冷热刺激试验　cold or hot stimulation test
以温度作为刺激源进行疼痛测试的方法。周围环境温度恒定为20～25℃，在冷刺激试验时以1℃左右的冷水作为刺激源，热刺激时以辐射探照灯作为刺激源，分别记录疼痛出现时的温度和时间。

07.023　电刺激试验　electric stimulation test
通过电流刺激来测定痛阈的方法。常用的是方波电刺激。方波电流的波幅在瞬间内即可达到最大刺激值，也可降低到零，既有利于掌握强度，又有利于测量和计算。

07.024　生化指标测定法　biochemical index measurement
通过测定患者体内神经内分泌的变化，如血浆儿茶酚胺浓度、皮质醇含量、血和脑脊液中β-内啡肽变化等来辅助评定疼痛程度的方法。

07.025　生理指标测定法　physiological index measurement
通过记录患者肌电图的变化或根据心率、血压、呼吸、肺活量、脑电图、诱发电位及局部皮肤温度等来辅助评定疼痛程度的方法。

07.026　压顶试验　Jackson compression test
一种用于检查颈椎病的试验。患者端坐，头颈部正直，检查者立于其后方，在患者头取中位、后仰位时，分别按压其头顶，若出现沿颈肩部向患侧上肢串痛、发麻和酸胀感，则为阳性。

07.027　臂丛牵拉试验　brachial plexus tension test
一种用于检查颈神经的试验。患者颈部前屈，检查者一手放于头部患侧，另一手握住患肢的腕部，向反方向牵拉，如感觉患肢有疼痛、麻木则为阳性。

07.028　椎间孔挤压试验　Spurling test
一种用于检查颈椎病的试验。患者端坐，头后仰位接受检查，头向患侧侧屈，检查者在患者后面用双手按住头顶向下施加压力，如该侧上肢发生放射性疼痛则为阳性。

07.029　直腿抬高试验　straight leg raise test
一种用于检查神经根或坐骨神经是否受压的试验。患者平卧，膝关节伸直，下肢逐渐被动抬起，观察抬腿高度及是否出现下肢放射性疼痛。

07.030　屈颈试验　Lindner test
一种用于检查腰椎间盘突出症的试验。患者仰卧，主动或被动屈颈，直至下颏抵达胸壁，有腰椎间盘突出症会产生大腿后放射痛，严重者可引起患侧下肢屈曲，即为阳性。

07.031　浮髌试验　floating patella test
一种用于检查膝关节腔积液的试验。膝关节伸直，一手压在髌上囊部，另一手示指和中指置于髌骨上垂直向下按压，观察是否有髌骨浮动感和撞击感，以判断膝关节腔是否有积液。若感到髌骨撞击股骨前面，即为阳性，表明关节腔内有积液。

07.032　骶髂关节分离试验　separation test of sacroiliac joint，Patrick test
又称"4字试验"。一种用于检查髋关节及骶髂关节疾病的试验。患者仰卧，健侧下肢伸直，患侧下肢屈膝屈髋，并将外踝置于健侧膝上，呈"4"字状，一手扶住健侧髂嵴部，另一手于患肢膝部向下按压，观察是否出现疼痛及活动受限，判断髋关节及骶髂关节疾病。

07.033　骶髂关节压迫试验　sacroiliac joint compression test
一种用于检查骶髂关节病变的试验。患者侧卧，患侧向上，检查者两手重叠压迫大转子和髂骨处，如患者骶髂关节出现疼痛则为阳性。

07.034　骶髂关节扭转试验　torsional test of sacroiliac joint
又称"盖斯兰试验（Gaenslen test）"。一种用于诊断骶髂关节病变的试验。患者仰卧，患侧骶髂关节与床边相齐，两手紧抱健膝，使髋膝关节尽量屈曲，患侧下肢置于床下，检查者两手分别扶两膝，使其向相反方向分离，若骶髂关节痛则为阳性。

07.035　语言分级评分法　verbal rating scale，VRS
一种评价疼痛强度和变化的方法。将疼痛用词语分为"无痛"、"轻微痛"、"中度痛"、"重度痛"和"极重度痛"，让患者从中选择最适合于形容自身疼痛程度的词语。

07.036　数字分级评分法　numerical rating scale，NRS
一种以0～10共11个点来描述疼痛强度的评分方法。0表示无疼痛，10表示最剧烈的疼痛。被测者根据个人疼痛感受选择一个数字来表示疼痛程度。

07.037　视觉模拟评分法　visual analogue scale，VAS
一种疼痛强度的评定方法。通常采用10cm长的直线，两端分别标有"无疼痛（0）"和"最严重的疼痛（10）"。患者根据自己所感受的疼痛程度，在直线上某一点做一标记。从起点至标记处之间的距离长度即表示疼痛的量，亦可记为痛觉评分分数。

07.038　101点数字评分法　101-point numeric rating scale
在1根直尺上从0至100共有101个点，0表示无痛，100表示最剧烈的疼痛的一种疼痛评估方法。

07.039　麦吉尔疼痛问卷　McGill pain questionnaire
由加拿大麦吉尔大学的梅尔扎克（Melzack）和托格森（Torgerson）于1971年设计的疼痛评分表。问卷包括4类20组关于疼痛的描述性词语，从感觉类疼痛、情感类疼痛、评价类疼痛和其他相关类疼痛4个方面因素及现时疼痛强度进行较全面的评价。

07.040　简明疼痛量表　brief pain inventory，BPI
由威斯康星大学神经科疼痛小组研制，将感觉、情感和评价3个因素分别量化的疼痛评定量表。包括有关疼痛原因、疼痛性质、对生活的影响、疼痛部位等描述词，并采用数字分级评分法描述疼痛程度，从多方面对疼痛进行评价。

07.041　六点行为评分法　6-point behavioral rating scale
由布津斯基（Budzynski）等推出的疼痛评估方法。该方法将疼痛分为6级，每级定为1分，从0分（无疼痛）到5分（剧烈疼痛，无法从事正常工作和生活），特点在于将行为改变列入评分范围。

07.042 疼痛日记评分法 pain diary scale，PDS
由患者、亲属或护士记录患者每天各时间段与疼痛有关活动的疼痛评分方法。记录的活动方式包括坐位、行走、卧位，同时还记录各时间段使用的药物名称、剂量和疼痛强度等。疼痛强度用0～10的数字量级来表示，睡眠过程记0分。

07.01.03 疼 痛 治 疗

07.043 弱阿片类药物 weak opioid
一类作用于阿片受体的中枢性弱镇痛药物。适用于非阿片类药物不能镇痛时，包括可待因、曲马多等。对于中度到重度疼痛，不可以无限制地增加弱阿片类药物剂量来提高镇痛效果，而应选用强阿片类药物。

07.044 强阿片类药物 strong opioid
一类作用于阿片受体的中枢性强镇痛药物。适用于中至重度疼痛，包括吗啡、芬太尼、氢吗啡酮、美沙酮、羟考酮等。

07.045 抗惊厥药 anticonvulsant
对中枢神经系统有抑制作用，能缓解或解除惊厥症状的药物。

07.046 区域阻滞镇痛 regional block analgesia
运用神经阻滞技术，将局部麻醉药注射至神经干（丛）周围，暂时阻滞神经的镇痛方法。

07.047 痛点阻滞 pain spot block
采用局部麻醉药、糖皮质激素、维生素类药物及医用三氧等对局部痛点进行注射治疗的方法。

07.048 物理治疗 physical therapy
应用力、电、光、声、磁、冷、热、水等各种人工或天然物理方法对疾病进行预防、治疗和康复的方法。通常分为运动疗法和物理因子疗法。

07.049 针刀疗法 acupotomy therapy
用针刀刺入病变部位进行治疗的微创手术疗法。针刀是将针灸针和手术刀融合为一体的小型治疗工具，同时具有针刺效应和手术效应。适用于四肢、躯体的慢性软组织粘连或骨刺等引起的顽固性疼痛。

07.050 行为疗法 behavior therapy
以行为学习理论为基础，按一定程序来矫正来访者心理障碍或行为问题的一类心理治疗技术的总称。通过各种方法，消除慢性疼痛患者原来形成的与疼痛相关的行为习惯，建立新的健康行为习惯。

07.051 心理动力学疗法 psychodynamic therapy
又称"精神分析疗法（psychoanalytic therapy）"。在治疗过程中通过分析患者的某些思想、情感和问题，引导患者认识到导致这些症状的原因，使患者产生顿悟，获得生活与抗病的勇气，从而使疼痛等症状消除或缓解的治疗方法。

07.052 心理支持疗法 psychological support therapy
通过采用同情、关心、安慰、鼓励和支持等心理疗法，在精神上给予患者不同形式和不同程度的支持与帮助，使患者对医生产生信任感和树立信心，愿意听从医生的劝告和指导，重新建立起自尊心和信心的治疗方法。

07.053 经皮神经电刺激疗法 transcutaneous electric nerve stimulation，TENS

采用电脉冲波刺激治疗仪，通过放置在身体相应部位皮肤上的电极板，将低压的低频或高频脉冲电流透过皮肤刺激神经，以达到提高痛阈、缓解疼痛的一种方法。

07.054 经皮穴位电刺激疗法 transcutaneous electric acupoint stimulation，TEAS

通过锥形金属电极，将特定的电脉冲波透过皮肤刺激皮下相应的穴位，以达到提高痛阈、缓解疼痛的治疗方法。

07.055 脊髓电刺激疗法 spinal cord stimulation，SCS

将电极植入脊柱椎管内硬膜外隙，经造影证实其确切位置后，以脉冲电流刺激脊髓神经，使疼痛区域产生感觉异常，从而减轻疼痛的治疗方法。是治疗慢性顽固性疼痛的方法之一。

07.056 神经毁损术 neurolysis

手术切断或部分切断，或采用化学或物理方法阻断脑、脊神经、交感神经及各类神经节、神经核团的神经传导功能，从而达到治疗疼痛目的的方法。

07.057 针刺镇痛 acupuncture analgesia

依据传统中医的针灸理论，用特定的毫针刺入机体的一定部位（多用穴位）来治疗疼痛的方法。

07.058 射频疗法 radiofrequency therapy

应用连续或脉冲电磁波作为热源，使病变组织温度升高而治疗疼痛的方法。包括射频损毁和射频热凝修复。

07.02 急性疼痛诊疗

07.059 急性疼痛 acute pain

近期产生且持续时间较短的疼痛。通常是由肌肉及内脏损伤、疾病或功能异常引发的伤害性刺激造成。

07.060 痛觉敏化 pain sensitization

对于慢性疼痛患者，长期的疼痛刺激促使中枢神经系统发生病理性重构，使疼痛疾病的进展愈加难以控制的反应。

07.061 急性疼痛服务 acute pain service，APS

通过组织构建一支由麻醉医师、手术医师、护理人员、宣教人员等组成的队伍，在医院范围内专职提供急性疼痛治疗和监测服务。

07.062 多模式镇痛 multimodal analgesia

联合应用不同作用机制的多种镇痛药物或方法，使患者获得全程、按时和完全的镇痛，从而达到减少单一药物所引起的镇痛不足和药物过量，减少阿片类药物用量及其副作用目的的镇痛模式。

07.063 预先镇痛 preemptive analgesia

在组织损伤发生前即给予镇痛治疗，阻断因组织损伤而引起的外周敏化和中枢敏化，减弱或减轻术后疼痛的治疗方法。

07.064 硬膜外镇痛 epidural analgesia

通过硬膜外阻滞技术，将局部麻醉药等药物注射到硬膜外隙，从而阻滞伤害性感受传递，发挥镇痛效果的技术。

07.065 蛛网膜下隙镇痛 subarachnoid analgesia

通过向蛛网膜下隙注射镇痛药物发挥镇痛作用的方法。包括单次注射、连续置管或植入专用的鞘内给药装置等。适用于多种急慢性疼痛的治疗。

07.066　蛛网膜下隙-硬膜外隙联合镇痛
combined spinal-epidural analgesia, CSEA
通过蛛网膜下隙和硬膜外隙联合注入局部麻醉和镇痛药物以达到镇痛效果的方法。适用于腹部、下肢手术麻醉及急、慢性疼痛的治疗。

07.067　患者自控镇痛 patient controlled analgesia, PCA
使用专门设计的多功能、具有安全控制系统的微电脑输液泵给药，麻醉医师设定给药方案和剂量，患者感觉疼痛时通过按压给药按钮自行给药，以满足镇痛治疗个体化需要的镇痛方法。

07.068　患者自控静脉镇痛 patient con-

trolled intravenous analgesia, PCIA
通过静脉留置针连接专用自控镇痛泵，允许患者按照麻醉医师预设的给药方案和剂量自行给药的一种疼痛治疗方式。

07.069　患者自控硬膜外镇痛 patient controlled epidural analgesia
通过留置硬膜外导管，连接专用自控镇痛泵，允许患者按照麻醉医师预设的给药方案和剂量自行给药的一种疼痛治疗方式。

07.070　患者自控神经丛镇痛 patient controlled nerve analgesia, PCNA
通过神经阻滞定位留置针连接专用自控镇痛泵，允许患者按照麻醉医师预设的给药方案和剂量自行给药的一种疼痛治疗方式。

07.071　患者自控皮下镇痛 patient controlled subcutaneous analgesia, PCSA
通过皮下留置针连接专用自控镇痛泵，允许患者按照麻醉医师预设的给药方案和剂量自行给药的一种疼痛治疗方式。

07.03　慢性疼痛诊疗

07.072　慢性疼痛 chronic pain
各种原因导致的持续1个月以上长期不愈的疼痛。超过急性疾病的常规病程及合理恢复期之后仍持续存在。

07.073　术后疼痛综合征 post-surgical pain syndrome
手术可能出现的神经损伤及术后神经修复不良等一系列反应引起的综合征。表现为术后长期持续的慢性疼痛。

07.074　幻肢痛 phantom limb pain, PLP
患者主观感觉已被截除的肢体仍然存在，且在该处发生疼痛的情况。疼痛多在断肢

的远端出现，疼痛性质有多种，如电击样、切割样、撕裂样或烧伤样等。表现为持续性疼痛，且呈发作性加重。各种药物治疗往往无效。

07.075　敏化 sensitization
一定强度伤害性刺激在长期传入后增强了疼痛传导通路反应性的现象。是构成神经性"记忆"和"学习"的主要形式。

07.076　中枢敏化 central sensitization
伤害性刺激的输入增强了中枢神经系统感知疼痛反应的现象。疼痛发生后中枢神经系统发生可塑性变化，脊髓背角神经元兴奋性

增强，呈现上扬效应，是造成继发性痛觉过敏的原因。

07.077 外周敏化 peripheral sensitization
外周神经损伤引起初级传入伤害性感受器兴奋反应过度的现象。

07.078 自发痛 spontaneous pain
又称"静息痛（rest pain）"。在没有任何外界伤害性刺激的情况下，躯体内部自发产生的痛觉。系由外周伤害性刺激感受器自主激活所致。按分布表现分为局部痛、放射痛、扩散痛和牵涉痛。

07.079 痛觉超敏 allodynia
又称"触摸痛"。正常不应引发疼痛的刺激即产生疼痛的病理状态。

07.080 痛觉过敏 hyperalgesia
组织损伤引起的痛阈降低。表现为对非伤害性刺激（如轻触、冷热或者弱的伤害性刺激）敏感性增强，而对伤害性刺激反应异常增强和延长，是神经损伤后的一个特征。

07.081 原发性痛觉过敏 primary hyperalgesia
由外周敏化引起，对来自损伤区域的刺激产生加重疼痛反应的现象。

07.082 继发性痛觉过敏 secondary hyperalgesia
由中枢敏化引起，对损伤区域外的刺激也能产生加重疼痛反应的现象。

07.083 肌筋膜痛综合征 myofascial pain syndrome, MFPS
一种反复发作的慢性疼痛综合征。肌纤维触发点存在于两块或两块以上肌肉或肌群，以肌筋膜组织局部疼痛、固定压痛和肌肉紧张而僵硬等症状为特征。以枕、颈、肩、下背及股部受累较为多见。

07.03.01 头面部疼痛

07.084 偏头痛 migraine
反复发生并伴有多种神经系统表现的一种常见的原发性头痛。临床以发作性中至重度、搏动样头痛为主要表现，头痛多为偏侧，一般持续4～72h，可伴有恶心、呕吐，光、声刺激或日常活动均可加重头痛，安静、休息时可缓解。

07.085 紧张性头痛 tension headache
以轻度到中度双侧压迫性或紧箍样的头痛为特点的原发性头痛。无恶心和呕吐，常无畏光和畏声。病因不明，可能与周围及中枢性伤害性痛觉机制及情绪障碍等有关。

07.086 丛集性头痛 cluster headache
一种具有三叉神经性头痛特点的原发性头痛。临床表现为发生于眶、眶上、颞部的重度的严格的单侧头痛发作，每次持续15～180min，频率从隔日1次到每日8次，同侧可伴有结膜充血、流泪、鼻充血、流涕、前额和面部出汗、瞳孔缩小、上睑下垂、眼睑水肿等表现。大部分患者在发作时焦躁不安。

07.087 三叉神经痛 trigeminal neuralgia, TN
局限于三叉神经的一个或两个分支区域内，以短暂的电击样疼痛为特征的神经痛。可由洗脸、刷牙等日常活动激发。

07.088 舌咽神经痛 glossopharyngeal neuralgia, GPN
又称"迷走舌咽神经痛（vagoglossopharyngeal neuralgia）"。发生在迷走神经的耳廓和咽支分支及舌咽神经分布区域（耳部、舌根、扁桃体窝或下颌角下方）的短暂性、反复发生、严重刺戳样或电击样疼痛。

07.03.02 颈 肩 痛

07.089　颈椎病　cervical spondylosis
颈椎骨关节、韧带或颈椎间盘的退行性变，压迫或刺激了邻近的神经根、脊髓、血管及软组织，并因此导致颈、肩及上肢的一系列临床综合征。

07.090　肩关节周围炎　scapulohumeral peri- arthritis
简称"肩周炎"，俗称"五十肩"。肩关节周围肌肉、韧带、肌腱、滑囊、关节囊等软组织损伤、退变而引起的关节囊和关节周围软组织的慢性非特异性炎症。临床表现为肩部疼痛及肩关节活动受限。

07.03.03 上 肢 痛

07.091　肱骨外上髁炎　external humeral epi- condylitis
俗称"网球肘（tennis elbow）"。肱骨外上髁部伸肌总腱处的慢性损伤性肌筋膜炎。

07.092　腕管综合征　carpal tunnel syndrome， CTS
由于腕管内压力增高，正中神经在腕部受到压迫而造成大鱼际肌无力和手部正中神经支配区的疼痛、麻木及进行性鱼际肌萎缩的临床综合征。

07.093　屈指肌腱狭窄性腱鞘炎　constrictive flexor digitorum tenosynovitis
又称"扳机指（trigger finger）""弹响指（snapping finger）"。主要由屈指肌腱在纤维鞘起始部滑动障碍所致的腱鞘炎症。由指屈肌腱与掌指关节处的指屈肌腱纤维鞘管反复摩擦产生慢性无菌性炎症所致。

07.03.04 胸背部疼痛

07.094　肋间神经痛　intercostal neuralgia
各种原因引起的沿肋间神经分布的神经性疼痛。常位于一个或几个肋间，多呈持续性烧灼样痛，呼吸、咳嗽和打喷嚏可诱发疼痛加剧。查体有时可见相应的肋间区皮肤痛觉过敏。

07.095　肋软骨炎　costal chondritis
又称"胸壁综合征（chest wall syndrome）"。一种非特异性、非化脓性肋软骨炎性疾病。主要表现为肋软骨的局限性疼痛、肿大，是前胸部疼痛最常见的原因。由于疼痛部位在前胸部，并可能放射到肩及上肢，故易与心绞痛相混淆。

07.096　胸背肌筋膜疼痛综合征　thoracic and dorsal myofascial pain syndrome
因胸部肌肉持续性或反复性牵拉、劳损而导致的胸部疼痛综合征。常见原因如某些特定工作及体育运动、胸肌外伤、长期不良姿势、胸椎的退行性变等。

07.03.05 腰臀部疼痛

07.097　第三腰椎横突综合征　third lumbar vertebral transverse process syndrome
第三腰椎横突周围组织的慢性劳损，以慢性腰痛、局限性压痛为主要临床表现的综合征。

07.098　腰椎间盘突出症　lumbar interverte-bral disc protrusion

因腰椎间盘劳损变性、纤维环破裂、髓核组织突出，刺激或压迫相应水平的神经根、脊髓等引起的综合征。主要表现为腰痛、下肢放射痛、间歇性跛行及马尾神经症状等。

07.099　梨状肌综合征　piriformis syndrome

梨状肌损伤或坐骨神经与梨状肌解剖关系异常导致坐骨神经受压而出现的临床综合征。表现为臀部及大腿后部疼痛，骶髂关节、坐骨结节、臀部均有压痛，直腿抬高试验及梨状肌紧张试验阳性等。

07.100　臀上皮神经痛　superior clunial cuta-neous neuralgia

因用力、姿势不当或弯腰等动作损伤臀上皮神经导致其充血、水肿所引发的疼痛。也可因慢性损伤导致神经轴突和髓鞘的变态反应所致。

07.03.06　下 肢 疼 痛

07.101　股神经痛　femoral neuralgia

股神经支配区域（即沿腹股沟向大腿前面、膝关节内侧及小腿内踝部）疼痛。见于L_3、L_4神经根病变，如腰椎间盘突出或盆腔炎症或肿物压迫、髂腰肌炎、糖尿病等。

07.102　股骨头缺血性坏死　avascular necro-sis of femoral head，ANFH

各种原因（如创伤、感染、酗酒、长期应用糖皮质激素等）使股骨头发生部分或完全性缺血，导致该部位骨细胞、骨髓造血细胞及脂肪细胞坏死的病理过程。临床以受累髋关节或膝关节持续或间歇性疼痛、关节活动明显受限、行走困难等为主要表现。

07.103　股外侧皮神经痛　lateral femoral cuta-neous neuralgia

股外侧皮神经支配区域（即大腿前外侧下2/3区）疼痛。

07.104　骨性膝关节炎　knee osteoarthritis

发生在膝关节的髌股关节或内外侧间室的骨性关节炎。由于膝关节软骨退行性改变，导致软骨磨损、破坏，伴有关节周围骨质增生。慢性骨关节劳损、膝关节负荷重、磨损是引起该病的病因。

07.105　跟痛症　calcaneodynia

一类跟骨及周围软组织的无菌性炎症，以局部疼痛、压痛、行走困难为主要临床表现的疾病。

07.03.07　全身性疾病

07.106　类风湿关节炎　rheumatoid arthritis，RA

一种以慢性破坏性关节病变为特征的全身性自身免疫疾病。病变主要累及关节的滑膜，常以手足小关节起病，多呈对称性，关节和关节外的表现广泛且多变，最终导致关节结构破坏，功能丧失。可伴有发热、贫血、炎症甚至涉及心肺、皮肤、眼等部位。

07.107　风湿性多肌痛　polymyalgia rheuma-tica，PMR

一种以四肢及躯干近端肌肉疼痛为特点的临床综合征。对小剂量激素治疗反应敏感。常表现为颈、肩胛带及骨盆带肌中2个或2个以上部位的疼痛及僵硬。诊断需除外类风湿关节炎慢性感染、肌炎及恶性肿瘤等，常见于老年人，伴有红细胞沉降率增快。具体病因尚不清楚，可能与年龄、环境和遗传因素有关。

07.108 强直性脊柱炎 ankylosing spondylitis，AS
以骶髂关节炎及中轴关节病变为特征的慢性炎性脊柱关节病。临床表现为脊柱和外周关节炎，主要侵犯中轴骨，尤其侵犯骶髂关节和椎旁小关节、肌肉、韧带的附着点，可伴有眼、肺、心血管和肾等多系统损害。

07.109 带状疱疹后神经痛 postherpetic neuralgia
带状疱疹的皮损已完全治愈，但在原来疱疹累及的神经分布区仍有持续性、剧烈性、顽固和难治性的疼痛。

07.03.08　药物治疗副作用

07.110 药物耐受性 drug tolerance
人体在重复用药的条件下形成的一种对药物反应性逐渐减弱的状态。在此状态下，该药物原用剂量的效应明显减弱，必须增加剂量方可获得与原用剂量相同的效应。

07.111 药物依赖性 drug dependence
又称"药物成瘾（drug addiction）"。长期或反复应用某种药物产生精神或躯体上的依赖性，持续或周期地渴望重复应用该种药物的现象。属于药物不良反应的一种类型。可分为生理依赖性和精神依赖性。

07.112 生理依赖性 physical dependence
又称"躯体依赖性"。长期使用依赖性物质后，机体产生的一种适应状态。一旦形成，必须有足量依赖性物质存在，机体才能保持正常状态。

07.113 精神依赖性 psychological dependence
又称"心理依赖性"。强烈、迫切地要求服用某种药品以获得愉快与满足的欲望。致使成瘾者因非医疗目的而强制使用药物。

07.114 假性成瘾 pseudoaddiction
一种因药物剂量不足或给药间隔时间过长导致的医源性综合征。

07.03.09　微　创　治　疗

07.115 胶原酶溶解术 collagenase dissolution
将胶原酶注入病变的椎间盘内或突出物的周围，依靠胶原酶分解胶原纤维的药理作用来溶解胶原组织，使突出物减小或消失，以缓解或消除其对神经组织的压迫，从而使患者的临床症状得到改善的一种技术。

07.116 三氧疗法 ozone therapy
将一定浓度的医用三氧注射到炎性变的软组织或突出的椎间盘等病变部位，通过抗炎镇痛或氧化髓核内蛋白多糖使髓核体积缩小，治疗多种慢性疼痛性疾病的一种方法。

07.117 椎间盘减压术 percutaneous intervertebral disc decompression
将穿刺针经皮穿刺达病变椎间盘，再导入光能、电能或机械能使椎间盘内压力减低，解除椎间盘压力增高对周围组织结构的压迫，从而缓解相应症状和体征的一种技术。

07.118 鞘内药物输注系统 intrathecal drug infusion system

对于慢性顽固性疼痛，特别是癌性疼痛等，将药物直接注入蛛网膜下隙进行长期疼痛治疗的设备。包括植入患者蛛网膜下隙的导管及植入患者腹部皮下的药物输注泵。

07.119　硬膜外隙镜　epiduroscopy

经硬膜外隙观察椎管内解剖结构和病理变化，以达到明视下治疗腰腿痛目的的一种经皮微创内镜。

07.04　癌性疼痛诊疗

07.04.01　癌　痛　性　质

07.120　顽固性癌痛　intractable cancer pain

经过常规方法治疗无效或效果不佳的癌性疼痛。

07.04.02　癌　痛　分　类

07.121　癌性骨痛　cancerous ostalgia

骨肿瘤或骨转移瘤浸润骨质或引起骨结构破坏而产生的疼痛。

07.122　癌性盆腔痛　cancerous pelvic pain

肿瘤侵犯、压迫盆腔软组织、神经引起的疼痛。

07.123　癌性肝痛　cancerous liver pain

肿瘤导致肝被膜牵张引起的疼痛。表现为右季肋下持续钝痛或右上腹突发刺痛。

07.124　癌性胸痛　cancerous chest pain

支气管癌或乳腺癌等导致的阵发性或持续性胸痛。

07.125　癌性肠痛　cancerous bowel pain

腹部或盆腔肿瘤压迫、粘连、侵蚀肠道平滑肌或引起肠梗阻等，导致脐周或上腹部出现的疼痛。

07.126　癌性臂丛痛　cancerous brachial plexus neuralgia

支气管癌或乳腺癌等浸润臂丛而发生的上肢及手臂灼痛或钳夹挤压样痛。

07.127　癌性头痛　cancerous headache

脑肿瘤或脑转移瘤导致脑膜和颅内血管受压，或颅内压升高而出现的阵发性或持续性疼痛。

07.04.03　癌　痛　治　疗

07.128　"三阶梯"癌痛镇痛用药方案　three-step analgesic ladder principle for cancer pain

由世界卫生组织提出的，对轻度疼痛使用非麻醉性镇痛药，中度疼痛时在前述治疗无效时使用弱麻醉性药物，重度疼痛时在前述治疗无效时使用强麻醉性镇痛药的分阶段对症治疗策略。

07.129　放射治疗　radiotherapy

利用放射线（如放射性同位素产生的α、β、γ射线和各类X线治疗机或加速器产生的X线、电子线、质子束及其他粒子束等）的生物学效应破坏肿瘤细胞，抑制其生长及造成细胞死亡等治疗肿瘤的方法。根据放疗方式可分为外照射治疗和内照射治疗两大类。根据治疗目的可分为根治性放疗和姑息性放疗。根据与手术的关系可分为术前放疗、术中放疗和术后放疗。

07.130　化学治疗　chemotherapy
应用一种或几种化学药物，通过口服或注射达到治疗肿瘤的方法。

07.131　激素治疗　hormonotherapy
外源性给予激素或者调节内分泌的药物，使肿瘤生长所依赖的条件发生变化，从而抑制肿瘤生长的方法。

07.132　封顶效应　ceiling effect
当药物增加到一定剂量后，疼痛仍不能控制时再增加该药物的剂量也不会提高疗效，只能增加药物不良反应的现象。

07.133　介入治疗　interventional therapy
以神经阻滞技术和放射诊断学为基础，以治疗疼痛为目的，通过皮肤微小切口或穿刺技术，在影像设备（血管造影机、透视机、CT、MRI、B超）的引导下对病灶局部进行的微创治疗。

07.134　诊断性神经阻滞　diagnostic nerve block
采用神经阻滞技术，应用局部麻醉药将某周围神经传导通路阻断，消除该神经支配区域的疼痛，从而达到检查和明确疼痛来源与疼痛部位目的的方法。是临床常用的疼痛鉴别诊断方法。

07.135　治疗性神经阻滞　therapeutic nerve block
应用神经阻滞技术，在神经节、根、丛、干和末梢的周围注射局部麻醉药及其他治疗药物，暂时或永久性地阻断疼痛信号通过周围神经向神经中枢的传导，达到解除疼痛目的的方法。

08.　麻醉科质量管理

08.01　麻醉质量控制

08.001　麻醉不良事件上报　anesthesia-related patient safety incident reporting
医务人员对手术室及麻醉围手术期医疗行为过程中出现的非正常状态，按照相应的规章制度与流程进行及时处理和汇报的制度。目的是发现和解决系统及程序中存在的问题，以减少麻醉风险，提高麻醉质量。

08.002　术中呼吸心搏骤停率　intraoperative cardiopulmonary arrest rate
单位时间内，术中呼吸心搏骤停患者数占同期麻醉科患者总数的比例。

08.003　非计划二次气管插管率　unplanned secondary intubation rate
单位时间内，非计划二次气管插管患者数占同期术后气管插管拔除患者总数的比例。

08.004　术中体温监测率　intraoperative temperature monitoring rate
单位时间内，手术麻醉期间接受体温监测（连续监测或间断监测）患者数占同期麻醉科患者总数的比例。

08.005　术中低体温发生率　incidence of

intraoperative hypothermia

单位时间内，手术麻醉期间低体温患者数占同期接受体温监测的麻醉患者总数的比例。

08.006 麻醉恢复室入室低体温发生率 incidence of hypothermia after entering post anesthesia care unit

单位时间内，麻醉恢复室入室低体温患者数占同期进入麻醉恢复室患者总数的比例。

08.007 术中主动保温率 intraoperative active heat preservation rate

单位时间内，手术麻醉期间采取主动保温措施（全程连续主动保温或间断主动保温）患者数占同期麻醉科患者总数的比例。

08.008 麻醉科术后镇痛率 postoperative analgesia rate

单位时间内，接受麻醉科术后镇痛患者占同期麻醉科住院手术患者总数的比例。

08.009 术后镇痛随访患者中重度疼痛发生率 incidence of moderate and severe pain in patients in postoperative analgesia follow-up

单位时间内，术后镇痛随访过程中出现中度至重度疼痛的患者占同期手术患者的比例。

08.010 椎管内分娩镇痛应用率 application rate of intraspinal labor analgesia

单位时间内，阴道分娩产妇实施椎管内分娩镇痛人数（不含术中转剖宫产产妇人数）占同期阴道分娩产妇总人数（不含术中转剖宫产产妇人数）的比例。

08.011 手术室外麻醉占比 proportion of anesthesia outside the operating room

单位时间内，手术室（含日间手术室）外所实施的麻醉数占同期麻醉总数的比例。

08.012 日间手术麻醉占比 proportion of day surgery

单位时间内，日间手术室内所实施的麻醉数占同期麻醉总数的比例。

08.013 美国麻醉医师协会分级麻醉患者比例 distribution of ASA classification

单位时间内，美国麻醉医师协会（ASA）各分级患者数占同期麻醉患者总数的比例。

08.014 术中自体血输注率 intraoperative autologous blood transfusion rate

单位时间内，手术麻醉中接受自体血（包括自体全血及自体血红细胞）输注患者数占同期接受输血治疗的患者总数的比例。

08.015 择期手术麻醉前访视率 preanesthetic evaluation rate for elective surgery

单位时间内，择期手术患者在进入手术室（含麻醉操作单元）前完成麻醉前访视（不等同于麻醉前签字）的患者占同期麻醉科完成麻醉总例数比例。

08.016 入室后手术麻醉取消率 cancellation rate of anesthesia after entering opera-tion room

单位时间内，患者入室后至麻醉开始前，手术麻醉取消的例数占同期入室后拟手术麻醉总数的比例。

08.017 麻醉开始后手术取消率 cancellation rate of surgery after induction

单位时间内，麻醉开始后、手术开始前手术取消的患者数占同期麻醉科患者总数的比例。

08.018 非计划转入重症医学病房率 unplanned transfer rate to ICU

单位时间内，非计划转入重症医学病房

（ICU）患者数占同期麻醉患者总数的比例。

08.019　麻醉恢复室转出延迟率　delayed discharge rate from PACU
单位时间内，入麻醉恢复室超过2h的患者数占同期入麻醉恢复室患者总数的比例。

08.020　麻醉开始后 24h 内患者死亡率　mortality in 24hrs after induction
单位时间内，麻醉开始后24h内死亡患者数占同期麻醉科患者总数的比例。

08.021　麻醉后 24h 内患者麻醉直接相关死亡率　anesthesia-related mortality within 24hrs after anesthesia
单位时间内，麻醉开始后24h内麻醉相关死亡患者数占同期麻醉科患者总数的比例。

08.022　麻醉期间严重过敏反应发生率　incidence of severe allergic reaction during anesthesia
单位时间内，麻醉期间严重过敏反应发生例数占同期麻醉科完成麻醉总例数的比例。

08.023　区域阻滞麻醉后严重神经并发症发生率　incidence of severe neurological complication after regional anesthesia
单位时间内，区域阻滞麻醉后严重神经并发症发生例数占同期区域阻滞麻醉总例数的比例。

08.024　全身麻醉气管插管拔管后声音嘶哑发生率　incidence of hoarseness after intubation and extubation
单位时间内，全身麻醉气管插管拔管后声音嘶哑发生例数占同期全身麻醉气管插管总例数的比例。

08.025　中心静脉穿刺严重并发症发生率　incidence of severe complication of central vein catheterization
单位时间内，中心静脉穿刺严重并发症发生例数占同期中心静脉穿刺总例数的比例。

08.026　麻醉后新发昏迷发生率　incidence of new-onset coma after anesthesia
单位时间内，麻醉后新发昏迷发生例数占同期非颅脑手术全身麻醉总例数的比例。

08.027　全身麻醉术中知晓发生率　incidence of intraoperative awareness during general anesthesia
单位时间内，全身麻醉术中知晓发生例数占同期全身麻醉总例数的比例。

08.028　术中牙齿损伤发生率　incidence of intraoperative tooth injury
单位时间内，发生术中牙齿损伤的患者占气管插管麻醉总例数的比例。

08.02　职业安全与防护

08.029　生物性危害　biological hazard
麻醉或手术过程中可能出现的源于生物物质的危害。

08.030　物理性危害　physical hazard
麻醉或手术过程中可能出现的源于物理因素的危害。

08.031　化学性危害　chemical hazard
麻醉或手术过程中可能出现的源于化学因素的危害。

08.032　心理性危害　psychological hazard
麻醉或手术过程中可能出现的源于精神心理因素的危害。

08.033 麻醉废气 waste anesthetic gas
用于麻醉患者的气体量远超出该患者实际需要量部分的多余气体。

08.034 层流手术室 laminar flow operating room
采用空气洁净技术对微生物污染源采取不同程度的控制，以达到被控制空间环境内空气洁净度适于各类手术要求，并提供适宜温度、湿度的一个清新、洁净、舒适、细菌数低的手术空间环境。

08.035 护目镜 goggles
一种起特殊作用的眼镜。用于污染控制和无菌工作环境中防护眼睛和面部免受损伤的用品。

08.036 激光护目镜 laser safety goggles
一种能够防止或者减少激光对人眼伤害的特殊眼镜。

08.037 锐器伤 sharp instrument injury
由医用锐器如注射器针头、缝针、各种穿刺针、手术刀、剪刀等造成的皮肤损伤。

08.038 隔离衣 isolation gown
避免医护人员受到血液、体液和其他感染性物质污染，同时也保护患者避免感染的防护用品。

08.039 铅衣 lead protective clothing
一种可以衰减射线进行辐射防护的特殊服饰。

08.040 铅屏风 lead screen
一种用于手术室内对X线进行屏蔽和防护的防护用具。一般由屏风主体、铅玻璃观察窗、移动脚轮、推拉把手组成。

08.03 医院感染

08.041 医院感染 nosocomial infection
又称"医院获得性感染（hospital-acquired infection）"。住院患者在医院内获得的感染。包括在住院期间发生的感染和在医院内获得、出院后发生的感染，但不包括入院前已开始或入院时已处于潜伏期的感染。医院工作人员在医院内获得的感染也属于医院感染。

08.042 医院感染暴发 nosocomial infection outbreak
在医疗机构或其科室的患者及医院工作人员中，短时间内发生3例以上同种同源感染病例的现象。

08.043 消毒 disinfection
用化学、物理或生物的方法消除可能致病或产生有害作用的微生物的过程。例如，器械、手术室空气、手术人员手臂及患者皮肤的处理。

08.044 灭菌 sterilization
用物理或化学方法杀灭传播媒介上一切微生物的方法。包括致病的和非致病的微生物，也包括芽孢菌。

08.045 手卫生 hand hygiene
医务人员在从事职业活动过程中的洗手、卫生手消毒和外科手消毒的总称。

08.046 洗手 hand-washing
用清水和洗手液（肥皂）揉搓冲洗双手，去除手部皮肤污垢、碎屑和部分微生物的过程。

08.047 七步洗手法 seven-step hand-washing method
医务人员进行操作前，通过七个步骤清洁双

手,清除手部污物和病原体,预防接触感染,减少传染病传播的洗手方法。

08.048 卫生手消毒 antiseptic hand rubbing
用手消毒剂揉搓双手,以减少手部暂居菌的过程。

08.049 外科手消毒 surgical hand antisepsis
外科手术前医护人员用流动水和洗手液揉搓冲洗双手、前臂至上臂下1/3,再用手消毒剂清除或者杀灭手部、前臂至上臂下1/3暂居菌和减少常居菌的过程。

08.050 负压病房 negative pressure ward
采用特殊通风装置,使病区(房)的空气由清洁区向污染区流动,使内部压力低于室外压力的病区(房)。

08.051 洁净手术室 clean operation room
采用一定空气洁净技术,使空气菌落数和尘埃粒子数等指标达到相应洁净度登记标准

的手术室。

08.052 经空气传播疾病 airborne disease
由悬浮于空气中、能在空气中远距离传播(>1m),并长时间保持传染性的飞沫核传播的一类疾病。

08.053 产生气溶胶的操作 aerosol-generating procedure
能产生气溶胶的操作。如气管插管及相关操作,以及心肺复苏、支气管镜检、吸痰、咽拭子采样、尸检及采用高速设备(如钻、锯、离心等)的操作等。

08.054 器械相关感染 device-associated infection
患者在使用医疗器械期间或在停止使用医疗器械48h内出现的与器械相关的感染。如果停止使用相关器械时间超过48h后出现了相关感染,应有证据表明此感染与该器械使用相关,但对器械最短使用时间没有要求。

08.04 麻醉信息学

08.055 麻醉信息学 anesthesia informatic
研究麻醉相关资源、设计和方法,以优化麻醉学生物医学信息的获取、存储、检索和利用的学科。

08.056 手术安全核查表 surgical safety checklist
一份为提高手术步骤安全性而设计的简单工具表格。由具有执业资质的手术医师、麻醉医师和手术室护士三方,分别在麻醉实施前、手术开始前和患者离开手术室前,共同对患者身份和手术部位等内容进行核查工作。

08.057 麻醉知情同意书 informed consent of anesthesia

麻醉前麻醉医师向患者、近亲属或授权委托人告知拟施麻醉的相关情况,并由患者、近亲属或授权委托人签署是否同意麻醉意见的医学文书。

08.058 麻醉记录单 anesthesia record
麻醉医师在麻醉实施中书写的麻醉经过及处理措施的记录。

08.059 术前麻醉访视评估记录单 preoperative anesthesia evaluation record
麻醉实施前,麻醉医师对患者拟施麻醉前进行风险评估的记录。麻醉术前访视评估记录可另立单页,内容包括患者姓名、性别、年龄、科别、病案号,以及患者一般情况、简

要病史、与麻醉相关的辅助检查结果、拟行手术方式、拟行麻醉方式、麻醉适应证及麻醉中需注意的问题、术前麻醉医嘱、麻醉医师签名和填写日期。

08.060　术后访视记录单　postoperative visit record

麻醉实施后，由麻醉医师对术后患者麻醉恢复情况进行访视的记录。麻醉术后访视可另立单页，也可在病程中记录。内容包括患者姓名、性别、年龄、科别、病案号，以及患者一般情况、麻醉恢复情况、清醒时间、术后医嘱、是否拔除气管插管等。如有特殊情况也应详细记录，麻醉医师签字并填写日期。

08.061　麻醉总结记录单　anesthesia summary record

对麻醉过程和术中管理的总结性描述。应当另页书写。

08.062　麻醉医嘱单　anesthesia medical order paper

对围手术期实施的麻醉措施进行记录并由麻醉医师、巡回护士及相关人员共同执行的具有指令性的医疗文书。

08.063　麻醉信息管理系统　anesthesia information management system

利用计算机硬件、软件、网络通信设备及其他信息技术设备进行围手术期相关信息的收集、传输、加工、储存、更新和维护，以保障临床麻醉质量和安全为目的，为麻醉医师提供临床信息和决策支持的集成化的系统。

08.05　麻醉护理学

08.064　麻醉护理学　nursing anesthesiology

以麻醉学与护理学专业理论为基础，研究麻醉学科领域内患者救治、护理和科学管理的综合性应用学科。

08.065　围麻醉期护理　peri-anesthetic care

从患者确定需行麻醉开始直至与此次麻醉相关治疗基本结束为止，在此期间与麻醉相关的护理工作。包括麻醉前、麻醉中和麻醉后护理三个阶段，是围手术期护理的重要内容。

08.066　麻醉前护理　pre-anesthetic care

从患者确定需行麻醉开始直至麻醉实施前的时间段内与麻醉相关的护理工作。包括麻醉宣教，心理评估，麻醉药品、物品的准备和仪器设备调试等。

08.067　麻醉中护理　intra-anesthetic care

从患者麻醉开始直至麻醉结束的时间段内与麻醉相关的护理工作。包括麻醉体位的摆放、协助麻醉操作、麻醉监测与护理等。

08.068　麻醉后护理　post-anesthetic care

从患者麻醉结束进入麻醉恢复室或麻醉重症医学病房直至患者离室的时间段内与麻醉相关的护理工作。包括麻醉后监测治疗与护理，以及协助处理麻醉手术后早期并发症等。

英汉索引

A

addiction 成瘾性 02.223

adenoid hypertrophy 腺样体肥大 04.166

adjustable pressure limiting valve 逸气阀，*APL阀 03.189

adjustable ventilation mask 可调式通气面罩 05.266

administration rate 给药速度 02.015

adrenergics 拟肾上腺素药 05.305

β adrenoreceptor blocking drug β肾上腺素受体阻滞剂 05.066

adult marasmus *成人干瘦型营养不良 05.320

advanced cardiac life support 高级生命支持 06.016

advanced life support in obstetric 产科高级生命支持 04.079

adverse reaction 不良反应 02.054

AED 抗癫痫药 05.226，自动体外除颤器 06.011

aerosol-generating procedure 产生气溶胶的操作 08.053

affinity 亲和力 02.098

after-depolarization 后除极 05.058

afterload 后负荷 01.192

AG 阴离子间隙 03.437

agonist 激动剂 02.069

AGSS 麻醉废气清除系统 03.185

AHF 急性心力衰竭 05.080

AHR 气道高反应性 03.041

AIA 阿司匹林哮喘 02.279

AICU 麻醉重症医学病房 03.754

AIDP *急性炎性脱髓鞘性多发性神经根神经炎 03.069

air-blood barrier *气-血屏障 05.145

airborne disease 经空气传播疾病 08.052

air bronchogram sign 支气管充气征 05.149

air embolism 空气栓塞 04.066

airway *气道 01.002

airway assessment 气道评估 03.015

airway exchange catheter 气管交换导管，*气管导管换管器 04.002

airway hyperreactivity 气道高反应性 03.041

airway management device 气道管理工具 04.013

airway pressure release ventilation 气道压力释放通气 03.521

AKI 急性肾损伤 03.291

Alb 白蛋白，*清蛋白 05.299

albumin 白蛋白，*清蛋白 05.299

alfentanil 阿芬太尼 02.237

ALHF 急性左心衰竭 05.093

ALI 急性肺损伤 03.732

A line A线 03.710

alkalosis 碱中毒 03.457

Allen test 艾伦试验 03.657

allergen 变应原 02.052

allergic reaction 变态反应 02.051

allodynia 痛觉超敏，*触摸痛 07.079

alpha-stat blood gas management α稳态血气管理 04.056

ALS 肌萎缩侧索硬化 03.076

ALSO 产科高级生命支持 04.079

alternating pulse 交替脉 05.100

alveolar-arterial oxygen partial pressure difference 肺泡-动脉氧分压差 04.091

alveolar capillary membrane 肺泡毛细血管膜 05.145

alveolar consolidation 肺实变征 03.712

alveolar dead space 肺泡无效腔 01.128

alveolar duct 肺泡管 01.058

alveolar pulmonary edema 肺泡性肺水肿 05.123

alveolar saccule 肺泡囊 01.059

alveolar ventilation volume 肺泡通气量，*有效通气量 01.107

ambulatory labor analgesia 可行走分娩镇痛 04.077

ambulatory surgery 日间手术 04.087

AMD 气道管理工具 04.013

American Society of Anesthesiologists physical status classification 美国麻醉医师协会健康状况分级 03.012

AMG 肌肉加速度描记图 03.137

aminoglycosides antibiotic 氨基糖苷类抗生素 05.355

aminophylline 氨茶碱 05.131

amnesia 遗忘 03.332

amphotericin B 两性霉素B 05.359

AMV 机械辅助通气 03.162

amyotrophic lateral sclerosis 肌萎缩侧索硬化 03.076

analgesia nociception index 镇痛伤害性刺激指数 03.337

anaphylactic shock 过敏性休克 05.193

anaphylactogen *过敏原 02.052

anaphylactoid reaction 类过敏反应，*过敏样反应 02.053

anatomical dead space 解剖无效腔 01.127

anesthesia awareness 术中知晓 03.006

anesthesia informatic 麻醉信息学 08.055

anesthesia information management system 麻醉信息管理系统 08.063

anesthesia intensive care unit 麻醉重症医学病房 03.754

anesthesia laryngoscope 麻醉喉镜 03.246

anesthesia machine 麻醉机 03.169

anesthesia machine evaporator 麻醉机蒸发器 03.203

anesthesia medical order paper 麻醉医嘱单 08.062

anesthesia mortality 麻醉死亡率 03.002

anesthesia record 麻醉记录单 08.058

anesthesia-related mortality within 24hrs after anesthesia 麻醉后24h内患者麻醉直接相关死亡率 08.021

anesthesia-related patient safety incident reporting 麻醉不良事件上报 08.001

anesthesia-related risk 麻醉风险 03.001

anesthesia summary record 麻醉总结记录单 08.061

anesthesia work station 麻醉工作站 03.202

anesthetic breathing system 麻醉通气系统 03.186

anesthetic circuit *麻醉回路 03.186

anesthetic gas scavenging system 麻醉废气清除系统 03.185

anesthetic induction 麻醉诱导 03.533

anesthetic maintenance 麻醉维持 03.540

ANFH 股骨头缺血性坏死 07.102

angular artery *内眦动脉 01.009

ANI 镇痛伤害性刺激指数 03.337

anion gap 阴离子间隙 03.437

ankle joint approach of tibial nerve block 踝关节部胫神经阻滞 03.594

ankylosing spondylitis 强直性脊柱炎 07.108

ANP 心钠肽 05.088

antagonism 拮抗作用 02.075

antagonism parameter 拮抗参数 02.074

antagonist 拮抗剂 02.073

antegrade perfusion 顺行灌注 04.094

anterior approach of internal jugular venous catheterization 颈内静脉前侧入路 03.632

anterior branch of spinal nerve *脊神经前支 01.327

anterior cranial fossa 颅前窝 01.486

anterior cutaneous branch of intercostal nerve 肋间神经前皮支 01.332

anterior layer of sheath of rectus abdominis 腹直肌鞘前层 01.498

anterior longitudinal ligament 前纵韧带 01.477

anterior mediastinum 前纵隔 01.075

anterior root of spinal nerve 脊神经前根 01.328

anterior serratus plane block 前锯肌平面阻滞 03.601

anterior spinal artery 脊髓前动脉 01.266

anterior spinocerebellar tract 脊髓小脑前束 01.250

anterior spinothalamic tract 脊髓丘脑前束 01.253

anterior superior iliac spine 髂前上棘 01.501

anterior tibial artery 胫前动脉 01.169

antiarrhythmic drug 抗心律失常药 05.061

antibiotic 抗生素 05.344

anti-cardiac insufficiency drug 抗心功能不全药 05.103

anticoagulation therapy 抗凝治疗 05.219

anticonvulsant 抗惊厥药 07.045

antidiuretic hormone *抗利尿激素 05.091

antiepileptic drug 抗癫痫药 05.226

antimicrobial spectrum 抗菌谱 05.346

antiseptic hand rubbing 卫生手消毒 08.048

aorta 主动脉 01.148

aortic hiatus [膈肌]主动脉裂孔 01.081

aortocaval compression syndrome *主动脉-腔静脉压迫综合征 04.080

apex of lung 肺尖 01.061

Apfel score 阿普费尔评分表 03.024

APL valve 逸气阀,*APL阀 03.189

apnea interval during mechanical ventilation 机械通气窒息时间 03.152

apnea test 呼吸暂停试验 05.232

apneic oxygenation 窒息氧合 03.527

apparent volume of distribution 表观分布容积 02.004

application rate of intraspinal labor analgesia 椎管内分娩镇痛应用率 08.010

aproctia *无肛症 04.183

APRV 气道压力释放通气 03.521

APS 急性疼痛服务 07.061

APTT 活化部分凝血活酶时间 03.467

arachnoid mater 蛛网膜 01.270

ARAS 上行网状激活系统 01.282

ARDS 急性呼吸窘迫综合征 03.731

area under curve [浓度-时间]曲线下面积 02.023

ARF 急性肾衰竭 05.156

arginine vasopressin 精氨酸加压素 05.091

ARHF 急性右心衰竭 05.094

ARIS 上行网状抑制系统 01.283

Arndt bronchial blocker 阿恩特支气管封堵器 04.033

Arozullah score 术后呼吸衰竭预测评分 03.028

arterial blood gas analysis 动脉血气分析 05.148

arterial blood gas sampler 动脉血气针 03.265

arterial blood pressure 动脉血压 01.207

arterial line filter 动脉微栓过滤器 04.112

arterial oxygen content 动脉血氧含量 01.134

arterial oxygen saturation 动脉血氧饱和度 01.133

arterial partial pressure of oxygen 动脉血氧分压 05.150

arterial perfusion tube 动脉灌注管道 04.117

arterial-venous hypothermia 动脉-静脉降温法 03.675

arteriothrombotic cerebral infraction 动脉血栓性脑梗死 05.212

artery catheterization 动脉穿刺置管术 03.646

articaine 阿替卡因 02.214

articular process 关节突 01.454

artificial airway 人工气道 05.273

artificial heart 人工心脏 05.313

artificial lung gas line 人工肺氧合供氧管 04.121

artificial nose *人工鼻 03.432

artificial respiration 人工呼吸 06.013

arytenoid cartilage 杓状软骨 01.041

AS 强直性脊柱炎 07.108

ascending bellow 上升式风箱 03.191

ascending reticular activating system 上行网状激活系统 01.282

ascending reticular inhibiting system 上行网状抑制系统 01.283

asphyxiating thoracic dysplasia 窒息性胸廓发育不良 04.163

aspiration 误吸 03.742

aspirin 阿司匹林 02.262

aspirin-induced asthma 阿司匹林哮喘 02.279

assist/control ventilation 辅助-控制通气 03.510

assisted circulation 辅助循环 05.306

assisted circulatory device 辅助循环装置 05.307

assisted mechanical ventilation 机械辅助通气 03.162

assist ventilation 辅助通气 03.508

ASV 适应性支持通气 03.164

asystole 心脏停搏 06.005

atlantoaxial joint 寰枢关节 01.469

atlantooccipital joint 寰枕关节 01.468

atlas 寰椎 01.456

ATN 急性肾小管坏死 05.157

atomization inhalation therapy 雾化吸入疗法 05.272

atracurium 阿曲库铵 02.187

atrial fibrillation 心房颤动，*房颤 05.042

atrial flutter 心房扑动，*房扑 05.041

atrial natriuretic peptide 心钠肽 05.088

atrial premature beat 房性期前收缩 05.035

atrial pressure 心房压 03.371

atrioventricular block 房室传导阻滞 05.046

atrioventricular bundle 房室束 01.145

atrioventricular node 房室结 01.144

AUC [浓度-时间]曲线下面积 02.023

auriculotemporal nerve 耳颞神经 01.337

autoinduction 自身诱导 02.129

autologous transfusion 自体输血 03.702

automated external defibrillator 自动体外除颤器 06.011

autonomic nervous system 自主神经系统 01.297

autonomic thermoregulation 自主性体温调节 01.425

autoregulation 自身调节 01.410

autorhythmicity 自[动节]律性 01.201

avascular necrosis of femoral head 股骨头缺血性坏死 07.102

AVB 房室传导阻滞 05.046

avidity index 亲和力指数 02.099

AVP 精氨酸加压素 05.091

awake extubation 清醒拔管 03.502

awake intubation 清醒插管术 03.491

awake sedation 清醒镇静术 03.552

A wave of intracranial pressure 颅内压A型波 03.329

axillary approach of brachial plexus block 腋入路臂丛神经阻滞 03.572

axillary artery catheterization 腋动脉穿刺置管术 03.655

axillary nerve 腋神经 01.363

axillary vein 腋静脉 01.177

axillary venous catheterization 腋静脉穿刺术 03.643

axis 枢椎 01.458

B

BAEP 听觉诱发电位 03.310

Bain's circuit 斑氏回路 03.196

balanced anesthesia　*平衡麻醉　03.549

barbiturates　巴比妥类　02.153

bar code sign　条码征　03.715

barium hydroxide lime　钡石灰　03.219

basal energy expenditure　基础能量消耗　05.327

basal metabolism　基础代谢　01.419

basal metabolism rate　基础代谢率　01.420

base excess　碱剩余　03.438

base of lung　肺底　01.062

base of skull　颅底　01.485

basic anesthesia　基础麻醉　03.529

basic life support　基本生命支持　06.015

basilic vein　贵要静脉　01.175

BB　缓冲碱　03.439

BCIS　骨水泥植入综合征　04.082

BE　碱剩余　03.438

beach chair position　沙滩椅位　03.113

bedside monitor　床边监护仪　05.008

BEE　基础能量消耗　05.327

behavioral thermoregulation　行为性体温调节　01.426

behavior therapy　行为疗法　07.050

benzodiazepine　苯二氮䓬类　02.156

bilevel positive airway pressure ventilation　双水平气道正压通气　05.285

bilirubin encephalopathy　胆红素脑病　04.170

binding reversibility　结合可逆性　02.076

bioavailability　生物利用度　02.026

biochemical index measurement　生化指标测定法　07.024

bioequivalence　生物等效性　02.025

biological hazard　生物性危害　08.029

biotransformation　生物转化　02.029

Biot respiration　比奥呼吸　05.144

BiPAP　双水平气道正压通气　05.285

BIS　脑电双频指数　03.300

bispectral index monitor　脑电双频谱指数监测仪　03.142

biventricular assisted circulation　双心室辅助循环　05.312

bleeding time　出血时间　03.463

blind intubation　盲探插管术　03.492

blind nasotracheal intubation　经鼻盲探插管术　03.493

blind oral tracheal intubation　经口盲探插管术　03.494

B line　B线　03.711

blink reflex　瞬目反射　04.030

block level　阻滞平面　03.618

blood-brain barrier　血脑屏障　01.277

blood cardioplegic solution　含血停搏液　04.097

blood circulation hypothermia　血流降温法　03.672

blood circulation rewarming　体外循环下血液复温　03.679

blood coagulation factor　凝血因子　01.441

blood flow spectral　血流频谱　03.407

blood gas analyzer　血气分析仪　05.009

blood/gas partition coefficient　血/气分配系数　03.117

blood glucose　血糖　01.413

blood grouping　血型鉴定　03.682

blood pressure　血压　01.206

blood urea nitrogen　血尿素氮　03.284

blood volume　血容量　05.288

BLS　基本生命支持　06.015

BMR　基础代谢率　01.420

BNP　脑钠肽　05.089

BODE　多因素分级系统　03.048

BODE index　*BODE指数　03.048

body cavity hypothermia　体腔降温法　03.668

body cavity rewarming　体腔复温　03.678

body mass index, obstruction, dyspnea, exercise　多因素分级系统　03.048

body reactive movement　体动反应　03.339

body surface hypothermia　体表降温法　03.664

body surface rewarming　体表复温　03.677

body surface warming　体表加温　03.429

body temperature　体温　01.422

bone cement implantation syndrome　骨水泥植入综合征　04.082

BOS　闭塞性细支气管炎综合征　04.153

bougie　探条　04.015

BPI　简明疼痛量表　07.040

BR　瞬目反射　04.030

brachial artery catheterization　肱动脉穿刺置管术　03.652

brachial plexus　臂丛　01.348

brachial plexus block　臂丛神经阻滞　03.569

brachial plexus root　臂丛神经根　01.370

brachial plexus tension test　臂丛牵拉试验　07.027

brachiocephalic trunk　头臂干　01.151

brachiocephalic vein　头臂静脉　01.178

bradyarrhythmia　缓慢型心律失常　05.054

bradycardia-tachycardia syndrome　心动过缓-心动过速综合征，*慢-快综合征　05.030

brain death 脑死亡 06.019

brain natriuretic peptide 脑钠肽 05.089

brain protection 脑保护 04.206

brain reperfusion injury 脑再灌注损伤 06.018

brainstem auditory evoked potential 听觉诱发电位 03.310

brain stem reflex 脑干反射 05.231

breakthrough pain 暴发痛 07.009

breathing circuit 呼吸回路 03.194

breathing exercise 呼吸运动 01.094

brief pain inventory 简明疼痛量表 07.040

brittle crisis 反拗性危象 03.071

broad spectrum antibiotic 广谱抗生素 05.347

Bromage score 下肢运动阻滞程度评分 04.078

bronchial artery 支气管动脉 01.067

bronchial asthma 支气管哮喘 03.046

bronchial intubation 支气管插管术 03.486

bronchiole 细支气管 01.057

bronchiolitis obliterans syndrome 闭塞性细支气管炎

综合征 04.153

bronchodilator 支气管扩张剂 05.152

bronchopulmonary dysplasia 支气管肺发育异常 04.155

bronchospasm 支气管痉挛 04.022

BT 出血时间 03.463

BTP 暴发痛 07.009

bubble oxygenator 鼓泡式氧合器 04.106

bubbling *水泡音 05.124

buffer base 缓冲碱 03.439

BUN 血尿素氮 03.284

bupivacaine 布比卡因 02.206

buprenorphine 丁丙诺啡 02.249

burst electromyogram activity 爆发性肌电活动 03.318

butorphanol 布托啡诺 02.247

butterfly sign 蝶翼征 05.126

butyrophenone 丁酰苯类 02.164

B wave of intracranial pressure 颅内压B型波 03.328

bypass monitor of end-tidal carbon dioxide partial pressure 呼气末二氧化碳分压旁流监测 03.721

C

C 顺应性 01.099

calcaneodynia 跟痛症 07.105

calcium antagonist *钙拮抗剂 05.068

calcium channel blocker 钙通道阻滞剂 05.068

calcium lime 钙石灰 03.218

cancellation rate of anesthesia after entering operation room 入室后手术麻醉取消率 08.016

cancellation rate of surgery after induction 麻醉开始后手术取消率 08.017

cancerous bowel pain 癌性肠痛 07.125

cancerous brachial plexus neuralgia 癌性臂丛痛 07.126

cancerous chest pain 癌性胸痛 07.124

cancerous headache 癌性头痛 07.127

cancerous liver pain 癌性肝痛 07.123

cancerous ostalgia 癌性骨痛 07.121

cancerous pelvic pain 癌性盆腔痛 07.122

capillary hydrostatic pressure 毛细血管静水压 05.108

capillary permeability 毛细血管通透性 05.110

capnogram 二氧化碳描记图 03.722

Caprini score 卡普里尼评分 03.033

carbapenems antibiotic 碳青霉烯类抗生素 05.351

carbocaine *卡波卡因 02.210

carbon dioxide absorbent 二氧化碳吸收剂 03.216

carbon dioxide canister 二氧化碳吸收罐 03.215

carbon dioxide combining power 二氧化碳结合力 03.436

carbon dioxide retention 二氧化碳潴留 05.134

carbonic anhydrase inhibitor 碳酸酐酶抑制剂 04.032

carcinogenesis of drug 药物致癌 02.125

cardiac arrest *心搏停止 06.005

cardiac arrhythmia 心律失常 05.022

cardiac compression 心脏按压 06.008

cardiac conduction system 心脏传导系统 01.196

cardiac cycle 心动周期 01.195

cardiac defibrillation 心脏电除颤 05.074

cardiac electromechanical dissociation 心脏电机械分离 06.004

cardiac electroversion 心脏电复律 05.076

cardiac glycoside 强心苷 05.105

cardiac index 心指数 04.090

cardiac output 心输出量, *心排血量 01.187

cardiac reserve 心力储备 01.188

cardiac tamponade　心脏压塞，*心包填塞　01.228

cardiogenic pulmonary edema　心源性肺水肿　03.729

cardiogenic shock　心源性休克　05.189

cardiogenic syncope　心源性晕厥　05.097

cardiomyopathy　心肌病　03.055

cardioplegia line　心脏停搏液灌注管　04.127

cardiopulmonary bypass　*心肺转流　04.102

cardiopulmonary cerebral resuscitation　心肺脑复苏　06.007

cardiopulmonary exercise testing　心肺运动试验　04.055

cardiopulmonary resuscitation　心肺复苏　06.006

cardiotomy suction　右心吸引管　04.122

cardiotonic drug　强心药　05.104

cardiovascular reaction　心血管反应　03.341

cardioversion　心脏复律　05.073

carina of trachea　气管隆嵴，*气管隆突　01.055

Carlens double-lumen endobronchial tube　卡伦斯双腔支气管导管　04.038

carotid sheath　颈动脉鞘　01.091

carpal tunnel syndrome　腕管综合征　07.092

carrier gas　载气　03.206

carrier-mediated transport　载体转运　02.038

CARS　代偿性抗炎反应综合征　05.236

catheter-related infection　导管相关性感染　05.341

cauda equina　马尾神经　01.471

cauda equina syndrome　马尾综合征　03.624

CAVH　连续性动静脉血液滤过　05.175

CC　闭合容量　01.117

ceiling effect　封顶效应　07.132

celecoxib　塞来昔布　02.273

celiac ganglion block　腹腔神经节阻滞　03.608

celiac trunk　腹腔干　01.158

central canal of spinal cord　[脊髓]中央管　01.256

central core disease　中央轴空病　03.097

central monitoring system　中央监护系统　05.005

central paralysis　*中枢性瘫痪　03.067

central sensitization　中枢敏化　07.076

central tendon　中心腱　01.079

central venous blood oxygen saturation　中心静脉血氧饱和度　03.739

central venous catheter　中心静脉导管　03.259

central venous catheterization　中心静脉置管术　03.631

central venous pressure　中心静脉压　01.213

central venous pressure a wave　中心静脉压a波　03.353

central venous pressure c wave　中心静脉压c波　03.354

central venous pressure monitoring　中心静脉压监测　03.352

central venous pressure v wave　中心静脉压v波　03.355

central venous pressure x wave　中心静脉压x波　03.356

central venous pressure y wave　中心静脉压y波　03.357

centrifugal pump　离心泵　04.110

cephalic vein　头静脉　01.174

cephalosporin　头孢菌素类　05.350

cerebellum　小脑　01.247

cerebral arterial circle　基底动脉环，*大脑动脉环　01.275

cerebral dura mater　硬脑膜　01.269

cerebral edema　脑水肿　06.020

cerebral infarction　脑梗死　05.211

cerebral metabolic rate of oxygen　脑氧代谢率　04.205

cerebral nerve　脑神经　01.307

cerebral palsy　脑瘫　04.188

cerebral perfusion pressure　脑灌注压　04.204

cerebral pia mater　软脑膜　01.271

cerebral resuscitation　脑复苏　06.017

cerebral state index　脑状态指数　03.301

cerebral vascular accident　脑血管意外　03.748

cerebral watershed infarction　脑分水岭梗死　05.215

cerebrospinal fluid　脑脊液　01.263

cerebrospinal fluid drainage　脑脊液引流　04.058

certain safety factor　可靠安全系数　02.077

cervical plexus　颈丛　01.341

cervical plexus block　颈丛神经阻滞　03.565

cervical spondylosis　颈椎病　07.089

cervical sympathetic chain　*颈交感链　01.300

cervical sympathetic trunk　颈交感干　01.300

cervical vertebra　颈椎　01.460

CHD　冠状动脉性心脏病，*冠心病　03.053

check valve　止回阀，*活瓣　03.172

chemical hazard　化学性危害　08.031

chemically-gated ion channel　*化学门控[离子]通道　02.068

chemotherapy　化学治疗　07.130

chest wall syndrome　*胸壁综合征　07.095

Cheyne-Stokes respiration　潮式呼吸，*陈-施呼吸　05.143

Child-Pugh score　蔡尔德-皮尤分级　03.029

chloral hydrate　水合氯醛　02.167

chloroprocaine 氯普鲁卡因 02.203

chlorpromazine 氯丙嗪，*冬眠灵 02.162

cholinergic crisis 胆碱能危象 03.070

chorea minor *小舞蹈病 03.092

chronic bronchitis 慢性支气管炎 03.044

chronic kidney disease-mineral and bone disorder 慢性肾脏病矿物质骨代谢紊乱 05.185

chronic obstructive pulmonary disease 慢性阻塞性肺疾病 03.043

chronic pain 慢性疼痛 07.072

chronic progressive chorea *慢性进行性舞蹈病 03.085

chronic toxicity 慢性毒性 02.059

CI 心指数 04.090

ciprofol 环泊酚 02.152

circulation system 循环系统 01.137

circulatory hypoxia 循环性缺氧 05.250

cisatracurium 顺式阿曲库铵 02.188

CKD-MBD 慢性肾脏病矿物质骨代谢紊乱 05.185

CLCVP 控制性低中心静脉压[技术] 03.662

clean operation room 洁净手术室 08.051

clinical duration 临床作用时间 02.178

clinical pharmacology 临床药理学 02.001

clinical severity classification of acute heart failure 急性心力衰竭临床严重程度分级 05.102

closed breathing circuit 紧闭式呼吸回路 03.199

closed-loop target-controlled infusion system 闭环靶控输注系统 03.548

closing capacity 闭合容量 01.117

closing volume 闭合气量 01.118

clotting time 凝血时间 03.464

cluster headache 丛集性头痛 07.086

CMV 持续指令通气 05.281

CNAP 连续无创动脉压监测 03.351

CNPV 持续负压通气 05.278

co-agonist 协同激动剂 02.110

coagulation and platelet function analysis 凝血与血小板功能分析 03.474

coccyx 尾骨 01.470

codeine 可待因 02.229

coefficient of viscosity *黏度系数 01.218

cognitive disorder 认知障碍 05.203

Cohen bronchial blocker 科恩支气管封堵器 04.034

cold or hot stimulation test 冷热刺激试验 07.022

cold shock 冷休克 05.196

collagenase dissolution 胶原酶溶解术 07.115

colloidal solution 胶体溶液 05.298

color Doppler 彩色多普勒 03.406

coma 昏迷 05.207

combined anesthesia 复合麻醉 03.549

combined hypothermia 联合降温法 03.673

combined intravenous and inhalation anesthesia 静脉吸入复合麻醉 03.541

combined spinal and epidural anesthesia 脊髓-硬膜外联合麻醉 03.615

combined spinal-epidural analgesia 蛛网膜下隙–硬膜外隙联合镇痛 07.066

common carotid artery 颈总动脉 01.153

common gas outlet 共同气出口 03.184

common iliac artery 髂总动脉 01.161

common iliac vein 髂总静脉 01.180

common peroneal nerve 腓总神经 01.388

common peroneal nerve block 腓总神经阻滞 03.595

communicating branch of spinal nerve 脊神经交通支 01.329

compartment model 房室模型 02.009

compensatory anti-inflammatory response syndrome 代偿性抗炎反应综合征 05.236

compensatory pause 代偿间歇 05.034

compensatory stage of shock 休克代偿期 05.197

complete atrioventricular block *完全性房室传导阻滞 05.051

complete bypass 完全转流 04.104

complex partial seizure 复杂部分性发作 05.224

compliance 顺应性 01.099

compound A 化合物A 02.146

comprehensive intensive care unit 综合重症医学病房 05.003

concentrated red blood cell 浓缩红细胞 03.685

concentration effect 浓度效应 03.121

concentration increasing method inhalational anesthetic induction 浓度递增法吸入麻醉诱导 03.538

concentration-time curve 浓度–时间曲线，*药–时曲线 02.022

concise acute physiology scoring system 简明急性生理学评分方法 05.017

conditioned place preference 条件性位置偏爱 02.107

congenital diaphragmatic hernia 先天性膈疝 04.181

congenital duodenal atresia 先天性十二指肠闭锁

04.173

congenital emphysema　先天性肺气肿　04.157

congenital heart disease　先天性心脏病　03.051

congenital hypertrophic pyloric stenosis　先天性肥厚性幽门狭窄　04.174

congenital megacolon　先天性巨结肠　04.182

congenital volvulus anomaly　先天性肠旋转异常　04.177

conjoined tendon　*联合腱　01.506

connecting tube for extracorporeal circulation　体外循环连接管　04.125

consciousness　意识　01.286

consciousness disorder　意识障碍　01.292

consciousness level　意识水平　03.331

conscious sedation　清醒镇静　04.208

constrictive flexor digitorum tenosynovitis　屈指肌腱狭窄性腱鞘炎　07.093

context sensitive half time　时量相关半衰期　02.030

continuous arteriovenous hemofiltration　连续性动静脉血液滤过　05.175

continuous epidural anesthesia　连续硬膜外麻醉，*连续硬膜外阻滞　03.614

continuous epidural labor analgesia　连续硬膜外分娩镇痛　04.076

continuous intravenous anesthesia　连续输注静脉麻醉　03.546

continuous loss　持续损失量　05.291

continuous mandatory ventilation　持续指令通气　05.281

continuous negative pressure ventilation　持续负压通气　05.278

continuous noninvasive arterial blood pressure　连续无创动脉压监测　03.351

continuous positive airway pressure　持续气道正压通气　03.524

continuous renal replacement therapy　连续性肾脏替代治疗　05.174

continuous wave Doppler　连续多普勒　03.404

contrast echocardiography　造影超声心动图，*心脏超声造影　03.403

controlled hypotension　控制性降压［术］　03.659

controlled low central venous pressure　控制性低中心静脉压［技术］　03.662

controlled mechanical ventilation　机械控制通气　03.161

controlled ventilation　控制通气　03.506

core temperature　体核温度　01.424

Cormack-Lehane score　直接喉镜显露下声门分级　03.021

Cormack score　*科马克分级　03.021

coronary artery heart disease　冠状动脉性心脏病，*冠心病　03.053

coronary perfusion pressure　冠状动脉灌注压　06.014

corpus callosum　胼胝体　01.238

corrected flow time　校正血流时间　03.738

cortical somatosensory evoked potential　皮质体感诱发电位　03.306

corticospinal tract　皮质脊髓束　01.258

costal chondritis　肋软骨炎　07.095

COX　环氧合酶　02.259

COX-Ⅰ　环氧合酶Ⅰ型　02.260

COX-Ⅱ　环氧合酶Ⅱ型　02.261

CP　环状软骨压迫手法　03.726

CPAP　持续气道正压通气　03.524

CPCR　心肺脑复苏　06.007

CPET　心肺运动试验　04.055

CPP　条件性位置偏爱　02.107，脑灌注压　04.204

CPR　心肺复苏　06.006

Cr　肌酐　03.283

cranial nerve　*颅神经　01.307

craniostenosis　狭颅症　04.191

craniosynostosis　*颅缝早闭　04.191

creatinine　肌酐　03.283

creatinine clearance rate　［内生］肌酐清除率　03.285

CRI　导管相关性感染　05.341

cricoid pressure　环状软骨压迫手法　03.726

cricothyroid laryngotomy　环甲膜切开术　03.498

cricothyroid muscle　环甲肌　01.034

critical closing pressure　临界闭合压　01.209

critical ill patient　危重患者　05.002

cross-match test　交叉配血试验　03.683

cross physical dependence test　*交叉身体依赖性试验　02.106

cross tolerance　交叉耐受性　02.070

CRRT　连续性肾脏替代治疗　05.174

crus of diaphragm　肋膈角　01.080

cryoprecipitate　冷沉淀　03.691

crystalloid cardioplegic solution　晶体停搏液　04.096

crystalloid solution　晶体溶液　05.295

CSEA　脊髓-硬膜外联合麻醉　03.615，蛛网膜下隙-硬膜外隙联合镇痛　07.066

D

diaphragm　膈［肌］，横膈　01.078

diastolic pressure　舒张压　01.211

diazepam　地西泮　02.157

dibucaine　地布卡因　02.213

DIC　弥散性血管内凝血　03.099

dicaine　*地卡因　02.205

diclofenac　双氯芬酸　02.270

dicrotic notch　重搏切迹　03.350

diencephalon　间脑　01.232

diethyl ether　乙醚　02.136

differential block　分离阻滞　03.619

difficult airway　困难气道　03.017

difficult mask ventilation　面罩通气困难　03.018

digital electroencephalography　数字化脑电图，*数字化脑电描记术　03.298

digitalis　*洋地黄　05.105

digital nerve block　指神经阻滞　03.581，趾神经阻滞　03.596

dihydrocodeine　双氢可待因　02.231

dihydroetorphine　二氢埃托啡　02.240

dilute gas　稀释气　03.207

dilutional anemia　稀释性贫血　01.439

direct arterial catheterization　直接穿刺法动脉穿刺置管术　03.647

direct vision intubation　直视插管术　03.490

disappearance of eyelash reflex　睫毛反射消失　03.333

disinfection　消毒　08.043

dispersion　弥散　05.178

disseminated intravascular coagulation　弥散性血管内凝血　03.099

dissociative anesthesia　分离麻醉　03.542

distribution coefficient　分配系数　02.144

distribution of ASA classification　美国麻醉医师协会分级麻醉患者比例　08.013

distributive shock　分布性休克　05.190

disturbance of consciousness　意识障碍　01.292

diuresis stage of acute renal failure　急性肾衰竭多尿期　05.164

DMD　进行性假肥大性肌营养不良，*迪谢内肌营养不良　03.095

DMV　面罩通气困难　03.018

dominant cerebral hemisphere　优势半球　01.284

Doppler echocardiography　多普勒超声心动图　03.401

dorsal branch of spinal nerve　脊神经背侧支　01.324

dorsalis pedis artery catheterization　足背动脉穿刺置管术　03.654

dorsal scapular nerve　肩胛背神经　01.357

dose-effect curve　量效曲线　02.083

dose-effect relationship　量效关系　02.079

double burst stimulation　双短强直刺激　03.386

double-lumen central venous catheter　双腔中心静脉导管　03.261

double-lumen endobronchial tube　双腔支气管导管　04.036

double-lumen tube intubation　双腔支气管插管术　03.488

Down syndrome　唐氏综合征　04.192

doxacurium　杜什氯铵　02.191

drainage　引流　05.364

drift　漂移　03.124

driving pressure　驱动压　03.279

droperidol　氟哌利多　02.165

drug absorption　药物吸收　02.018

drug action　药物作用　02.116

drug addiction　*药物成瘾　07.111

drug clearance　*药物清除　02.039

drug clearance rate　药物清除率　02.041

drug-controlled hypotension　药物控制性降压　03.661

drug dependence　药物依赖性　07.111

drug discrimination　药物辨别法　02.114

drug effect　药物效应　02.117

drug elimination　药物消除　02.039

drug excretion　药物排泄　02.044

drug-induced disease　药源性疾病　02.118

drug interaction　药物相互作用　02.115

drug latency　药物潜伏期　02.092

drug metabolism　药物代谢　01.400

drug redistribution　药物再分布　02.036

drug tolerance　药物耐受性　07.110

DSEP　皮节体感诱发电位　03.308

dualism of drug effects　药物效应二重性　02.063

Duchenne muscular dystrophy　进行性假肥大性肌营养不良，*迪谢内肌营养不良　03.095

dumping syndrome　倾倒综合征　05.337

DVT　深静脉血栓　03.035

dynorphin　强啡肽　02.222

dyskalemic familial periodic paralysis　钾紊乱性家族性周期性麻痹　03.072

dyspnea score　呼吸困难评分　03.016

E

EAA 必需氨基酸 05.319

early goal-directed therapy 早期目标导向治疗 05.275

ECMO 体外膜肺氧合 06.012

ectopic rhythm 异位心律 05.031

ectothermic tapetum hypothermia 变温毯降温法 03.667

ED 要素膳 05.336

edema 水肿 05.166

edrophonium chloride 依酚氯铵 02.197

Edwards score 爱德华兹分级 03.003

EEG 脑电图 03.292

EEMG 诱发肌电图 03.391

EF 射血分数 01.191

effective circulatory volume 有效循环血容量 01.437

effective perfusion flow 有效灌注流量 04.130

effective refractory period 有效不应期 01.198

effective renal blood flow 有效肾血流量 03.287

effective renal plasma flow 有效肾血浆流量 03.288

effective time 显效时间 02.176

EGDT 早期目标导向治疗 05.275

ejection fraction 射血分数 01.191

elbow approach of median nerve block 肘部正中神经阻滞 03.576

elbow approach of radial nerve block 肘部桡神经阻滞 03.578

elbow approach of ulnar nerve block 肘部尺神经阻滞 03.580

electrical asynchrony 电异步状态 01.200

electrically-driven electrically-controlled ventilator 电动电控呼吸机 03.166

electric stimulation test 电刺激试验 07.023

electrocardiogram P wave-guided internal jugular venous catheterization 心电图P波定位法颈内静脉置管术 03.641

electrocardiograph 心电图机 05.010

electroencephalogram 脑电图 03.292

electroencephalogram alpha wave 脑电图α波 03.294

electroencephalogram beta wave 脑电图β波 03.293

electroencephalogram bispectral index 脑电双频指数 03.300

electroencephalogram delta wave 脑电图δ波 03.296

electroencephalogram gamma wave 脑电图γ波 03.297

electroencephalogram power spectrum 脑电功率谱 03.299

electroencephalogram theta wave 脑电图θ波 03.295

electrolyte solution *电解质溶液 05.295

electromyogram 肌电图 03.315

electronic evaporator 电子蒸发器 03.205

electronic flowmeter 电子流量计 03.182

elemental diet 要素膳 05.336

elimination half-life 消除半衰期 02.040

Emax 最大效应 02.130

embolic infarction 栓塞性脑梗死 05.213

EMD 心脏电机械分离 06.004

emergence agitation 苏醒期躁动 03.750

emergency difficult airway 紧急困难气道 03.496

EMG 肌电图 03.315

EMMG 诱发肌力图 03.390

emphysema 肺气肿 03.045

EN 肠内营养 05.332

end-inspiratory pause 吸气末停顿，*吸气平台 03.151

endobronchial anesthesia 支气管内麻醉 03.505

endobronchial tube 支气管导管 03.245

endocardiac pacing *心内起搏 05.072

endocrine system 内分泌系统 01.407

endogenous opioid peptide 内源性阿片样肽 02.219

β-endorphin β-内啡肽 02.220

endoscopic mask 内镜面罩 03.224

endothelin 内皮素 05.092

endotracheal anesthesia 气管内麻醉 03.504

endotracheal intubating light wand 气管插管光棒 03.256

endotracheal intubating stylet 气管插管管芯 03.255

endotracheal tube 气管导管 03.238

end-plate potential 终板电位 02.171

end-tidal carbon dioxide partial pressure 呼气末二氧化碳分压 03.719

energy malnutrition 能量缺乏型营养不良，*单纯饥饿型营养不良 05.320

enflurane 恩氟烷 02.138

enhanced recovery after surgery 加速术后康复 03.034

enkephalin 脑啡肽 02.221

enteral nutrition 肠内营养 05.332

enterohepatic circulation 肠肝循环 02.005

entropy index 熵指数 03.302

epidural analgesia 硬膜外镇痛 07.064

epidural anesthesia 硬膜外麻醉，*硬膜外阻滞 03.613

epidural hematoma 硬膜外血肿 04.083

epidural space 硬膜外隙 01.272

epiduroscopy 硬膜外隙镜 07.119

epiglottis 会厌 01.036

epilepsy 癫痫 05.222

EPP 终板电位 02.171

ERAS 加速术后康复 03.034

ERBF 有效肾血流量 03.287

erector spinae plane 竖脊肌平面 01.509

erector spinae plane block 竖脊肌平面阻滞 03.602

ERP 有效不应期 01.198

ERPF 有效肾血浆流量 03.288

ERV 补呼气量 01.104

erythroblastosis fetalis *胎儿成红细胞增多症 04.169

escape beat 逸搏 05.032

esketamine 右旋氯胺酮 02.149

esophageal atresia 食管闭锁 04.171

esophageal hiatus [膈肌]食管裂孔 01.082

esophagotracheal combination tube 食管–气管联合导管 03.244

esophagus 食管 01.037

essential amino acid 必需氨基酸 05.319

essential tremor 特发性震颤 03.083

ET 特发性震颤 03.083，内皮素 05.092

ethmoidal sinus 筛窦 01.017

ethrane *安氟醚 02.138

etidocaine 依替卡因 02.211

etiological treatment 对因治疗 02.060

etomidate 依托咪酯 02.150

euvolemia 等血容量 01.436

EVLW 血管外肺水 04.046

evoked electromyogram activity 激发性肌电活动 03.320

evoked electromyography 诱发肌电图 03.391

evoked mechanomyography 诱发肌力图 03.390

evoked potential 诱发电位 03.304

excitability 兴奋性 01.197

excretory urography *排泄性尿路造影 05.168

exhaust valve 排气阀 03.188

expectorant 祛痰剂 05.153

expiratory dyspnea 呼气性呼吸困难 05.141

expiratory reserve volume 补呼气量 01.104

explicit memory 外显记忆 03.008

exposure phase 接触相 06.025

external chest cardiac compression 胸外心脏按压 06.009

external humeral epicondylitis 肱骨外上髁炎 07.091

external iliac artery 髂外动脉 01.163

external iliac vein 髂外静脉 01.179

external jugular vein 颈外静脉 01.171

external jugular venous catheterization 颈外静脉置管术 03.636

external oblique aponeurosis 腹外斜肌腱膜 01.502

extracellular fluid 细胞外液 01.430

extracorporeal carbon dioxide removal 体外二氧化碳去除 04.135

extracorporeal circulation 体外循环 04.102

extracorporeal membrane oxygenation 体外膜肺氧合 06.012

extrapyramidal system 锥体外系 01.265

extravascular lung water 血管外肺水 04.046

extubation 拔管术 03.501

F

face mask 面罩 03.222

facial artery 面动脉 01.009

facial nerve 面神经 01.317

facial nerve block 面神经阻滞 04.006

facilitation 易化 03.396

Fåhraeus-Lindquist effect 法–林效应 01.223

familial dysautonomia 家族性自主神经功能障碍 04.199

fascia iliaca compartment block 髂筋膜间隙阻滞 03.610

fasciculus cuneatus 楔束 01.248

fasciculus gracilis 薄束 01.249

fast pain 快痛 07.003

fat embolism 脂肪栓塞 04.085

fat embolism syndrome 脂肪栓塞综合征 04.086

fat mobilization 脂肪动员 01.417

Fbg 血浆纤维蛋白原定量 03.469

FD 家族性自主神经功能障碍 04.199

FDP 纤维蛋白降解产物 03.470

FE 脂肪栓塞 04.085

FEMG 额肌肌电图 03.317

femoral artery 股动脉 01.167

femoral artery catheterization 股动脉穿刺置管术 03.653

femoral nerve 股神经 01.374

femoral nerve block 股神经阻滞 03.586

femoral neuralgia 股神经痛 07.101

femoral vein 股静脉 01.184

femoral venous catheterization 股静脉穿刺术 03.642

FENa 钠排泄分数，*滤过钠排泄分数 05.170

fentanyl 芬太尼 02.233

FES 脂肪栓塞综合征 04.086

FEV 用力呼气量 01.111

FFP 新鲜冰冻血浆 03.690

fiberoptic bronchoscope 纤维支气管镜，*纤支镜 04.016

fiberoptic bronchoscope intubation 纤支镜引导下气管内插管术 03.489

fiberoptic bronchoscope intubation guided by laryngeal mask airway 喉罩引导纤维支气管镜插管术 03.481

fibrinogen 血浆纤维蛋白原定量 03.469

fibrinogen degradation products 纤维蛋白降解产物 03.470

fibrinolysis 纤维蛋白溶解 01.442

fibrolaryngoscope 纤维喉镜 05.274

Fick law 菲克定律 04.132

filum terminale 终丝 01.472

first degree atrioventricular block Ⅰ度房室传导阻滞 05.047

first hilum of lung *第一肺门 01.063

first-order kinetic process *一级动力学过程 02.043

first order process 一级速率过程 02.043

first pass effect *首过效应 02.032

first pass elimination 首过消除 02.032

first tracheal ring 第一气管软骨环 01.035

flaccid paralysis 弛缓性瘫痪 03.068

flexible fiberoptic bronchoscope 可曲型光导纤维支气管镜 03.251

flexible laryngeal mask airway 可弯型喉罩 03.232

flexible laryngoscope 可弯曲喉镜 03.248

flexible video bronchoscope 可曲型视频支气管镜 03.252

FLMA 可弯型喉罩 03.232

floating patella test 浮髌试验 07.031

flow control valve 流量控制阀 03.178

flow cycling 流率切换 03.159

flowmeter 流量计 03.180

flowmeter linkage 流量计联动装置 03.214

flow-volume loop 流量–容积环 03.277

fluid infusion test 补液试验 05.171

fluid therapy 液体疗法 05.294

flumazenil 氟马西尼 02.159

fluothane 氟烷 02.137

flupirtine 氟吡汀 02.256

flurbiprofen 氟比洛芬 02.265

flurbiprofen axetil 氟比洛芬酯 02.266

FOB 纤维支气管镜，*纤支镜 04.016

forced expiratory volume 用力呼气量 01.111

forced vital capacity 用力肺活量 01.109

forebrain 前脑 01.230

Forrester classification *福里斯特分级 05.102

fourth ventricle 第四脑室 01.242

fractional excretion of filtrated sodium 滤过钠排泄分数 03.289

fractional excretion of sodium 钠排泄分数，*滤过钠排泄分数 05.170

fraction of alveolar 肺泡气浓度 03.119

fraction of inspired oxygen 吸入氧浓度 05.245

Frank-Starling mechanism 弗兰克–斯塔林机制 05.087

FRC 功能残气量 01.112

free diffusion *自由扩散 02.017

free water clearance 自由水清除率 03.290

fresh frozen plasma 新鲜冰冻血浆 03.690

fresh gas compensation 新鲜气补偿 03.149

fresh gas decoupling 新鲜气去耦联，*新鲜气隔离 03.148

frontalis electromyography 额肌肌电图 03.317

frontal lobe 额叶 01.240

frontal nerve block 额神经阻滞 04.004

frontal sinus 额窦 01.014

frozen red blood cell 冰冻红细胞 03.687

frozen rigor *冻僵 04.134

FTc 校正血流时间 03.738

functional residual capacity 功能残气量 01.112

FVC 用力肺活量 01.109

G

Gaenslen test *盖斯兰试验 07.034

gallbladder-heart reflection 胆心反射 04.068

gallop rhythm 奔马律 05.098

gas exchange disorder 换气功能障碍 01.130

gas exchange function 换气功能 01.125

gas filter 气体过滤器 04.116

gas sampling and flow transducer 气体采样和流量传感器 03.131

gas selector switch 气体选择开关 03.176

gasserian ganglion block 三叉神经［半月］节阻滞 04.007

gas transducer 气体传感器 03.125

gastroschisis 腹裂 04.176

gate control theory 闸门控制学说 07.002

GBS 吉兰-巴雷综合征 03.069

GCS 格拉斯哥昏迷评分 05.208

general action 全身作用 02.100

general adaptation syndrome *全身适应综合征 01.421

general anesthesia 全身麻醉［术］ 03.528

generalized tonic-clonic seizure 全身强直阵挛发作 05.223

genitofemoral nerve 生殖股神经 01.376

GFR 肾小球滤过率 01.403

Glasgow coma score 格拉斯哥昏迷评分 05.208

glass flowmeter 玻璃流量计 03.181

glomerular filtration rate 肾小球滤过率 01.403

glossopharyngeal nerve 舌咽神经 01.319

glossopharyngeal nerve block 舌咽神经阻滞 04.012

glossopharyngeal neuralgia 舌咽神经痛 07.088

glucocorticoid 糖皮质激素 05.132

glycopeptide antibiotic 糖肽类抗生素 05.353

glycopyrronium bromide 格隆溴铵 02.200

goal-directed fluid therapy 目标导向液体治疗 03.708

goggles 护目镜 08.035

Goldenhar syndrome 戈尔登哈尔综合征 04.197

Goldman cardiac risk index 戈德曼心脏危险指数 03.014

GPN 舌咽神经痛 07.088

graft versus host reaction 移植物抗宿主反应 04.151

grand mal epilepsy *癫痫大发作 05.223

great auricular nerve 耳大神经 01.344

greater occipital nerve 枕大神经 01.339

greater sciatic foramen approach of sciatic nerve block 坐骨大孔处坐骨神经阻滞 03.588

greater trochanter of femur and tuberositas ischialica approach of sciatic nerve block 股骨大转子与坐骨粗隆间坐骨神经阻滞 03.589

great saphenous vein 大隐静脉 01.181

great vessel 大血管 01.147

grey matter 灰质 01.254

GTCS 全身强直阵挛发作 05.223

Guillain-Barre syndrome 吉兰-巴雷综合征 03.069

GVHR 移植物抗宿主反应 04.151

H

haemolytic-uraemic syndrome 溶血性尿毒综合征 03.100

Hallervorden-Spatz disease 哈勒沃登-施帕茨病，*苍白球黑质红核色素变性 03.084

haloperidol 氟哌啶醇，*氟哌丁苯 02.166

hand hygiene 手卫生 08.045

hand-washing 洗手 08.046

hanger yoke 夹板接口，*轭套接口 03.171

hanging drop method 悬滴法 03.620

hAPC 人活化蛋白C 05.368

HAPE 高原肺水肿 05.120

hapten 半抗原 02.047

hard palate 硬腭 01.005

HD 亨廷顿病 03.085，*希尔施普龙病 04.182，血液透析 05.177

HDFN 胎儿和新生儿溶血症 04.169

heart 心脏 01.138

heart failure 心力衰竭，*心衰 01.225

heart rate 心率 03.344

heart rate variability 心率变异性 03.343

heat and moisture exchanger 湿热交换器 03.432

heating infusion apparatus 加温输液仪 03.431

heat of evaporation 蒸发热 02.145

Heimlich maneuver 海姆利希手法，*腹部冲击法 04.023

hemic hypoxia 血液性缺氧 05.249

hemodialysis 血液透析 05.177

hemodiluted autotransfusion 稀释性自体输血 03.705

hemodiluted coagulopathy 稀释性凝血病 03.700

hemodynamic pulmonary edema 血流动力性肺水肿 05.114

hemodynamics 血流动力学 01.202

hemolytic disease of the fetus and newborn 胎儿和新生儿溶血症 04.169

hemorheology 血液流变学 01.215

hemorrhagic cerebral infarction 出血性脑梗死 05.216

hemostasis 生理止血 01.440

heparininduced thrombocytopenia 肝素诱导血小板减少症 04.138

heparinization 肝素化 05.183

heparin resistance 肝素抵抗 04.137

hepatic arterial buffer response 肝动脉缓冲效应 03.063

hepatic dysfunction 肝功能不全 05.201

hepatolenticular degeneration 肝豆状核变性 03.080

hepatopulmonary syndrome 肝肺综合征 03.065

hepatorenal syndrome 肝肾综合征 03.064

hereditary chorea *遗传性舞蹈病 03.085

heroin *海洛因 02.230

HES 羟乙基淀粉 05.301

heterometric autoregulation 异长自身调节 01.190

HFJV 高频喷射通气 03.516

HFNO 经鼻高流量给氧 05.263

HFOV 高频振荡通气 03.517

HFPPV 高频正压通气 03.515

HFV 高频通气 03.514

hibernotherapy 冬眠疗法 03.554

high altitude pulmonary edema 高原肺水肿 05.120

high anion gap metabolic acidosis 阴离子间隙增高型代谢性酸中毒 03.455

high concentration oxygen therapy 高浓度氧疗 05.259

high flow nasal oxygenation 经鼻高流量给氧 05.263

high frequency jet ventilation 高频喷射通气 03.516

high frequency oscillatory ventilation 高频振荡通气 03.517

high frequency positive pressure ventilation 高频正压通气 03.515

high frequency ventilation 高频通气 03.514

high-output and low-resistance shock *高排低阻型休克 05.195

high pressure system 高压系统 03.170

hilum of lung 肺门 01.063

Hirschsprung disease *希尔施普龙病 04.182

His bundle *希氏束 01.145

histogenous hypoxia 组织性缺氧 05.251

HIT 肝素诱导血小板减少症 04.138

HLD 肝豆状核变性 03.080

Hofmann degradation *霍夫曼降解 02.016

Hofmann elimination 霍夫曼消除 02.016

homeostasis 稳态 01.432

homometric autoregulation 等长自身调节 01.189

horizontal fissure of right lung 右肺水平裂 01.065

hormone 激素 01.415

hormonotherapy 激素治疗 07.131

hospital-acquired infection *医院获得性感染 08.041

HPE 血流动力性肺水肿 05.114

HPV 低氧性肺血管收缩 03.734

HR 心率 03.344

HRV 心率变异性 03.343

HS 高灌注综合征 04.060

HSD 哈勒沃登–施帕茨病，*苍白球黑质红核色素变性 03.084

human activated protein C 人活化蛋白C 05.368

humidity therapy 湿化疗法 05.271

humoral regulation 体液调节 01.414

Huntington chorea *亨廷顿舞蹈症 03.085

Huntington disease 亨廷顿病 03.085

HV 过度通气 03.513

hyaline membrane disease of newborn 新生儿肺透明膜病 04.154

hydromorphone 氢吗啡酮，*二氢吗啡酮 02.241

hydroxyethyl starch 羟乙基淀粉 05.301

hyoid bone 舌骨 01.032

hyperalgesia 痛觉过敏 07.080

hyperbaric oxygen therapy 高压氧疗 05.268

hypercapnic respiratory failure　＊高碳酸血症型呼吸衰竭　05.137

hypercatabolism　高分解代谢　05.315

hyperkalemia　高钾血症　03.446

hyperkalemic periodic paralysis　高钾周期性麻痹　03.074

hypernatremia　高钠血症　03.447

hyperperfusion syndrome　高灌注综合征　04.060

hypersensitive reaction　＊超敏反应　02.051

hypertension　高血压　03.050

hypertensive encephalopathy　高血压脑病　05.230

hypertonic dehydration　高渗性脱水　03.444

hyperventilation　过度通气　03.513

hypervolemia　高血容量　01.435

hypoglossal nerve　舌下神经　01.322

hypokalemia　低钾血症　03.445

hypokalemic periodic paralysis　低钾周期性麻痹　03.073

hyponatremia　低钠血症　03.448

hyponatremia with decreased extracellular fluid　＊伴有细胞外液减少的低钠血症　03.443

hypoprotein malnutrition　＊低蛋白血症型营养不良　05.321

hypothermia anesthesia　低温麻醉　03.663

hypotonic dehydration　低渗性脱水　03.443

hypotonic hypoxia　低张性缺氧　05.248

hypotrophic stage of multiple organ dysfunction syndrome　多器官功能障碍综合征营养低下期　05.243

hypovolemia　低血容量　01.434

hypovolemic shock　低血容量性休克　05.188

hypoxemia　低氧血症　05.125

hypoxemic respiratory failure　＊低氧血症型呼吸衰竭　05.136

hypoxia　缺氧　05.247

hypoxic hypoxia　＊乏氧性缺氧　05.248

hypoxic pulmonary vasoconstriction　低氧性肺血管收缩　03.734

I

IABP　主动脉内球囊反搏　04.092

ibuprofen　布洛芬　02.264

ice bag hypothermia　冰袋降温法　03.665

ice water bath hypothermia　冰水浴降温法　03.666

ICP　颅内压　01.278

ICU　重症医学病房　05.001

idiosyncratic reaction　特异质反应　02.105

IFN　干扰素　05.361

IFT　隔离前臂法　03.335

IHD　＊缺血性心脏病　03.053

iliohypogastric nerve　髂腹下神经　01.372

ilioinguinal nerve　髂腹股沟神经　01.373

immunomodulator　免疫调节剂　05.363

imperforate anus　肛门闭锁　04.183

implantable automatic cardioverter defibrillator　埋藏式自动心脏复律除颤器　05.078

implicit memory　内隐记忆　03.007

IMV　间歇指令通气　05.283

incidence of hoarseness after intubation and extubation　全身麻醉气管插管拔管后声音嘶哑发生率　08.024

incidence of hypothermia after entering post anesthesia care unit　麻醉恢复室入室低体温发生率　08.006

incidence of intraoperative awareness during general anesthesia　全身麻醉术中知晓发生率　08.027

incidence of intraoperative hypothermia　术中低体温发生率　08.005

incidence of intraoperative tooth injury　术中牙齿损伤发生率　08.028

incidence of moderate and severe pain in patients in postoperative analgesia follow-up　术后镇痛随访患者中重度疼痛发生率　08.009

incidence of new-onset coma after anesthesia　麻醉后新发昏迷发生率　08.026

incidence of severe allergic reaction during anesthesia　麻醉期间严重过敏反应发生率　08.022

incidence of severe complication of central vein catheterization　中心静脉穿刺严重并发症发生率　08.025

incidence of severe neurological complication after regional anesthesia　区域阻滞麻醉后严重神经并发症发生率　08.023

incomplete antigen　＊不完全抗原　02.047

independent lung　非通气侧肺　04.042

indirect calorimetry　间接测热法　05.329

indomethacin　吲哚美辛　02.268

infectious pulmonary edema 感染性肺水肿 05.117

infectious shock 感染性休克 05.191

infectious stage of multiple organ dysfunction syndrome 多器官功能障碍综合征感染期 05.242

inferior epigastric artery 腹壁下动脉 01.495

inferior gluteal nerve 臀下神经 01.380

inferior mediastinum 下纵隔 01.074

inferior mesenteric artery 肠系膜下动脉 01.160

inferior nasal concha *下鼻甲 01.011

inferior nasal meatus *下鼻道 01.012

inferior trunk of brachial plexus 臂丛下干 01.351

inflammatory cascade effect 炎症级联效应 05.235

inflammatory mediator 炎性介质 05.146

inflammatory pain 炎性疼痛 07.015

informed consent of anesthesia 麻醉知情同意书 08.057

infraclavicular approach of internal jugular venous catheterization 锁骨下静脉穿刺术 03.637

infraclavicular branch of brachial plexus 臂丛锁骨下分支 01.358

infracoracoid approach of brachial plexus block 喙突下入路臂丛神经阻滞 03.574

infraorbital nerve block 眶下神经阻滞 04.025

infusion pressure bag 加压输液袋 03.273

inguinal falx 腹股沟镰 01.506

inguinal ligament 腹股沟韧带 01.500

inguinal region 腹股沟区 01.499

inhalational anesthetic induction 吸入麻醉诱导 03.535

inhalation anesthesia 吸入麻醉 03.543

inhalation anesthetic 吸入麻醉药 02.135

inhaled nitric oxide 吸入性一氧化氮 05.154

inhaled nitric oxide therapy 一氧化氮吸入疗法 04.093

initial stage of acute renal failure 急性肾衰竭起始期 05.162

INPV 间歇负压通气 05.277

INR 国际标准化比值 03.466

inside warming 内部加温 03.430

inspiratory dyspnea 吸气性呼吸困难 05.140

inspiratory flow rate 吸气流率 03.150

inspiratory reserve volume 补吸气量 01.103

instilled rectum basic anesthesia 直肠灌注基础麻醉 03.532

insulinoma 胰岛素瘤 03.059

insulin resistance 胰岛素抵抗 01.416

intacted protein enteral nutrition powder 整蛋白型肠内营养剂 05.335

intensive care unit 重症医学病房 05.001

intentional tremor 意向性震颤，*运动性震颤 03.081

intercostale externi 肋间外肌 01.088

intercostale interni 肋间内肌 01.089

intercostal nerve 肋间神经 01.330

intercostal neuralgia 肋间神经痛 07.094

intercostal space 肋间隙 01.087

interfascial intercostal nerves block 肋间神经筋膜内阻滞 03.600

interferon 干扰素 05.361

interlobular septa *小叶间隔线 05.127

interlocking system 联锁系统 03.212

intermedial approach of internal jugular venous catheterization 颈内静脉中间入路 03.633

intermediate pressure system 中压系统 03.174

intermittent counter pressure 间歇逆压 03.209

intermittent mandatory ventilation 间歇指令通气 05.283

intermittent negative pressure ventilation 间歇负压通气 05.277

intermittent positive pressure ventilation 间歇正压通气 03.525

intermittent respiration *间停呼吸 05.144

internal capsule 内囊 01.261

internal carotid artery 颈内动脉 01.154

internal environment 内环境 01.429

internal iliac artery 髂内动脉 01.162

internal jugular vein 颈内静脉 01.172

internal thoracic artery 胸廓内动脉 01.156

international normalized ratio 国际标准化比值 03.466

internodal tract 结间束 05.023

inter-scalene approach of brachial plexus block 肌间沟入路臂丛神经阻滞 03.570

interspinous ligament 棘间韧带 01.480

interstitial pulmonary edema 间质性肺水肿 05.122

interventional therapy 介入治疗 07.133

intervertebral disc 椎间盘 01.476

intervertebral foramen 椎间孔 01.450

intestinal barrier damage 肠屏障损害 05.343

intra-anesthetic care 麻醉中护理 08.067

intra-aortic balloon pump 主动脉内球囊反搏 04.092

intracardiac electrophysiological examination 心内电生理检查 05.060

intracellular fluid　细胞内液　01.431

intracranial hemorrhage　新生儿颅内出血　04.186

intracranial pressure　颅内压　01.278

intracranial pressure monitoring　颅内压监测　03.326

intractable cancer pain　顽固性癌痛　07.120

intragastric hypothermia　胃内降温法　03.671

intramuscular basic anesthesia　肌内注射基础麻醉　03.531

intraoperative active heat preservation rate　术中主动保温率　08.007

intraoperative autologous blood transfusion rate　术中自体血输注率　08.014

intraoperative cardiopulmonary arrest rate　术中呼吸心搏骤停率　08.002

intraoperative temperature monitoring rate　术中体温监测率　08.004

intraoperative wakeup technique　术中唤醒技术　03.551

intrapulmonary shunt　肺内分流　04.044

intraspinal hematoma　椎管内血肿　03.626

intrathecal anesthesia　椎管内麻醉，*椎管内阻滞　03.611

intrathecal drug infusion system　鞘内药物输注系统　07.118

intrathecal injections approach of obturator nerve block　股动脉鞘内注药法闭孔神经阻滞　03.591

intrathoracic blood volume index　胸腔内血容积指数　03.740

intravenous anesthesia　静脉麻醉　03.544

intravenous anesthetic　静脉麻醉药　02.147

intravenous cannula needle　静脉留置针　03.264

intravenous infusion hypothermia　静脉输液降温法　03.674

intravenous pyelography　静脉肾盂造影　05.168

intravenous transfusion　静脉输血　03.694

intraventricular block　心室内传导阻滞，*室内阻滞　05.052

intrinsic activity　内在活性　02.089

intrinsic positive end-expiratory pressure　内源性呼气末正压　03.278

intubating bougie　插管探条　03.258

intubating laryngeal airway　可插管型喉罩　03.234

intubating pharyngeal airway　气管插管型咽部通气道　03.227

intubation stress response　插管应激反应　03.735

inulin clearance rate　菊粉清除率　03.286

invasive blood pressure　有创动脉压　03.348

invasive oxygen therapy　有创给氧法　05.261

inverse agonist　反向激动剂　02.065

inverse ratio ventilation　反比通气　03.512

ion channel receptor　离子通道型受体　02.094

ionotropic receptor　*促离子型受体　02.094

ion trapping　离子障　02.020

IPE　感染性肺水肿　05.117

IPPV　间歇正压通气　03.525

IR　胰岛素抵抗　01.416

IRV　补吸气量　01.103，反比通气　03.512

ischemia-reperfusion injury　缺血-再灌注损伤　05.240

ischemic heart disease　*缺血性心脏病　03.053

isobaric point　等压点　01.098

isoflurane　异氟烷　02.139

isolated forearm technique　隔离前臂法　03.335

isolation gown　隔离衣　08.038

isoosmotic solution　等渗溶液　05.296

isotonic dehydration　等渗性脱水　03.442

isotonic hypoxia　*等张性缺氧　05.249

isotonic solution　等张溶液　05.297

isthmus of the fauces　咽峡　01.008

ITBVI　胸腔内血容积指数　03.740

IVP　静脉肾盂造影　05.168

J

Jackson compression test　压顶试验　07.026

jet ventilation tube　喷射通气导管　03.242

Jeune syndrome　*热纳综合征　04.163

jugular bulb venous oxygen saturation monitoring　颈静脉球部氧饱和度监测　03.322

juxtapulmonary capillary receptor　肺毛细血管旁感受器　01.126

K

Kerley A-line　克利A线　05.128

Kerley B-line　克利B线　05.129

Kerley C-line　克利C线　05.130

Kerley line　克利线　05.127

ketamine　氯胺酮　02.148

ketoacidosis　酮症酸中毒　03.454

ketorolac　酮咯酸　02.271

Killip classification　基利普分级　05.101

King-Denborough syndrome　金－登伯勒综合征　03.096

knee osteoarthritis　骨性膝关节炎　07.104

Korotkoff sound　科罗特科夫音，*科氏音　03.349

Kwashiorkor　*水肿型营养不良　05.321

L

LA　喉轴线　01.050

labor analgesia　分娩镇痛　04.069

labor pain　分娩痛　04.070

labor pain in first stage　第一产程痛　04.071

labor pain in second stage　第二产程痛　04.072

β-lactam antibiotic　β内酰胺类抗生素　05.348

lactic acidosis　乳酸酸中毒　03.453

lacunar infarction　腔隙性脑梗死　05.214

lamina of vertebral arch　椎弓板　01.451

laminar flow　层流　01.216

laminar flow device　层流装置　05.007

laminar flow operating room　层流手术室　08.034

LAP　左心房压　03.372

laparoendoscopic single-site surgery　经单孔腹腔镜技术　04.063

Larson's maneuver　拉森手法　03.745

laryngeal cartilage　喉软骨　01.040

laryngeal edema after intubation　插管后喉头水肿　04.160

laryngeal mask airway　喉罩　03.231

laryngeal mask airway intubation　喉罩置入术　03.477

laryngeal mask airway with bite block　加强型喉罩　03.233

laryngeal mask airway with drainage tube　胃管引流型喉罩　03.235

laryngeal papilloma　喉乳头状瘤　04.161

laryngeal prominence　喉结　01.042

laryngeal tube　喉管　03.230

laryngeal ventricle　喉室　01.044

laryngopharynx　喉咽　01.023

laryngoscope blades　喉镜片　03.254

laryngospasm　喉痉挛　04.018

larynx　喉　01.039

larynx axis　喉轴线　01.050

larynx edema　喉头水肿　04.019

larynx joint　喉连接　01.047

laser resistant tracheal tube　抗激光导管　04.014

laser-resistant tube　抗激光气管导管　03.241

laser safety goggles　激光护目镜　08.036

lateral branch of spinal nerve　脊神经外侧分支　01.325

lateral cord of brachial plexus　臂丛外侧束　01.352

lateral cutaneous branch of intercostal nerve　肋间神经外侧皮支　01.331

lateral femoral cutaneous nerve　股外侧皮神经　01.377

lateral femoral cutaneous nerve block　股外侧皮神经阻滞　03.592

lateral femoral cutaneous neuralgia　股外侧皮神经痛　07.103

lateral lamina of pterygoid process　翼突外侧板　01.031

lateral oblique position　侧斜位　03.109

lateral pectoral nerve　胸外侧神经　01.361

lateral position　侧卧位　03.108

lateral pulmonary function test　分侧肺功能测定　03.049

laughing gas　*笑气　02.142

LBM　瘦体重　05.325

LCA　左冠状动脉　01.150

LCOS　低心排血量综合征　04.098

lead protective clothing 铅衣 08.039

lead screen 铅屏风 08.040

lean body mass 瘦体重 05.325

left and right of left atrial diameter 左[心]房左右径 03.416

left and right of right atrial diameter 右[心]房左右径 03.418

left atrial anteroposterior diameter 左[心]房前后径 03.415

left atrial pressure 左心房压 03.372

left atrium 左心房 01.141

left coronary artery 左冠状动脉 01.150

left heart bypass 左心转流 05.308

left heart vent catheter 左心吸引管 04.123

left main bronchus 左主支气管 01.053

left ventricle 左心室 01.142

left ventricular assisted circulation 左心室辅助循环 05.310

left ventricular end-diastolic diameter 左[心]室舒张末内径 03.411

left ventricular end-diastolic pressure 左室舒张末压 03.375

left ventricular end-diastolic volume 左室舒张末容积 03.368

left ventricular end-systolic diameter 左[心]室收缩末内径 03.412

left ventricular stroke work index 左室每搏功指数 03.370

LESS 经单孔腹腔镜技术 04.063

lesser occipital nerve 枕小神经 01.340

lethargy 昏睡 05.206

leukocyte depletion filter 白细胞滤器 04.115

leukocyte-reduced red blood cell 少白细胞红细胞 03.688

levobupivacaine 左旋布比卡因 02.208

levorphanol 左啡诺 02.235

LI 腔隙性脑梗死 05.214

liberal blood transfusion strategy 开放性输血策略 03.696

liberal fluid therap 开放性液体治疗，*开放性输液 03.707

lidocaine 利多卡因 02.204

lidocaine and prilocaine cream 利多卡因丙胺卡因乳膏 02.215

ligamenta flava 黄韧带 01.479

ligamentum nuchae 项韧带 01.482

ligand 配体 02.091

ligand-gated ion channel 配体门控[离子]通道 02.068

limbic system 边缘系统 01.262

Lindner test 屈颈试验 07.030

lingual nerve block 舌神经阻滞 04.008

lipolytic hormone 脂解激素 01.418

liposomes bupivacaine 布比卡因脂质体 02.209

liquid crystal thermometer 液晶温度计 03.428

lithotomy position 截石位 03.107

Little area 利特尔区 01.019

liver cirrhosis 肝硬化 03.062

liver drug enzyme 肝药酶 02.035

LMA 喉罩 03.231

loading dose 负荷剂量 02.014

local action 局部作用 02.101

local anesthesia 局部麻醉技术 03.558

local anesthetic 局部麻醉药，*局麻药 02.201

local anesthetic systemic toxicity 局部麻醉药全身毒性反应 03.010

local infiltration anesthesia 局部浸润麻醉 03.560

local intravenous anesthesia 局部静脉麻醉 03.562

long latency auditory evoked potential 长潜伏期听觉诱发电位 03.313

long term toxicity *长期毒性 02.059

long thoracic nerve 胸长神经 01.356

loss of consciousness 意识消失 01.288

loss of response to verbal command 指令反应消失 03.334

low cardiac output syndrome 低心排血量综合征 04.098

low concentration oxygen therapy 低浓度氧疗 05.257

lower motor neuron paralysis *下运动神经元瘫痪 03.068

lower respiratory tract *下呼吸道 01.002

low-flow closed breathing circuit 低流量紧闭式呼吸回路 03.201

low-output and high-resistance shock *低排高阻型休克 05.196

low pressure system 低压系统 03.179

lumbar intervertebral disc protrusion 腰椎间盘突出症 07.098

lumbar plexus 腰丛 01.371

lumbar plexus block 腰神经丛阻滞 03.582

lumbar sympathetic nerve block　腰交感神经阻滞　03.583

lumbar vertebra　腰椎　01.462

lumber sympathetic chain　*腰交感链　01.302

lumber sympathetic trunk　腰交感干　01.302

lumbocostal triangle　腰肋三角　01.085

lumbosacral plexus block　腰骶神经丛阻滞　03.584

lung　肺　01.056

lung point　肺点　03.716

lung protective ventilation strategies　保护性肺通气策

略　04.040

lung pulse　肺搏动　03.717

lung recruitment maneuver　肺复张策略　04.048

Luschka joint　*卢施卡关节　01.467

LVEDD　左[心]室舒张末内径　03.411

LVEDP　左室舒张末压　03.375

LVEDV　左室舒张末容积　03.368

LVESD　左[心]室收缩末内径　03.412

LVSWI　左室每搏功指数　03.370

M

MAC　最低肺泡有效浓度　02.131，监护麻醉　03.553

macrolides antibiotic　大环内酯类抗生素　05.354

magnetoencephalography　脑磁图　03.325

main bronchus　主支气管　01.052

main pulmonary artery diameter　主肺动脉内径　03.413

mainstream gas collection　主流式气体采集　03.126

mainstream monitor of end-tidal carbon dioxide partial
pressure　呼气末二氧化碳分压主流监测　03.720

malignant hyperthermia　恶性高热　03.749

Mallampati classification　马兰帕蒂分级　03.019

malnutrition　营养不良　05.314

mamillary body　乳头体　01.243

mandatory minute ventilation　分钟指令通气　03.163

mandible　下颌骨　01.029

mandibular nerve　下颌神经　01.315

mandibular nerve block　下颌神经阻滞　04.010

mandibulofacial dysostosis　下颌颜面发育不全　04.196

manual ventilation　手法通气　03.507

manual ventilator　人工呼吸器　03.221

MAO　单胺氧化酶　02.007

Mapleson circuit　麦氏通气系统　03.195

marasmic-Kwashiorkor　*混合型营养不良　05.322

marasmus　*消瘦型营养不良　05.320

marcaine　*丁哌卡因　02.206

margin of safety　安全范围　02.046

mask oxygen inhalation　面罩给氧法　05.264

mask strap　面罩固定带　03.225

massive blood transfusion　大量输血　04.081

maxillary artery　上颌动脉　01.018

maxillary nerve　上颌神经　01.314

maxillary nerve block　上颌神经阻滞　04.009

maxillary sinus　上颌窦　01.016

maxillofacial deformity　颌面畸形　04.194

maximal dose　极量　02.071

maximal effect　最大效应　02.130

maximal expiratory flow-volume curve　最大呼气流量–
容积曲线　01.115

maximal inspiratory flow-volume curve　最大吸气流量–
容积曲线　01.116

maximal midexpiratory flow rate　最大呼气中期流速
01.114

maximal voluntary ventilation　最大自主通气量，*最大
通气量　01.113

maximum degree of block　最大阻滞程度　02.179

maximum stimulus intensity　最大刺激强度　03.394

MBT　大量输血　04.081

McCoy laryngoscope　麦科伊喉镜　03.247

McGill pain questionnaire　麦吉尔疼痛问卷　07.039

mean arterial pressure　平均动脉压　01.212

mean pulmonary artery pressure　平均肺动脉压　03.361

mean systemic filling pressure　*体循环平均充盈压
05.292

mean systemic pressure　体循环平均压　05.292

mechanical dead space　机械无效腔　03.193

mechanical stimulation test　机械刺激试验　07.021

mechanical ventilation　机械通气　03.147

mechanical ventilation-associated lung injury　机械通气
相关性肺损伤　01.123

mechanomyography　肌机械描记[术]，*肌动图　03.135

meconium aspiration syndrome　胎粪吸入综合征　04.156

medial antebrachial cutaneous nerve　前臂内侧皮神经
01.369

medial brachial cutaneous nerve 臂内侧皮神经 01.368

medial branch of spinal nerve 脊神经内侧分支 01.326

medial cord of brachial plexus 臂丛内侧束 01.353

medial pectoral nerve 胸内侧神经 01.360

median antebrachial vein 前臂正中静脉 01.176

median effective concentration 半数效应浓度 02.050

median effective dose 半数有效量 02.048

median lethal dose 半数致死量 02.049

median nerve 正中神经 01.365

median sacral artery 骶正中动脉 01.166

mediastinal emphysema 纵隔气肿 04.052

mediastinal flutter 纵隔摆动 04.051

mediastinum 纵隔 01.072

medical ultrasonic instrument 医用超声仪 03.269

medulla oblongata 延髓 01.246

MEFVC 最大呼气流量-容积曲线 01.115

MEG 脑磁图 03.325

membrane labilizer 膜易变药 02.086

membrane oxygenator 膜式氧合器, *膜肺 04.107

membrane stabilizer 膜稳定药 02.085

Mendelson syndrome 门德尔松综合征 03.743

meninges 脑脊膜 01.473

meningomyelocele 脊髓脊膜膨出 04.190

MEP 运动诱发电位 03.309

mepivacaine 甲哌卡因 02.210

MET 代谢当量 03.025

metabolic acidosis 代谢性酸中毒 03.451

metabolic alkalosis 代谢性碱中毒 03.458

metabolic encephalopathy 代谢性脑病 05.229

metabolic equivalent 代谢当量 03.025

metabolic syndrome 代谢综合征 04.203

metabolizable injury 代谢性损伤 05.239

metabotropic receptor 代谢型受体 02.093

metencephalon 后脑 01.234

methadone 美沙酮 02.242

MEWSS 改良早期预警评分系统 05.019

MFPS 肌筋膜痛综合征 07.083

MG 重症肌无力 05.228

microcirculation congestion hypoxia period *微循环淤血缺氧期 05.198

microcirculation disturbance 微循环障碍 05.186

microcirculation failure 微循环衰竭 05.187

microcirculation failure period *微循环衰竭期 05.199

microcirculation ischemia hypoxia period *微循环缺血缺氧期 05.197

micro-infusion pump 微量输液泵 05.014

micro-perfusion pump 微量注射泵 03.270

microstream gas collect 微流式气体采集 03.129

midazolam 咪达唑仑, *咪唑安定 02.158

midbrain 中脑 01.233

middle cranial fossa 颅中窝 01.487

middle latency auditory evoked potential 中潜伏期听觉诱发电位 03.312

middle mediastinum 中纵隔 01.076

middle nasal concha *中鼻甲 01.011

middle nasal meatus *中鼻道 01.012

middle trunk of brachial plexus 臂丛中干 01.350

MIFVC 最大吸气流量-容积曲线 01.116

migraine 偏头痛 07.084

Mini-Cog 简易智力状态评估[量表] 03.031

minimally invasive tracheostomy 微创气管切开术, *弹性圆锥切开术 03.499

mini-mental state examination 简易精神状态检查[量表] 03.030

minimum alveolar concentration 最低肺泡有效浓度 02.131

minimum effective dose 最小有效量 02.132

minimum lethal dose 最小致死量 02.134

minimum toxic dose 最小中毒量 02.133

minute ventilation at rest 静息每分钟通气量 01.106

mitochondrial myopathy 线粒体肌病 03.094

mitral A peak 二尖瓣A峰 03.421

mitral E peak 二尖瓣E峰 03.420

mivacurium 米库氯铵 02.192

mixed marasmus and visceral malnutrition *混合型营养不良 05.322

mixed venous blood 混合静脉血 05.254

mixed venous oxygen partial pressure 混合静脉血氧分压 05.255

mixed venous oxygen saturation 混合静脉血氧饱和度 03.365

mixed ventilatory disorder 混合性通气功能障碍 01.122

MME M型超声心动图 03.399

MMFR 最大呼气中期流速 01.114

MMG 肌机械描记[术], *肌动图 03.135

M mode echocardiography M型超声心动图 03.399

MMSE 简易精神状态检查[量表] 03.030

MMV 分钟指令通气 03.163

MND 运动神经元病 03.093

Mobitz type Ⅰ atrioventricular block *莫氏Ⅰ型房室传导阻滞 05.049

Mobitz type Ⅱ atrioventricular block *莫氏Ⅱ型房室传导阻滞 05.050

moderate concentration oxygen therapy 中浓度氧疗 05.258

moderate sedation *中度镇静 04.208

modified Aldrete score 改良阿尔德雷特评分 03.136

modified Allen test 改良艾伦试验 03.658

modified early warning scoring system 改良早期预警评分系统 05.019

modified observer's assessment of alertness/sedation scale 改良警觉/镇静评分 03.556

MODS 多器官功能不全评分 05.020，多器官功能障碍综合征 05.233

moist crackles 湿啰音 05.124

monitored anesthesia care 监护麻醉 03.553

monoamine oxidase 单胺氧化酶 02.007

monoamine oxidase inhibitor 单胺氧化酶抑制剂 03.103

monocyclic β-lactam antibiotic 单环β内酰胺类抗生素 05.352

morphinans 吗啡喃类 02.234

morphine 吗啡 02.227

mortality in 24hrs after induction 麻醉开始后24h内患者死亡率 08.020

mortality prediction model 病死率预测模型 05.018

mortality related to anesthesia 麻醉相关死亡率 03.004

motor end-plate 运动终板 02.170

motor evoked potential 运动诱发电位 03.309

motor neuron disease 运动神经元病 03.093

motor unit 运动单位 01.393

mouth opening 张口度 03.022

MPAD 主肺动脉内径 03.413

MPAP 平均肺动脉压 03.361

MSP 体循环平均压 05.292

multicore disease 多轴空病 03.098

multifactorial risk index for predicting postoperative respiratory failure 术后呼吸衰竭预测评分 03.028

multiform ventricular flutter *多形性心室扑动 05.040

multifunction monitor 多功能监护仪 03.144

multimodal analgesia 多模式镇痛 07.062

multiple organ dysfunction score 多器官功能不全评分 05.020

multiple organ dysfunction syndrome 多器官功能障碍综合征 05.233

multiple sclerosis 多发性硬化症 03.087

muscle relaxant 肌肉松弛药 02.169

muscle relaxant antagonist 肌肉松弛药拮抗剂 02.195

muscle spindle 肌梭 01.398

muscle strength 肌力 01.397

muscle stretch reflex 肌牵张反射 01.395

muscle tone 肌张力 01.396

musculocutaneous nerve 肌皮神经 01.364

mutagenesis of drug 药物致突变 02.127

MVV 最大自主通气量，*最大通气量 01.113

myasthenia gravis 重症肌无力 05.228

myocardial damage 心肌损害 05.081

myocardial infarction or cardiac arrest risk calculator 心肌梗死或心搏骤停风险计算器 03.027

myocardial stunning 心肌顿抑 04.100

myofascial pain syndrome 肌筋膜痛综合征 07.083

myotonic dystrophy 强直性肌营养不良症 03.089

myotonic myopathy 强直性肌病 03.091

N

NA 核苷类似物 05.362

Nager syndrome 纳赫尔综合征 04.198

nalbuphine 纳布啡，*纳丁啡 02.248

N-allylnoroxymorphone *N-烯丙去甲羟基吗啡酮 02.251

nalmefene 纳美芬 02.254

nalorphine 烯丙吗啡 02.244

naloxone 纳洛酮 02.251

naltrexone 纳曲酮 02.253

naproxen 萘普生 02.267

narcotic 麻醉性镇痛药 02.216

narcotic analgesic 麻醉性镇痛药 02.216

nasal cannula 鼻导管 03.237

nasal catheter oxygen inhalation 鼻导管给氧法 05.262

nasal concha 鼻甲 01.011

nasal mask 鼻罩 03.223

nasal meatus 鼻道 01.012

nasal tracheal intubation 经鼻气管插管术 03.485

nasogastric tube feeding 鼻胃管灌食 05.333

nasolacrimal duct 鼻泪管 01.013

nasopalatine nerve block 鼻腭神经阻滞 04.003

nasopharyngeal airway 鼻咽通气道 03.229

nasopharynx 鼻咽 01.021

natural orifice transluminal endoscopic surgery 经自然腔道内镜手术 04.064

neck upward degree 颈部后仰度 03.023

necrotizing enterocolitis 坏死性小肠结肠炎 04.184

negative agonist *负性激动剂 02.065

negative feedback 负反馈 01.412

negative intrapleural pressure 胸膜腔内压 01.096

negative pressure ventilation 负压通气 05.276

negative pressure ward 负压病房 08.050

neonatal hypocalcemia 新生儿低钙血症 04.179

neonatal hypoglycemia 新生儿低血糖症 04.178

neonatal respiratory distress syndrome *新生儿呼吸窘迫综合征 04.154

neonatal seizures 新生儿惊厥 04.185

neonatal sepsis 新生儿脓毒症 04.180

neostigmine 新斯的明 02.198

nephro-encephalopathy *肾性脑病 05.167

nephrotoxicity 肾毒性 01.406

nerve block anesthesia 神经阻滞 03.563

nerve conduction 神经传导 01.390

nerve plexus block anesthesia 神经丛阻滞 03.564

nerve plexus stimulating needle 神经丛刺激针 03.268

nerves of lower limb 下肢神经 01.385

nerve stimulator 神经刺激仪 03.267

nerve stimulator localization 神经刺激器定位 03.628

nervous system 神经系统 01.229

neuroblastoma 神经母细胞瘤 04.200

neurofibroma 神经纤维瘤 04.193

neurogenic shock 神经源性休克 05.192

neurolept analgesia 神经安定镇痛术 03.550

neurolept anesthesia *神经安定麻醉 03.550

neurolysis 神经毁损术 07.056

neuropathic pain 神经病理性疼痛 07.016

neuroregulation 神经调节 01.394

Newtonian fluid 牛顿流体 01.221

New York Heart Association functional classification 美国纽约心脏病协会心功能分级 03.013

NIPPV 无创正压通气 05.280

nitrogen balance 氮平衡 05.330

nitrous oxide 氧化亚氮 02.142

nitrous oxide inhalation labor analgesia 氧化亚氮吸入分娩镇痛 04.075

nociceptive pain 伤害性疼痛 07.007

nociceptor 伤害性感受器 07.005

noncardiogenic pulmonary edema 非心源性肺水肿 03.730

nondepolarizing muscle relaxant 非去极化类肌肉松弛药 02.183

non-elemental type enteral nutrition *非要素型肠内营养剂 05.335

non-glycoside cardiotonic drug 非苷类强心药 05.106

non-hemolytic febrile transfusion reaction 非溶血性发热反应 03.701

non-intubated general anesthesia 非气管插管全身麻醉 04.047

noninvasive cardiac output measurement 无创心输出量测定 03.378

noninvasive blood pressure monitor 无创血压监测仪，*间接血压监测仪 03.143

noninvasive blood pressure monitoring 无创血压监测 03.347

noninvasive oxygen therapy 无创给氧法 05.260

noninvasive positive pressure ventilation 无创正压通气 05.280

noninvasive ventilation 无创通气 05.279

nonlinear rate process 非线性速率过程 02.012

non-Newtonian fluid 非牛顿流体 01.222

nonoliguric acute renal failure 非少尿型急性肾衰竭 05.161

non-operating room anesthesia 非手术室麻醉 04.207

non-opioid central analgesic 非阿片类中枢性镇痛药 02.255

nonraumatic acute brain dysfunction 非创伤性急性脑功能障碍 05.202

non-rebreathing mask 无重复吸入面罩 05.265

non-selective cyclooxygenase inhibitor 非选择性环氧合酶抑制药 02.274

non-shivering thermogenesis 非寒战产热 01.427

nonspecific ascending projecting system 非特异性上行投射系统 01.280

nonsteroidal anti-inflammatory drug 非甾体抗炎药 02.258

non-synchronised defibrillation 非同步电除颤 05.075

no-reflow phenomenon 无复流现象 04.101

no reperfusion *无再灌注 04.101

normal anion gap metabolic acidosis 阴离子间隙正常型代谢性酸中毒 03.456

nose 鼻 01.010

nosocomial infection 医院感染 08.041

nosocomial infection outbreak 医院感染暴发 08.042

NOTES 经自然腔道内镜手术 04.064

novocaine *奴佛卡因 02.202

NPV 负压通气 05.276

NRS 数字分级评分法 07.036

NSAID 非甾体抗炎药 02.258

NSAID-associated peptic ulcer 非甾体抗炎药相关消化性溃疡 02.278

nuclear jaundice *核黄疸 04.170

nucleotide analogue 核苷类似物 05.362

numerical rating scale 数字分级评分法 07.036

nurse station 护士站 05.006

nursing anesthesiology 麻醉护理学 08.064

nutrient 营养素 05.318

nutrition support 营养支持 05.331

O

OA 口轴线 01.048

obese 肥胖 04.202

obesityhypoventilation syndrome 肥胖低通气综合征 03.733

oblique fissure of lung ［肺］斜裂 01.064

obliquus externus abdominis 腹外斜肌 01.491

obliquus internus abdominis 腹内斜肌 01.492

observer's assessment of alertness/sedation scale 警觉/镇静评分 03.555

obstructive hypoventilation 阻塞性通气不足 05.139

obstructive shock 梗阻性休克 05.194

obstructive sleep apnea hypopnea syndrome 阻塞型睡眠呼吸暂停低通气综合征 01.124

obstructive ventilatory disorder 阻塞性通气功能障碍 01.121

obturator nerve 闭孔神经 01.375

obturator nerve block 闭孔神经阻滞 03.590

occipital lobe 枕叶 01.235

occipital nerve block 枕神经阻滞 04.011

OCR 眼心反射 04.029

oculocardiac reflex 眼心反射 04.029

oculogyric crises 眼动危象 04.031

oculomotor nerve 动眼神经 01.310

odontoid process of axis 齿突 01.459

OI 氧合指数 05.246

oil/gas partition coefficient 油/气分配系数 03.118

olfactory nerve 嗅神经 01.308

oliguria stage of acute renal failure 急性肾衰竭少尿期 05.163

oliguric acute renal failure 少尿型急性肾衰竭 05.160

OLV 单肺通气 04.041

omphalocele 脐膨出 04.175

one-compartment model 一室模型 02.010

one lung ventilation 单肺通气 04.041

onset time 起效时间 02.177

OPE 氧中毒性肺水肿 05.119

open breathing circuit 开放式呼吸回路 03.197

open chest cardiac compression 开胸心脏按压 06.010

ophthalmic nerve 眼神经 01.313

opioid 阿片类药物 02.217

opioid agonist 阿片类受体激动剂 02.226

opioid agonist-antagonist 阿片受体激动-拮抗剂 02.243

opioid antagonist 阿片受体拮抗剂 02.250

opioid receptor 阿片受体 02.218

optical intubating stylet 可视插管管芯 03.257

optic nerve 视神经 01.309

oral axis 口轴线 01.048

oral basic anesthesia 口服基础麻醉 03.530

oral cavity 口腔 01.003

oral tracheal intubation 经口气管插管术 03.484

oral vestibule 口腔前庭 01.004

oropharyngeal airway 口咽通气道 03.226

oropharynx 口咽 01.022

orphan receptor 孤儿受体 02.097

orthopnea 端坐呼吸 05.096

OSAHS 阻塞型睡眠呼吸暂停低通气综合征 01.124

overweight 超重 04.201

oxygenation index 氧合指数 05.246

oxygen consumption 氧耗 03.379

oxygen delivery 氧输送 01.132

oxygen delivery disorder 氧输送障碍 01.136

oxygen dissociation curve 氧解离曲线 01.135

oxygen failure safety device 氧压中断安全装置 03.175

oxygen flush valve 快速充氧阀 03.177

oxygen metabolism 氧代谢 05.244

oxygen tent 氧帐 05.267

oxygen therapy 氧气疗法，*氧疗 05.256

oxygen toxicity 氧中毒 05.269

oxygen-toxic pulmonary edema 氧中毒性肺水肿 05.119

oxyhemoglobin dissociation curve *氧合血红蛋白解离曲线 01.135

ozone therapy 三氧疗法 07.116

P

PA 咽轴线 01.049

PAB 前白蛋白 05.323

pacing 起搏 05.069

PACU 麻醉恢复室 03.753

PADP 肺动脉舒张压 03.360

PAE 抗生素后效应 05.345

pain 疼痛 07.001

pain diary scale 疼痛日记评分法 07.042

pain sensitization 痛觉敏化 07.060

pain spot block 痛点阻滞 07.047

pain threshold 痛阈 07.019

pain tolerance threshold 耐痛阈 07.020

palatine uvula 悬雍垂，*腭垂 01.007

palatopharyngeus 腭咽肌 01.028

pancuronium 泮库溴铵 02.186

papaveretum 阿片全碱 02.236

paracervical block 宫颈旁阻滞 04.073

paracetamol 对乙酰氨基酚 02.263

paradoxical pulse 奇脉，*吸停脉 03.040

paradoxical respiration 反常呼吸 03.038

paralysis 瘫痪 03.066

paralysis agitans *震颤麻痹 03.079

parasympathetic nerve 副交感神经 01.306

paravertebral nerve block 椎旁神经阻滞，*椎旁脊神经根阻滞 03.604

paravertebral space 椎旁间隙 01.483

parecoxib 帕瑞昔布 02.272

parietal lobe 顶叶 01.236

parietal pleura 壁胸膜 01.071

Parkinson's disease 帕金森病 03.079

paroxysmal tachycardia 阵发性心动过速 05.037

partial liquid ventilation 部分液体通气 03.511

partial oxygen pressure of brain tissue monitoring 脑组织氧分压监测 03.323

PASP 肺动脉收缩压 03.359

passive transport 被动转运 02.003

patent ductus arteriosus 动脉导管未闭 04.167

pathological pain 病理性疼痛 07.014

patient controlled analgesia 患者自控镇痛 07.067

patient controlled analgesia pump 患者自控镇痛泵 03.271

patient controlled epidural analgesia 患者自控硬膜外镇痛 07.069

patient controlled intravenous analgesia 患者自控静脉镇痛 07.068

patient controlled nerve analgesia 患者自控神经丛镇痛 07.070

patient controlled subcutaneous analgesia 患者自控皮下镇痛 07.071

patient state index 患者状态指数 03.303

Patrick test 骶髂关节分离试验，*4字试验 07.032

PAV 成比例辅助通气 03.509

PBT 肺气压伤 04.049

PCA 患者自控镇痛 07.067

PCC 凝血酶原复合物 03.692

PCIA 患者自控静脉镇痛 07.068

PCNA 患者自控神经丛镇痛 07.070

PCSA 患者自控皮下镇痛 07.071

PCWP 肺毛细血管楔压 04.088

PD 帕金森病 03.079

PDA 动脉导管未闭 04.167

PDPH 硬脊膜穿破后头痛 03.627

PDS 疼痛日记评分法 07.042

PE 肺栓塞 01.227

PEA 无脉性心电活动 06.003

PEAE 术前内镜下气道评估 04.017

peak airway pressure 气道峰压 03.153

peak concentration 峰浓度 02.013

peak systolic velocity of aortic valve 主动脉瓣收缩峰值流速 03.423

peak systolic velocity of pulmonary valve 肺动脉瓣收缩峰值流速 03.424

peak time 达峰时间 02.006

pediatric hydrocephalus 小儿脑积水 04.189

pediatric pulmonary abscess 儿童肺脓肿 04.162

pedicle of vertebral arch 椎弓根 01.449

PEEP 呼气末正压通气 03.526

PEEPi 内源性呼气末正压 03.278

PEG 经皮内镜下胃造口术 05.334

PEM 蛋白质-能量营养不良 05.322

penetration arterial catheterization 穿透法动脉穿刺置管术 03.648

penicillin 青霉素 05.349

pentazocine 喷他佐辛 02.246

percutaneous dilatational tracheostomy 经皮扩张气管切开术 03.500

percutaneous endoscopic gastrostomy 经皮内镜下胃造口术 05.334

percutaneous intervertebral disc decompression 椎间盘减压术 07.117

perforating cutaneous nerve 穿皮神经 01.382

perfusion flow 灌注流量 04.129

perfusion index 血流灌注指数 04.139

perfusion lung after extracorporeal circulation 体外循环后灌注肺 04.099

peri-anesthetic care 围麻醉期护理 08.065

peribulbar injection 球周注射 04.027

pericardium 心包 01.146

perilaryngeal airway 喉周通气道 03.236

perioperative cognitive dysfunction 围手术期认知功能障碍 01.294

perioperative hypothermia 围手术期低体温 03.425

perioperative neurocognitive disorder 围手术期神经功能紊乱 01.293

peripherally inserted central venous catheter 外周中心静脉导管 03.266

peripheral nerve stimulator 周围神经刺激器 03.381

peripheral paralysis *周围性瘫痪 03.068

peripheral resistance 外周循环阻力 01.205

peripheral sensitization 外周敏化 07.077

peripheral vascular disease 周围血管病 03.054

peripheral vascular resistance 外周血管阻力 03.362

peripheral vasodilator *周围血管扩张药 05.107

peritoneal hypothermia 腹腔降温法 03.670

peritoneum 腹膜 01.496

permanent heart pacing 永久性心脏起搏 05.071

permanent vascular access 永久性血管通路 05.182

permeability pulmonary edema 渗透性肺水肿 05.116

permissive hypercapnia 允许性高碳酸血症 04.045

permissive hypotensive resuscitation protocol 容许性低血压复苏策略 04.148

persistent electromyogram activity 持续性肌电活动 03.319

persistent period 持续期 02.019

persistent pulmonary hypertension of newborn 新生儿持续性肺动脉高压 04.168

pethidine 哌替啶 02.228

PH 肺动脉高压 01.226

phantom limb pain 幻肢痛 07.074

pharmacodynamics 药物效应动力学，*药效学 02.045

pharmacokinetic-pharmacodynamic combined model 药动学药效学结合模型 02.113

pharmacokinetics 药物代谢动力学，*药动学 02.002

pharyngeal airway intubation 咽部通气道置入术 03.478

pharyngeal plexus 咽丛 01.038

pharynx 咽 01.020

pharynx axis 咽轴线 01.049

phase I block I相阻滞 02.173

phase II block II相阻滞 02.174

phase I reaction I相反应 01.401

phase II reaction II相反应 01.402

phenobarbital 苯巴比妥，*鲁米那 02.155

phenoperidine 苯哌利啶 02.232

phenothiazine 吩噻嗪类 02.161

pheochromocytoma 嗜铬细胞瘤 03.060

phonomyography 肌音描记图 03.138

phrenic nerve 膈神经 01.342

pH-stat blood gas management pH稳态血气管理 04.057

physical dependence 生理依赖性，*躯体依赖性 07.112

physical hazard 物理性危害 08.030

physical therapy 物理治疗 07.048

physiological anemia 生理性贫血 01.438

physiological dead space 生理无效腔 01.129

physiological hypotension 生理性降压 03.660

physiological index measurement 生理指标测定法 07.025

physiologically based pharmacokinetic model 生理药物代谢动力学模型 02.024

physiological pain 生理性疼痛 07.013

physiological requirement 生理需要量 05.289

PI 血流灌注指数 04.139

PICC 外周中心静脉导管 03.266

PICH 原发性脑出血 05.220

Pickwickian syndrome *匹克威克综合征 03.733

Pierre Robin syndrome 皮埃尔·罗班综合征 04.195

piezoelectric-electromyography 肌压电图 03.389

pineal gland 松果体 01.239

pin index safety system 轴针安全指示系统 03.173

pipecuronium 哌库溴铵 02.190

piriformis syndrome 梨状肌综合征 07.099

PISS 轴针安全指示系统 03.173

pituitary gland 垂体 01.408

PK-PD model 药动学药效学结合模型 02.113

placental barrier 胎盘屏障 02.021

plasma colloid osmotic pressure 血浆胶体渗透压 05.109

plasma protamine paracoagulation test 血浆鱼精蛋白副凝试验，*3P试验 03.472

plateau pressure 平台压 03.154

platelet count 血小板计数 03.462

platelet rich plasma 富血小板血浆 03.693

pleth variability index 脉搏灌注变异指数 04.140

pleura 胸膜 01.069

pleural hypothermia 胸腔降温法 03.669

PLP 幻肢痛 07.074

PLT 血小板计数 03.462

PLV 部分液体通气 03.511

PMG 肌音描记图 03.138

PMR 风湿性多肌痛 07.107

PND 围手术期神经功能紊乱 01.293

pneumatic-driven electrically-controlled ventilator 气动电控呼吸机 03.167

pneumatic-driven pneumatic-controlled ventilator 气动气控呼吸机 03.168

pneumomediastinum 纵隔气肿 04.052

POCD 术后认知功能障碍 01.296

POCUS 床旁即时超声 03.709

POD 术后谵妄 01.295

6-point behavioral rating scale 六点行为评分法 07.041

101-point numeric rating scale 101点数字评分法 07.038

point-of-care ultrasound 床旁即时超声 03.709

POLV 术后失明 03.011

polymodal nociceptor 多觉型伤害性感受器 07.006

polymyalgia rheumatica 风湿性多肌痛 07.107

pons 脑桥，*桥脑 01.245

PONV 术后恶心呕吐 03.751

popliteal artery 腘动脉 01.168

popliteal fossa approach of tibial nerve block 腘窝部胫神经阻滞 03.593

portable pulse oximeter 便携式脉搏血氧饱和度监测仪 03.140

positive end-expiration pressure 呼气末正压通气 03.526

positive feedback 正反馈 01.411

positive inotropic drug *正性肌力药 05.104

positive pressure ventilation 正压通气 03.523

postanesthesia care unit 麻醉恢复室 03.753

post-anesthetic care 麻醉后护理 08.068

postantibiotic effect 抗生素后效应 05.345

post dural puncture headache 硬脊膜穿破后头痛 03.627

posterior approach of internal jugular venous catheterization 颈内静脉后侧入路 03.634

posterior branch of spinal nerve *脊神经后支 01.324

posterior cord of brachial plexus 臂丛后束 01.354

posterior cranial fossa 颅后窝 01.488

posterior femoral cutaneous nerve 股后皮神经 01.381

posterior layer of sheath of rectus abdominis 腹直肌鞘后层 01.497

posterior longitudinal ligament 后纵韧带 01.478

posterior mediastinum 后纵隔 01.077

posterior spinal artery 脊髓后动脉 01.267

posterior spinocerebellar tract 脊髓小脑后束 01.251

posterior tibial artery 胫后动脉 01.170

posterior tibial vein 胫后静脉 01.183

postherpetic neuralgia 带状疱疹后神经痛 07.109

postoperative analgesia rate 麻醉科术后镇痛率 08.008

postoperative cognitive dysfunction 术后认知功能障碍 01.296

postoperative delirium 术后谵妄 01.295

postoperative hypoxemia 术后低氧血症 03.752

postoperative nausea and vomiting　术后恶心呕吐　03.751

postoperative visit record　术后访视记录单　08.060

postoperative visual loss　术后失明　03.011

post-parallel cycle　后并行循环　04.105

postpoliomyelitis sequelae　脊髓灰质炎后遗症　03.088

postrenal failure　肾后性肾衰竭　05.159

post-surgical pain syndrome　术后疼痛综合征　07.073

post-tetanic count　强直后计数　03.385

post-tetanic potentiation　强直后增强　03.387

posttransplant reperfusion syndrome　器官移植再灌注后综合征　04.152

postural tremor　姿势性震颤　03.082

potency　效价强度　02.109

PPE　渗透性肺水肿　05.116

PPHN　新生儿持续性肺动脉高压　04.168

PPV　脉搏压变异度　04.144

prealbumin　前白蛋白　05.323

pre-anesthetic care　麻醉前护理　08.066

preanesthetic evaluation rate for elective surgery　择期手术麻醉前访视率　08.015

pre-bypass plus filter　晶体液滤器,*预充滤器　04.114

precipitation withdrawal test　催促戒断试验　02.056

predeposited autotransfusion　预存式自体输血　03.704

preemptive analgesia　预先镇痛　07.063

pre-excitation syndrome　预激综合征　05.053

preload　前负荷　01.186

premature beat　*早搏　05.033

premature systole　期前收缩　05.033

preoperative anesthesia evaluation record　术前麻醉访视评估记录单　08.059

preoperative endoscopic airway examination　术前内镜下气道评估　04.017

preset　*预调　03.155

pressure cycling　压力切换　03.158

pressure effect　压力效应　03.211

pressure monitor line for extracorporeal circulation　体外循环测压管　04.128

pressure regulated volume controlled ventilation　压力调节容积控制通气　03.522

pressure regulator　压力调节器　03.213

pressure relief device　压力释放装置　03.183

pressure support ventilation　压力支持通气　03.518

pressure-volume loop　压力-容积环　03.276

prevertebral fascia　椎前筋膜　01.025

prevertebral space　椎前间隙　01.484

prilocaine　丙胺卡因　02.212

primary apnea　原发性呼吸暂停　06.023

primary hyperaldosteronism　原发性醛固酮增多症　03.061

primary hyperalgesia　原发性痛觉过敏　07.081

primary intracerebral hemorrhage　原发性脑出血　05.220

primary multiple organ dysfunction syndrome　原发型多器官功能障碍综合征　05.237

primary pump line　主泵管　04.119

primary respiratory arrest　*原发性呼吸停止　03.727

priming pump　灌注泵　04.108

procaine　普鲁卡因　02.202

progressive muscular dystrophy　进行性肌营养不良症　03.090

progressive stage of shock　休克进展期　05.198

projection approach of internal jugular venous catheterization　颈内静脉投影法　03.635

projection fiber　投射纤维　01.260

promethazine　异丙嗪,*非那根　02.163

promontory of sacrum　骶骨岬　01.464

prone position　俯卧位　03.106

propofol　丙泊酚　02.151

proportional assist ventilation　成比例辅助通气　03.509

proportion of anesthesia outside the operating room　手术室外麻醉占比　08.011

proportion of day surgery　日间手术麻醉占比　08.012

prosthetic heart valve　人工心脏瓣膜　03.056

protamine reaction　鱼精蛋白反应　04.136

protein-energy malnutrition　蛋白质-能量营养不良　05.322

protein malnutrition　蛋白质缺乏型营养不良　05.321

prothrombin complex concentrate　凝血酶原复合物　03.692

prothrombin time　凝血酶原时间　03.465

protodiastolic gallop rhythm　舒张早期奔马律　05.099

PRP　富血小板血浆　03.693

PRVCV　压力调节容积控制通气　03.522

pseudoaddiction　假性成瘾　07.114

PSI　患者状态指数　03.303

PSV　压力支持通气　03.518

psychoanalytic therapy　*精神分析疗法　07.051

psychodynamic therapy　心理动力学疗法　07.051

psychogenic pain 心因性疼痛，*心理性疼痛，*精神性疼痛 07.008

psychological dependence 精神依赖性，*心理依赖性 07.113

psychological hazard 心理性危害 08.032

psychological support therapy 心理支持疗法 07.052

PT 凝血酶原时间 03.465，阵发性心动过速 05.037

PTC 强直后计数 03.385

pterygomandibular ligament 翼突下颌韧带 01.030

3P test 血浆鱼精蛋白副凝试验，*3P试验 03.472

pubic tubercle 耻骨结节 01.507

pudendal nerve 阴部神经 01.383

pudendal nerve block 阴部神经阻滞 04.074

pulmonary alveolus 肺泡 01.060

pulmonary artery 肺动脉 01.066

pulmonary artery catheter 肺动脉导管 03.141

pulmonary artery catheter catheterization 肺动脉漂浮导管置管术 03.645

pulmonary artery catheter monitoring 肺动脉导管监测 03.358

pulmonary artery diastolic pressure 肺动脉舒张压 03.360

pulmonary artery pressure 肺动脉压 01.214

pulmonary artery systolic pressure 肺动脉收缩压 03.359

pulmonary barotrauma 肺气压伤 04.049

pulmonary capillary wedge pressure 肺毛细血管楔压 04.088

pulmonary circulation 肺循环 01.204

pulmonary collapse 肺萎陷 05.112

pulmonary congestion 肺淤血 05.111

pulmonary embolism 肺栓塞 01.227

pulmonary encephalopathy 肺性脑病 05.142

pulmonary function test 肺功能检查 05.011

pulmonary hypertension 肺动脉高压 01.226

pulmonary J receptor *肺J感受器 01.126

pulmonary surfactant 肺表面活性物质 01.101

pulmonary surfactant 肺泡表面活性物质 05.113

pulmonary vascular resistance 肺血管阻力 04.089

pulmonary vein 肺静脉 01.068

pulmonary ventilation 肺通气 01.095

pulse 脉搏 03.345

pulse contour cardiac output monitor 脉搏波形心输出量监护仪 03.145

pulsed wave Doppler 脉冲多普勒 03.405

pulseless electrical activity 无脉性心电活动 06.003

pulseless ventricular tachycardia 无脉性室性心动过速 06.002

pulse oximeter 脉搏血氧饱和度监测仪 03.139

pulse oxygen saturation 脉搏氧饱和度 03.275

pulse pressure 脉压，*脉搏压 01.208

pulse-pressure variation 脉搏压变异度 04.144

pulse rate 脉率 03.736

pump failure 泵衰竭 05.293

pumping effect 泵吸效应 03.210

pumping function of heart 心脏泵功能 01.185

pumping pressure 泵压 04.131

purge line 自体循环排气管 04.120

Purkinje fiber 浦肯野纤维 05.024

PVD 周围血管病 03.054

PVI 脉搏灌注变异指数 04.140

PVR 外周血管阻力 03.362

PVT 无脉性室性心动过速 06.002

pyramidal system 锥体系 01.264

pyridostigmine bromide 溴吡斯的明 02.199

PZEMG 肌压电图 03.389

Q

quad-lumen central venous catheters 四腔中心静脉导管 03.263

quadratus lumborum block 腰方肌阻滞 03.609

qualitative response dose-effect relationship 质反应型量效关系 02.081

qualitative response of drug 药物质反应 02.124

quantitative response dose-effect relationship 量反应型量效关系 02.080

quinolones antibiotic 喹诺酮类抗生素 05.357

R

RA 类风湿关节炎 07.106

radial artery catheterization 桡动脉穿刺置管术 03.651

radial nerve 桡神经 01.367

radiofrequency ablation 射频消融术 05.079

radiofrequency therapy 射频疗法 07.058

radiographic contrast nephropathy 造影剂肾病 05.158

radiotherapy 放射治疗 07.129

Ramsay sedation scale 拉姆齐镇静评分 03.557

RAP 右心房压 03.373

rapacuronium 瑞库溴铵 02.193

rapid sequence induction 快速顺序诱导 03.534

rapid single-phase multiple organ dysfunction syndrome *单相速发型多器官功能障碍综合征 05.237

RBF 肾血流量 01.405

RCA 右冠状动脉 01.149

RCN 造影剂肾病 05.158

RCRI 修订心脏风险指数 03.026

rebound 反跳现象 02.064

rebreathing 重复吸入 03.187

receptor 受体 02.090

receptor desensitization 受体脱敏 02.102

receptor hypersensitization 受体增敏 02.103

recombinant human brain natriuretic peptide 重组人脑钠肽 05.090

recovery index 恢复指数 02.180

recovery of consciousness 意识恢复 01.289

recovery stage of acute renal failure 急性肾衰竭恢复期 05.165

recruitment maneuver 肺复张方法 05.155

rectus abdominis 腹直肌 01.490

rectus sheath block 腹直肌鞘阻滞 03.607

recurrent laryngeal block 喉返神经阻滞 03.599

reduced consciousness 意识降低 01.290

REE 静息能量消耗 05.328

reentrant excitation 折返激动 05.059

reentrant impulse *折返性激动 05.059

reentrant phenomenon *折返现象 05.059

reexpansion pulmonary edema 复张性肺水肿 05.115

refeeding syndrome 再喂养综合征 05.342

referred pain 牵涉痛 07.012

reflux chamber filter 回流室滤器 04.113

refractory heart failure 难治性心力衰竭 05.095

refractory hypoxemia 顽固性低氧血症 05.252

refractory stage of shock 休克难治期 05.199

regional block analgesia 区域阻滞镇痛 07.046

regional block anesthesia 区域阻滞麻醉 03.561

regional brain oxygen saturation 局部脑氧饱和度 03.321

regurgitation 反流 03.741

relative bioavailability 相对生物利用度 02.028

remifentanil 瑞芬太尼 02.239

remimazolam 瑞马唑仑 02.160

renal artery 肾动脉 01.164

renal biopsy 肾活检 05.172

renal blood flow 肾血流量 01.405

renal plasma flow 肾血浆流量 01.404

renal replacement therapy 肾脏替代治疗 05.173

reservoir bag 储气囊，*呼吸囊 03.190

residual effect 后遗效应 02.067

residual receptor *剩余受体 02.095

residual volume 残气量 01.105

resistance 耐药性 02.088

respiratory acidosis 呼吸性酸中毒 03.452

respiratory alkalosis 呼吸性碱中毒 03.459

respiratory arrest 呼吸停止 03.727

respiratory failure 呼吸衰竭 05.133

respiratory function 呼吸功能 01.092

respiratory stimulant 呼吸兴奋剂 05.151

respiratory system 呼吸系统 01.001

respiratory tract 呼吸道 01.002

resting energy expenditure 静息能量消耗 05.328

resting potential 静息电位 01.391

rest pain *静息痛 07.078

restrictive blood transfusion strategy 限制性输血策略 03.695

restrictive fluid therapy 限制性液体治疗，*限制性输液 03.706

restrictive hypoventilation 限制性通气不足 05.138

restrictive pulmonary disease 限制性肺病 03.042

restrictive ventilatory disorder 限制性通气功能障碍

01.120

reticular system 网状系统 01.281

reticulate structure *网状结构 01.281

retrobulbar injection 球后注射 04.026

retrograde internal jugular venous catheterization 逆行颈内静脉置管术 03.644

retrograde perfusion 逆行灌注 04.095

retrograde pyelography 逆行肾盂造影 05.169

retrograde tracheal intubation 逆行引导气管内插管术 03.495

retropharyngeal space 咽后间隙 01.024

Rett syndrome 雷特综合征 03.086

reverse Trendelenburg position 头高脚低位，*反特伦德伦堡位 03.111

revised cardiac risk index 修订心脏风险指数 03.026

rewarming 复温 03.676

Reye syndrome 瑞氏综合征 02.277

RF 射频消融术 05.079

rhBNP 重组人脑钠肽 05.090

rheumatic chorea 风湿性舞蹈症 03.092

rheumatoid arthritis 类风湿关节炎 07.106

RHF 难治性心力衰竭 05.095

RI 恢复指数 02.180

right atria pressure 右心房压 03.373

right atrium 右心房 01.139

right coronary artery 右冠状动脉 01.149

right main bronchus 右主支气管 01.054

right ventricle 右心室 01.140

right ventricular assisted circulation 右心室辅助循环 05.311

right ventricular basal diameter 右［心］室基底内径 03.414

right ventricular ejection fraction 右心射血分数 03.366

right ventricular end-diastolic pressure 右室舒张末压 03.376

right ventricular end-diastolic volume 右室舒张末容积 03.367

right ventricular stroke work index 右室每搏功指数 03.369

rigid laryngoscope 硬质喉镜 03.253

Riley-Day syndrome *赖利–戴综合征 04.199

Ring Adair Elwyn endotracheal tube 预成型导管 04.001

Robertshaw double-lumen endobronchial tube 罗伯肖双腔支气管导管 04.037

rocuronium 罗库溴铵 02.184

roller pump 滚压泵 04.109

ropivacaine 罗哌卡因 02.207

RPE 复张性肺水肿 05.115

RPF 肾血浆流量 01.404

RRT 肾脏替代治疗 05.173

RSI 快速顺序诱导 03.534

RVEDP 右室舒张末压 03.376

RVEDV 右室舒张末容积 03.367

RVEF 右心射血分数 03.366

RVSWI 右室每搏功指数 03.369

S

SAB 窦房传导阻滞，*窦房阻滞 05.045

sacral anesthesia 骶管麻醉，*骶管阻滞 03.617

sacral hiatus 骶管裂孔 01.465

sacral horn 骶角 01.466

sacral nerve 骶神经 01.474

sacral plexus 骶丛 01.378

sacral plexus block 骶丛神经阻滞 03.585

sacral sympathetic chain *骶交感链 01.303

sacral sympathetic trunk 骶交感干 01.303

sacroiliac joint compression test 骶髂关节压迫试验 07.033

sacrum 骶骨 01.463

SAD 声门上通气设备 03.220

saddle anesthesia 鞍区麻醉，*鞍区阻滞 03.616

SAH 蛛网膜下隙出血 05.221

salicylic acid reaction 水杨酸反应 02.276

saline-resistant alkalosis 盐水抵抗性碱中毒 03.461

saline-responsive alkalosis 盐水反应性碱中毒 03.460

salpingopharyngeus 咽鼓管咽肌 01.027

salvaged autotransfusion 回收式自体输血 03.703

sampling tube 采样管 03.128

sand beach sign 沙滩征 03.714

saphenous nerve 隐神经 01.386

SAR 构效关系 02.084

saturated vapor pressure 饱和蒸气压 03.115

SB 标准碳酸氢盐 03.434

scalp nerve 头皮神经 01.334

scapulohumeral periarthritis 肩关节周围炎，*肩周炎，*五十肩 07.090

sciatic nerve 坐骨神经 01.384

sciatic nerve block 坐骨神经阻滞 03.587

SCMV 同步持续指令通气 05.282

SCS 脊髓电刺激疗法 07.055

SE 癫痫持续状态 05.225

secondary apnea 继发性呼吸暂停 06.024

secondary dehydration *继发性脱水 03.443

secondary hyperalgesia 继发性痛觉过敏 07.082

secondary multiple organ dysfunction syndrome 继发型多器官功能障碍综合征 05.238

secondary reaction 继发反应 02.072

secondary respiratory arrest *继发性呼吸停止 03.727

second degree atrioventricular block Ⅱ度房室传导阻滞 05.048

second gas effect 第二气体效应 03.122

sedative-hypnotic drug 镇静催眠药 05.227

segmental wall motion abnormality 节段性室壁运动异常 03.408

selective antegrade cerebral perfusion 选择性顺行脑灌注 04.062

selective cyclooxygenase Ⅱ inhibitor 选择性环氧合酶Ⅱ型抑制药 02.275

selective retrograde cerebral perfusion 选择性逆行脑灌注 04.061

selectivity of drug effect 药物作用选择性 02.112

sellick maneuver *塞利克手法 03.726

semi-closed breathing circuit 半紧闭式呼吸回路 03.200

semi-open breathing circuit 半开放式呼吸回路 03.198

sensitization 敏化 07.075

SEP 躯体感觉诱发电位，*体感诱发电位 03.305

separation test of sacroiliac joint 骶髂关节分离试验，*4字试验 07.032

sepsis 脓毒症 05.366

sepsis-related organ failure assessment 感染相关器官衰竭评分 05.021

septic shock *脓毒症休克 05.191

serratus anterior plane 前锯肌平面 01.508

seven-step hand-washing method 七步洗手法 08.047

severe sepsis 重症脓毒症 05.367

sevoflurane 七氟烷 02.140

SGB 星状神经节阻滞 03.597

sharp instrument injury 锐器伤 08.037

shear force 剪[切]应力 01.219

shear rate 剪切率，*切变率 01.220

shell temperature 体表温度 01.423

shock 休克 01.224

shock cascade 休克级联反应 04.147

short latency auditory evoked potential 短潜伏期听觉诱发电位 03.311

side reaction 副作用，*副反应 02.066

sidestream gas collection 旁流式气体采集 03.127

SIDS 婴儿猝死综合征 04.187

sigh 叹气 03.165

silent chest 寂静肺 03.746

silent receptor 沉默受体 02.096

simple diffusion 简单扩散 02.017

SIMV 同步间歇指令通气 05.284

single dose suppression test *单次剂量抑制试验 02.106

single-lumen central venous catheter 单腔中心静脉导管 03.260

single-point puncture 单点穿刺技术 03.622

single-twitch stimulation 单刺激 03.382

single ventricular assisted circulation 单心室辅助循环 05.309

single ventricular extracorporeal circulation *单心室体外循环 05.309

sinoatrial block 窦房传导阻滞，*窦房阻滞 05.045

sinoatrial node 窦房结 01.143

sinus arrest 窦性停搏 05.026

sinus arrhythmia 窦性心律失常 05.025

sinus bradycardia 窦性心动过缓 05.027

sinus irregularity 窦性心律不齐 05.029

sinus of dura mater 硬脑膜窦 01.276

sinus pause *窦性间歇 05.026

sinus tachycardia 窦性心动过速 05.028

SIRS 全身炎症反应综合征 05.234

sitting position 坐位 03.112

sliding lung 肺滑动征 03.713

sliding pleural *胸膜滑动征 03.713

slow pain 慢痛 07.004

small saphenous vein 小隐静脉 01.182

snapping finger *弹响指 07.093

SNB　内脏神经阻滞　03.605

soda lime　钠石灰　03.217

sodium channel blocker　钠通道阻滞剂　05.062

SOFA　感染相关器官衰竭评分　05.021

soft palate　软腭　01.006

solubility　溶解度　03.116

somatalgia　躯体痛　07.010

somatosensory evoked potential　躯体感觉诱发电位，*体感诱发电位　03.305

somnolence　嗜睡　05.205

spare receptor　储备受体　02.095

spastic paralysis　痉挛性瘫痪　03.067

specialized intensive care unit　专科重症医学病房　05.004

specific ascending projecting system　特异性上行投射系统　01.279

specific compliance　比顺应性　01.100

specificity　专一性　02.104

spermatic cord　精索　01.505

sphenoid sinus　蝶窦　01.015

spinal anesthesia　脊髓麻醉，*脊麻，*腰麻　03.612

spinal cord stimulation　脊髓电刺激疗法　07.055

spinal nerve　脊神经　01.323

spinal radicular artery　脊髓根动脉　01.268

spinal somatosensory evoked potential　脊髓体感诱发电位　03.307

spinothalamic tract　脊髓丘脑束　01.252

spinous process　棘突　01.452

splanchnic nerve block　内脏神经阻滞　03.605

spontaneous breathing anesthetic induction　保留自主呼吸的全麻诱导　03.539

spontaneous electromyogram　自发性肌电图　03.316

spontaneous or natural withdrawal test　自然戒断试验　02.128

spontaneous pain　自发痛　07.078

Spurling test　椎间孔挤压试验　07.028

SPV　收缩压变异度　04.143

SS　单刺激　03.382

SSEP　脊髓体感诱发电位　03.307

standard bicarbonate　标准碳酸氢盐　03.434

Starling curve　*斯塔林曲线　01.193

static tremor　静止性震颤　03.078

status epilepticus　癫痫持续状态　05.225

steady state concentration　稳态血药浓度　02.033

steal phenomenon　盗血现象　06.021

steel wire guided arterial catheterization　导丝导入法动脉穿刺置管术　03.649

stellate ganglion block　星状神经节阻滞　03.597

sterilization　灭菌　08.044

sternocostal triangle　胸肋三角　01.084

STOP-BANG questionnaire　STOP-BANG问卷　03.036

strabismus　斜视　04.164

straight leg raise test　直腿抬高试验　07.029

stratospheric sign　*平流层征　03.715

stress hyperglycemia　应激性高血糖　05.317

stress metabolism　应激代谢　05.316

stress response　应激反应　01.421

stress ulcer　应激性溃疡　05.200

stridor　喘鸣　04.053

stroke　[脑]卒中　05.210

stroke volume　每搏量，*每搏输出量　03.363

stroke volume index　每搏指数　03.364

stroke volume variation　每搏量变异度　04.142

strong opioid　强阿片类药物　07.044

structure-activity relationship　构效关系　02.084

stylopharyngeus　茎突咽肌　01.026

subarachnoid analgesia　蛛网膜下隙镇痛　07.065

subarachnoid anesthesia　*蛛网膜下隙麻醉　03.612

subarachnoid hemorrhage　蛛网膜下隙出血　05.221

subarachnoid space　蛛网膜下隙　01.274

subclavian artery　锁骨下动脉　01.152

subclavian puncture　经锁骨下穿刺术　03.639

subclavian vein　锁骨下静脉　01.173

subcostal nerve　肋下神经　01.333

subcutaneous emphysema　皮下气肿　04.050

subdural space　硬膜下隙　01.273

subliminal stimulus　阈下刺激　03.393

subscapular nerve　肩胛下神经　01.359

substantia nigra　黑质　01.259

substitution test　替代试验　02.106

sub-tenon anesthesia　眼筋膜下麻醉　04.028

succinylated gelatin　琥珀酰明胶　05.302

succinylcholine　琥珀胆碱　02.182

sudden cardiac arrest　心搏骤停　06.001

sudden infant death syndrome　婴儿猝死综合征　04.187

sufentanil　舒芬太尼　02.238

sugammadex　舒更葡糖钠　02.196

sulfonamide　磺胺类药　05.358

sulindac 舒林酸 02.269

super antagonist 超拮抗剂 02.055

superficial branch of cervical plexus 颈浅支 01.343

superficial cervical plexus block 颈浅丛神经阻滞 03.566

superficial inguinal ring 腹股沟管浅环，*腹股沟管皮下环 01.503

superficial sensation 浅感觉 07.017

superior clunial cutaneous neuralgia 臀上皮神经痛 07.100

superior gluteal nerve 臀上神经 01.379

superior laryngeal block 喉上神经阻滞 03.598

superior mediastinum 上纵隔 01.073

superior mesenteric artery 肠系膜上动脉 01.159

superior nasal concha *上鼻甲 01.011

superior nasal meatus *上鼻道 01.012

superior trunk approach of brachial plexus block 臂丛上干阻滞 03.571

superior trunk of brachial plexus 臂丛上干 01.349

supine hypotensive syndrome 仰卧位低血压综合征 04.080

supine position 仰卧位 03.105

supraclavicular approach of brachial plexus block 锁骨上入路臂丛神经阻滞 03.573

supraclavicular branch of brachial plexus 臂丛锁骨上分支 01.355

supraclavicular nerve 锁骨上神经 01.345

supraclavicular puncture 经锁骨上穿刺术 03.638

supraglottic airway device 声门上通气设备 03.220

supraglottic airway management 声门上气道管理 03.476

supraliminal stimulus 阈上刺激 03.392

supramaximal stimulus 超强刺激 03.395

supraorbital nerve 眶上神经 01.335

supraorbital nerve block 眶上神经阻滞 04.024

suprarenal artery 肾上腺动脉 01.165

supraspinous ligament 棘上韧带 01.481

supratrochlear nerve 滑车上神经 01.336

supraventricular arrhythmia 室上性心律失常 05.056

supraventricular tachycardia 室上性心动过速，*室上速 05.038

sural nerve 腓肠神经 01.389

surgical hand antisepsis 外科手消毒 08.049

surgically induced stress response 手术伤害性刺激反应 03.338

surgical nociception index 手术伤害性刺激指数 03.336

surgical safety checklist 手术安全核查表 08.056

suspended red blood cell 悬浮红细胞 03.684

SV 每搏量，*每搏输出量 03.363

SVI 每搏指数 03.364

SVP 饱和蒸气压 03.115

SVT 室上性心动过速，*室上速 05.038

SVV 每搏量变异度 04.142

Swan-Ganz catheter *斯旺-甘兹导管 03.141

SWMA 节段性室壁运动异常 03.408

sympathetic chain *交感链 01.299

sympathetic ganglion 交感神经节 01.304

sympathetic nerve 交感神经 01.298

sympathetico-adrenomedullary system 交感-肾上腺髓质系统 01.409

sympathetic plexuses 交感神经丛 01.305

sympathetic trunk 交感干 01.299

symptomatic treatment 对症治疗 02.061

synaptic cleft 突触间隙 02.172

synaptic plasticity 突触可塑性 01.399

synchronized continuous mandatory ventilation 同步持续指令通气 05.282

synchronized intermittent mandatory ventilation 同步间歇指令通气 05.284

synchronous cardioversion 同步电复律 05.077

syndrome of encephalopathy and fatty degeneration of liver *脑病合并肝脂肪变性综合征 02.277

synergism 协同作用 02.111

syringomyelia 脊髓空洞症 03.075

systemic action *系统作用 02.100

systemic circulation 体循环 01.203

systemic inflammatory response syndrome 全身炎症反应综合征 05.234

systolic pressure 收缩压 01.210

systolic pressure variability 收缩压变异度 04.143

T

tachyarrhythmia 快速型心律失常 05.055

tachyphylaxis 快速耐受性 02.078

tachypnea 呼吸急促 03.037

target control infusion pump 靶控输注泵 03.272

target-controlled infusion 靶控输注 03.547

TCD 经颅多普勒超声 03.324

TCI 靶控输注 03.547

TDPVT 尖端扭转型室性心动过速 05.040

TEAS 经皮穴位电刺激疗法 07.054

tectospinal tract 顶盖脊髓束 01.257

TEE 经食管超声心动图 03.397

TEG 血栓弹力图 03.475

telencephalon 端脑 01.231

temporal lobe 颞叶 01.244

temporary cardiac pacemaker 临时心脏起搏器 05.013

temporary heart pacing 临时性心脏起搏 05.070

TEN 全肠内营养 05.338

tennis elbow *网球肘 07.091

TENS 经皮神经电刺激疗法 07.053

tension headache 紧张性头痛 07.085

tension pneumothorax 张力性气胸，*高压性气胸 04.067

teratogenesis of drug 药物致畸 02.126

tetanic fade 强直衰减 03.388

tetanic stimulation 强直刺激 03.384

tetracaine 丁卡因 02.205

tetracyclines antibiotic 四环素类抗生素 05.356

thalamus 丘脑 01.237

therapeutic action 治疗作用 02.123

therapeutic dose 治疗剂量 02.120

therapeutic effect 治疗效果 02.121

therapeutic index 治疗指数 02.122

therapeutic intervention scoring system 治疗干预评分系统 05.015

therapeutic nerve block 治疗性神经阻滞 07.135

therapeutic window 治疗窗 02.119

thermal flowmeter 热式流量计 03.133

thermistor thermometer 热敏电阻温度计 03.426

thermodilution continuous cardiac output measurement 热稀释法连续心输出量测定 03.377

thermoelectric thermometer 温差电偶温度计 03.427

thiopental sodium 硫喷妥钠 02.154

third degree atrioventricular block Ⅲ度房室传导阻滞 05.051

third heart sound gallop *第三心音奔马律 05.099

third lumbar vertebral transverse process syndrome 第三腰椎横突综合征 07.097

third space 第三间隙 01.433

third ventricle 第三脑室 01.241

thoracic and dorsal myofascial pain syndrome 胸背肌筋膜疼痛综合征 07.096

thoracic duct 胸导管 01.090

thoracic inlet 胸廓入口 01.086

thoracic sympathetic chain *胸交感链 01.301

thoracic sympathetic trunk 胸交感干 01.301

thoracic vertebra 胸椎 01.461

thoracodorsal nerve 胸背神经 01.362

three-dimensional echocardiography 三维超声心动图 03.402

threestep analgesic ladder principle for cancer pain "三阶梯"癌痛镇痛用药方案 07.128

threshold dose *阈剂量 02.132

thrombin time 凝血酶时间 03.468

thromboelastography 血栓弹力图 03.475

thromboembolism 血栓栓塞 01.443

thrombolytic therapy 溶栓治疗 05.217

thyrocervical trunk 甲状颈干 01.157

thyrocricocentesis 环甲膜穿刺术 03.497

thyroid cartilage 甲状软骨 01.033

thyromental distance 甲颏距离 03.020

TI 治疗指数 02.122

tibial nerve 胫神经 01.387

tidal volume 潮气量 01.102

tidal volume compensation *潮气量补偿 03.149

tidal volume method inhalational anesthetic induction 潮气量法吸入麻醉诱导 03.537

time capnogram 时间二氧化碳描记图 03.723

time constant 时间常数 03.120

time cycling 时间切换 03.156

timed vital capacity 时间肺活量 01.110

time response dose-effect relationship 时反应型量效关系 02.082

time-response relationship 时效关系 02.031

tip perfusion index 末梢灌注指数 03.342

TISS 治疗干预评分系统 05.015

tissue-type plasminogen activator 组织型纤溶酶原激活物 05.218

TIVA 全凭静脉麻醉 03.545

TLC 总淋巴细胞计数 05.324

TN 三叉神经痛 07.087

TNA 全营养混合液 05.340

TNS 短暂神经综合征 03.625

TOF 四个成串刺激 03.383

tolerance 耐受性 02.087

tonsillitis 扁桃体炎 04.165

topical anesthesia 表面麻醉 03.559

torsade de pointes type of ventricular tachycardia 尖端扭转型室性心动过速 05.040

torsional test of sacroiliac joint 骶髂关节扭转试验 07.034

total enteral nutrition 全肠内营养 05.338

total intravenous anesthesia 全凭静脉麻醉 03.545

total intravenous nutrition *全静脉营养 05.339

total lymphocyte count 总淋巴细胞计数 05.324

total nutrient admixture 全营养混合液 05.340

total parenteral nutrition 全肠外营养 05.339

total spinal anesthesia 全脊髓麻醉, *全脊麻 03.623

tourniquet reaction 止血带反应 04.084

toxic effect phase 毒效相 06.027

toxicologytic phase 毒物动力相 06.026

toxic pulmonary edema 中毒性肺水肿 05.118

toxic reaction 毒性反应 02.057

t-PA 组织型纤溶酶原激活物 05.218

TPE 中毒性肺水肿 05.118

TPI 末梢灌注指数 03.342

TPN 全肠外营养 05.339

trachea 气管 01.051

tracheal intubation 气管插管术 03.479

tracheal intubation complication 气管插管并发症 03.005

tracheal intubation guided by laryngeal mask airway 喉罩引导气管插管术 03.480

tracheal intubation guided by light stylet 光棒引导气管插管术 03.482

tracheal stenosis 气管狭窄 04.021

tracheoesophageal fistula 气管食管瘘 04.172

tracheomalacia 气管软化 04.020

tracheotomy tube 气管切开导管 03.243

train-of-four stimulation 四个成串刺激 03.383

TRALI 输血相关急性肺损伤 03.699

tramadol 曲马多 02.257

transcranial Doppler 经颅多普勒超声 03.324

transcutaneous electric acupoint stimulation 经皮穴位电刺激疗法 07.054

transcutaneous electric nerve stimulation 经皮神经电刺激疗法 07.053

transcutaneous oxygen saturation monitoring 经皮血氧饱和度监测 05.253

transcutaneous oxygen tension 经皮氧张力 03.718

transdiaphragmatic pressure 跨膈压 02.175

transesophageal echocardiography 经食管超声心动图 03.397

transfusion 输血 03.680

transfusion apparatus 输血器 03.274

transfusion of blood component 成分输血 03.681

transfusion related acute lung injury 输血相关急性肺损伤 03.699

transient neurological syndrome 短暂神经综合征 03.625

transient vascular access 暂时性血管通路 05.181

transmural pressure 跨壁压 01.097

transthoracic echocardiography 经胸超声心动图 03.398

transthyretin *转甲状腺素蛋白 05.323

trans-tracheostomy intubation 经气管造口插管术 03.483

transurethral resection syndrome 经尿道电切综合征 04.145

transvalvular pressure gradient 跨瓣压差 03.409

transvalvular regurgitation 跨瓣反流 03.410

transvenous endocardial pacing 经静脉心内膜起搏 05.072

transverse cervical nerve 颈横神经 01.346

transverse foramen 横突孔 01.455

transverse process 横突 01.453

transversus abdominal plane block 腹横肌平面阻滞 03.606

transversus abdominis 腹横肌 01.493

transversus abdominis plane 腹横肌平面 01.494

transversus thoracic muscle plane 胸横肌平面 01.510

transversus thoracic muscle plane block 胸横肌平面阻滞 03.603

Treacher Collins syndrome *特雷彻·科林斯综合征 04.196

tremor 震颤 03.077

Trendelenburg position 头低脚高位，*特伦德伦堡位 03.110

tricuspid regurgitation velocity 三尖瓣反流速度 03.422

tricyclic antidepressive agent 三环类抗抑郁药 03.104

trigeminal nerve 三叉神经 01.312

trigeminal neuralgia 三叉神经痛 07.087

trigger finger *扳机指 07.093

triple-lumen central venous catheter 三腔中心静脉导管 03.262

tri-retraction sign 三凹征 03.725

trochlear nerve 滑车神经 01.311

TS 强直刺激 03.384

TT 凝血酶时间 03.468

tubocurarine 筒箭毒碱 02.189

turbulence 湍流 01.217

two-compartment model 二室模型 02.011

two-dimensional echocardiography 二维超声心动图 03.400

two-point puncture 两点穿刺技术 03.621

two state model 二态模型 02.062

type Ⅰ second degree atrioventricular block Ⅱ度Ⅰ型房室传导阻滞 05.049

type ⅠA antiarrhythmic drug ⅠA类抗心律失常药 05.063

type ⅠB antiarrhythmic drug ⅠB类抗心律失常药 05.064

type ⅠC antiarrhythmic drug ⅠC类抗心律失常药 05.065

type Ⅰ respiratory failure Ⅰ型呼吸衰竭 05.136

type Ⅱ respiratory failure Ⅱ型呼吸衰竭 05.137

type Ⅱ second degree atrioventricular block Ⅱ度Ⅱ型房室传导阻滞 05.050

U

UE 尿毒症性脑病 05.167

ulnar artery catheterization 尺动脉穿刺置管术 03.656

ulnar nerve 尺神经 01.366

ultrasonic flow transducer 超声波流量传感器 03.134

ultrasonic image localization 超声影像定位 03.629

ultrasound-guided arterial catheterization 超声引导法动脉穿刺置管术 03.650

ultrasound-guided internal jugular venous catheterization 超声引导颈内静脉穿刺术 03.640

unconsciousness 无意识 01.287

uncovertebral joint 钩椎关节 01.467

unilateral bronchial intubation 单侧支气管内插管术 03.487

Univent tube 支气管封堵导管 04.035

unplanned secondary intubation rate 非计划二次气管插管率 08.003

unplanned transfer rate to ICU 非计划转入重症医学病房率 08.018

up and down of left atrial diameter 左[心]房上下径 03.417

up and down of right atrial diameter 右[心]房上下径 03.419

upper extremity nerve block 上肢神经阻滞 03.568

upper motor neuron paralysis *上运动神经元瘫痪 03.067

upper respiratory tract *上呼吸道 01.002

Upsher fiberoptic laryngoscope 厄普舍纤维光导喉镜 03.249

urea nitrogen 尿素氮 05.326

uremic encephalopathy 尿毒症性脑病 05.167

urine osmolality 尿渗透压 03.282

urine output 尿量 03.280

urine specific gravity 尿密度，*尿比重 03.281

V

vagoglossopharyngeal neuralgia *迷走舌咽神经痛 07.088

vagotonia syndrome 迷走神经紧张综合征 04.146

vagus nerve 迷走神经 01.320

valvular heart disease 心脏瓣膜病 03.052

VAP 呼吸机相关肺炎 05.286

vaporizer splitting ratio　蒸发器分流比　03.208

vapor pressure　蒸气压　03.114

VAPSV　容积保障压力支持通气　03.520

variable bypass evaporator　可变旁路式蒸发器　03.204

VAS　视觉模拟评分法　07.037

vascular access　血管通路　05.180

vascular patency test　*血管通畅试验　03.657

vasoactive drug　血管活性药　05.303

vasodilator　血管扩张剂　05.107

vaso-occlusive crisis　血管阻塞危象　03.101

vasopressor　升压药　05.304

VC　肺活量　01.108

VE　静息每分钟通气量　01.106

vecuronium　维库溴铵　02.185

vegetative nervous system　*植物神经系统　01.297

vegetative state　植物状态　06.022

vena caval foramen of diaphragm　[膈肌]腔静脉孔　01.083

venous congestion syndrome　静脉淤血综合征　05.121

venous drainage　静脉引流　04.133

venous drainage tube　静脉引流管　04.118

venous reservoir tube　回流室管　04.124

venous return tube　静脉回血总干管　04.126

ventilator　呼吸机　03.146

ventilator-associated lung injury　*呼吸机相关性肺损伤　01.123

ventilator associated pneumonia　呼吸机相关肺炎　05.286

ventilator cycling　呼吸机切换　03.155

ventilator trigger　呼吸机触发　03.160

ventilator weaning　撤呼吸机　05.287

ventilatory disorder　通气功能障碍　01.119

ventilatory function　通气功能　01.093

ventral branch of spinal nerve　脊神经腹侧支　01.327

ventricular arrhythmia　室性心律失常　05.057

ventricular diastolic function　心室舒张功能　01.194

ventricular end-diastolic pressure　心室舒张末压　03.374

ventricular fibrillation　心室颤动，*室颤　05.044

ventricular flutter　心室扑动，*室扑　05.043

ventricular function curve　心室功能曲线　01.193

ventricular premature beat　室性期前收缩　05.036

ventricular pressure load　心室压力负荷　05.083

ventricular pressure overload　心室压力负荷过重　05.084

ventricular tachycardia　室性心动过速，*室速　05.039

ventricular volume load　心室容量负荷　05.085

ventricular volume overload　心室容量负荷过重　05.086

Venturi mask　*文丘里面罩　05.266

VEP　视觉诱发电位　03.314

verbal rating scale　语言分级评分法　07.035

vertebral arch　椎弓　01.448

vertebral artery　椎动脉　01.155

vertebral body　椎体　01.445

vertebral canal　椎管　01.447

vertebral column　脊柱　01.444

vertebral foramen　椎孔　01.446

vertebral ligament　脊柱韧带　01.475

vestibular fold　前庭襞　01.045

video laryngoscope　视频喉镜，*可视喉镜　03.250

visceral autonomic response　内脏自主反应　03.340

visceralgia　内脏痛　07.011

visceral pleura　脏胸膜　01.070

viscosity　黏度　01.218

visual analogue scale　视觉模拟评分法　07.037

visual evoked potential　视觉诱发电位　03.314

vital capacity　肺活量　01.108

vital capacity method inhalational anesthetic induction　肺活量法吸入麻醉诱导　03.536

VOC　血管阻塞危象　03.101

vocal cord　声带　01.043

vocal fold　声襞　01.046

voltage-dependent ion channel　*电压依赖性离子通道　02.008

voltage-gated ion channel　电压门控离子通道　02.008

volume assured pressure support ventilation　容积保障压力支持通气　03.520

volume capnogram　容积二氧化碳描记图　03.724

volume cycling　容量切换　03.157

volume support ventilation　容积支持通气　03.519

voriconazole　伏立康唑　05.360

vortex shedding flowmeter　涡街流量计　03.132

VRS　语言分级评分法　07.035

VSV　容积支持通气　03.519

VT　室性心动过速，*室速　05.039

vulnerable period　易损期　01.199

W

wakefulness 觉醒 01.285

warm ischemia 热缺血 04.059

warm shock 暖休克 05.195

washed red blood cell 洗涤红细胞 03.686

waste anesthetic gas 麻醉废气 08.033

water filter 滤水器 04.111

water intoxication 水中毒 03.449

water-strainer 滤水器 04.111

water trap 接水器 03.123

waveform amplitude variation of pulse oximeter chart 脉搏氧体表描计图波形幅度变异 04.141

weak opioid 弱阿片类药物 07.043

Well score 韦尔评分 03.032

wheezing 喘息 04.054

White doublelumen endobronchial tube 怀特双腔支气管导管 04.039

white matter 白质 01.255

Willis' artery circle 基底动脉环，*大脑动脉环 01.275

Wilson's disease *威尔逊病 03.080

wire-reinforced endotracheal tube 螺纹钢丝加强型气管导管，*加强管 03.240

withdrawal reaction 停药反应 02.108

withdrawal symptom 戒断症状 02.224

withdrawal syndrome 戒断综合征 02.225

Wright respirometer 赖特通气量计 03.130

wrist approach of median nerve block 腕部正中神经阻滞 03.575

wrist approach of radial nerve block 腕部桡神经阻滞 03.577

wrist approach of ulnar nerve block 腕部尺神经阻滞 03.579

X

xenon 氙气 02.143

xylocaine *赛罗卡因 02.204

Y

YE 年轻红细胞 03.689

young erythrocyte 年轻红细胞 03.689

Z

zero order process 零级速率过程 02.042

zygomaticotemporal nerve 颧颞神经 01.338

汉 英 索 引

A

阿恩特支气管封堵器　Arndt bronchial blocker　04.033
阿芬太尼　alfentanil　02.237
阿片类受体激动剂　opioid agonist　02.226
阿片类药物　opioid　02.217
阿片全碱　papaveretum　02.236
阿片受体　opioid receptor　02.218
阿片受体激动–拮抗剂　opioid agonist-antagonist　02.243
阿片受体拮抗剂　opioid antagonist　02.250
阿普费尔评分表　Apfel score　03.024
阿曲库铵　atracurium　02.187
阿司匹林　aspirin　02.262
阿司匹林哮喘　aspirin-induced asthma，AIA　02.279
*阿–斯综合征　Adams-Stokes syndrome　05.097
阿替卡因　articaine　02.214
癌性臂丛痛　cancerous brachial plexus neuralgia　07.126

癌性肠痛　cancerous bowel pain　07.125
癌性肝痛　cancerous liver pain　07.123
癌性骨痛　cancerous ostalgia　07.121
癌性盆腔痛　cancerous pelvic pain　07.122
癌性头痛　cancerous headache　07.127
癌性胸痛　cancerous chest pain　07.124
艾伦试验　Allen test　03.657
爱德华兹分级　Edwards score　03.003
*安氟醚　ethrane　02.138
安全范围　margin of safety　02.046
氨茶碱　aminophylline　05.131
氨基糖苷类抗生素　aminoglycosides antibiotic　05.355
鞍区麻醉　saddle anesthesia　03.616
*鞍区阻滞　saddle anesthesia　03.616

B

巴比妥类　barbiturates　02.153
拔管术　extubation　03.501
靶控输注　target-controlled infusion，TCI　03.547
靶控输注泵　target control infusion pump　03.272
白蛋白　albumin，Alb　05.299
白细胞滤器　leukocyte depletion filter　04.115
白质　white matter　01.255
*扳机指　trigger finger　07.093
斑氏回路　Bain's circuit　03.196
半紧闭式呼吸回路　semi-closed breathing circuit　03.200
半开放式呼吸回路　semi-open breathing circuit　03.198
半抗原　hapten　02.047
半数效应浓度　median effective concentration　02.050
半数有效量　median effective dose　02.048
半数致死量　median lethal dose　02.049
*伴有细胞外液减少的低钠血症　hyponatremia with

decreased extracellular fluid　03.443
薄束　fasciculus gracilis　01.249
饱和蒸气压　saturated vapor pressure，SVP　03.115
保护性肺通气策略　lung protective ventilation strategies　04.040
保留自主呼吸的全麻诱导　spontaneous breathing anesthetic induction　03.539
暴发痛　breakthrough pain，BTP　07.009
爆发性肌电活动　burst electromyogram activity　03.318
钡石灰　barium hydroxide lime　03.219
被动转运　passive transport　02.003
奔马律　gallop rhythm　05.098
苯巴比妥　phenobarbital　02.155
苯二氮䓬类　benzodiazepine　02.156
苯哌利啶　phenoperidine　02.232
泵衰竭　pump failure　05.293

· 251 ·

泵吸效应 pumping effect 03.210

泵压 pumping pressure 04.131

鼻 nose 01.010

鼻导管 nasal cannula 03.237

鼻导管给氧法 nasal catheter oxygen inhalation 05.262

鼻道 nasal meatus 01.012

鼻腭神经阻滞 nasopalatine nerve block 04.003

鼻甲 nasal concha 01.011

鼻泪管 nasolacrimal duct 01.013

鼻胃管灌食 nasogastric tube feeding 05.333

鼻咽 nasopharynx 01.021

鼻咽通气道 nasopharyngeal airway 03.229

鼻罩 nasal mask 03.223

比奥呼吸 Biot respiration 05.144

比顺应性 specific compliance 01.100

必需氨基酸 essential amino acid, EAA 05.319

闭合气量 closing volume, CV 01.118

闭合容量 closing capacity, CC 01.117

闭环靶控输注系统 closed-loop target-controlled infusion system 03.548

闭孔神经 obturator nerve 01.375

闭孔神经阻滞 obturator nerve block 03.590

闭塞性细支气管炎综合征 bronchiolitis obliterans syndrome, BOS 04.153

壁胸膜 parietal pleura 01.071

臂丛 brachial plexus 01.348

臂丛后束 posterior cord of brachial plexus 01.354

臂丛内侧束 medial cord of brachial plexus 01.353

臂丛牵拉试验 brachial plexus tension test 07.027

臂丛上干 superior trunk of brachial plexus 01.349

臂丛上干阻滞 superior trunk approach of brachial plexus block 03.571

臂丛神经根 brachial plexus root 01.370

臂丛神经阻滞 brachial plexus block 03.569

臂丛锁骨上分支 supraclavicular branch of brachial plexus 01.355

臂丛锁骨下分支 infraclavicular branch of brachial plexus 01.358

臂丛外侧束 lateral cord of brachial plexus 01.352

臂丛下干 inferior trunk of brachial plexus 01.351

臂丛中干 middle trunk of brachial plexus 01.350

臂内侧皮神经 medial brachial cutaneous nerve 01.368

边缘系统 limbic system 01.262

扁桃体炎 tonsillitis 04.165

变态反应 allergic reaction 02.051

变温毯降温法 ectothermic tapetum hypothermia 03.667

变应原 allergen 02.052

便携式脉搏血氧饱和度监测仪 portable pulse oximeter 03.140

杓状软骨 arytenoid cartilage 01.041

标准碳酸氢盐 standard bicarbonate, SB 03.434

表观分布容积 apparent volume of distribution 02.004

表面麻醉 topical anesthesia 03.559

冰袋降温法 ice bag hypothermia 03.665

冰冻红细胞 frozen red blood cell 03.687

冰水浴降温法 ice water bath hypothermia 03.666

丙胺卡因 prilocaine 02.212

丙泊酚 propofol 02.151

病理性疼痛 pathological pain 07.014

病死率预测模型 mortality prediction model 05.018

玻璃流量计 glass flowmeter 03.181

补呼气量 expiratory reserve volume, ERV 01.104

补吸气量 inspiratory reserve volume, IRV 01.103

补液试验 fluid infusion test 05.171

不良反应 adverse reaction 02.054

*不完全抗原 incomplete antigen 02.047

布比卡因 bupivacaine 02.206

布比卡因脂质体 liposomes bupivacaine 02.209

布洛芬 ibuprofen 02.264

布托啡诺 butorphanol 02.247

部分液体通气 partial liquid ventilation, PLV 03.511

C

采样管 sampling tube 03.128

彩色多普勒 color Doppler 03.406

蔡尔德-皮尤分级 Child-Pugh score 03.029

残气量 residual volume 01.105

*苍白球黑质红核色素变性 Hallervorden-Spatz disease, HSD 03.084

侧卧位 lateral position 03.108

侧斜位 lateral oblique position 03.109

层流　laminar flow　01.216

层流手术室　laminar flow operating room　08.034

层流装置　laminar flow device　05.007

插管后喉头水肿　laryngeal edema after intubation　04.160

插管探条　intubating bougie　03.258

插管应激反应　intubation stress response　03.735

产科高级生命支持　advanced life support in obstetric，ALSO　04.079

产生气溶胶的操作　aerosol-generating procedure　08.053

*长期毒性　long term toxicity　02.059

长潜伏期听觉诱发电位　long latency auditory evoked potential　03.313

肠肝循环　enterohepatic circulation　02.005

肠内营养　enteral nutrition，EN　05.332

肠屏障损害　intestinal barrier damage　05.343

肠系膜上动脉　superior mesenteric artery　01.159

肠系膜下动脉　inferior mesenteric artery　01.160

超拮抗剂　super antagonist　02.055

*超敏反应　hypersensitive reaction　02.051

超强刺激　supramaximal stimulus　03.395

超声波流量传感器　ultrasonic flow transducer　03.134

超声引导法动脉穿刺置管术　ultrasound-guided arterial catheterization　03.650

超声引导颈内静脉穿刺术　ultrasound-guided internal jugular venous catheterization　03.640

超声影像定位　ultrasonic image localization　03.629

超重　overweight　04.201

潮气量　tidal volume　01.102

*潮气量补偿　tidal volume compensation　03.149

潮气量法吸入麻醉诱导　tidal volume method inhalational anesthetic induction　03.537

潮式呼吸　Cheyne-Stokes respiration　05.143

撤呼吸机　ventilator weaning　05.287

沉默受体　silent receptor　02.096

*陈-施呼吸　Cheyne-Stokes respiration　05.143

成比例辅助通气　proportional assist ventilation，PAV　03.509

成分输血　transfusion of blood component　03.681

*成人干瘦型营养不良　adult marasmus　05.320

成瘾性　addiction　02.223

痴呆　dementia　05.209

弛缓性瘫痪　flaccid paralysis　03.068

持续负压通气　continuous negative pressure ventilation，CNPV　05.278

持续期　persistent period　02.019

持续气道正压通气　continuous positive airway pressure，CPAP　03.524

持续损失量　continuous loss　05.291

持续性肌电活动　persistent electromyogram activity　03.319

持续指令通气　continuous mandatory ventilation，CMV　05.281

尺动脉穿刺置管术　ulnar artery catheterization　03.656

尺神经　ulnar nerve　01.366

齿突　dens，odontoid process of axis　01.459

齿突凹　dental fovea of atlas　01.457

耻骨结节　pubic tubercle　01.507

重搏切迹　dicrotic notch　03.350

重复吸入　rebreathing　03.187

重组人脑钠肽　recombinant human brain natriuretic peptide，rhBNP　05.090

出血时间　bleeding time，BT　03.463

出血性脑梗死　hemorrhagic cerebral infarction　05.216

除颤器　defibrillator　05.012

储备受体　spare receptor　02.095

储气囊　reservoir bag　03.190

*触摸痛　allodynia　07.079

穿皮神经　perforating cutaneous nerve　01.382

穿透法动脉穿刺置管术　penetration arterial catheterization　03.648

喘鸣　stridor　04.053

喘息　wheezing　04.054

床边监护仪　bedside monitor　05.008

床旁即时超声　point-of-care ultrasound，POCUS　03.709

垂体　pituitary gland　01.408

丛集性头痛　cluster headache　07.086

*促离子型受体　ionotropic receptor　02.094

催促戒断试验　precipitation withdrawal test　02.056

D

达峰时间　peak time　02.006

大环内酯类抗生素　macrolides antibiotic　05.354

大量输血　massive blood transfusion，MBT　04.081

*大脑动脉环　cerebral arterial circle，Willis' artery circle　01.275

大血管　great vessel　01.147

大隐静脉　great saphenous vein　01.181

代偿间歇　compensatory pause　05.034

代偿性抗炎反应综合征　compensatory anti-inflammatory response syndrome，CARS　05.236

代谢当量　metabolic equivalent，MET　03.025

代谢型受体　metabotropic receptor　02.093

代谢性碱中毒　metabolic alkalosis　03.458

代谢性脑病　metabolic encephalopathy　05.229

代谢性酸中毒　metabolic acidosis　03.451

代谢性损伤　metabolizable injury　05.239

代谢综合征　metabolic syndrome　04.203

带套囊口咽通气道　cuffed oropharyngeal airway　03.228

带状疱疹后神经痛　postherpetic neuralgia　07.109

丹曲林　dantrolene　02.194

单胺氧化酶　monoamine oxidase，MAO　02.007

单胺氧化酶抑制剂　monoamine oxidase inhibitor　03.103

单侧支气管内插管术　unilateral bronchial intubation　03.487

*单纯饥饿型营养不良　energy malnutrition　05.320

*单次剂量抑制试验　single dose suppression test　02.106

单刺激　single-twitch stimulation，SS　03.382

单点穿刺技术　single-point puncture　03.622

单肺通气　one lung ventilation，OLV　04.041

单环β内酰胺类抗生素　monocyclic β-lactam antibiotic　05.352

单腔中心静脉导管　single-lumen central venous catheter　03.260

*单相速发型多器官功能障碍综合征　rapid single-phase multiple organ dysfunction syndrome　05.237

单心室辅助循环　single ventricular assisted circulation　05.309

*单心室体外循环　single ventricular extracorporeal circulation　05.309

胆红素脑病　bilirubin encephalopathy　04.170

胆碱能危象　cholinergic crisis　03.070

胆心反射　gallbladder-heart reflection　04.068

蛋白质-能量营养不良　protein-energy malnutrition，PEM　05.322

蛋白质缺乏型营养不良　protein malnutrition　05.321

氮平衡　nitrogen balance　05.330

导管相关性感染　catheter-related infection，CRI　05.341

导丝导入法动脉穿刺置管术　steel wire guided arterial catheterization　03.649

盗血现象　steal phenomenon　06.021

地布卡因　dibucaine　02.213

地氟烷　desflurane　02.141

*地卡因　dicaine　02.205

地西泮　diazepam　02.157

地佐辛　dezocine　02.245

等渗溶液　isoosmotic solution　05.296

等渗性脱水　isotonic dehydration　03.442

等血容量　euvolemia　01.436

等压点　isobaric point　01.098

等张溶液　isotonic solution　05.297

*等张性缺氧　isotonic hypoxia　05.249

等长自身调节　homometric autoregulation　01.189

*低蛋白血症型营养不良　hypoprotein malnutrition　05.321

低钾血症　hypokalemia　03.445

低钾周期性麻痹　hypokalemic periodic paralysis　03.073

低流量紧闭式呼吸回路　low-flow closed breathing circuit　03.201

低钠血症　hyponatremia　03.448

低浓度氧疗　low concentration oxygen therapy　05.257

*低排高阻型休克　low-output and high-resistance shock　05.196

低渗性脱水　hypotonic dehydration　03.443

低温麻醉　hypothermia anesthesia　03.663

低心排血量综合征　low cardiac output syndrome，LCOS　04.098

低血容量　hypovolemia　01.434

低血容量性休克　hypovolemic shock　05.188

低压系统　low pressure system　03.179

低氧性肺血管收缩　hypoxic pulmonary vasoconstriction，HPV　03.734

低氧血症　hypoxemia　05.125

*低氧血症型呼吸衰竭　hypoxemic respiratory failure　05.136

低张性缺氧　hypotonic hypoxia　05.248

*迪谢内肌营养不良　Duchenne muscular dystrophy，DMD　03.095

骶丛　sacral plexus　01.378

骶丛神经阻滞　sacral plexus block　03.585

骶骨　sacrum　01.463

骶骨岬　promontory of sacrum　01.464

骶管裂孔　sacral hiatus　01.465

骶管麻醉　sacral anesthesia　03.617

*骶管阻滞　sacral anesthesia　03.617

骶交感干　sacral sympathetic trunk　01.303

*骶交感链　sacral sympathetic chain　01.303

骶角　sacral horn　01.466

骶髂关节分离试验　separation test of sacroiliac joint，
　　Patrick test　07.032

骶髂关节扭转试验　torsional test of sacroiliac joint
　　07.034

骶髂关节压迫试验　sacroiliac joint compression test
　　07.033

骶神经　sacral nerve　01.474

骶正中动脉　median sacral artery　01.166

第二产程痛　labor pain in second stage　04.072

第二气体效应　second gas effect　03.122

第三间隙　third space　01.433

第三脑室　third ventricle　01.241

*第三心音奔马律　third heart sound gallop　05.099

第三腰椎横突综合征　third lumbar vertebral transverse
　　process syndrome　07.097

第四脑室　fourth ventricle　01.242

第一产程痛　labor pain in first stage　04.071

*第一肺门　first hilum of lung　01.063

第一气管软骨环　first tracheal ring　01.035

癫痫　epilepsy　05.222

癫痫持续状态　status epilepticus，SE　05.225

*癫痫大发作　grand mal epilepsy　05.223

点数字评分法　101-point numeric rating scale　07.038

电刺激试验　electric stimulation test　07.023

电动电控呼吸机　electrically-driven electrically-controlled
　　ventilator　03.166

*电解质溶液　electrolyte solution　05.295

电压门控离子通道　voltage-gated ion channel　02.008

*电压依赖性离子通道　voltage-dependent ion channel
　　02.008

电异步状态　electrical asynchrony　01.200

电子流量计　electronic flowmeter　03.182

电子蒸发器　electronic evaporator　03.205

蝶窦　sphenoid sinus　01.015

蝶翼征　butterfly sign　05.126

丁丙诺啡　buprenorphine　02.249

丁卡因　tetracaine　02.205

*丁哌卡因　marcaine　02.206

丁酰苯类　butyrophenone　02.164

顶盖脊髓束　tectospinal tract　01.257

顶叶　parietal lobe　01.236

冬眠疗法　hibernotherapy　03.554

*冬眠灵　chlorpromazine　02.162

动脉穿刺置管术　artery catheterization　03.646

动脉导管未闭　patent ductus arteriosus，PDA　04.167

动脉灌注管道　arterial perfusion tube　04.117

动脉–静脉降温法　arterial-venous hypothermia　03.675

动脉微栓过滤器　arterial-line filter　04.112

动脉血气分析　arterial blood gas analysis　05.148

动脉血气针　arterial blood gas sampler　03.265

动脉血栓性脑梗死　arteriothrombotic cerebral infrac-
　　tion　05.212

动脉血压　arterial blood pressure　01.207

动脉血氧饱和度　arterial oxygen saturation　01.133

动脉血氧分压　arterial partial pressure of oxygen
　　05.150

动脉血氧含量　arterial oxygen content　01.134

动眼神经　oculomotor nerve　01.310

动作电位　action potential　01.392

动作电位延长药　action potential prolong drug　05.067

*冻僵　frozen rigor　04.134

窦房传导阻滞　sinoatrial block，SAB　05.045

窦房结　sinoatrial node　01.143

*窦房阻滞　sinoatrial block，SAB　05.045

*窦性间歇　sinus pause　05.026

窦性停搏　sinus arrest　05.026

窦性心动过缓　sinus bradycardia　05.027

窦性心动过速　sinus tachycardia　05.028

窦性心律不齐　sinus irregularity　05.029

窦性心律失常　sinus arrhythmia　05.025

毒物动力相　toxicologytic phase　06.026

毒效相　toxic effect phase　06.027

毒性反应　toxic reaction　02.057

杜什氯铵　doxacurium　02.191

Ⅰ度房室传导阻滞　first degree atrioventricular block
　　05.047

Ⅱ度房室传导阻滞　second degree atrioventricular block
　　05.048

Ⅲ度房室传导阻滞　third degree atrioventricular block

05.051

Ⅱ度Ⅰ型房室传导阻滞 type Ⅰ second degree atrio-ventricular block 05.049

Ⅱ度Ⅱ房室传导阻滞 type Ⅱ second degree atrioventricular block 05.050

端脑 telencephalon 01.231

端坐呼吸 orthopnea 05.096

短绌脉 deficient pulse 03.737

短潜伏期听觉诱发电位 short latency auditory evoked potential 03.311

短暂神经综合征 transient neurological syndrome, TNS 03.625

对乙酰氨基酚 paracetamol 02.263

对因治疗 etiological treatment 02.060

对症治疗 symptomatic treatment 02.061

多发性硬化症 multiple sclerosis 03.087

多功能监护仪 multifunction monitor 03.144

多觉型伤害性感受器 polymodal nociceptor 07.006

多模式镇痛 multimodal analgesia 07.062

多普勒超声心动图 Doppler echocardiography 03.401

多器官功能不全评分 multiple organ dysfunction score, MODS 05.020

多器官功能障碍综合征 multiple organ dysfunction syndrome, MODS 05.233

多器官功能障碍综合征感染期 infectious stage of multiple organ dysfunction syndrome 05.242

多器官功能障碍综合征急进期 acute stage of MODS 05.241

多器官功能障碍综合征营养低下期 hypotrophic stage of multiple organ dysfunction syndrome 05.243

*多形性心室扑动 multiform ventricular flutter 05.040

多因素分级系统 body mass index, obstruction, dyspnea, exercise; BODE 03.048

多轴空病 multicore disease 03.098

E

额窦 frontal sinus 01.014

额肌肌电图 frontalis electromyography, FEMG 03.317

额神经阻滞 frontal nerve block 04.004

额叶 frontal lobe 01.240

厄普舍纤维光导喉镜 Upsher fiberoptic laryngoscope 03.249

*轭套接口 hanger yoke 03.171

恶性高热 malignant hyperthermia 03.749

*腭垂 palatine uvula 01.007

腭咽肌 palatopharyngeus 01.028

恩氟烷 enflurane 02.138

儿童肺脓肿 pediatric pulmonary abscess 04.162

耳大神经 great auricular nerve 01.344

耳颞神经 auriculotemporal nerve 01.337

二尖瓣A峰 mitral A peak 03.421

二尖瓣E峰 mitral E peak 03.420

D-二聚体 D-dimer, D-D 03.471

二氢埃托啡 dihydroetorphine 02.240

*二氢吗啡酮 hydromorphone 02.241

二室模型 two-compartment model 02.011

二态模型 two state model 02.062

二维超声心动图 two-dimensional echocardiography 03.400

二氧化碳结合力 carbon dioxide combining power 03.436

二氧化碳描记图 capnogram 03.722

二氧化碳吸收罐 carbon dioxide canister 03.215

二氧化碳吸收剂 carbon dioxide absorbent 03.216

二氧化碳潴留 carbon dioxide retention 05.134

二乙酰吗啡 diacetylmorphine 02.230

F

发绀 cyanosis 03.039

*乏氧性缺氧 hypoxic hypoxia 05.248

*APL阀 adjustable pressure limiting valve, APL valve 03.189

法-林效应 Fåhraeus-Lindquist effect 01.223

反拗性危象 brittle crisis 03.071

反比通气 inverse ratio ventilation, IRV 03.512

反常呼吸 paradoxical respiration 03.038

反常栓塞　abnormal embolism　04.065

反流　regurgitation　03.741

*反特伦德伦堡位　reverse Trendelenburg position　03.111

反跳现象　rebound　02.064

反向激动剂　inverse agonist　02.065

*房颤　atrial fibrillation　05.042

*房扑　atrial flutter　05.041

房室传导阻滞　atrioventricular block，AVB　05.046

房室结　atrioventricular node　01.144

房室模型　compartment model　02.009

房室束　atrioventricular bundle　01.145

房性期前收缩　atrial premature beat　05.035

放射治疗　radiotherapy　07.129

非阿片类中枢性镇痛药　non-opioid central analgesic　02.255

非创伤性急性脑功能障碍　nonraumatic acute brain dysfunction　05.202

非苷类强心药　non-glycoside cardiotonic drug　05.106

非寒战产热　non-shivering thermogenesis　01.427

非计划二次气管插管率　unplanned secondary intubation rate　08.003

非计划转入重症医学病房率　unplanned transfer rate to ICU　08.018

*非那根　promethazine　02.163

非牛顿流体　non-Newtonian fluid　01.222

非气管插管全身麻醉　non-intubated general anesthesia　04.047

非去极化类肌肉松弛药　nondepolarizing muscle relaxant　02.183

非溶血性发热反应　non-hemolytic febrile transfusion reaction　03.701

非少尿型急性肾衰竭　nonoliguric acute renal failure　05.161

非手术室麻醉　non-operating room anesthesia　04.207

非特异性上行投射系统　nonspecific ascending projecting system　01.280

非通气侧肺　independent lung　04.042

非同步电除颤　non-synchronised defibrillation　05.075

非线性速率过程　nonlinear rate process　02.012

非心源性肺水肿　noncardiogenic pulmonary edema　03.730

非选择性环氧合酶抑制药　non-selective cyclooxygenase inhibitor　02.274

*非要素型肠内营养剂　non-elemental type enteral nutrition　05.335

非甾体抗炎药　nonsteroidal anti-inflammatory drug，NSAID　02.258

非甾体抗炎药相关消化性溃疡　NSAID-associated peptic ulcer　02.278

菲克定律　Fick law　04.132

肥胖　obese　04.202

肥胖低通气综合征　obesityhypoventilation syndrome　03.733

腓肠神经　sural nerve　01.389

腓总神经　common peroneal nerve　01.388

腓总神经阻滞　common peroneal nerve block　03.595

肺　lung　01.056

肺表面活性物质　pulmonary surfactant　01.101

肺搏动　lung pulse　03.717

肺底　base of lung　01.062

肺点　lung point　03.716

肺动脉　pulmonary artery　01.066

肺动脉瓣收缩峰值流速　peak systolic velocity of pulmonary valve　03.424

肺动脉导管　pulmonary artery catheter　03.141

肺动脉导管监测　pulmonary artery catheter monitoring　03.358

肺动脉高压　pulmonary hypertension，PH　01.226

肺动脉漂浮导管置管术　pulmonary artery catheter catheterization　03.645

肺动脉收缩压　pulmonary artery systolic pressure，PASP　03.359

肺动脉舒张压　pulmonary artery diastolic pressure，PADP　03.360

肺动脉压　pulmonary artery pressure　01.214

肺复张策略　lung recruitment maneuver　04.048

肺复张方法　recruitment maneuver　05.155

*肺J感受器　pulmonary J receptor　01.126

肺功能检查　pulmonary function test　05.011

肺滑动征　sliding lung　03.713

肺活量　vital capacity，VC　01.108

肺活量法吸入麻醉诱导　vital capacity method inhalational anesthetic induction　03.536

肺尖　apex of lung　01.061

肺静脉　pulmonary vein　01.068

肺毛细血管旁感受器　juxtapulmonary capillary receptor　01.126

肺毛细血管楔压 pulmonary capillary wedge pressure，PCWP 04.088

肺门 hilum of lung 01.063

肺内分流 intrapulmonary shunt 04.044

肺泡 pulmonary alveolus 01.060

肺泡表面活性物质 pulmonary surfactant 05.113

肺泡-动脉氧分压差 alveolar-arterial oxygen partial pressure difference 04.091

肺泡管 alveolar duct 01.058

肺泡毛细血管膜 alveolar capillary membrane 05.145

肺泡囊 alveolar saccule 01.059

肺泡气浓度 fraction of alveolar 03.119

肺泡通气量 alveolar ventilation volume 01.107

肺泡无效腔 alveolar dead space 01.128

肺泡性肺水肿 alveolar pulmonary edema 05.123

肺气压伤 pulmonary barotrauma，PBT 04.049

肺气肿 emphysema 03.045

肺实变征 alveolar consolidation 03.712

肺栓塞 pulmonary embolism，PE 01.227

肺通气 pulmonary ventilation 01.095

肺萎陷 pulmonary collapse 05.112

[肺]斜裂 oblique fissure of lung 01.064

肺性脑病 pulmonary encephalopathy 05.142

肺血管阻力 pulmonary vascular resistance 04.089

肺循环 pulmonary circulation 01.204

肺淤血 pulmonary congestion 05.111

分布性休克 distributive shock 05.190

分侧肺功能测定 lateral pulmonary function test 03.049

分离麻醉 dissociative anesthesia 03.542

分离阻滞 differential block 03.619

分娩痛 labor pain 04.070

分娩镇痛 labor analgesia 04.069

分配系数 distribution coefficient 02.144

分钟指令通气 mandatory minute ventilation，MMV 03.163

芬太尼 fentanyl 02.233

吩噻嗪类 phenothiazine 02.161

风湿性多肌痛 polymyalgia rheumatica，PMR 07.107

风湿性舞蹈症 rheumatic chorea 03.092

封顶效应 ceiling effect 07.132

峰浓度 peak concentration 02.013

弗兰克-斯塔林机制 Frank-Starling mechanism 05.087

伏立康唑 voriconazole 05.360

氟比洛芬 flurbiprofen 02.265

氟比洛芬酯 flurbiprofen axetil 02.266

氟吡汀 flupirtine 02.256

氟马西尼 flumazenil 02.159

*氟哌丁苯 haloperidol 02.166

氟哌啶醇 haloperidol 02.166

氟哌利多 droperidol 02.165

氟烷 fluothane 02.137

浮髌试验 floating patella test 07.031

*福里斯特分级 Forrester classification 05.102

俯卧位 prone position 03.106

辅助通气 assist ventilation 03.508

辅助-控制通气 assist/control ventilation，ACV 03.510

辅助循环 assisted circulation 05.306

辅助循环装置 assisted circulatory device 05.307

负反馈 negative feedback 01.412

负荷剂量 loading dose 02.014

*负性激动剂 negative agonist 02.065

负压病房 negative pressure ward 08.050

负压通气 negative pressure ventilation，NPV 05.276

复合麻醉 combined anesthesia 03.549

复温 rewarming 03.676

复杂部分性发作 complex partial seizure 05.224

复张性肺水肿 reexpansion pulmonary edema，RPE 05.115

*副反应 side reaction 02.066

副交感神经 parasympathetic nerve 01.306

副神经 accessory nerve 01.321

副神经阻滞 accessory nerve block 04.005

副作用 side reaction 02.066

富血小板血浆 platelet rich plasma，PRP 03.693

腹壁 abdominal wall 01.489

腹壁下动脉 inferior epigastric artery 01.495

*腹部冲击法 Heimlich maneuver 04.023

*腹股沟管腹环 deep inguinal ring 01.504

*腹股沟管皮下环 superficial inguinal ring 01.503

腹股沟管浅环 superficial inguinal ring 01.503

腹股沟管深环 deep inguinal ring 01.504

腹股沟镰 inguinal falx 01.506

腹股沟区 inguinal region 01.499

腹股沟韧带 inguinal ligament 01.500

腹横肌 transversus abdominis 01.493

腹横肌平面 transversus abdominis plane 01.494

腹横肌平面阻滞 transversus abdominal plane block

03.606

腹裂　gastroschisis　04.176

腹膜　peritoneum　01.496

腹内斜肌　obliquus internus abdominis　01.492

腹腔干　celiac trunk　01.158

腹腔降温法　peritoneal hypothermia　03.670

腹腔神经节阻滞　celiac ganglion block　03.608

腹外斜肌　obliquus externus abdominis　01.491

腹外斜肌腱膜　external oblique aponeurosis　01.502

腹直肌　rectus abdominis　01.490

腹直肌鞘后层　posterior layer of sheath of rectus abdominis　01.497

腹直肌鞘前层　anterior layer of sheath of rectus abdominis　01.498

腹直肌鞘阻滞　rectus sheath block　03.607

G

改良阿尔德雷特评分　modified Aldrete score　03.136

改良艾伦试验　modified Allen test　03.658

改良警觉/镇静评分　modified observer's assessment of alertness/sedation scale　03.556

改良早期预警评分系统　modified early warning scoring system，MEWSS　05.019

*钙拮抗剂　calcium antagonist　05.068

钙石灰　calcium lime　03.218

钙通道阻滞剂　calcium channel blocker　05.068

*盖斯兰试验　Gaenslen test　07.034

肝动脉缓冲效应　hepatic arterial buffer response　03.063

肝豆状核变性　hepatolenticular degeneration，HLD　03.080

肝肺综合征　hepatopulmonary syndrome　03.065

肝功能不全　hepatic dysfunction　05.201

肝肾综合征　hepatorenal syndrome　03.064

肝素抵抗　heparin resistance　04.137

肝素化　heparinization　05.183

肝素诱导血小板减少症　heparininduced thrombocytopenia，HIT　04.138

肝药酶　liver drug enzyme　02.035

肝硬化　liver cirrhosis　03.062

感染相关器官衰竭评分　sepsis-related organ failure assessment，SOFA　05.021

感染性肺水肿　infectious pulmonary edema，IPE　05.117

感染性休克　infectious shock　05.191

干扰素　interferon，IFN　05.361

肛门闭锁　imperforate anus　04.183

高分解代谢　hypercatabolism　05.315

高灌注综合征　hyperperfusion syndrome，HS　04.060

高级生命支持　advanced cardiac life support，ACLS　06.016

高钾血症　hyperkalemia　03.446

高钾周期性麻痹　hyperkalemic periodic paralysis　03.074

高钠血症　hypernatremia　03.447

高浓度氧疗　high concentration oxygen therapy　05.259

*高排低阻型休克　high-output and low-resistance shock　05.195

高频喷射通气　high frequency jet ventilation，HFJV　03.516

高频通气　high frequency ventilation，HFV　03.514

高频振荡通气　high frequency oscillatory ventilation，HFOV　03.517

高频正压通气　high frequency positive pressure ventilation，HFPPV　03.515

高渗性脱水　hypertonic dehydration　03.444

*高碳酸血症型呼吸衰竭　hypercapnic respiratory failure　05.137

高血容量　hypervolemia　01.435

高血压　hypertension　03.050

高血压脑病　hypertensive encephalopathy　05.230

高压系统　high pressure system　03.170

*高压性气胸　tension pneumothorax　04.067

高压氧疗　hyperbaric oxygen therapy　05.268

高原肺水肿　high altitude pulmonary edema，HAPE　05.120

戈德曼心脏危险指数　Goldman cardiac risk index　03.014

戈尔登哈尔综合征　Goldenhar syndrome　04.197

格拉斯哥昏迷评分　Glasgow coma score，GCS　05.208

格隆溴铵　glycopyrronium bromide　02.200

259

隔离前臂法 isolated forearm technique，IFT 03.335

隔离衣 isolation gown 08.038

膈[肌] diaphragm 01.078

[膈肌]腔静脉孔 vena caval foramen of diaphragm 01.083

[膈肌]食管裂孔 esophageal hiatus 01.082

[膈肌]主动脉裂孔 aortic hiatus 01.081

膈神经 phrenic nerve 01.342

给药速度 administration rate 02.015

跟痛症 calcaneodynia 07.105

梗阻性休克 obstructive shock 05.194

功能残气量 functional residual capacity，FRC 01.112

肱动脉穿刺置管术 brachial artery catheterization 03.652

肱骨外上髁炎 external humeral epicondylitis 07.091

宫颈旁阻滞 paracervical block 04.073

共同气出口 common gas outlet 03.184

钩椎关节 uncovertebral joint 01.467

构效关系 structure-activity relationship，SAR 02.084

孤儿受体 orphan receptor 02.097

股动脉 femoral artery 01.167

股动脉穿刺置管术 femoral artery catheterization 03.653

股动脉鞘内注药法闭孔神经阻滞 intrathecal injections approach of obturator nerve block 03.591

股骨大转子与坐骨粗隆间坐骨神经阻滞 greater trochanter of femur and tuberositas ischialica approach of sciatic nerve block 03.589

股骨头缺血性坏死 avascular necrosis of femoral head，ANFH 07.102

股后皮神经 posterior femoral cutaneous nerve 01.381

股静脉 femoral vein 01.184

股静脉穿刺术 femoral venous catheterization 03.642

股神经 femoral nerve 01.374

股神经痛 femoral neuralgia 07.101

股神经阻滞 femoral nerve block 03.586

股外侧皮神经 lateral femoral cutaneous nerve 01.377

股外侧皮神经痛 lateral femoral cutaneous neuralgia 07.103

股外侧皮神经阻滞 lateral femoral cutaneous nerve block 03.592

骨水泥植入综合征 bone cement implantation syndrome，BCIS 04.082

骨性膝关节炎 knee osteoarthritis 07.104

鼓泡式氧合器 bubble oxygenator 04.106

关节突 articular process 01.454

*冠心病 coronary artery heart disease，CHD 03.053

冠状动脉灌注压 coronary perfusion pressure 06.014

冠状动脉性心脏病 coronary artery heart disease，CHD 03.053

灌注泵 priming pump 04.108

灌注流量 perfusion flow 04.129

光棒引导气管插管术 tracheal intubation guided by light stylet 03.482

广谱抗生素 broad spectrum antibiotic 05.347

贵要静脉 basilic vein 01.175

滚压泵 roller pump 04.109

国际标准化比值 international normalized ratio，INR 03.466

腘动脉 popliteal artery 01.168

腘窝部胫神经阻滞 popliteal fossa approach of tibial nerve block 03.593

过度通气 hyperventilation，HV 03.513

过敏性休克 anaphylactic shock 05.193

*过敏样反应 anaphylactoid reaction 02.053

*过敏原 anaphylactogen 02.052

H

哈勒沃登–施帕茨病 Hallervorden-Spatz disease，HSD 03.084

*海洛因 heroin 02.230

海姆利希手法 Heimlich maneuver 04.023

含血停搏液 blood cardioplegic solution 04.097

核苷类似物 nucleotide analogue，NA 05.362

*核黄疸 nuclear jaundice 04.170

颌面畸形 maxillofacial deformity 04.194

黑质 substantia nigra 01.259

亨廷顿病 Huntington disease，HD 03.085

*亨廷顿舞蹈症 Huntington chorea 03.085

*横膈 diaphragm 01.078

横突 transverse process 01.453

横突孔 transverse foramen 01.455

喉 larynx 01.039

喉返神经阻滞 recurrent laryngeal block 03.599

喉管　laryngeal tube　03.230

喉结　laryngeal prominence　01.042

喉痉挛　laryngospasm　04.018

喉镜片　laryngoscope blades　03.254

喉连接　larynx joint　01.047

喉乳头状瘤　laryngeal papilloma　04.161

喉软骨　laryngeal cartilage　01.040

喉上神经阻滞　superior laryngeal block　03.598

喉室　laryngeal ventricle　01.044

喉头水肿　larynx edema　04.019

喉咽　laryngopharynx　01.023

喉罩　laryngeal mask airway，LMA　03.231

喉罩引导气管插管术　tracheal intubation guided by laryngeal mask airway　03.480

喉罩引导纤维支气管镜插管术　fiberoptic bronchoscope intubation guided by laryngeal mask airway　03.481

喉罩置入术　laryngeal mask airway intubation　03.477

喉周通气道　perilaryngeal airway　03.236

喉轴线　larynx axis，LA　01.050

后并行循环　post-parallel cycle　04.105

后除极　after-depolarization　05.058

后负荷　afterload　01.192

后脑　metencephalon　01.234

后遗效应　residual effect　02.067

后纵隔　posterior mediastinum　01.077

后纵韧带　posterior longitudinal ligament　01.478

呼气末二氧化碳分压　end-tidal carbon dioxide partial pressure　03.719

呼气末二氧化碳分压旁流监测　bypass monitor of end-tidal carbon dioxide partial pressure　03.721

呼气末二氧化碳分压主流监测　mainstream monitor of end-tidal carbon dioxide partial pressure　03.720

呼气末正压通气　positive end-expiration pressure，PEEP　03.526

呼气性呼吸困难　expiratory dyspnea　05.141

呼吸道　respiratory tract　01.002

呼吸功能　respiratory function　01.092

呼吸回路　breathing circuit　03.194

呼吸机　ventilator　03.146

呼吸机触发　ventilator trigger　03.160

呼吸机切换　ventilator cycling　03.155

呼吸机相关肺炎　ventilator associated pneumonia，VAP　05.286

*呼吸机相关性肺损伤　ventilator-associated lung injury 01.123

呼吸急促　tachypnea　03.037

呼吸困难评分　dyspnea score　03.016

*呼吸囊　reservoir bag　03.190

呼吸衰竭　respiratory failure　05.133

呼吸停止　respiratory arrest　03.727

呼吸系统　respiratory system　01.001

呼吸兴奋剂　respiratory stimulant　05.151

呼吸性碱中毒　respiratory alkalosis　03.459

呼吸性酸中毒　respiratory acidosis　03.452

呼吸运动　breathing exercise　01.094

呼吸暂停试验　apnea test　05.232

琥珀胆碱　succinylcholine　02.182

琥珀酰明胶　succinylated gelatin　05.302

护目镜　goggles　08.035

护士站　nurse station　05.006

滑车上神经　supratrochlear nerve　01.336

滑车神经　trochlear nerve　01.311

化合物A　compound A　02.146

*化学门控[离子]通道　chemically-gated ion channel　02.068

化学性危害　chemical hazard　08.031

化学治疗　chemotherapy　07.130

怀特双腔支气管导管　White doublelumen endobronchial tube　04.039

踝关节胫神经阻滞　ankle joint approach of tibial nerve block　03.594

坏死性小肠结肠炎　necrotizing enterocolitis　04.184

环甲肌　cricothyroid muscle　01.034

环甲膜穿刺术　thyrocricocentesis　03.497

环甲膜切开术　cricothyroid laryngotomy　03.498

环泊酚　ciprofol　02.152

环氧合酶　cyclooxygenase，COX　02.259

环氧合酶Ⅰ型　cyclooxygenaseⅠ，COX-Ⅰ　02.260

环氧合酶Ⅱ型　cyclooxygenaseⅡ，COX-Ⅱ　02.261

环状软骨压迫手法　cricoid pressure，CP　03.726

寰枢关节　atlantoaxial joint　01.469

寰枕关节　atlantooccipital joint　01.468

寰椎　atlas　01.456

缓冲碱　buffer base，BB　03.439

缓慢型心律失常　bradyarrhythmia　05.054

幻肢痛　phantom limb pain，PLP　07.074

换气功能　gas exchange function　01.125

换气功能障碍　gas exchange disorder　01.130

患者状态指数　patient state index，PSI　03.303

患者自控静脉镇痛　patient controlled intravenous analgesia，PCIA　07.068

患者自控皮下镇痛　patient controlled subcutaneous analgesia，PCSA　07.071

患者自控神经丛镇痛　patient controlled nerve analgesia，PCNA　07.070

患者自控硬膜外镇痛　patient controlled epidural analgesia　07.069

患者自控镇痛　patient controlled analgesia，PCA　07.067

患者自控镇痛泵　patient controlled analgesia pump　03.271

黄韧带　ligamenta flava　01.479

磺胺类药　sulfonamide　05.358

灰质　grey matter　01.254

恢复指数　recovery index，RI　02.180

回流室管　venous reservoir tube　04.124

回流室滤器　reflux chamber filter　04.113

回收式自体输血　salvaged autotransfusion　03.703

会厌　epiglottis　01.036

喙突下入路臂丛神经阻滞　infracoracoid approach of brachial plexus block　03.574

昏迷　coma　05.207

昏睡　lethargy　05.206

混合静脉血　mixed venous blood　05.254

混合静脉血氧饱和度　mixed venous oxygen saturation　03.365

混合静脉血氧分压　mixed venous oxygen partial pressure　05.255

*混合型营养不良　mixed marasmus and visceral malnutrition，marasmic-Kwashiorkor　05.322

混合性通气功能障碍　mixed ventilatory disorder　01.122

*活瓣　check valve　03.172

活化部分凝血活酶时间　activated partial thromboplastin，APTT　03.467

*霍夫曼降解　Hofmann degradation　02.016

霍夫曼消除　Hofmann elimination　02.016

J

机械刺激试验　mechanical stimulation test　07.021

机械辅助通气　assisted mechanical ventilation，AMV　03.162

机械控制通气　controlled mechanical ventilation　03.161

机械通气　mechanical ventilation　03.147

机械通气相关性肺损伤　mechanical ventilation-associated lung injury　01.123

机械通气窒息时间　apnea interval during mechanical ventilation　03.152

机械无效腔　mechanical dead space　03.193

肌电图　electromyogram，EMG　03.315

*肌动图　mechanomyography，MMG　03.135

肌酐　creatinine，Cr　03.283

肌机械描记［术］　mechanomyography，MMG　03.135

肌间沟入路臂丛神经阻滞　inter-scalene approach of brachial plexus block　03.570

肌筋膜痛综合征　myofascial pain syndrome，MFPS　07.083

肌力　muscle strength　01.397

肌内注射基础麻醉　intramuscular basic anesthesia 03.531

肌皮神经　musculocutaneous nerve　01.364

肌牵张反射　muscle stretch reflex　01.395

肌肉加速度描记图　acceleromyography，AMG　03.137

肌肉松弛程度　degree of muscle relaxation　03.380

肌肉松弛药　muscle relaxant　02.169

肌肉松弛药拮抗剂　muscle relaxant antagonist　02.195

肌梭　muscle spindle　01.398

肌萎缩侧索硬化　amyotrophic lateral sclerosis，ALS　03.076

肌压电图　piezoelectric-electromyography，PZEMG　03.389

肌音描记图　phonomyography，PMG　03.138

肌张力　muscle tone　01.396

基本生命支持　basic life support，BLS　06.015

基础代谢　basal metabolism　01.419

基础代谢率　basal metabolism rate，BMR　01.420

基础麻醉　basic anesthesia　03.529

基础能量消耗　basal energy expenditure，BEE　05.327

基底动脉环　cerebral arterial circle，Willis' artery circle

01.275

基利普分级　Killip classification　05.101

激动剂　agonist　02.069

激发性肌电活动　evoked electromyogram activity　03.320

激光护目镜　laser safety goggles　08.036

激活全血凝血时间　activated coagulation time，ACT　03.473

激素　hormone　01.415

激素治疗　hormonotherapy　07.131

吉兰-巴雷综合征　Guillain-Barre syndrome，GBS　03.069

极量　maximal dose　02.071

急性创伤-休克凝血功能障碍　acute coagulopathy of trauma-shock，AcoTS　04.150

急性毒性　acute toxicity　02.058

急性肺不张　acute atelectasis　03.747

急性肺栓塞　acute pulmonary embolism　01.131

急性肺水肿　acute pulmonary edema　03.728

急性肺损伤　acute lung injury，ALI　03.732

急性喉气管支气管炎　acute laryngotracheal bronchitis　04.159

急性呼吸窘迫综合征　acute respiratory distress syndrome，ARDS　03.731

急性呼吸衰竭　acute respiratory failure　05.135

急性会厌炎　acute epiglottitis　04.158

急性酒精中毒　acute alcoholic intoxication　02.252

急性溶血性输血反应　acute hemolytic transfusion reaction　03.697

急性上呼吸道梗阻　acute upper respiratory tract obstruction　03.744

急性肾衰竭　acute renal failure，ARF　05.156

急性肾衰竭多尿期　diuresis stage of acute renal failure　05.164

急性肾衰竭恢复期　recovery stage of acute renal failure　05.165

急性肾衰竭起始期　initial stage of acute renal failure　05.162

急性肾衰竭少尿期　oliguria stage of acute renal failure　05.163

急性肾损伤　acute kidney injury，AKI　03.291

急性肾小管坏死　acute tubular necrosis，ATN　05.157

急性生理与慢性健康评估系统　acute physiology and chronic health evaluation system　05.016

急性术后高血压　acute postoperative hypertension　03.346

急性疼痛　acute pain　07.059

急性疼痛服务　acute pain service，APS　07.061

急性心包炎　acute pericarditis　05.082

急性心力衰竭　acute heart failure，AHF　05.080

急性心力衰竭临床严重程度分级　clinical severity classification of acute heart failure　05.102

*急性炎性脱髓鞘性多发性神经根神经炎　acute inflammatory demyelinating polyradiculoneuropathy，AIDP　03.069

急性意识障碍　acute disturbance of consciousness　05.204

急性右心衰竭　acute right heart failure，ARHF　05.094

急性左心衰竭　acute left heart failure，ALHF　05.093

棘间韧带　interspinous ligament　01.480

棘上韧带　supraspinous ligament　01.481

棘突　spinous process　01.452

*脊麻　spinal anesthesia　03.612

脊神经　spinal nerve　01.323

脊神经背侧支　dorsal branch of spinal nerve　01.324

脊神经腹侧支　ventral branch of spinal nerve　01.327

*脊神经后支　posterior branch of spinal nerve　01.324

脊神经交通支　communicating branch of spinal nerve　01.329

脊神经内侧分支　medial branch of spinal nerve　01.326

脊神经前根　anterior root of spinal nerve　01.328

*脊神经前支　anterior branch of spinal nerve　01.327

脊神经外侧分支　lateral branch of spinal nerve　01.325

脊髓电刺激疗法　spinal cord stimulation，SCS　07.055

脊髓根动脉　spinal radicular artery　01.268

脊髓后动脉　posterior spinal artery　01.267

脊髓灰质炎后遗症　postpoliomyelitis sequelae　03.088

脊髓脊膜膨出　meningomyelocele　04.190

脊髓空洞症　syringomyelia　03.075

脊髓麻醉　spinal anesthesia　03.612

脊髓前动脉　anterior spinal artery　01.266

脊髓丘脑前束　anterior spinothalamic tract　01.253

脊髓丘脑束　spinothalamic tract　01.252

脊髓体感诱发电位　spinal somatosensory evoked potential，SSEP　03.307

脊髓小脑后束　posterior spinocerebellar tract　01.251

脊髓小脑前束　anterior spinocerebellar tract　01.250

脊髓-硬膜外联合麻醉　combined spinal and epidural anesthesia，CSEA　03.615

[脊髓]中央管　central canal of spinal cord　01.256

脊柱　vertebral column　01.444

脊柱韧带　vertebral ligament　01.475

继发反应　secondary reaction　02.072

继发型多器官功能障碍综合征　secondary multiple organ dysfunction syndrome　05.238

*继发性呼吸停止　secondary respiratory arrest　03.727

继发性呼吸暂停　secondary apnea　06.024

继发性痛觉过敏　secondary hyperalgesia　07.082

*继发性脱水　secondary dehydration　03.443

寂静肺　silent chest　03.746

*加强管　wire-reinforced endotracheal tube　03.240

加强型喉罩　laryngeal mask airway with bite block　03.233

加速术后康复　enhanced recovery after surgery, ERAS　03.034

加温输液仪　heating infusion apparatus　03.431

加压输液袋　infusion pressure bag　03.273

夹板接口　hanger yoke　03.171

家族性自主神经功能障碍　familial dysautonomia, FD　04.199

甲颏距离　thyromental distance　03.020

甲哌卡因　mepivacaine　02.210

甲状颈干　thyrocervical trunk　01.157

甲状软骨　thyroid cartilage　01.033

钾紊乱性家族性周期性麻痹　dyskalemic familial periodic paralysis　03.072

假性成瘾　pseudoaddiction　07.114

尖端扭转型室性心动过速　torsade de pointes type of ventricular tachycardia, TDPVT　05.040

间接测热法　indirect calorimetry　05.329

*间接血压监测仪　noninvasive blood pressure monitor　03.143

间脑　diencephalon　01.232

*间停呼吸　intermittent respiration　05.144

间歇负压通气　intermittent negative pressure ventilation, INPV　05.277

间歇逆压　intermittent counter pressure　03.209

间歇正压通气　intermittent positive pressure ventilation, IPPV　03.525

间歇指令通气　intermittent mandatory ventilation, IMV　05.283

间质性肺水肿　interstitial pulmonary edema　05.122

肩关节周围炎　scapulohumeral periarthritis　07.090

肩胛背神经　dorsal scapular nerve　01.357

肩胛下神经　subscapular nerve　01.359

*肩周炎　scapulohumeral periarthritis　07.090

监护麻醉　monitored anesthesia care, MAC　03.553

剪切率　shear rate　01.220

剪［切］应力　shear force　01.219

简单扩散　simple diffusion　02.017

简明急性生理学评分方法　concise acute physiology scoring system　05.017

简明疼痛量表　brief pain inventory, BPI　07.040

简易精神状态检查［量表］　mini-mental state examination, MMSE　03.030

简易智力状态评估［量表］　Mini-Cog　03.031

碱剩余　base excess, BE　03.438

碱中毒　alkalosis　03.457

交叉耐受性　cross tolerance　02.070

交叉配血试验　cross-match test　03.683

*交叉身体依赖性试验　cross physical dependence test　02.106

交感干　sympathetic trunk　01.299

*交感链　sympathetic chain　01.299

交感神经　sympathetic nerve　01.298

交感神经丛　sympathetic plexuses　01.305

交感神经节　sympathetic ganglion　01.304

交感-肾上腺髓质系统　sympathetico-adrenomedullary system　01.409

交替脉　alternating pulse　05.100

胶体溶液　colloidal solution　05.298

胶原酶溶解术　collagenase dissolution　07.115

校正血流时间　corrected flow time, FTc　03.738

接触相　exposure phase　06.025

接水器　water trap　03.123

节段性室壁运动异常　segmental wall motion abnormality, SWMA　03.408

拮抗参数　antagonism parameter　02.074

拮抗剂　antagonist　02.073

拮抗作用　antagonism　02.075

洁净手术室　clean operation room　08.051

结合可逆性　binding reversibility　02.076

结间束　internodal tract　05.023

睫毛反射消失　disappearance of eyelash reflex　03.333

截石位　lithotomy position　03.107

解剖无效腔　anatomical dead space　01.127

介入治疗　interventional therapy　07.133

戒断反应　abstinence reaction　03.102

戒断症状　withdrawal symptom　02.224

戒断综合征　withdrawal syndrome　02.225

金–登伯勒综合征　King-Denborough syndrome　03.096

紧闭式呼吸回路　closed breathing circuit　03.199

紧急困难气道　emergency difficult airway　03.496

紧张性头痛　tension headache　07.085

进行性肌营养不良症　progressive muscular dystrophy　03.090

进行性假肥大性肌营养不良　Duchenne muscular dystrophy, DMD　03.095

茎突咽肌　stylopharyngeus　01.026

经鼻高流量给氧　high flow nasal oxygenation, HFNO　05.263

经鼻盲探插管术　blind nasotracheal intubation　03.493

经鼻气管插管术　nasal tracheal intubation　03.485

经单孔腹腔镜技术　laparoendoscopic single-site surgery, LESS　04.063

经静脉心内膜起搏　transvenous endocardial pacing　05.072

经空气传播疾病　airborne disease　08.052

经口盲探插管术　blind oral tracheal intubation　03.494

经口气管插管术　oral tracheal intubation　03.484

经颅多普勒超声　transcranial Doppler, TCD　03.324

经尿道电切综合征　transurethral resection syndrome　04.145

经皮扩张气管切开术　percutaneous dilatational tracheostomy　03.500

经皮内镜下胃造口术　percutaneous endoscopic gastrostomy, PEG　05.334

经皮神经电刺激疗法　transcutaneous electric nerve stimulation, TENS　07.053

经皮穴位电刺激疗法　transcutaneous electric acupoint stimulation, TEAS　07.054

经皮血氧饱和度监测　transcutaneous oxygen saturation monitoring　05.253

经皮氧张力　transcutaneous oxygen tension　03.718

经气管造口插管术　trans-tracheostomy intubation　03.483

经食管超声心动图　transesophageal echocardiography, TEE　03.397

经锁骨上穿刺术　supraclavicular puncture　03.638

经锁骨下穿刺术　subclavian puncture　03.639

经胸超声心动图　transthoracic echocardiography　03.398

经自然腔道内镜手术　natural orifice transluminal endoscopic surgery, NOTES　04.064

晶体溶液　crystalloid solution　05.295

晶体停搏液　crystalloid cardioplegic solution　04.096

晶体液滤器　pre-bypass plus filter　04.114

精氨酸加压素　arginine vasopressin, AVP　05.091

*精神分析疗法　psychoanalytic therapy　07.051

*精神性疼痛　psychogenic pain　07.008

精神依赖性　psychological dependence　07.113

精索　spermatic cord　01.505

颈部后仰度　neck upward degree　03.023

颈丛　cervical plexus　01.341

颈丛神经阻滞　cervical plexus block　03.565

颈动脉鞘　carotid sheath　01.091

颈横神经　transverse cervical nerve　01.346

颈交感干　cervical sympathetic trunk　01.300

*颈交感链　cervical sympathetic chain　01.300

颈静脉球部氧饱和度监测　jugular bulb venous oxygen saturation monitoring　03.322

颈内动脉　internal carotid artery　01.154

颈内静脉　internal jugular vein　01.172

颈内静脉后侧入路　posterior approach of internal jugular venous catheterization　03.634

颈内静脉前侧入路　anterior approach of internal jugular venous catheterization　03.632

颈内静脉投影法　projection approach of internal jugular venous catheterization　03.635

颈内静脉中间入路　intermedial approach of internal jugular venous catheterization　03.633

颈浅丛神经阻滞　superficial cervical plexus block　03.566

颈浅支　superficial branch of cervical plexus　01.343

*颈深丛　deep cervical plexus　01.347

颈深丛神经阻滞　deep cervical plexus block　03.567

颈深支　deep branch of cervical plexus　01.347

颈外静脉　external jugular vein　01.171

颈外静脉置管术　external jugular venous catheterization　03.636

颈椎　cervical vertebra　01.460

颈椎病　cervical spondylosis　07.089

颈总动脉　common carotid artery　01.153

警觉/镇静评分　observer's assessment of alertness/sedation scale　03.555

胫后动脉　posterior tibial artery　01.170

胫后静脉　posterior tibial vein　01.183

胫前动脉　anterior tibial artery　01.169

胫神经　tibial nerve　01.387

痉挛性瘫痪　spastic paralysis　03.067

静脉回血总干管　venous return tube　04.126

静脉留置针　intravenous cannula needle　03.264

静脉麻醉　intravenous anesthesia　03.544

静脉麻醉药　intravenous anesthetic　02.147

静脉肾盂造影　intravenous pyelography, IVP　05.168

静脉输血　intravenous transfusion　03.694

静脉输液降温法　intravenous infusion hypothermia　03.674

静脉吸入复合麻醉　combined intravenous and inhalation anesthesia　03.541

静脉引流　venous drainage　04.133

静脉引流管　venous drainage tube　04.118

静脉淤血综合征　venous congestion syndrome　05.121

静息电位　resting potential　01.391

静息每分钟通气量　minute ventilation at rest, VE 01.106

静息能量消耗　resting energy expenditure, REE　05.328

*静息痛　rest pain　07.078

静止性震颤　static tremor　03.078

局部浸润麻醉　local infiltration anesthesia　03.560

局部静脉麻醉　local intravenous anesthesia　03.562

局部麻醉技术　local anesthesia　03.558

局部麻醉药　local anesthetic　02.201

局部麻醉药全身毒性反应　local anesthetic systemic toxicity　03.010

局部脑氧饱和度　regional brain oxygen saturation　03.321

局部作用　local action　02.101

*局麻药　local anesthetic　02.201

菊粉清除率　inulin clearance rate　03.286

觉醒　wakefulness　01.285

绝对生物利用度　absolute bioavailability　02.027

K

*卡波卡因　carbocaine　02.210

卡伦斯双腔支气管导管　Carlens double-lumen endobronchial tube　04.038

卡普里尼评分　Caprini score　03.033

开放式呼吸回路　open breathing circuit　03.197

开放性输血策略　liberal blood transfusion strategy　03.696

*开放性输液　liberal fluid therap　03.707

开放性液体治疗　liberal fluid therap　03.707

开胸心脏按压　open chest cardiac compression　06.010

抗癫痫药　antiepileptic drug, AED　05.226

抗激光导管　laser resistant tracheal tube　04.014

抗激光气管导管　laser-resistant tube　03.241

抗惊厥药　anticonvulsant　07.045

抗菌谱　antimicrobial spectrum　05.346

*抗利尿激素　antidiuretic hormone　05.091

抗凝治疗　anticoagulation therapy　05.219

抗生素　antibiotic　05.344

抗生素后效应　postantibiotic effect, PAE　05.345

抗心功能不全药　anti-cardiac insufficiency drug　05.103

抗心律失常药　antiarrhythmic drug　05.061

科恩支气管封堵器　Cohen bronchial blocker　04.034

科罗特科夫音　Korotkoff sound　03.349

*科马克分级　Cormack score　03.021

*科氏音　Korotkoff sound　03.349

可变旁路式蒸发器　variable bypass evaporator　03.204

可插管型喉罩　intubating laryngeal airway　03.234

可待因　codeine　02.229

可靠安全系数　certain safety factor, CSF　02.077

可曲型光导纤维支气管镜　flexible fiberoptic bronchoscope　03.251

可曲型视频支气管镜　flexible video bronchoscope　03.252

可视插管管芯　optical intubating stylet　03.257

*可视喉镜　video laryngoscope　03.250

可调式通气面罩　adjustable ventilation mask　05.266

可弯曲喉镜　flexible laryngoscope　03.248

可弯型喉罩　flexible laryngeal mask airway, FLMA　03.232

可行走分娩镇痛　ambulatory labor analgesia　04.077

克利A线　Kerley A-line　05.128

克利B线　Kerley B-line　05.129

克利C线　Kerley C-line　05.130

克利线　Kerley line　05.127

空气栓塞　air embolism　04.066

控制通气　controlled ventilation, CV　03.506

控制性低中心静脉压［技术］ controlled low central venous pressure，CLCVP 03.662

控制性降压［术］ controlled hypotension 03.659

口服基础麻醉 oral basic anesthesia 03.530

口腔 oral cavity 01.003

口腔前庭 oral vestibule 01.004

口咽 oropharynx 01.022

口咽通气道 oropharyngeal airway 03.226

口轴线 oral axis，OA 01.048

跨瓣反流 transvalvular regurgitation 03.410

跨瓣压差 transvalvular pressure gradient 03.409

跨壁压 transmural pressure 01.097

跨膈压 transdiaphragmatic pressure 02.175

快速充氧阀 oxygen flush valve 03.177

快速耐受性 tachyphylaxis 02.078

快速顺序诱导 rapid sequence induction，RSI 03.534

快速型心律失常 tachyarrhythmia 05.055

快痛 fast pain 07.003

眶上神经 supraorbital nerve 01.335

眶上神经阻滞 supraorbital nerve block 04.024

眶下神经阻滞 infraorbital nerve block 04.025

喹诺酮类抗生素 quinolones antibiotic 05.357

困难气道 difficult airway 03.017

L

拉姆齐镇静评分 Ramsay sedation scale 03.557

拉森手法 Larson's maneuver 03.745

*赖利–戴综合征 Riley-Day syndrome 04.199

赖特通气量计 Wright respirometer 03.130

雷特综合征 Rett syndrome 03.086

肋膈角 crus of diaphragm 01.080

肋间内肌 intercostale interni 01.089

肋间神经 intercostal nerve 01.330

肋间神经筋膜内阻滞 interfascial intercostal nerves block 03.600

肋间神经前皮支 anterior cutaneous branch of intercostal nerve 01.332

肋间神经痛 intercostal neuralgia 07.094

肋间神经外侧皮支 lateral cutaneous branch of intercostal nerve 01.331

肋间外肌 intercostale externi 01.088

肋间隙 intercostal space 01.087

肋软骨炎 costal chondritis 07.095

肋下神经 subcostal nerve 01.333

类风湿关节炎 rheumatoid arthritis，RA 07.106

类过敏反应 anaphylactoid reaction 02.053

ⅠA类抗心律失常药 type ⅠA antiarrhythmic drug 05.063

ⅠB类抗心律失常药 type ⅠB antiarrhythmic drug 05.064

ⅠC类抗心律失常药 type ⅠC antiarrhythmic drug 05.065

累积损失量 cumulative loss 05.290

冷沉淀 cryoprecipitate 03.691

冷热刺激试验 cold or hot stimulation test 07.022

冷休克 cold shock 05.196

离心泵 centrifugal pump 04.110

离子通道型受体 ion channel receptor 02.094

离子障 ion trapping 02.020

梨状肌综合征 piriformis syndrome 07.099

利多卡因 lidocaine 02.204

利多卡因丙胺卡因乳膏 lidocaine and prilocaine cream 02.215

利特尔区 Little area 01.019

连续多普勒 continuous wave Doppler，CW 03.404

连续输注静脉麻醉 continuous intravenous anesthesia 03.546

连续无创动脉压监测 continuous noninvasive arterial blood pressure，CNAP 03.351

连续性动静脉血液滤过 continuous arteriovenous hemofiltration，CAVH 05.175

连续性肾脏替代治疗 continuous renal replacement therapy，CRRT 05.174

连续硬膜外分娩镇痛 continuous epidural labor analgesia 04.076

连续硬膜外麻醉 continuous epidural anesthesia 03.614

*连续硬膜外阻滞 continuous epidural anesthesia 03.614

*联合腱 conjoined tendon 01.506

联合降温法 combined hypothermia 03.673

联锁系统 interlocking system 03.212

两点穿刺技术 two-point puncture 03.621

两性霉素B amphotericin B 05.359

量反应型量效关系 quantitative response dose-effect relationship 02.080

量效关系 dose-effect relationship 02.079

量效曲线 dose-effect curve 02.083

临床药理学 clinical pharmacology 02.001

临床作用时间 clinical duration 02.178

临界闭合压 critical closing pressure 01.209

临时心脏起搏器 temporary cardiac pacemaker 05.013

临时性心脏起搏 temporary heart pacing 05.070

零级速率过程 zero order process 02.042

流量计 flowmeter 03.180

流量计联动装置 flowmeter linkage 03.214

流量控制阀 flow control valve 03.178

流量–容积环 flow-volume loop 03.277

流率切换 flow cycling 03.159

硫喷妥钠 thiopental sodium 02.154

六点行为评分法 6-point behavioral rating scale 07.041

*卢施卡关节 Luschka joint 01.467

颅底 base of skull 01.485

*颅缝早闭 craniosynostosis 04.191

颅后窝 posterior cranial fossa 01.488

颅内压 intracranial pressure，ICP 01.278

颅内压监测 intracranial pressure monitoring 03.326

颅内压A型波 A wave of intracranial pressure 03.329

颅内压B型波 B wave of intracranial pressure 03.328

颅内压C型波 C wave of intracranial pressure 03.327

颅前窝 anterior cranial fossa 01.486

*颅神经 cranial nerve 01.307

颅中窝 middle cranial fossa 01.487

*鲁米那 phenobarbital 02.155

罗伯肖双腔支气管导管 Robertshaw double-lumen endobronchial tube 04.037

罗库溴铵 rocuronium 02.184

罗哌卡因 ropivacaine 02.207

螺纹钢丝加强型气管导管 wire-reinforced endotracheal tube 03.240

氯胺酮 ketamine 02.148

氯丙嗪 chlorpromazine 02.162

氯普鲁卡因 chloroprocaine 02.203

滤过钠排泄分数 fractional excretion of filtrated sodium 03.289，fractional excretion of sodium，FENa 05.170

滤水器 water-strainer，water filter 04.111

M

麻醉不良事件上报 anesthesia-related patient safety incident reporting 08.001

麻醉废气 waste anesthetic gas 08.033

麻醉废气清除系统 anesthetic gas scavenging system，AGSS 03.185

麻醉风险 anesthesia-related risk 03.001

麻醉工作站 anesthesia work station 03.202

麻醉喉镜 anesthesia laryngoscope 03.246

麻醉后24h内患者麻醉直接相关死亡率 anesthesia-related mortality within 24hrs after anesthesia 08.021

麻醉后护理 post-anesthetic care 08.068

麻醉后新发昏迷发生率 incidence of new-onset coma after anesthesia 08.026

麻醉护理学 nursing anesthesiology 08.064

麻醉恢复室 postanesthesia care unit，PACU 03.753

麻醉恢复室入室低体温发生率 incidence of hypothermia after entering post anesthesia care unit 08.006

麻醉恢复室转出延迟率 delayed discharge rate from PACU 08.019

*麻醉回路 anesthetic circuit 03.186

麻醉机 anesthesia machine 03.169

麻醉机蒸发器 anesthesia machine evaporator 03.203

麻醉记录单 anesthesia record 08.058

麻醉开始后24h内患者死亡率 mortality in 24hrs after induction 08.020

麻醉开始后手术取消率 cancellation rate of surgery after induction 08.017

麻醉科术后镇痛率 postoperative analgesia rate 08.008

麻醉期间严重过敏反应发生率 incidence of severe allergic reaction during anesthesia 08.022

麻醉前护理 pre-anesthetic care 08.066

麻醉深度 depth of anesthesia 03.330

麻醉死亡率 anesthesia mortality 03.002

麻醉通气系统 anesthetic breathing system 03.186

麻醉维持　anesthetic maintenance　03.540

麻醉相关死亡率　mortality related to anesthesia　03.004

麻醉信息管理系统　anesthesia information management system　08.063

麻醉信息学　anesthesia informatic　08.055

麻醉性镇痛药　narcotic analgesic，narcotic　02.216

麻醉医嘱单　anesthesia medical order paper　08.062

麻醉诱导　anesthetic induction　03.533

麻醉知情同意书　informed consent of anesthesia　08.057

麻醉中护理　intra-anesthetic care　08.067

麻醉重症医学病房　anesthesia intensive care unit，AICU　03.754

麻醉总结记录单　anesthesia summary record　08.061

马兰帕蒂分级　Mallampati classification　03.019

马尾神经　cauda equina　01.471

马尾综合征　cauda equina syndrome　03.624

吗啡　morphine　02.227

吗啡喃类　morphinans　02.234

埋藏式自动心脏复律除颤器　implantable automatic cardioverter defibrillator　05.078

麦吉尔疼痛问卷　McGill pain questionnaire　07.039

麦科伊喉镜　McCoy laryngoscope　03.247

麦氏通气系统　Mapleson circuit　03.195

脉搏　pulse　03.345

脉搏波形心输出量监护仪　pulse contour cardiac output monitor　03.145

脉搏灌注变异指数　pleth variability index，PVI　04.140

脉搏血氧饱和度监测仪　pulse oximeter　03.139

*脉搏压　pulse pressure　01.208

脉搏压变异度　pulse-pressure variation，PPV　04.144

脉搏氧饱和度　pulse oxygen saturation　03.275

脉搏氧体表描计图波形幅度变异　waveform amplitude variation of pulse oximeter chart　04.141

脉冲多普勒　pulsed wave Doppler　03.405

脉率　pulse rate　03.736

脉压　pulse pressure　01.208

*慢－快综合征　bradycardia-tachycardia syndrome　05.030

慢痛　slow pain　07.004

慢性毒性　chronic toxicity　02.059

*慢性进行性舞蹈病　chronic progressive chorea　03.085

慢性肾脏病矿物质骨代谢紊乱　chronic kidney disease-mineral and bone disorder，CKD-MBD　05.185

慢性疼痛　chronic pain　07.072

慢性支气管炎　chronic bronchitis　03.044

慢性阻塞性肺疾病　chronic obstructive pulmonary disease　03.043

盲探插管术　blind intubation　03.492

毛细血管静水压　capillary hydrostatic pressure　05.108

毛细血管通透性　capillary permeability　05.110

每搏量　stroke volume，SV　03.363

每搏量变异度　stroke volume variation，SVV　04.142

*每搏输出量　stroke volume，SV　03.363

每搏指数　stroke volume index，SVI　03.364

美国麻醉医师协会分级麻醉患者比例　distribution of ASA classification　08.013

美国麻醉医师协会健康状况分级　American Society of Anesthesiologists physical status classification　03.012

美国纽约心脏病协会心功能分级　New York Heart Association functional classification　03.013

美沙酮　methadone　02.242

门德尔松综合征　Mendelson syndrome　03.743

咪达唑仑　midazolam　02.158

*咪唑安定　midazolam　02.158

弥散　dispersion　05.178

弥散性血管内凝血　disseminated intravascular coagulation，DIC　03.099

*迷走舌咽神经痛　vagoglossopharyngeal neuralgia　07.088

迷走神经　vagus nerve　01.320

迷走神经紧张综合征　vagotonia syndrome　04.146

米库氯铵　mivacurium　02.192

免疫调节剂　immunomodulator　05.363

面动脉　facial artery　01.009

面神经　facial nerve　01.317

面神经阻滞　facial nerve block　04.006

面罩　face mask　03.222

面罩给氧法　mask oxygen inhalation　05.264

面罩固定带　mask strap　03.225

面罩通气困难　difficult mask ventilation，DMV　03.018

灭菌　sterilization　08.044

敏化　sensitization　07.075

*膜肺　membrane oxygenator　04.107

膜式氧合器　membrane oxygenator　04.107

膜稳定药　membrane stabilizer　02.085

膜易变药　membrane labilizer　02.086

末梢灌注指数 tip perfusion index，TPI 03.342

*莫氏Ⅰ型房室传导阻滞 Mobitz type Ⅰ atrioventricular block 05.049

*莫氏Ⅱ型房室传导阻滞 Mobitz type Ⅱ atrioventricular block 05.050

目标导向液体治疗 goal-directed fluid therapy 03.708

N

纳布啡 nalbuphine 02.248

*纳丁啡 nalbuphine 02.248

纳赫尔综合征 Nager syndrome 04.198

纳洛酮 naloxone 02.251

纳美芬 nalmefene 02.254

纳曲酮 naltrexone 02.253

钠排泄分数 fractional excretion of sodium，FENa 05.170

钠石灰 soda lime 03.217

钠通道阻滞剂 sodium channel blocker 05.062

耐受性 tolerance 02.087

耐痛阈 pain tolerance threshold 07.020

耐药性 resistance 02.088

萘普生 naproxen 02.267

难治性心力衰竭 refractory heart failure，RHF 05.095

囊性纤维化 cystic fibrosis 03.047

脑保护 brain protection 04.206

*脑病合并肝脂肪变性综合征 syndrome of encephalopathy and fatty degeneration of liver 02.277

脑磁图 magnetoencephalography，MEG 03.325

[脑]卒中 stroke 05.210

脑电功率谱 electroencephalogram power spectrum 03.299

脑电双频谱指数监测仪 bispectral index monitor 03.142

脑电双频指数 electroencephalogram bispectral index，BIS 03.300

脑电图 electroencephalogram，EEG 03.292

脑电图α波 electroencephalogram alpha wave 03.294

脑电图β波 electroencephalogram beta wave 03.293

脑电图γ波 electroencephalogram gamma wave 03.297

脑电图δ波 electroencephalogram delta wave 03.296

脑电图θ波 electroencephalogram theta wave 03.295

脑啡肽 enkephalin 02.221

脑分水岭梗死 cerebral watershed infarction 05.215

脑复苏 cerebral resuscitation 06.017

脑干反射 brain stem reflex 05.231

脑梗死 cerebral infarction 05.211

脑灌注压 cerebral perfusion pressure，CPP 04.204

脑脊膜 meninges 01.473

脑脊液 cerebrospinal fluid 01.263

脑脊液引流 cerebrospinal fluid drainage，CSFD 04.058

脑钠肽 brain natriuretic peptide，BNP 05.089

脑桥 pons 01.245

脑神经 cerebral nerve 01.307

脑水肿 cerebral edema 06.020

脑死亡 brain death 06.019

脑瘫 cerebral palsy 04.188

脑血管意外 cerebral vascular accident 03.748

脑氧代谢率 cerebral metabolic rate of oxygen 04.205

脑再灌注损伤 brain reperfusion injury 06.018

脑状态指数 cerebral state index，CSI 03.301

脑组织氧分压监测 partial oxygen pressure of brain tissue monitoring 03.323

内部加温 inside warming 03.430

β-内啡肽 β-endorphin 02.220

内分泌系统 endocrine system 01.407

内环境 internal environment 01.429

内镜面罩 endoscopic mask 03.224

内囊 internal capsule 01.261

内皮素 endothelin，ET 05.092

[内生]肌酐清除率 creatinine clearance rate 03.285

β内酰胺类抗生素 β-lactam antibiotic 05.348

内隐记忆 implicit memory 03.007

内源性阿片样肽 endogenous opioid peptide 02.219

内源性呼气末正压 intrinsic positive end-expiratory pressure，PEEPi 03.278

内在活性 intrinsic activity 02.089

内脏神经阻滞 splanchnic nerve block，SNB 03.605

内脏痛 visceralgia 07.011

内脏自主反应 visceral autonomic response 03.340

*内眦动脉 angular artery 01.009

能量缺乏型营养不良 energy malnutrition 05.320

拟肾上腺素药 adrenergics 05.305

逆行灌注　retrograde perfusion　04.095

逆行颈内静脉置管术　retrograde internal jugular venous catheterization　03.644

逆行肾盂造影　retrograde pyelography　05.169

逆行引导气管内插管术　retrograde tracheal intubation　03.495

年轻红细胞　young erythrocyte，YE　03.689

黏度　viscosity　01.218

*黏度系数　coefficient of viscosity　01.218

*尿比重　urine specific gravity　03.281

尿毒症性脑病　uremic encephalopathy，UE　05.167

尿量　urine output　03.280

尿密度　urine specific gravity　03.281

尿渗透压　urine osmolality　03.282

尿素氮　urea nitrogen　05.326

颞叶　temporal lobe　01.244

凝血酶时间　thrombin time，TT　03.468

凝血酶原复合物　prothrombin complex concentrate，PCC　03.692

凝血酶原时间　prothrombin time，PT　03.465

凝血时间　clotting time，CT　03.464

凝血因子　blood coagulation factor　01.441

凝血与血小板功能分析　coagulation and platelet function analysis　03.474

牛顿流体　Newtonian fluid　01.221

浓度递增法吸入麻醉诱导　concentration increasing method inhalational anesthetic induction　03.538

浓度–时间曲线　concentration-time curve　02.022

[浓度–时间]曲线下面积　area under curve，AUC　02.023

浓度效应　concentration effect　03.121

浓缩红细胞　concentrated red blood cell　03.685

脓毒症　sepsis　05.366

*脓毒症休克　septic shock　05.191

*奴佛卡因　novocaine　02.202

暖休克　warm shock　05.195

P

帕金森病　Parkinson's disease，PD　03.079

帕瑞昔布　parecoxib　02.272

排气阀　exhaust valve　03.188

*排泄性尿路造影　excretory urography　05.168

哌库溴铵　pipecuronium　02.190

哌替啶　pethidine　02.228

泮库溴铵　pancuronium　02.186

旁流式气体采集　sidestream gas collection　03.127

配体　ligand　02.091

配体门控[离子]通道　ligand-gated ion channel　02.068

喷射通气导管　jet ventilation tube　03.242

喷他佐辛　pentazocine　02.246

皮埃尔·罗班综合征　Pierre Robin syndrome　04.195

皮节体感诱发电位　dermatomal somatosensory evoked potential，DSEP　03.308

皮下气肿　subcutaneous emphysema　04.050

皮质脊髓束　corticospinal tract　01.258

皮质体感诱发电位　cortical somatosensory evoked potential，CSEP　03.306

*匹克威克综合征　Pickwickian syndrome　03.733

偏头痛　migraine　07.084

胼胝体　corpus callosum　01.238

漂移　drift　03.124

*平衡麻醉　balanced anesthesia　03.549

平均动脉压　mean arterial pressure　01.212

平均肺动脉压　mean pulmonary artery pressure，MPAP　03.361

*平流层征　stratospheric sign　03.715

平台压　plateau pressure　03.154

浦肯野纤维　Purkinje fiber　05.024

普鲁卡因　procaine　02.202

Q

七步洗手法　seven-step hand-washing method　08.047

七氟烷　sevoflurane　02.140

期前收缩　premature systole　05.033

奇脉　paradoxical pulse　03.040

脐膨出 omphalocele 04.175

起搏 pacing 05.069

起效时间 onset time 02.177

*气道 airway 01.002

气道峰压 peak airway pressure 03.153

气道高反应性 airway hyperreactivity, AHR 03.041

气道管理工具 airway management device, AMD 04.013

气道评估 airway assessment 03.015

气道压力释放通气 airway pressure release ventilation, APRV 03.521

气动电控呼吸机 pneumatic-driven electrically-controlled ventilator 03.167

气动气控呼吸机 pneumatic-driven pneumatic-controlled ventilator 03.168

气管 trachea 01.051

气管插管并发症 tracheal intubation complication 03.005

气管插管管芯 endotracheal intubating stylet 03.255

气管插管光棒 endotracheal intubating light wand 03.256

气管插管术 tracheal intubation 03.479

气管插管型咽部通气道 intubating pharyngeal airway 03.227

气管导管 endotracheal tube 03.238

*气管导管换管器 airway exchange catheter 04.002

气管交换导管 airway exchange catheter 04.002

气管隆嵴 carina of trachea 01.055

*气管隆突 carina of trachea 01.055

气管内麻醉 endotracheal anesthesia 03.504

气管切开导管 tracheotomy tube 03.243

气管软化 tracheomalacia 04.020

气管食管瘘 tracheoesophageal fistula 04.172

气管狭窄 tracheal stenosis 04.021

气体采样和流量传感器 gas sampling and flow transducer 03.131

气体传感器 gas transducer 03.125

气体过滤器 gas filter 04.116

气体选择开关 gas selector switch 03.176

*气-血屏障 air-blood barrier 05.145

器官移植再灌注后综合征 posttransplant reperfusion syndrome 04.152

器械相关感染 device-associated infection 08.054

髂腹股沟神经 ilioinguinal nerve 01.373

髂腹下神经 iliohypogastric nerve 01.372

髂筋膜间隙阻滞 fascia iliaca compartment block 03.610

髂内动脉 internal iliac artery 01.162

髂前上棘 anterior superior iliac spine 01.501

髂外动脉 external iliac artery 01.163

髂外静脉 external iliac vein 01.179

髂总动脉 common iliac artery 01.161

髂总静脉 common iliac vein 01.180

牵涉痛 referred pain 07.012

铅屏风 lead screen 08.040

铅衣 lead protective clothing 08.039

前白蛋白 prealbumin, PAB 05.323

前臂内侧皮神经 medial antebrachial cutaneous nerve 01.369

前臂正中静脉 median antebrachial vein 01.176

前负荷 preload 01.186

前锯肌平面 serratus anterior plane 01.508

前锯肌平面阻滞 anterior serratus plane block 03.601

前脑 forebrain 01.230

前庭襞 vestibular fold 01.045

*前庭蜗神经 acoustic nerve 01.318

前纵隔 anterior mediastinum 01.075

前纵韧带 anterior longitudinal ligament 01.477

浅感觉 superficial sensation 07.017

腔隙性脑梗死 lacunar infarction, LI 05.214

强阿片类药物 strong opioid 07.044

强啡肽 dynorphin 02.222

强心苷 cardiac glycoside 05.105

强心药 cardiotonic drug 05.104

强直刺激 tetanic stimulation, TS 03.384

强直后计数 post-tetanic count, PTC 03.385

强直后增强 post-tetanic potentiation 03.387

强直衰减 tetanic fade 03.388

强直性肌病 myotonic myopathy 03.091

强直性肌营养不良症 myotonic dystrophy 03.089

强直性脊柱炎 ankylosing spondylitis, AS 07.108

羟乙基淀粉 hydroxyethyl starch, HES 05.301

*桥脑 pons 01.245

鞘内药物输注系统 intrathecal drug infusion system 07.118

*切变率 shear rate 01.220

亲和力 affinity 02.098

亲和力指数 avidity index 02.099

青霉素　penicillin　05.349

氢吗啡酮　hydromorphone　02.241

倾倒综合征　dumping syndrome　05.337

清创　debridement　05.365

*清蛋白　albumin, Alb　05.299

清醒拔管　awake extubation　03.502

清醒插管术　awake intubation　03.491

清醒镇静　conscious sedation　04.208

清醒镇静术　awake sedation　03.552

丘脑　thalamus　01.237

球后注射　retrobulbar injection　04.026

球周注射　peribulbar injection　04.027

区域阻滞麻醉　regional block anesthesia　03.561

区域阻滞麻醉后严重神经并发症发生率　incidence of severe neurological complication after regional anesthesia　08.023

区域阻滞镇痛　regional block analgesia　07.046

曲马多　tramadol　02.257

驱动压　driving pressure　03.279

屈颈试验　Lindner test　07.030

屈指肌腱狭窄性腱鞘炎　constrictive flexor digitorum tenosynovitis　07.093

祛痰剂　expectorant　05.153

躯体感觉诱发电位　somatosensory evoked potential, SEP　03.305

躯体痛　somatalgia　07.010

*躯体依赖性　physical dependence　07.112

去极化类肌肉松弛药　depolarizing muscle relaxant 02.181

*去纤维蛋白综合征　defibrination syndrome　03.099

全肠内营养　total enteral nutrition, TEN　05.338

全肠外营养　total parenteral nutrition, TPN　05.339

*全脊麻　total spinal anesthesia　03.623

全脊髓麻醉　total spinal anesthesia　03.623

*全静脉营养　total intravenous nutrition　05.339

全凭静脉麻醉　total intravenous anesthesia, TIVA　03.545

全身麻醉后苏醒延迟　delayed emergence after general anesthesia　03.009

全身麻醉气管插管拔管后声音嘶哑发生率　incidence of hoarseness after intubation and extubation　08.024

全身麻醉〔术〕　general anesthesia　03.528

全身麻醉术中知晓发生率　incidence of intraoperative awareness during general anesthesia　08.027

全身强直阵挛发作　generalized tonic-clonic seizure, GTCS　05.223

*全身适应综合征　general adaptation syndrome　01.421

全身炎症反应综合征　systemic inflammatory response syndrome, SIRS　05.234

全身作用　general action　02.100

全营养混合液　total nutrient admixture, TNA　05.340

颧颞神经　zygomaticotemporal nerve　01.338

*缺血性心脏病　ischemic heart disease, IHD　03.053

缺血-再灌注损伤　ischemia-reperfusion injury　05.240

缺氧　hypoxia　05.247

R

桡动脉穿刺置管术　radial artery catheterization　03.651

桡神经　radial nerve　01.367

热敏电阻温度计　thermistor thermometer　03.426

*热纳综合征　Jeune syndrome　04.163

热缺血　warm ischemia　04.059

热式流量计　thermal flowmeter　03.133

热稀释法连续心输出量测定　thermodilution continuous cardiac output measurement　03.377

*人工鼻　artificial nose　03.432

人工低温　deliberate hypothermia　01.428

人工肺氧合供氧管　artificial lung gas line　04.121

人工呼吸　artificial respiration　06.013

人工呼吸器　manual ventilator　03.221

人工气道　artificial airway　05.273

人工心脏　artificial heart　05.313

人工心脏瓣膜　prosthetic heart valve　03.056

人活化蛋白C　human activated protein C, hAPC　05.368

认知障碍　cognitive disorder　05.203

日间手术　ambulatory surgery　04.087

日间手术麻醉占比　proportion of day surgery　08.012

容积保障压力支持通气　volume assured pressure support ventilation, VAPSV　03.520

容积二氧化碳描记图　volume capnogram　03.724

容积支持通气　volume support ventilation，VSV　03.519

容量切换　volume cycling　03.157

容许性低血压复苏策略　permissive hypotensive resuscitation protocol　04.148

溶解度　solubility　03.116

溶栓治疗　thrombolytic therapy　05.217

溶血性尿毒综合征　haemolytic-uraemic syndrome　03.100

乳酸酸中毒　lactic acidosis　03.453

乳头体　mamillary body　01.243

入室后手术麻醉取消率　cancellation rate of anesthesia after entering operation room　08.016

软腭　soft palate　01.006

软脑膜　cerebral pia mater　01.271

锐器伤　sharp instrument injury　08.037

瑞芬太尼　remifentanil　02.239

瑞库溴铵　rapacuronium　02.193

瑞马唑仑　remimazolam　02.160

瑞氏综合征　Reye syndrome　02.277

弱阿片类药物　weak opioid　07.043

S

塞来昔布　celecoxib　02.273

*塞利克手法　sellick maneuver　03.726

*赛罗卡因　xylocaine　02.204

三凹征　tri-retraction sign　03.725

三叉神经　trigeminal nerve　01.312

三叉神经［半月］节阻滞　gasserian ganglion block　04.007

三叉神经痛　trigeminal neuralgia，TN　07.087

三环类抗抑郁药　tricyclic antidepressive agent　03.104

三尖瓣反流速度　tricuspid regurgitation velocity　03.422

"三阶梯"癌痛镇痛用药方案　threestep analgesic ladder principle for cancer pain　07.128

三腔中心静脉导管　triple-lumen central venous catheter　03.262

三维超声心动图　three-dimensional echocardiography　03.402

三氧疗法　ozone therapy　07.116

沙滩椅位　beach chair position　03.113

沙滩征　sand beach sign　03.714

筛窦　ethmoidal sinus　01.017

伤害性感受器　nociceptor　07.005

伤害性疼痛　nociceptive pain　07.007

熵指数　entropy index　03.302

*上鼻道　superior nasal meatus　01.012

*上鼻甲　superior nasal concha　01.011

上颌动脉　maxillary artery　01.018

上颌窦　maxillary sinus　01.016

上颌神经　maxillary nerve　01.314

上颌神经阻滞　maxillary nerve block　04.009

*上呼吸道　upper respiratory tract　01.002

上升式风箱　ascending bellow　03.191

上行网状激活系统　ascending reticular activating system，ARAS　01.282

上行网状抑制系统　ascending reticular inhibiting system，ARIS　01.283

*上运动神经元瘫痪　upper motor neuron paralysis　03.067

上肢神经阻滞　upper extremity nerve block　03.568

上纵隔　superior mediastinum　01.073

少白细胞红细胞　leukocyte-reduced red blood cell　03.688

少尿型急性肾衰竭　oliguric acute renal failure　05.160

舌骨　hyoid bone　01.032

舌神经阻滞　lingual nerve block　04.008

舌下神经　hypoglossal nerve　01.322

舌咽神经　glossopharyngeal nerve　01.319

舌咽神经痛　glossopharyngeal neuralgia，GPN　07.088

舌咽神经阻滞　glossopharyngeal nerve block　04.012

射频疗法　radiofrequency therapy　07.058

射频消融术　radiofrequency ablation，RF　05.079

射血分数　ejection fraction，EF　01.191

深低温停循环　deep hypothermic circulatory arrest，DHCA　04.103

深度镇静　deep sedation　04.209

深感觉　deep sensation　07.018

深静脉血栓　deep venous thrombosis，DVT　03.035

深静脉置管术　deep vein catheterization　03.630

深麻醉下拔管　deep anesthesia extubation　03.503

*神经安定麻醉　neurolept anesthesia　03.550

神经安定镇痛术　neurolept analgesia　03.550

神经病理性疼痛　neuropathic pain　07.016

神经传导　nerve conduction　01.390

神经刺激器定位　nerve stimulator localization　03.628

神经刺激仪　nerve stimulator　03.267

神经丛刺激针　nerve plexus stimulating needle　03.268

神经丛阻滞　nerve plexus block anesthesia　03.564

神经毁损术　neurolysis　07.056

神经母细胞瘤　neuroblastoma　04.200

神经调节　neuroregulation　01.394

神经系统　nervous system　01.229

神经纤维瘤　neurofibroma　04.193

神经源性休克　neurogenic shock　05.192

神经阻滞　nerve block anesthesia　03.563

肾动脉　renal artery　01.164

肾毒性　nephrotoxicity　01.406

肾后性肾衰竭　postrenal failure　05.159

肾活检　renal biopsy　05.172

肾上腺动脉　suprarenal artery　01.165

β肾上腺素受体阻滞剂　β adrenoreceptor blocking drug　05.066

肾小球滤过率　glomerular filtration rate，GFR　01.403

*肾性脑病　nephro-encephalopathy　05.167

肾血浆流量　renal plasma flow，RPF　01.404

肾血流量　renal blood flow，RBF　01.405

肾脏替代治疗　renal replacement therapy，RRT　05.173

渗透性肺水肿　permeability pulmonary edema，PPE　05.116

升压药　vasopressor　05.304

生化指标测定法　biochemical index measurement　07.024

生理无效腔　physiological dead space　01.129

生理性降压　physiological hypotension　03.660

生理性贫血　physiological anemia　01.438

生理性疼痛　physiological pain　07.013

生理需要量　physiological requirement　05.289

生理药物代谢动力学模型　physiologically based pharmacokinetic model　02.024

生理依赖性　physical dependence　07.112

生理止血　hemostasis　01.440

生理指标测定法　physiological index measurement　07.025

生物等效性　bioequivalence　02.025

生物利用度　bioavailability　02.026

生物性危害　biological hazard　08.029

生物转化　biotransformation　02.029

生殖股神经　genitofemoral nerve　01.376

声襞　vocal fold　01.046

声带　vocal cord　01.043

声门上气道管理　supraglottic airway management　03.476

声门上通气设备　supraglottic airway device，SAD　03.220

*剩余受体　residual receptor　02.095

湿化疗法　humidity therapy　05.271

湿啰音　moist crackles　05.124

湿热交换器　heat and moisture exchanger　03.432

时反应型量效关系　time response dose-effect relationship　02.082

时间常数　time constant　03.120

时间二氧化碳描记图　time capnogram　03.723

时间肺活量　timed vital capacity　01.110

时间切换　time cycling　03.156

时量相关半衰期　context sensitive half time　02.030

时效关系　time-response relationship　02.031

实际碳酸氢盐　actual bicarbonate，AB　03.435

食管　esophagus　01.037

食管闭锁　esophageal atresia　04.171

食管–气管联合导管　esophagotracheal combination tube　03.244

视觉模拟评分法　visual analogue scale，VAS　07.037

视觉诱发电位　visual evoked potential，VEP　03.314

视频喉镜　video laryngoscope　03.250

视神经　optic nerve　01.309

适应性支持通气　adaptive support ventilation，ASV　03.164

*室颤　ventricular fibrillation　05.044

*室内阻滞　intraventricular block　05.052

*室扑　ventricular flutter　05.043

*室上速　supraventricular tachycardia，SVT　05.038

室上性心动过速　supraventricular tachycardia，SVT　05.038

室上性心律失常　supraventricular arrhythmia　05.056

*室速　ventricular tachycardia，VT　05.039

室性期前收缩　ventricular premature beat　05.036

室性心动过速　ventricular tachycardia，VT　05.039

室性心律失常　ventricular arrhythmia　05.057

水杨酸反应　salicylic acid reaction　02.276

水中毒　water intoxication　03.449

水肿　edema　05.166

*水肿型营养不良　Kwashiorkor　05.321

顺式阿曲库铵　cisatracurium　02.188

顺行灌注　antegrade perfusion　04.094

顺应性　compliance, C　01.099

瞬目反射　blink reflex, BR　04.030

*斯塔林曲线　Starling curve　01.193

*斯旺–甘兹导管　Swan-Ganz catheter　03.141

四个成串刺激　train-of-four stimulation, TOF　03.383

四环素类抗生素　tetracyclines anti-biotic　05.356

四腔中心静脉导管　quad-lumen central venous catheters　03.263

松果体　pineal gland　01.239

苏醒期躁动　emergence agitation　03.750

酸碱平衡　acid-base balance　03.433

酸碱平衡紊乱　acid-base disturbance　03.440

酸中毒　acidosis　03.450

损伤控制性复苏　damage control resuscitation, DCR　04.149

锁骨上入路臂丛神经阻滞　supraclavicular approach of brachial plexus block　03.573

锁骨上神经　supraclavicular nerve　01.345

锁骨下动脉　subclavian artery　01.152

锁骨下静脉　subclavian vein　01.173

锁骨下静脉穿刺术　infraclavicular approach of internal jugular venous catheterization　03.637

T

*胎儿成红细胞增多症　erythroblastosis fetalis　04.169

胎儿和新生儿溶血症　hemolytic disease of the fetus and newborn, HDFN　04.169

胎粪吸入综合征　meconium aspiration syndrome　04.156

胎盘屏障　placental barrier　02.021

瘫痪　paralysis　03.066

*弹响指　snapping finger　07.093

*弹性圆锥切开术　minimally invasive tracheostomy　03.499

叹气　sigh　03.165

探条　bougie　04.015

碳青霉烯类抗生素　carbapenems antibiotic　05.351

碳酸酐酶抑制剂　carbonic anhydrase inhibitor　04.032

唐氏综合征　Down syndrome　04.192

糖尿病　diabetes mellitus　03.057

糖尿病酮症酸中毒　diabetic ketoacidosis　03.058

糖皮质激素　glucocorticoid　05.132

糖肽类抗生素　glycopeptide antibiotic　05.353

特发性震颤　essential tremor, ET　03.083

*特雷彻·科林斯综合征　Treacher Collins syndrome　04.196

*特伦德伦堡位　Trendelenburg position　03.110

特异性上行投射系统　specific ascending projecting system　01.279

特异质反应　idiosyncratic reaction　02.105

疼痛　pain　07.001

疼痛日记评分法　pain diary scale, PDS　07.042

体表复温　body surface rewarming　03.677

体表加温　body surface warming　03.429

体表降温法　body surface hypothermia　03.664

体表温度　shell temperature　01.423

体动反应　body reactive movement　03.339

*体感诱发电位　somatosensory evoked potential, SEP　03.305

体核温度　core temperature　01.424

体腔复温　body cavity rewarming　03.678

体腔降温法　body cavity hypothermia　03.668

体外二氧化碳去除　extracorporeal carbon dioxide removal　04.135

体外膜肺氧合　extracorporeal membrane oxygenation, ECMO　06.012

体外循环　extracorporeal circulation　04.102

体外循环测压管　pressure monitor line for extracorporeal circulation　04.128

体外循环后灌注肺　perfusion lung after extracorporeal circulation　04.099

体外循环连接管　connecting tube for extracorporeal circulation　04.125

体外循环下血液复温　blood circulation rewarming　03.679

体温　body temperature　01.422

体循环　systemic circulation　01.203

*体循环平均充盈压 mean systemic filling pressure 05.292

体循环平均压 mean systemic pressure，MSP 05.292

体液调节 humoral regulation 01.414

替代试验 substitution test 02.106

条件性位置偏爱 conditioned place preference，CPP 02.107

条码征 bar code sign 03.715

听觉诱发电位 brainstem auditory evoked potential，BAEP 03.310

停药反应 withdrawal reaction 02.108

通气侧肺 dependent lung 04.043

通气功能 ventilatory function 01.093

通气功能障碍 ventilatory disorder 01.119

同步持续指令通气 synchronized continuous mandatory ventilation，SCMV 05.282

同步电复律 synchronous cardioversion 05.077

同步间歇指令通气 synchronized intermittent mandatory ventilation，SIMV 05.284

酮咯酸 ketorolac 02.271

酮症酸中毒 ketoacidosis 03.454

筒箭毒碱 tubocurarine 02.189

痛点阻滞 pain spot block 07.047

痛觉超敏 allodynia 07.079

痛觉过敏 hyperalgesia 07.080

痛觉敏化 pain sensitization 07.060

痛阈 pain threshold 07.019

头孢菌素类 cephalosporin 05.350

头臂干 brachiocephalic trunk 01.151

头臂静脉 brachiocephalic vein 01.178

头低脚高位 Trendelenburg position 03.110

头高脚低位 reverse Trendelenburg position 03.111

头静脉 cephalic vein 01.174

头皮神经 scalp nerve 01.334

投射纤维 projection fiber 01.260

透析 dialysis 05.176

透析失衡综合征 dialysis disequilibrium syndrome 05.184

透析液 dialysate 05.179

突触间隙 synaptic cleft 02.172

突触可塑性 synaptic plasticity 01.399

湍流 turbulence 01.217

臀上皮神经痛 superior clunial cutaneous neuralgia 07.100

臀上神经 superior gluteal nerve 01.379

臀下神经 inferior gluteal nerve 01.380

脱水 dehydration 03.441

W

外科手消毒 surgical hand antisepsis 08.049

外显记忆 explicit memory 03.008

*外展神经 abducent nerve 01.316

外周敏化 peripheral sensitization 07.077

外周血管阻力 peripheral vascular resistance，PVR 03.362

外周循环阻力 peripheral resistance 01.205

外周中心静脉导管 peripherally inserted central venous catheter，PICC 03.266

*完全性房室传导阻滞 complete atrioventricular block 05.051

完全转流 complete bypass 04.104

顽固性癌痛 intractable cancer pain 07.120

顽固性低氧血症 refractory hypoxemia 05.252

腕部尺神经阻滞 wrist approach of ulnar nerve block 03.579

腕部桡神经阻滞 wrist approach of radial nerve block 03.577

腕部正中神经阻滞 wrist approach of median nerve block 03.575

腕管综合征 carpal tunnel syndrome，CTS 07.092

*网球肘 tennis elbow 07.091

*网状结构 reticulate structure 01.281

网状系统 reticular system 01.281

危重患者 critical ill patient 05.002

*威尔逊病 Wilson's disease 03.080

微创气管切开术 minimally invasive tracheostomy 03.499

微量输液泵 micro-infusion pump 05.014

微量注射泵 micro-perfusion pump 03.270

微流式气体采集 microstream gas collect 03.129

*微循环缺血缺氧期 microcirculation ischemia hypoxia period 05.197

微循环衰竭 microcirculation failure 05.187

*微循环衰竭期 microcirculation failure period 05.199

*微循环淤血缺氧期 microcirculation congestion hypoxia period 05.198

微循环障碍 microcirculation disturbance 05.186

韦尔评分 Well score 03.032

围麻醉期护理 peri-anesthetic care 08.065

围手术期低体温 perioperative hypothermia 03.425

围手术期认知功能障碍 perioperative cognitive dysfunction 01.294

围手术期神经功能紊乱 perioperative neurocognitive disorder，PND 01.293

维库溴铵 vecuronium 02.185

尾骨 coccyx 01.470

卫生手消毒 antiseptic hand rubbing 08.048

位听神经 acoustic nerve 01.318

胃管引流型喉罩 laryngeal mask airway with drainage tube 03.235

胃内降温法 intragastric hypothermia 03.671

温差电偶温度计 thermoelectric thermometer 03.427

*文丘里面罩 Venturi mask 05.266

稳态 homeostasis 01.432

pH稳态血气管理 pH-stat blood gas management 04.057

α稳态血气管理 alpha-stat blood gas management 04.056

稳态血药浓度 steady state concentration 02.033

STOP-BANG问卷 STOP-BANG questionnaire 03.036

涡街流量计 vortex shedding flowmeter 03.132

无重复吸入面罩 non-rebreathing mask 05.265

无创给氧法 noninvasive oxygen therapy 05.260

无创通气 noninvasive ventilation 05.279

无创心输出量测定 noninvasive cardiac output measurement 03.378

无创血压监测 noninvasive blood pressure monitoring 03.347

无创血压监测仪 noninvasive blood pressure monitor 03.143

无创正压通气 noninvasive positive pressure ventilation，NIPPV 05.280

无复流现象 no-reflow phenomenon 04.101

*无肛症 aproctia 04.183

无脉性室性心动过速 pulseless ventricular tachycardia，PVT 06.002

无脉性心电活动 pulseless electrical activity，PEA 06.003

无效腔通气 dead-space-like ventilation 05.147

无意识 unconsciousness 01.287

*无再灌注 no reperfusion 04.101

*五十肩 scapulohumeral periarthritis 07.090

物理性危害 physical hazard 08.030

物理治疗 physical therapy 07.048

误吸 aspiration 03.742

雾化吸入疗法 atomization inhalation therapy 05.272

X

吸气流率 inspiratory flow rate 03.150

吸气末停顿 end-inspiratory pause 03.151

*吸气平台 end-inspiratory pause 03.151

吸气性呼吸困难 inspiratory dyspnea 05.140

吸入麻醉 inhalation anesthesia 03.543

吸入麻醉药 inhalation anesthetic 02.135

吸入麻醉诱导 inhalational anesthetic induction 03.535

吸入性一氧化氮 inhaled nitric oxide 05.154

吸入氧浓度 fraction of inspired oxygen 05.245

吸收性肺不张 absorption atelectasis 05.270

*吸停脉 paradoxical pulse 03.040

*希尔施普龙病 Hirschsprung disease，HD 04.182

*希氏束 His bundle 01.145

烯丙吗啡 nalorphine 02.244

*N-烯丙去甲羟基吗啡酮 N-allylnoroxymorphone 02.251

稀释气 dilute gas 03.207

稀释性凝血病 hemodiluted coagulopathy 03.700

稀释性贫血 dilutional anemia 01.439

稀释性自体输血 hemodiluted autotransfusion 03.705

洗涤红细胞 washed red blood cell 03.686

洗手 hand-washing 08.046

*系统作用 systemic action 02.100

细胞内液 intracellular fluid 01.431

细胞色素P450 cytochrome P450，CYP450 02.034

细胞外液 extracellular fluid 01.430

心肌病　cardiomyopathy　03.055

心肌顿抑　myocardial stunning　04.100

心肌梗死或心搏骤停风险计算器　myocardial infarction or cardiac arrest risk calculator　03.027

心肌损害　myocardial damage　05.081

心理动力学疗法　psychodynamic therapy　07.051

*心理性疼痛　psychogenic pain　07.008

心理性危害　psychological hazard　08.032

*心理依赖性　psychological dependence　07.113

心理支持疗法　psychological support therapy　07.052

心力储备　cardiac reserve　01.188

心力衰竭　heart failure　01.225

心律失常　cardiac arrhythmia　05.022

心率　heart rate，HR　03.344

心率变异性　heart rate variability，HRV　03.343

心钠肽　atrial natriuretic peptide，ANP　05.088

心内电生理检查　intracardiac electrophysiological examination　05.060

*心内起搏　endocardiac pacing　05.072

*心排血量　cardiac output　01.187

心室颤动　ventricular fibrillation　05.044

心室功能曲线　ventricular function curve　01.193

心室内传导阻滞　intraventricular block　05.052

心室扑动　ventricular flutter　05.043

心室容量负荷　ventricular volume load　05.085

心室容量负荷过重　ventricular volume overload　05.086

心室舒张功能　ventricular diastolic function　01.194

心室舒张末压　ventricular end-diastolic pressure　03.374

心室压力负荷　ventricular pressure load　05.083

心室压力负荷过重　ventricular pressure overload　05.084

心输出量　cardiac output　01.187

*心衰　heart failure　01.225

心血管反应　cardiovascular reaction　03.341

心因性疼痛　psychogenic pain　07.008

心源性肺水肿　cardiogenic pulmonary edema　03.729

心源性休克　cardiogenic shock　05.189

心源性晕厥　cardiogenic syncope　05.097

心脏　heart　01.138

心脏按压　cardiac compression　06.008

心脏瓣膜病　valvular heart disease　03.052

心脏泵功能　pumping function of heart　01.185

*心脏超声造影　contrast echocardiography　03.403

心脏传导系统　cardiac conduction system　01.196

心脏电除颤　cardiac defibrillation　05.074

心脏电复律　cardiac electroversion　05.076

心脏电机械分离　cardiac electromechanical dissociation，EMD　06.004

心脏复律　cardioversion　05.073

心脏停搏　asystole　06.005

心脏停搏液灌注管　cardioplegia line　04.127

心脏压塞　cardiac tamponade　01.228

心指数　cardiac index，CI　04.090

新生儿持续性肺动脉高压　persistent pulmonary hypertension of newborn，PPHN　04.168

新生儿低钙血症　neonatal hypocalcemia　04.179

新生儿低血糖症　neonatal hypoglycemia　04.178

新生儿肺透明膜病　hyaline membrane disease of newborn　04.154

*新生儿呼吸窘迫综合征　neonatal respiratory distress syndrome　04.154

新生儿惊厥　neonatal seizures　04.185

新生儿颅内出血　intracranial hemorrhage　04.186

新生儿脓毒症　neonatal sepsis　04.180

新斯的明　neostigmine　02.198

新鲜冰冻血浆　fresh frozen plasma，FFP　03.690

新鲜气补偿　fresh gas compensation　03.149

*新鲜气隔离　fresh gas decoupling　03.148

新鲜气去耦联　fresh gas decoupling　03.148

星状神经节阻滞　stellate ganglion block，SGB　03.597

行为疗法　behavior therapy　07.050

行为性体温调节　behavioral thermoregulation　01.426

M型超声心动图　M mode echocardiography，MME　03.399

Ⅰ型呼吸衰竭　type Ⅰ respiratory failure　05.136

Ⅱ型呼吸衰竭　type Ⅱ respiratory failure　05.137

兴奋性　excitability　01.197

胸背肌筋膜疼痛综合征　thoracic and dorsal myofascial pain syndrome　07.096

胸背神经　thoracodorsal nerve　01.362

*胸壁综合征　chest wall syndrome　07.095

胸导管　thoracic duct　01.090

胸横肌平面　transversus thoracic muscle plane　01.510

胸横肌平面阻滞　transversus thoracic muscle plane block　03.603

胸交感干　thoracic sympathetic trunk　01.301

*胸交感链　thoracic sympathetic chain　01.301

胸廓内动脉　internal thoracic artery　01.156

胸廓入口　thoracic inlet　01.086

胸肋三角　sternocostal triangle　01.084

胸膜　pleura　01.069

*胸膜滑动征　sliding pleural　03.713

胸膜腔内压　negative intrapleural pressure　01.096

胸内侧神经　medial pectoral nerve　01.360

胸腔降温法　pleural hypothermia　03.669

胸腔内血容积指数　intrathoracic blood volume index,
ITBVI　03.740

胸外侧神经　lateral pectoral nerve　01.361

胸外心脏按压　external chest cardiac compression
06.009

胸长神经　long thoracic nerve　01.356

胸椎　thoracic vertebra　01.461

休克　shock　01.224

休克代偿期　compensatory stage of shock　05.197

休克级联反应　shock cascade　04.147

休克进展期　progressive stage of shock　05.198

休克难治期　refractory stage of shock　05.199

修订心脏风险指数　revised cardiac risk index, RCRI
03.026

嗅神经　olfactory nerve　01.308

溴吡斯的明　pyridostigmine bromide　02.199

悬滴法　hanging drop method　03.620

悬浮红细胞　suspended red blood cell　03.684

悬雍垂　palatine uvula　01.007

选择性环氧合酶Ⅱ型抑制药　selective cyclooxygenase
Ⅱ inhibitor　02.275

选择性逆行脑灌注　selective retrograde cerebral perfu-
sion　04.061

选择性顺行脑灌注　selective antegrade cerebral perfu-
sion　04.062

血管活性药　vasoactive drug　05.303

血管扩张剂　vasodilator　05.107

*血管通畅试验　vascular patency test　03.657

血管通路　vascular access　05.180

血管外肺水　extravascular lung water, EVLW　04.046

血管阻塞危象　vaso-occlusive crisis, VOC　03.101

血浆胶体渗透压　plasma colloid osmotic pressure
05.109

血浆纤维蛋白原定量　fibrinogen, Fbg　03.469

血浆鱼精蛋白副凝试验　plasma protamine paracoagu-
lation test, 3P test　03.472

血流动力性肺水肿　hemodynamic pulmonary edema,
HPE　05.114

血流动力学　hemodynamics　01.202

血流灌注指数　perfusion index, PI　04.139

血流降温法　blood circulation hypothermia　03.672

血流频谱　blood flow spectral　03.407

血脑屏障　blood-brain barrier　01.277

血尿素氮　blood urea nitrogen, BUN　03.284

血/气分配系数　blood/gas partition coefficient　03.117

血气分析仪　blood gas analyzer　05.009

血容量　blood volume　05.288

血栓栓塞　thromboembolism　01.443

血栓弹力图　thromboelastography, TEG　03.475

血糖　blood glucose　01.413

血小板计数　platelet count, PLT　03.462

血型鉴定　blood grouping　03.682

血压　blood pressure　01.206

血液流变学　hemorheology　01.215

血液透析　hemodialysis, HD　05.177

血液性缺氧　hemic hypoxia　05.249

循环系统　circulation system　01.137

循环性缺氧　circulatory hypoxia　05.250

Y

压顶试验　Jackson compression test　07.026

压力切换　pressure cycling　03.158

压力-容积环　pressure-volume loop　03.276

压力释放装置　pressure relief device　03.183

压力调节器　pressure regulator　03.213

压力调节容积控制通气　pressure regulated volume

controlled ventilation, PRVCV　03.522

压力效应　pressure effect　03.211

压力支持通气　pressure support ventilation, PSV
03.518

延迟性溶血性输血反应　delayed hemolytic transfusion
reaction　03.698

延髓　medulla oblongata　01.246

炎性介质　inflammatory mediator　05.146

炎性疼痛　inflammatory pain　07.015

炎症级联效应　inflammatory cascade effect　05.235

盐水抵抗性碱中毒　saline-resistant alkalosis　03.461

盐水反应性碱中毒　saline-responsive alkalosis　03.460

眼动危象　oculogyric crises　04.031

眼筋膜下麻醉　sub-tenon anesthesia　04.028

眼神经　ophthalmic nerve　01.313

眼心反射　oculocardiac reflex, OCR　04.029

咽　pharynx　01.020

咽部通气道置入术　pharyngeal airway intubation　03.478

咽丛　pharyngeal plexus　01.038

咽鼓管咽肌　salpingopharyngeus　01.027

咽后间隙　retropharyngeal space　01.024

咽峡　isthmus of the fauces　01.008

咽轴线　pharynx axis, PA　01.049

*洋地黄　digitalis　05.105

仰卧位　supine position　03.105

仰卧位低血压综合征　supine hypotensive syndrome　04.080

氧代谢　oxygen metabolism　05.244

氧耗　oxygen consumption　03.379

*氧合血红蛋白解离曲线　oxyhemoglobin dissociation curve　01.135

氧合指数　oxygenation index, OI　05.246

氧化亚氮　nitrous oxide　02.142

氧化亚氮吸入分娩镇痛　nitrous oxide inhalation labor analgesia　04.075

氧解离曲线　oxygen dissociation curve　01.135

*氧疗　oxygen therapy　05.256

氧气疗法　oxygen therapy　05.256

氧输送　oxygen delivery　01.132

氧输送障碍　oxygen delivery disorder　01.136

氧压中断安全装置　oxygen failure safety device　03.175

氧帐　oxygen tent　05.267

氧中毒　oxygen toxicity　05.269

氧中毒性肺水肿　oxygen-toxic pulmonary edema, OPE　05.119

腰丛　lumbar plexus　01.371

腰骶神经丛阻滞　lumbosacral plexus block　03.584

腰方肌阻滞　quadratus lumborum block　03.609

腰交感干　lumber sympathetic trunk　01.302

*腰交感链　lumber sympathetic chain　01.302

腰交感神经阻滞　lumbar sympathetic nerve block　03.583

腰肋三角　lumbocostal triangle　01.085

*腰麻　spinal anesthesia　03.612

腰神经丛阻滞　lumbar plexus block　03.582

腰椎　lumbar vertebra　01.462

腰椎间盘突出症　lumbar intervertebral disc protrusion　07.098

*药动学　pharmacokinetics　02.002

药动学药效学结合模型　pharmacokinetic-pharmaco-dynamic combined model, PK-PD model　02.113

*药–时曲线　concentration-time curve　02.022

药物辨别法　drug discrimination, DD　02.114

*药物成瘾　drug addiction　07.111

药物代谢　drug metabolism　01.400

药物代谢动力学　pharmacokinetics　02.002

药物控制性降压　drug-controlled hypotension　03.661

药物耐受性　drug tolerance　07.110

药物排泄　drug excretion　02.044

药物潜伏期　drug latency　02.092

*药物清除　drug clearance　02.039

药物清除率　drug clearance rate　02.041

药物吸收　drug absorption　02.018

药物相互作用　drug interaction, DI　02.115

药物消除　drug elimination　02.039

药物效应　drug effect　02.117

药物效应动力学　pharmacodynamics　02.045

药物效应二重性　dualism of drug effects　02.063

药物依赖性　drug dependence　07.111

药物再分布　drug redistribution　02.036

药物质反应　qualitative response of drug　02.124

药物致癌　carcinogenesis of drug　02.125

药物致畸　teratogenesis of drug　02.126

药物致突变　mutagenesis of drug　02.127

药物作用　drug action　02.116

药物作用选择性　selectivity of drug effect　02.112

*药效学　pharmacodynamics　02.045

药源性疾病　drug-induced disease　02.118

要素膳　elemental diet, ED　05.336

液晶温度计　liquid crystal thermometer　03.428

液体疗法　fluid therapy　05.294

腋动脉穿刺置管术　axillary artery catheterization　03.655

腋静脉　axillary vein　01.177

腋静脉穿刺术　axillary venous catheterization　03.643

腋入路臂丛神经阻滞　axillary approach of brachial plexus block　03.572

腋神经　axillary nerve　01.363

*一级动力学过程　first-order kinetic process　02.043

一级速率过程　first order process　02.043

一室模型　one-compartment model　02.010

一氧化氮吸入疗法　inhaled nitric oxide therapy　04.093

医用超声仪　medical ultrasonic instrument　03.269

医院感染　nosocomial infection　08.041

医院感染暴发　nosocomial infection outbreak　08.042

*医院获得性感染　hospital-acquired infection　08.041

依酚氯铵　edrophonium chloride　02.197

依替卡因　etidocaine　02.211

依托咪酯　etomidate　02.150

胰岛素抵抗　insulin resistance，IR　01.416

胰岛素瘤　insulinoma　03.059

移植物抗宿主反应　graft versus host reaction，GVHR　04.151

*遗传性舞蹈病　hereditary chorea　03.085

遗忘　amnesia　03.332

乙醚　diethyl ether　02.136

异丙嗪　promethazine　02.163

异氟烷　isoflurane　02.139

异位心律　ectopic rhythm　05.031

异型气管导管　abnormal shaped endotracheal tube　03.239

异长自身调节　heterometric autoregulation　01.190

易化　facilitation　03.396

易损期　vulnerable period　01.199

逸搏　escape beat　05.032

逸气阀　adjustable pressure limiting valve，APL valve　03.189

意识　consciousness　01.286

意识恢复　recovery of consciousness　01.289

意识降低　reduced consciousness　01.290

意识水平　consciousness level　03.331

意识消失　loss of consciousness　01.288

意识障碍　disturbance of consciousness，consciousness disorder　01.292

意外低温　accidental hypothermia　04.134

意向性震颤　intentional tremor　03.081

翼突外侧板　lateral lamina of pterygoid process　01.031

翼突下颌韧带　pterygomandibular ligament　01.030

阴部神经　pudendal nerve　01.383

阴部神经阻滞　pudendal nerve block　04.074

阴离子间隙　anion gap，AG　03.437

阴离子间隙增高型代谢性酸中毒　high anion gap metabolic acidosis　03.455

阴离子间隙正常型代谢性酸中毒　normal anion gap metabolic acidosis　03.456

引流　drainage　05.364

吲哚美辛　indomethacin　02.268

隐神经　saphenous nerve　01.386

应激代谢　stress metabolism　05.316

应激反应　stress response　01.421

应激性高血糖　stress hyperglycemia　05.317

应激性溃疡　stress ulcer　05.200

婴儿猝死综合征　sudden infant death syndrome，SIDS　04.187

营养不良　malnutrition　05.314

营养素　nutrient　05.318

营养支持　nutrition support　05.331

硬腭　hard palate　01.005

硬脊膜穿破后头痛　post dural puncture headache，PDPH　03.627

硬膜外麻醉　epidural anesthesia　03.613

硬膜外隙　epidural space　01.272

硬膜外隙镜　epiduroscopy　07.119

硬膜外血肿　epidural hematoma　04.083

硬膜外镇痛　epidural analgesia　07.064

*硬膜外阻滞　epidural anesthesia　03.613

硬膜下隙　subdural space　01.273

硬脑膜　cerebral dura mater　01.269

硬脑膜窦　sinus of dura mater　01.276

硬质喉镜　rigid laryngoscope　03.253

永久性心脏起搏　permanent heart pacing　05.071

永久性血管通路　permanent vascular access　05.182

用力肺活量　forced vital capacity，FVC　01.109

用力呼气量　forced expiratory volume，FEV　01.111

优势半球　dominant cerebral hemisphere　01.284

油/气分配系数　oil/gas partition coefficient　03.118

有创动脉压　invasive blood pressure　03.348

有创给氧法　invasive oxygen therapy　05.261

有效不应期　effective refractory period，ERP　01.198

有效灌注流量　effective perfusion flow　04.130

有效肾血浆流量 effective renal plasma flow，ERPF 03.288

有效肾血流量 effective renal blood flow，ERBF 03.287

*有效通气量 alveolar ventilation volume 01.107

有效循环血容量 effective circulatory volume 01.437

右[心]房上下径 up and down of right atrial diameter 03.419

右[心]房左右径 left and right of right atrial diameter 03.418

右[心]室基底内径 right ventricular basal diameter 03.414

右肺水平裂 horizontal fissure of right lung 01.065

右冠状动脉 right coronary artery，RCA 01.149

右美托咪定 dexmedetomidine 02.168

右室每搏功指数 right ventricular stroke work index，RVSWI 03.369

右室舒张末容积 right ventricular end-diastolic volume，RVEDV 03.367

右室舒张末压 right ventricular end-diastolic pressure，RVEDP 03.376

右心房 right atrium 01.139

右心房压 right atria pressure，RAP 03.373

右心射血分数 right ventricular ejection fraction，RVEF 03.366

右心室 right ventricle 01.140

右心室辅助循环 right ventricular assisted circulation 05.311

右心吸引管 cardiotomy suction 04.122

右旋氯胺酮 esketamine 02.149

右旋糖酐 dextran 05.300

右主支气管 right main bronchus 01.054

诱发电位 evoked potential 03.304

诱发肌电图 evoked electromyography，EEMG 03.391

诱发肌力图 evoked mechanomyography，EMMG 03.390

鱼精蛋白反应 protamine reaction 04.136

语言分级评分法 verbal rating scale，VRS 07.035

预成型导管 Ring Adair Elwyn endotracheal tube 04.001

*预充滤器 pre-bypass plus filter 04.114

预存式自体输血 predeposited autotransfusion 03.704

预激综合征 pre-excitation syndrome 05.053

*预调 preset 03.155

预先镇痛 preemptive analgesia 07.063

*阈剂量 threshold dose 02.132

阈上刺激 supraliminal stimulus 03.392

阈下刺激 subliminal stimulus 03.393

原发型多器官功能障碍综合征 primary multiple organ dysfunction syndrome 05.237

原发性呼吸暂停 primary apnea 06.023

*原发性呼吸停止 primary respiratory arrest 03.727

原发性脑出血 primary intracerebral hemorrhage，PICH 05.220

原发性醛固酮增多症 primary hyperaldosteronism 03.061

原发性痛觉过敏 primary hyperalgesia 07.081

允许性高碳酸血症 permissive hypercapnia 04.045

运动单位 motor unit 01.393

运动神经元病 motor neuron disease，MND 03.093

*运动性震颤 intentional tremor 03.081

运动诱发电位 motor evoked potential，MEP 03.309

运动终板 motor end-plate 02.170

Z

再喂养综合征 refeeding syndrome 05.342

载气 carrier gas 03.206

载体转运 carrier-mediated transport 02.038

暂时性血管通路 transient vascular access 05.181

脏胸膜 visceral pleura 01.070

*早搏 premature beat 05.033

早期目标导向治疗 early goal-directed therapy，EGDT 05.275

造影超声心动图 contrast echocardiography 03.403

造影剂肾病 radiographic contrast nephropathy，RCN 05.158

择期手术麻醉前访视率 preanesthetic evaluation rate for elective surgery 08.015

闸门控制学说 gate control theory 07.002

谵妄 delirium 01.291

展神经 abducent nerve 01.316

张口度 mouth opening 03.022

张力性气胸 tension pneumothorax 04.067

折返激动　reentrant excitation　05.059

*折返现象　reentrant phenomenon　05.059

*折返性激动　reentrant impulse　05.059

针刺镇痛　acupuncture analgesia　07.057

针刀疗法　acupotomy therapy　07.049

诊断性神经阻滞　diagnostic nerve block　07.134

枕大神经　greater occipital nerve　01.339

枕神经阻滞　occipital nerve block　04.011

枕小神经　lesser occipital nerve　01.340

枕叶　occipital lobe　01.235

阵发性心动过速　paroxysmal tachycardia, PT　05.037

震颤　tremor　03.077

*震颤麻痹　paralysis agitans　03.079

镇静催眠药　sedative-hypnotic drug　05.227

镇痛伤害性刺激指数　analgesia nociception index,
ANI　03.337

蒸发器分流比　vaporizer splitting ratio　03.208

蒸发热　heat of evaporation　02.145

蒸气压　vapor pressure　03.114

整蛋白型肠内营养剂　intacted protein enteral nutrition
powder　05.335

正反馈　positive feedback　01.411

*正性肌力药　positive inotropic drug　05.104

正压通气　positive pressure ventilation　03.523

正中神经　median nerve　01.365

支气管插管术　bronchial intubation　03.486

支气管充气征　air bronchogram sign　05.149

支气管导管　endobronchial tube　03.245

支气管动脉　bronchial artery　01.067

支气管肺发育异常　bronchopulmonary dysplasia　04.155

支气管封堵导管　Univent tube　04.035

支气管痉挛　bronchospasm　04.022

支气管扩张剂　bronchodilator　05.152

支气管内麻醉　endobronchial anesthesia　03.505

支气管哮喘　bronchial asthma　03.046

脂肪动员　fat mobilization　01.417

脂肪栓塞　fat embolism, FE　04.085

脂肪栓塞综合征　fat embolism syndrome, FES
04.086

脂解激素　lipolytic hormone　01.418

直肠灌注基础麻醉　instilled rectum basic anesthesia
03.532

直接穿刺法动脉穿刺置管术　direct arterial catheteri-
zation　03.647

直接喉镜显露下声门分级　Cormack-Lehane score
03.021

直视插管术　direct vision intubation　03.490

直腿抬高试验　straight leg raise test　07.029

*植物神经系统　vegetative nervous system　01.297

植物状态　vegetative state　06.022

止回阀　check valve　03.172

止血带反应　tourniquet reaction　04.084

指令反应消失　loss of response to verbal command
03.334

指神经阻滞　digital nerve block　03.581

*BODE指数　BODE index　03.048

趾神经阻滞　digital nerve block　03.596

质反应型量效关系　qualitative response dose-effect
relationship　02.081

治疗窗　therapeutic window　02.119

治疗干预评分系统　therapeutic intervention scoring
system, TISS　05.015

治疗剂量　therapeutic dose　02.120

治疗效果　therapeutic effect　02.121

治疗性神经阻滞　therapeutic nerve block　07.135

治疗指数　therapeutic index, TI　02.122

治疗作用　therapeutic action　02.123

窒息性胸廓发育不良　asphyxiating thoracic dysplasia
04.163

窒息氧合　apneic oxygenation　03.527

*中鼻道　middle nasal meatus　01.012

*中鼻甲　middle nasal concha　01.011

中毒性肺水肿　toxic pulmonary edema, TPE　05.118

*中度镇静　moderate sedation　04.208

中脑　midbrain　01.233

中浓度氧疗　moderate concentration oxygen therapy
05.258

中潜伏期听觉诱发电位　middle latency auditory
evoked potential　03.312

中枢敏化　central sensitization　07.076

*中枢性瘫痪　central paralysis　03.067

中心腱　central tendon　01.079

中心静脉穿刺严重并发症发生率　incidence of severe
complication of central vein catheterization　08.025

中心静脉导管　central venous catheter　03.259

中心静脉血氧饱和度　central venous blood oxygen
saturation　03.739

中心静脉压　central venous pressure, CVP　01.213

中心静脉压a波　central venous pressure a wave　03.353

中心静脉压c波　central venous pressure c wave　03.354

中心静脉压v波　central venous pressure v wave　03.355

中心静脉压x波　central venous pressure x wave　03.356

中心静脉压y波　central venous pressure y wave　03.357

中心静脉压监测　central venous pressure monitoring　03.352

中心静脉置管术　central venous catheterization　03.631

中压系统　intermediate pressure system　03.174

中央监护系统　central monitoring system　05.005

中央轴空病　central core disease　03.097

中纵隔　middle mediastinum　01.076

终板电位　end-plate potential，EPP　02.171

终丝　filum terminale　01.472

重症肌无力　myasthenia gravis，MG　05.228

重症脓毒症　severe sepsis　05.367

重症医学病房　intensive care unit，ICU　05.001

周围神经刺激器　peripheral nerve stimulator　03.381

*周围性瘫痪　peripheral paralysis　03.068

周围血管病　peripheral vascular disease，PVD　03.054

*周围血管扩张药　peripheral vasodilator　05.107

轴针安全指示系统　pin index safety system，PISS　03.173

肘部尺神经阻滞　elbow approach of ulnar nerve block　03.580

肘部桡神经阻滞　elbow approach of radial nerve block　03.578

肘部正中神经阻滞　elbow approach of median nerve block　03.576

蛛网膜　arachnoid mater　01.270

蛛网膜下隙　subarachnoid space　01.274

蛛网膜下隙出血　subarachnoid hemorrhage，SAH　05.221

*蛛网膜下隙麻醉　subarachnoid anesthesia　03.612

蛛网膜下隙-硬膜外隙联合镇痛　combined spinal-epidural analgesia，CSEA　07.066

蛛网膜下隙镇痛　subarachnoid analgesia　07.065

主泵管　primary pump line　04.119

主动脉　aorta　01.148

主动脉瓣收缩峰值流速　peak systolic velocity of aortic valve　03.423

主动脉内球囊反搏　intra-aortic balloon pump，IABP　04.092

*主动脉-腔静脉压迫综合征　aortocaval compression

syndrome　04.080

主动转运　active transport　02.037

主肺动脉内径　main pulmonary artery diameter，MPAD　03.413

主流式气体采集　mainstream gas collection　03.126

主支气管　main bronchus　01.052

专科重症医学病房　specialized intensive care unit　05.004

专一性　specificity　02.104

*转甲状腺素蛋白　transthyretin　05.323

椎动脉　vertebral artery　01.155

椎弓　vertebral arch　01.448

椎弓板　lamina of vertebral arch　01.451

椎弓根　pedicle of vertebral arch　01.449

椎管　vertebral canal　01.447

椎管内分娩镇痛应用率　application rate of intraspinal labor analgesia　08.010

椎管内麻醉　intrathecal anesthesia　03.611

椎管内血肿　intraspinal hematoma　03.626

*椎管内阻滞　intrathecal anesthesia　03.611

椎间孔　intervertebral foramen　01.450

椎间孔挤压试验　Spurling test　07.028

椎间盘　intervertebral disc　01.476

椎间盘减压术　percutaneous intervertebral disc decompression　07.117

椎孔　vertebral foramen　01.446

*椎旁脊神经根阻滞　paravertebral nerve block　03.604

椎旁间隙　paravertebral space　01.483

椎旁神经阻滞　paravertebral nerve block　03.604

椎前间隙　prevertebral space　01.484

椎前筋膜　prevertebral fascia　01.025

椎体　vertebral body　01.445

锥体外系　extrapyramidal system　01.265

锥体系　pyramidal system　01.264

姿势性震颤　postural tremor　03.082

*紫绀　cyanosis　03.039

自[动节]律性　autorhythmicity　01.201

自动体外除颤器　automated external defibrillator，AED　06.011

自发痛　spontaneous pain　07.078

自发性肌电图　spontaneous electromyogram　03.316

自然戒断试验　spontaneous or natural withdrawal test　02.128

自身调节　autoregulation　01.410

自身诱导　autoinduction　02.129

自体输血　autologous transfusion　03.702

自体循环排气管　purge line　04.120

*自由扩散　free diffusion　02.017

自由水清除率　free water clearance　03.290

自主神经系统　autonomic nervous system　01.297

自主性体温调节　autonomic thermoregulation　01.425

*4字试验　separation test of sacroiliac joint, Patrick test　07.032

综合重症医学病房　comprehensive intensive care unit　05.003

总淋巴细胞计数　total lymphocyte count, TLC　05.324

纵隔　mediastinum　01.072

纵隔摆动　mediastinal flutter　04.051

纵隔气肿　mediastinal emphysema, pneumomediastinum　04.052

足背动脉穿刺置管术　dorsalis pedis artery catheterization　03.654

阻塞型睡眠呼吸暂停低通气综合征　obstructive sleep apnea hypopnea syndrome, OSAHS　01.124

阻塞性通气不足　obstructive hypoventilation　05.139

阻塞性通气功能障碍　obstructive ventilatory disorder　01.121

阻滞平面　block level　03.618

组织型纤溶酶原激活物　tissue-type plasminogen activator, t-PA　05.218

组织性缺氧　histogenous hypoxia　05.251

最大刺激强度　maximum stimulus intensity　03.394

最大呼气流量-容积曲线　maximal expiratory flow-volume curve, MEFVC　01.115

最大呼气中期流速　maximal midexpiratory flow rate, MMFR　01.114

*最大通气量　maximal voluntary ventilation, MVV　01.113

最大吸气流量-容积曲线　maximal inspiratory flow-volume curve, MIFVC　01.116

最大效应　maximal effect, Emax　02.130

最大自主通气量　maximal voluntary ventilation, MVV　01.113

最大阻滞程度　maximum degree of block　02.179

最低肺泡有效浓度　minimum alveolar concentration, MAC　02.131

最小有效量　minimum effective dose　02.132

最小致死量　minimum lethal dose　02.134

最小中毒量　minimum toxic dose　02.133

左［心］房前后径　left atrial anteroposterior diameter　03.415

左［心］房上下径　up and down of left atrial diameter　03.417

左［心］房左右径　left and right of left atrial diameter　03.416

左［心］室收缩末内径　left ventricular end-systolic diameter, LVESD　03.412

左［心］室舒张末内径　left ventricular end-diastolic diameter, LVEDD　03.411

左啡诺　levorphanol　02.235

左冠状动脉　left coronary artery, LCA　01.150

左室每搏功指数　left ventricular stroke work index, LVSWI　03.370

左室舒张末容积　left ventricular end-diastolic volume, LVEDV　03.368

左室舒张末压　left ventricular end-diastolic pressure, LVEDP　03.375

左心房　left atrium　01.141

左心房压　left atrial pressure, LAP　03.372

左心室　left ventricle　01.142

左心室辅助循环　left ventricular assisted circulation　05.310

左心吸引管　left heart vent catheter　04.123

左心转流　left heart bypass　05.308

左旋布比卡因　levobupivacaine　02.208

左主支气管　left main bronchus　01.053

坐骨大孔处坐骨神经阻滞　greater sciatic foramen approach of sciatic nerve block　03.588

坐骨神经　sciatic nerve　01.384

坐骨神经阻滞　sciatic nerve block　03.587

坐位　sitting position　03.112

（R-0610.01）

ISBN 978-7-03-076587-1

9 787030 765871 >

定价：168.00元